U0267022

中国少数民族医药资源发掘与保护研究丛书

丛书主编◎李金林 洪宗国

傣 医 药

—— DAI YIYAO ——

◎主编 刘琴 赵大克 艾洪莲

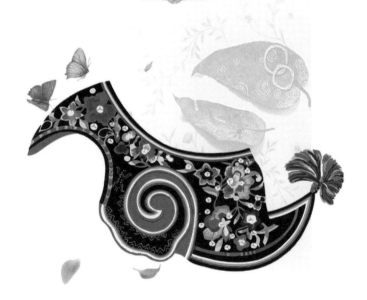

长江出版传媒
湖北科学技术出版社

图书在版编目（CIP）数据

傣医药／刘琴，赵大克，艾洪莲主编. —武汉：
湖北科学技术出版社，2021.12
（中国少数民族医药资源发掘与保护研究
丛书／李金林，洪宗国主编）
ISBN 978-7-5352-9747-1

Ⅰ.傣…　Ⅱ.①刘…　②赵…　③艾…　Ⅲ.①傣医药
Ⅳ.①R295.3

中国版本图书馆 CIP 数据核字（2017）第 257709 号

责任编辑：邓子林　李雨点　　　　　　　　封面设计：喻杨

出版发行：湖北科学技术出版社　　　　　电话：027-87679468
地　　址：武汉市雄楚大街 268 号　　　　邮编：430070
　　　　　（湖北出版文化城 B 座 13-14 层）
网　　址：http://www.HBSTP.com.cn

印　　刷：湖北新华印务有限公司　　　　邮编：430035

880×1230　　1/32　　　　17 印张　　12 插页　　400 千字
2021 年 12 月第 1 版　　　　　　2021 年 12 月第 1 次印刷

定价：180.00 元

"中国少数民族医药资源发掘与保护研究丛书"
编委会

《傣医药》
编委会

丛书总序

中国是由 56 个民族组成的大家庭,各民族在繁衍生息过程中都发展出自己的民族医药。除了以汉族为主发展出来的中医药外,民族医药曾是广大少数民族地区的"主流医药",为少数民族群众防病治病、保持健康发挥了极其重要的作用。在我国卫生医疗保健资源中,西医、中医和民族医成为"三大资源"。像中医药一样,民族医药同样也是优势在我的资源,是丰富厚重、可开发潜力巨大的资源,是先人留给我们的宝贵财富。

民族文化是中华文化的重要组成部分,是中华民族的共有精神财富。民族医药是民族文化的核心部分,其理论、诊疗方法、方剂、药物品种、制药技术与工艺是民族文化的瑰宝。我国很多少数民族世世代代生活在偏僻的地区,虽有不少独特的医疗保健经验却没有得到有效的发掘和整理。一些民族的医药虽然得到一定的整理,但缺少逻辑联系与理论总结,需要进一步提高。少数民族的医药理论、医药资源、工艺技术和医药文化需要传承、保护,需要挖掘、整理、总结、提高,这对繁荣祖国的民族文化,发展民族经济,促进民族团结与民族进步具有很高的社会价值和经济效益。

2014 年"中国少数民族医药资源发掘与保护研究丛书"在湖北省新闻出版局作为重点图书立项,这套丛书立足于民族医药的传承、保护与发展,是一个有利于民族医药发展和民族文化发展的工程。中南民族大学与湖北科学技术出版社共同承接了该丛书策划与撰写的任务,这是一项光荣而艰巨的工作。本丛书涉及众多不同的民族,涵盖各民族医药的理法方药的方方面面,需要厘清各民族医药的前生今世,需要凸显各民族医药的各自特色与相互联系,工作量与难度都是巨大的。这套丛书的出版无疑将对我国民族医药资源的开发、传承与发展起到重要的作用。

值得一提的是中南民族大学的药学院的作者们深知促进民族文化事业的发展是我们大学义不容辞的责任,他们与全国民族医药研究的研究者和机构一直保持着密切的合作,始终针对民族医药的传承与发展进行研究。丛书的总主编洪宗国教授长期在中南民族大学从事民族医药研究,在医药思想、医药理论、分类与比较研究等方面成果丰硕,他的《中国民族医药思想研究》,是本领域研究的先行者之一。

我希望这套丛书成功出版,愿广大读者能借此了解民族医药,喜爱民族医药,选择民族医药为自己的健康顾问,并从中受益。我们希望中华民族医药得到长足的发展,并日益繁荣昌盛,愿我国民族医药为中国乃至全人类的健康做出宝贵的贡献。这就是我们的初衷。是为序。

李金林

2016 年 3 月 10 日

目　　录

第一章　傣医药史

一、傣族简介

（一）傣族的起源及分布

傣族，也称"傣泰民族"，是一个历史悠久、地域分布广阔、文化绚丽多彩的民族，为我国 56 个民族之一，大部分分布在云南省的西双版纳傣族自治州、德宏傣族景颇族自治州、孟连傣族拉祜族佤族自治县、景谷傣族彝族自治县、耿马傣族佤族自治县。此外，景东、普洱、江城、镇元、墨江、澜沧、双江、镇康、腾冲、龙陵、沧源、元江、新平、金平、元阳、河口、文山、大姚等 30 余市（县）境内，也有傣族分布。世界范围内傣族的总人口为 6800 余万人，根据 2010 年第六次全国人口普查统计，我国傣族人口为 1261311 人，同时傣族也是世界上人口较多的民族之一。

傣族源于怒江、澜沧江中上游地区的哀牢人。哀牢人是云贵高原的古人类之一。公元前 5 世纪左右，哀牢人在澜沧江、怒江中上游地区创立了达光等部落联盟国家。公元前 2 世纪末，达光王国开始与汉朝接触，因当时的达光王叫"哀牢"，汉朝开始把达光王国称作"哀牢国"。在这之前，汉朝只能通过滇国居民了解到哀牢人，因哀牢人善骑大象，生活环境又与汉朝南方的"百越"诸民族相似，便被汉朝草率地归为"百越"一类的民族，把达光王国称作"滇越乘象国"。

公元 1 世纪开始，位于达光王国东面的滇国与其宗主国（汉朝）冲突不断，大量滇国居民涌入哀牢境内，哀牢人吸收融合了滇

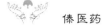

人及滇文化后,初步形成当今傣族的雏形。

傣族族系发源至今已有1300多年的历史,最早有傣族先民记载的民族是汉族,在两汉、三国、两晋、南北朝时期,汉族称傣族先民为"哀牢""掸";隋朝、唐朝(南诏)、五代十国时期,汉族称傣族先民为"哀牢""乌蛮""白蛮";宋朝(大理)、元朝时期,汉族称傣族先民为"白衣""金齿""黑齿";明朝、清朝时期,汉族称傣族先民为"白夷""僰夷""摆夷",但其自称是"傣",意为酷爱自由与和平的人。

第二次世界大战前,在暹罗王国的推动下,国际社会开始把分布于各国的傣族统称为"泰族(Tai)"。第二次世界大战后,各国政府将分布在各自境内的傣族分别命名,在泰国、柬埔寨、越南等国仍被命名为"泰族(Tai)",在老挝被命名为"佬族(Lao)",在缅甸被命名为"掸族(Shan)",在印度被命名为"阿洪族(Ahom)",在中国则被分别命名为"僰族(Bo)"和"泰族(Tai)"。1953年以后才合并命名为"傣族(Dai)"。此外,跟傣族往来比较多的缅族(缅甸第一大民族),称傣族为"Shan",国际上因此也把傣族称作"Shan",中国音译过来为"掸"。

历史上傣民族曾多次在云贵高原建立政权,后因中原王朝及其他民族的挤压,逐步向中南半岛及南亚次大陆迁徙,目前主要分布在泰国、老挝、缅甸、越南、柬埔寨、印度、中国等多个国家。

傣族总人口约6800万人;在中国境内超过126万人,主要分布在独龙江上游的支流流域、怒江流域、澜沧江流域、红河流域、金沙江流域,如西双版纳傣族自治州、德宏傣族景颇族自治州和耿马、孟连、新平、元江等30多个县。

(二)傣族聚居区的地理环境及气候特征

地理环境是"一切社会存在和发展所必需的自然条件总和。它包括大气层、地壳、江河湖海、土壤层、植物和动物界。作为社会物质生活条件,直接或间接参与人类物质生产过程的各种自然条件"(《哲学大辞典》)。历史上民族的形成和地理环境密不可分。在构成民族的4个要素中,共同的地域即地理环境是其他3个要素形成的前提和基础。

地质科学研究表明,云南曾是滇黔古海的一部分。大约在3亿年前,由于地球板块运动,古海逐渐隆起,使云南地区露出水面,加之后来的喜马拉雅造山运动,造就了云南境内山高谷深、河川纵横的奇特景观和立体地形。云南地处云贵高原,西北部与青藏高原相接,地势西北高、南部低,海拔最高达6740m。全省山脉都是自北而南的,每两山之间,夹着一条河流,江河的上源,尽皆山高地险,水急滩危,到了下游渐趋平坦,河流宽广,水势平缓,支流纵横,在山谷与河流之间,形成冲积平坝或盆地。因此,云南的地理特征是多山多水,主要山脉有高黎贡山、怒山和云岭,把全省纵分成几片,山脉伴有怒江、澜沧江、金沙江三条大河。云南境内有大小河流600余条,主要的有180多条,分属独龙江、怒江、澜沧江、金沙江、元江、珠江。

在云贵高原上傣族分布地的海拔是最低的。位于云南省南部的西双版纳和西部的德宏,地势低,山势矮,宽谷盆地较多,在地势低平的河谷盆地内,形成了热带型的气候,分布着热带雨林和季雨林植被。众多傣语称为"勐"的山间盆地,在群山环抱中,一般在海拔500～1300m。傣族多居住在海拔1000m以下的平坝之中。这里河流众多,支流交错,江河逐渐开阔,形成许多肥沃的河谷平坝,并且水势平缓,便于灌溉和行舟。

德宏地区的河流属于怒江流域和独龙江流域。怒江源出西藏自治区,上流为贡山境内主要水系,下游即萨尔温江。伊洛瓦底江上源东为恩梅开江,西为迈立开江。在德宏及其邻近地区,伊洛瓦底江的支流主要有龙川江、大盈江。德宏地处云贵高原西部横断山脉的南延部分,高黎贡山循怒江西岸南下,延伸入德宏境内形成东北高而陡峻、西南低而宽缓的切割山原地貌,构成腾冲、德宏和龙陵的复杂险峻地形。怒山，又称碧罗山，经保山一带逐渐展开，地势渐低，分布着峡谷盆地。高黎贡山的西部山脉全州海拔最高点在盈江北部大娘山，为3404.6m；海拔最低点也在盈江的西部那邦坝的羯羊河谷，海拔仅有210m。地表景观由"三山"（大娘山、打鹰山、高黎贡山尾部山脉）、"三江"（怒江、大盈江、瑞丽江）、"四河"（芒市河、南畹河、户撒河、芒东河）和大小不等的28个河谷盆地（坝子）构成，河谷盆地面积占全州土地面积的17.1%，其中面积在6000ha^{2}以上的坝子有盈江坝、陇川坝、芒市坝、瑞丽坝、遮放坝。全州地处南亚热带南部，土壤以赤红壤、红壤为主，海拔较低的河谷地区有砖红壤分布，在坝区以水稻壤为主。主要植被为南亚热带季雨林、河谷雨林，海拔较低的河谷地带为热带雨林。

西双版纳境内的主要河流是澜沧江，源出西藏，上流为德钦、维西的主要水系，南流经沧源、澜沧自孟连入境，直贯西双版纳，分全境为两部分，东曰江内，西曰江外。其支流主要有小黑河、普文河、流沙河、罗梭江、南腊河等。它位于横断山系纵谷区的最南端，东部为无量山山地，西侧为怒山山地余脉，中部为澜沧江及其支流侵蚀的宽谷盆地。地势总的趋势是由北向南倾斜，从地形结构上看，则是四周高、中间低，形成群山环抱的众多宽阔盆地，最高点为大黑山，海拔2344.7m，东南部澜沧江出口处海拔500m左右，为全州最低点。全州共有面积在1km^{2}以上的坝子49个，总面积为978.4km^2，较大的有允景洪、勐遮、勐罕、勐海、勐养、普文等坝子。土壤是在湿热条件下形成的，以赤红壤为主，南部有砖红壤分布，西北部有红壤分布，湿热山地为黄壤，坝区以水稻壤为主。天然植被以热带雨林为主，素有"植物王国""动物乐园""物种基因库"等美誉。这里还是世界茶树原产地的中心地带，拥有1700多年历史的古老茶区，是古今闻名、举世公认的普洱茶发祥地和原产地。

这些得天独厚的地理环境,使得傣族居住区地质古老,土地肥沃,雨量充沛,风景秀丽,自然条件优厚,蕴藏着丰富的动植物资源。这里森林茂密,草色葱茏,生长着种类繁多的热带种子植物和蕨类植物 5000 多种(仅西双版纳的植物种类就占云南全省的 1/3),脊椎动物 530 多种,南药甚多,是美丽富饶的天然宝地。

云南地处低纬度、高原及高海拔区,境内多山地的地理环境和受季风的影响,大部分地区形成四季不明、干湿明显、冬暖夏凉、垂直变化大、局部地区温差悬殊的气候特征,形成了极复杂的立体型地方气候。云南全年风向基本稳定,冬春季节主要受来自西部低纬度大陆暖气流的控制,北方寒潮被高山阻挡不易南下;夏秋半年则受西南季风的影响,形成显著的海陆季风气候。

傣族分布区既有上述一些共同的气候类型,又具有自己的特殊一面。从纬度来说,地理纬度较低,西双版纳傣族自治州在北纬 21°10′ ～ 22°40′,东经 99°50′ ～ 101°10′,面积约 25000km^2。德宏傣族景颇族自治州在北纬 23°53′ ～ 25°50′,东经 97°32′ ～ 99°45′,面积约 27000km^2。这里属南亚热带季风气候,其他大部分傣族分布区也都在北纬 25°以南。这些地区处于热带北部边缘,气候属亚热带和热带季风、季雨林气候类型,高湿、湿润静风。因受印度洋温湿气候的影响,在季节上分为冷、热、雨三季,每年 11 月至次年 2 月,称为冷季;3 月至 6 月气温升高,天气炎热干燥,称为热季;7 月至 10 月降水丰沛,形成雨季。年平均温度在 21℃左右,年降雨量 1000 ～ 1700mm,四季不明,终年不见冰雪,没有明显的春夏秋冬之分。由于盆地周围是高低不同的丘陵和高山,垂直高差较大,又会形成复杂的小气候。西双版纳有"长夏无冬,一雨成秋"的特点;德宏地区则是"十里不同天"。

总的来说,这些地区雨水调匀,无旱无涝,雨量以 5 月至 9 月为多。这种温暖湿润的气候,雨量丰富,为热带和亚热带植物提供了适宜的生长条件。

傣族地区的野生植物资源极为丰富,原始森林茂密,西双版纳森林覆盖率约占全州面积的36%,德宏森林覆盖率也占全州面积的34%左右。森林中植物种类繁多,历史悠久。同时,傣族地区还有众多的珍禽异兽和丰富的矿产资源。

(三)傣族的语言、文字

语言是民族的一个主要特征,因此总是为人们所重视,人们也往往根据语言的关系来确定不同民族在渊源上的亲疏。

从国际上看,傣族语言属于东亚语系,分为暹罗方言(泰国大部、老挝南部、柬埔寨西北部)、兰纳方言(泰国北部、缅甸东北部、中国云南南部、老挝北部、越南西北部)和大泰方言(缅甸北部、中国云南西部、印度东北部)三大方言。这三大方言中又含有若干个地区方言,如大泰方言中又含泰勒、泰德、泰阿洪等次方言,兰纳方言中又含泰泐、泰痕、泰阮等次方言。

从我国少数民族分类上看,傣语属于汉藏语系壮侗语族壮傣语支,国内同语族的语言有壮语、布依语、侗语、水语、仫佬语、毛南语、黎语,它同国外的泰语、老语、缅甸的掸语以及印度阿萨姆邦的阿霍姆语也很接近。傣语作为傣族人民共同的交际工具,在大小聚居地区皆普遍使用,但各地使用情况略有不同。由于各地山川阻隔以及社会情况的不同,傣语内部存在方言土语的差别。这些差别主要是语音上的,局部也表现在词汇方面,至于语法上的差别则比较小,往往是由于词汇上的差别,特别是虚词应用的差别所造成的。

傣语分西双版纳傣语(简称西傣)方言区、德宏傣语(简称德傣)方言区和金平方言区。西双版纳傣语又称为"傣泐",德宏方言中大部分称"傣纳",意为"上傣",小部分称"傣德",意为"下傣"。使用傣语的主要地区是云南省的西双版纳傣族自治州、德宏傣族景颇族自治州、耿马傣族佤族自治县、孟连傣族拉祜族佤族自治县、金平县,以及有傣族散居的云南临沧、双江、镇康、沧源、澜沧、西盟、景谷、景东、保山、腾冲、龙陵、昌宁等30余县。使用傣语的人口约100万。

傣语同汉语、壮语、侗语以及黎语等民族语言相比，具备一般特点：词或语素的第一个音节都有一个固定的声调；单音节词和单音节语占绝大多数，多音节词大部分是从单音节的根源派生出来的，以主从结构为多，而且一般是"主"在前，"从"在后；词序和虚词是表达语法意义的主要手段；有许多表示事物的量词。也具有壮侗语族其他语言的共同点：都有圆唇化声母，韵母主要元音分长短；一般有八个韵尾；在句子中使用"主语—谓语—宾语"的次序；有许多具有共同来源的基本词汇。

傣语也有自己的特点：词汇方面，傣语词汇中有一批自己特有的词，从巴利语、梵语里借入了一些语词，这类借词在西双版纳方言里较多。从语音上看，傣语没有复辅音和颚化辅音音位；声母简单，只有20个左右的辅音音位。韵母较复杂，多达七八十个，有6个辅音尾，但结构整齐。声调同声母、韵母都有密切的关系。语法方面，傣语和壮语修饰关系的词序和汉语不同，把修饰的名词或代词及形容词放在被修饰的中心词之后，结果补语在动词和宾语之后，指示词后置，量词不重叠，人称代词有双数，动词和形容词可带多种形式的后附音节；傣语的数量词、修饰名词的次序是把数量词放在被修饰的名词后边。傣语西双版纳方言，除了有些专用的介词以外，还有几个动词可以兼作介词，但在德宏方言里却没有这种情况。在傣语里用指示代词来明确句子里的语法段落，这种情况特别是在西双版纳方言里用得普遍。

傣族文字是一种拼音文字，由古印度婆罗米字母演变而来，婆罗米文的变体巴利文经斯里兰卡传到东南亚各地，被东南亚各民族吸收后，傣族先民又集东南亚各种文字之所长创制了各种傣文。

傣文有暹罗体（泰文）、澜沧体（老挝文）、兰纳体（兰纳文/泰泐文）、端体（泰端文）、绷体（泰绷文/掸文）、哪体（泰哪文/泰勒文)、阿洪体(泰阿洪文)等 7 种字体。这 7 种字体只在形体结构上有所差异,都是自左向右书写,自上而下换行。

暹罗方言区的泰国大部、柬埔寨西北部使用暹罗体(泰文),老挝南部使用澜沧体(老挝文);兰纳方言区的泰国北部、缅甸东北部、中国云南南部使用兰纳体(兰纳文/泰泐文),老挝北部使用澜沧体(老挝文),越南西北部使用端体(泰端文);大泰方言区的缅甸北部使用绷体(泰绷文/掸文),中国云南西部使用哪体(泰哪文/泰勒文),印度东北部使用阿洪体(泰阿洪文)。

中华人民共和国成立前,傣族在不同地区使用着 4 种不同的拼音文字,为了与中华人民共和国成立后改进的新傣文相区别,一般都称为老傣文,也有人考虑到这些文字的历史悠久而称之为古傣文。傣文又细分为 4 种:西傣文、德傣文、傣绷文和傣端文。流行于西双版纳的是西傣文(又称傣泐文),字母呈圆形;通用于德宏地区以及景谷、沧源、双江、镇康、耿马等县傣族地区的是德傣文(又称傣纳文),字母呈长方形;瑞丽和澜沧、耿马的一部分地区使用的叫傣绷文,字母呈圆形;在红河哈尼族彝族自治州的金平县等地傣族中使用的是傣端文,亦叫金平傣文,字母形状方圆兼备。它们都来源于婆罗米字母或巴利文字母。这 4 种文字皆自左向右横书,行序自上而下。德宏傣纳文使用地区最广,西双版纳傣泐文次之。这两种文字保存的文献资料比较丰富。傣绷文和傣端文使用范围相对较窄,保存的文献资料较少。

4 种老傣文的创制时间,现在都未有确切的年代,但大体可知,傣泐文的历史最为悠久。约在公元 166 年,傣族在原有古傣文字母的基础上借助古巴利文字母充实、完善、规范了自己原有的文字,形成了完整的、固定的傣族文字系统——傣泐文。元朝的汉文史籍虽然没有记载当时彻里(也写作车里,今景洪)使用傣文的直接材料,但在元初《经世大典·招捕总录·八百媳妇》中记载,公元 1314 年元使忽剌丁等到八百媳妇国去招降其国王浑乞滥,"浑乞滥手书白夷字奏章,献二象"。八百媳妇国也就是当时泰国北部以清莱、清迈、景迈一带为中心的兰那,这种"白夷文"应是"兰那文"。兰那与西双版纳境域相接,民族相同,语言相通。一般情况下,兰那创制了文字,车里拿过来使用,这是很自然的。后来西双版纳傣族用这种文字翻译了大量汉文书籍、印度经文和文学书籍,并记录下了本民族的历史、传说、天文历法、农田水利、数学、医学。明代,西双版纳傣文就为当时中央王朝文牍往来所通用。最早的傣泐文罕本是傣历 976 年(公元 1614 年)的《论傣族诗歌》。

德宏傣纳文的产生和使用也是相当久远的。张公瑾教授认为比较可靠的时间是公元 14 世纪;而在《傣族文化史》一书则提出"德宏古傣文是公元 10 世纪前后,……创制并使用的"。在明初李思聪的《百夷传》中说:"百夷,无中国文字,小事刻竹木,大事作缅书,皆旁行为记。"由于傣文字母与缅文字母同属一个体系,看起来十分相似。因此,汉籍记载中常将傣文称作缅文。李思聪去滇西的时间是明洪武二十九年(公元 1396 年),那时傣纳文已在官方使用。那么,傣纳文的创始年代,当然比这个时间还要更早一些,只是具体创制时间尚须进一步考证。

傣绷文与缅甸掸邦的掸文基本相同。掸邦是缅甸最大的一个自治邦,掸族是缅甸的第三大民族,在公元 1287—1531 年这近250 年间,在缅甸历史上称为掸族统治时期,具有较高的文化,因此,傣绷文的起源也很古老。至于金平傣文,与越南莱州一带的傣族文字很相似,因资料较少,其创始年代还不清楚。

中华人民共和国成立后,对西傣文和德傣文进行了改进,迄今形成了两种规范的傣文。改进后的新傣文较便于学习和印刷,现已在有关地区推广使用。但 4 种老傣文仍在一定范围内继续使用。用老傣文所保存的大量文献,是傣族悠久文化的丰富宝库,也是傣族社会发展的珍贵史料。

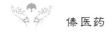

二、傣医药简介

（一）傣医药的起源

傣族医药学，是指起源和发展于以中国西南为主要地域的研究人类生命过程以及同疾病斗争的一门民族医学科学，是以傣族贝叶文化为背景，以"四塔五蕴"为理论核心，以聚居区天然药物为资源，以适应于本民族生产、生活的行医方式为医疗模式，以本民族为主要服务对象，研究人的生命规律以及疾病的发生、发展以及防治规律，通过不断实践总结积累、独立创造而自成体系的传统民族医学。

傣族医药学具有 2500 多年的悠久历史，在长期的生活和在与疾病做斗争的过程中，傣族人民通过不断地实践、认识、再实践、再认识，总结积累了大量的防治疾病的经验和方药，它是一门实践医学。他的起源正如《医学史》中所讲："医学随着人类痛苦的最初表达和减轻痛苦的最初愿望而诞生，由于最初需要解释人体发生的各种现象和以人类心灵为主题进行最初的辛勤探索而成为科学。它的最高目标是解除人类痛苦，促进个人体质及种族改良。"由此可见，傣族医学的起源离不开"实践和认识"。

（二）傣族医药学起源的萌芽阶段

这一阶段大约处于傣族社会历史发展的"滇腊萨哈"时期，可称为傣医药的感悟萌芽阶段。此时期的傣族社会还处于"莫米召、莫米洼、莫米坦"（意为没有官、没有佛寺、没有租税劳役）的原始社会早期，也称为"绿叶时期"。在傣医药的萌芽时期，药物与食物并不分离，药物往往当作食物充饥，食物也往往用以治病，充饥与治病密切相连，可称为"药食同源"。萌芽时期的"药"，无方、无剂、无量也无固定的制作方法，只有煮吃、烧吃、外擦、外包的大略不同。傣族先民在采集与狩猎的远古时期，是从生产、生活实践中逐渐认识到了自然界中的动、植物对人体产生的治疗作用。而矿物药的产生与发展,同样产生于这个远古的时代。

远古时期的傣族先祖通过对自然现象的观察,同时不断积累生活经验,相互印证,不断探索,从而逐渐形成一些对动植物的功能性认识,慢慢就有了"药"的概念。之后,在使用"药"的过程中又形成了一些固定的经验和技巧并不断传承完善,又形成了"医"的大概雏形。

(三)神药两用阶段

原始社会时期的傣族医学较之远古时期已取得了长足的进步,医学与巫术相互影响、互为利用,增加了傣族医学这一传统医学的神秘性,特别是这一时期出现了单方、小方、大方(一般单味药治病的方称单方,两味或五味以下的方称小方,七八味或几十味乃至百味药组成的方称大方),对后世傣族医学的发展产生了重大的影响。原始社会时期的傣医药,历史上也称为傣医药的神药两用阶段。

(四)兴旺时期

中世纪以后的傣医药进入了发展的兴旺时期,这个时期称作"米腊萨哈",即"有官、有佛寺、有负担"的时代。

傣族在历史上与汉族有着相对密切的经济文化联系,汉族的科学技术包括医学也不断地传入傣族地区。傣族人民在自己传统的医学基础上吸收融合古印度医学如对人体"四元素"的认识等和汉族医学的脉象诊断、成方用药、药味剂型等,从而最终形成了傣族医药学体系。

据《贝叶经》记载,早在2500多年前傣族就有了自己的医药。《阿尼松桑顺细点》提道:3000多年前傣族部落的首领曾以犀角、象牙、鹿茸等珍贵药材向最高统治者贡奉。另据《阿皮踏麻基干比》、《罗格牙坦》(坦乃罗)、《档哈雅龙》等傣族医学文献记述,3000年前傣族民间就有8位名医,他们各自都创立了"阿巴",亦

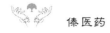

称"巴雅""平岛"(即药物、处方之意)。

三、傣医药的特色

在漫长的发展历程中,傣医药凝聚了一代又一代摩雅(傣医)的智慧,因地、因时、因人制宜,结合聚居区独特的自然条件,形成了自身独具特色的医学理论基础及诊断治疗方法。

(一)四大特色理论

1. 四塔、五蕴理论

详见第二章,傣医药理论的整理研究。

2. 风病论

"风"傣语称为"拢",相当于中医"正气"的范畴。傣医把人体内具有"动"性特征的物质,均归属于"风"所主。风性尚动,易流动游走,无处不到,可以带来,也可以带走。从广义上讲主要是指生命活动在外的表现;狭义上讲,则主要是指机体内起着输导作用的物质和功能。它包括了人体内流动着的富有营养的各种精微物质,以及五脏六腑各组织器官的生理功能活动能力。傣医认为体内共有六种"风"支配人体各部位的活动,亦称"六种体属"。

傣医把人体内具有"动"性特征的物质,均归属于"风"所主,认为"风"是维持人体正常生理功能活动的基本物质元素之一。正常情况下风(气)一般主食物的受纳,水谷的消化吸收,代谢产物的排泄、生长、发育、传导与反射等,具有支持、资助的作用。如果机体内的风(气)动态平衡失调,风与其他塔都(水、火、土)的共栖平衡关系出现紊乱,该上行的风不上行,该下行的风不下行,该动的风不动,那么在临床上就可出现一系列与风有关的综合征。

风(气)除指人体的正气外,还指外在具有"动"性特征的病邪。傣医认为疾病的发生与"风"关系特别密切,因为作为病邪的"风"其性动摇不定,无处不到,无孔不入,可单独致人以病,也可载众邪侵犯人体而发病,无"风"邪则病无从传播,百病的发生与发展变化都与"风"有关系,这就是"百病皆属风"。傣医把许多复杂多变的疾病归属于"风证"论治,凡具有"动"的性质的疾病,均可以从风论治。傣医经书中所记载的以"风"辨病,以"风"字命名的疾病就有 300 多种,如"拢沙力坝"指机体感受风热毒邪后所致的癫狂、惊厥、抽搐;"拢咪响"指感受风热毒邪后引起的皮肤以痒痛为主的疾病。并将其归纳总结为三大类风病:帕雅拢皇(风热毒邪)、帕雅拢嘎(冷风寒湿病)和帕雅者儿(杂风病),各类风所致的疾病达 1000 余种,所立方剂有 1000 多个。

3. 三盘理论

详见第二章,傣医药理论的整理研究。

4. 雅解(解药)理论

雅解(解药)理论其核心内容是"未病先解、先解后治"和雅解方药的应用,它在疾病的防治中起着重要的作用。

"未病先解"是指在疾病尚未发生之前,通过采取雅解(解药)的预防治疗措施,调节人体生理功能、解除人体的各种毒素,以保持体内四塔、五蕴功能的平衡和协调,防止疾病的发生。

"先解后治",包括两个方面的内容,一是人体发病后应先服用雅解(解药)以解除导致人体发病的各种因素;二是患病日久或久治不愈者,应先服用雅解(解药)以解除失治、误治或用药不当所造成的毒副作用,然后对症下药,才能起到良好的治疗效果。

雅解(解药)系指凡能解除体内毒素,调平四塔功能的傣药均属于解药的范畴。

(二)五大特色诊法

诊法,即傣医诊察收集病情资料的基本方法。主要包括望、问、听、闻、摸五诊。

傣医在长期的诊治疾病的过程中,不断总结经验,把点滴的经验收集归纳为"尼该档三"并记载于贝叶经中。此经书成书年代难以考证,据老傣医们传说有 2000 多年历史。

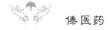

"尼该"即诊法,"档三"意为诊病的三种方法,即短朴害(望诊)、探朴害(问诊)、赶朴害(摸诊)三诊,后通过查阅大量傣医经书,并结合临床实践,增补了反、聋朴害(听、闻诊)的内容,将傣医诊法的尼该档三(三诊)增改为尼该档哈(即五诊),使之得到了充实、提高。

短朴害(望诊),是医者运用视觉对患者整体和局部变化进行有目的地观察,以了解健康状况、测知病情的方法。

探朴害(问诊)内容包括探好朴害(问一般情况)、探帕雅巴留(问现在症)。

反朴害(听诊),内容包括反先(声音)、反先巴(语言)、反先吐栽(呼吸)、反先唉(咳嗽)、反先短(肠胃异常声)。

聋朴害(闻诊),医生可以通过诊查患者散发出的各种气味来了解病情。临床上闻气味包括闻患者身体气味及其分泌物、排泄物散发于室内所形成的气味,如汗味、疮臭味、口臭味、经血味、二便、足臭味、尸臭味等。

赶朴害(摸诊),是医生用自己的手指及手掌或手背来触摸某些部位,如肌肤、四肢、头颅、鼻尖、耳部、胸腹、肩背部等,并根据触觉体验对疾病进行诊察,为诊断疾病提供可靠的依据。

赶筛勒(摸脉),即医生通过对患者全身的动脉进行诊察,依脉动应指的速率、节律、势力等因素来判断疾病的一种诊病方法。

赶呢多(摸机体各部),例如摸耳、肌肤、脘腹等,通过摸诊可以进一步探明疾病的部位、性质和程度,使其表现客观化。

(三)特色疗法

傣族聚居区特殊的地理条件及自然环境赋予傣族人民极为丰富的药用植物资源,因此傣医极善用鲜药,更结合自身特点创造出许多行之有效及极具傣族特色的治疗方法为群众解除病痛。

暖雅(睡药疗法):主要适用于治疗患严重心脑血管病、卒中偏瘫;患病日久,体质较差而不能接受熏蒸疗法治疗之患者以及拢梅兰申（冷风湿病：肢体、关节、肌肉筋骨酸麻胀痛）、卒中偏瘫后遗症等疾病。

烘雅（熏蒸疗法）：主要适用于治疗因体内风、水失调而致之哇嘎（冷感冒）、拢梅兰申（风湿病）、拢呆坟（卒中偏瘫有后遗症）、肥胖病、皮疹、麻疹不透或麻疹后洁肤排毒、酒后迅速排酒毒、妇女产后病等病症。

阿雅（洗药疗法）：主要适用于治疗哇嘎（冷感冒）、拢呆坟（卒中偏瘫后遗症）、妇女产后保健、老年保健、皮肤疔疮、烧伤、烫伤、疥癣久治不愈、麻疹、风疹后之解毒洁肤等。

难雅（坐药疗法）：主要适用于治疗脱肛、脱宫、局部皮肤湿疹、结疥、股癣等病症。

果雅（包药疗法）：主要适用于治疗拢梅兰申（冷风湿病：肢体、关节、肌肉筋骨酸麻胀痛），拢沙候、拢阿麻巴（急性风湿热、痛风、类风湿性关节炎），疔疮肿痛，跌打损伤、闭合性骨折（先行手法复位）等病症。

过雅（拔罐疗法——包括水罐和火罐）：主要适用于治疗外伤瘀血肿痛、风湿痹症、肢体、肌肉关节酸麻胀痛、疔疮脓肿等病症。

沙雅（刺药疗法）：主要适用于治疗风塔、水塔失调所致拢梅兰申（风湿病），以及皮肤、肢体局部出现麻木酸痛之病症，也用于治疗一些皮肤病、外伤瘀血肿痛等病症。

咱雅（涂搽药物疗法）：主要适用于治疗高热不退、冷风湿病、肢体、关节、肌肉筋、骨酸麻胀痛、皮肤疔疮肿痛、瘟疹、疥癣、跌打损伤等病症。如患高热不退，取药包自上而下、从前到后、从左到右涂擦周身或两侧颈部、腋下、腹股沟、手足心、前额等处。

闭（按摩疗法）：主要适用于治疗小儿消化不良，妇女痛经，卒中偏瘫，外伤肿痛，骨折，拢梅兰申（风湿病），拢沙候、拢阿麻巴（急性风湿热、痛风、类风湿性关节炎），疔疮肿痛，跌打损伤、闭合性骨折等疾病。

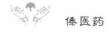

（四）特色解药

傣医认为，凡以解毒药物为主，针对各种食物、药物、动物叮咬及各种原因过敏等所致的体内残留毒素而设，具有解除毒素、调补四塔功能的药物统称为雅解（解药）。

雅解（解药）具有调节人体生理功能、解除人体的各种毒素，保持体内四塔、五蕴功能的平衡和协调，以排除毒素，理顺气血，增强抵抗力，使四塔功能恢复正常。其特点是"未病先解""先解后治"。前者为预防保健，后者则是为治疗扫除障碍，从而取得良好的治疗效果。此类药物除适用于以上疾病外，还用于预防保健。

（五）特色防癌治癌药

傣医认为，包括癌症在内所有疾病并非独立发生，是人体自身、人与自然环境之间四塔、五蕴功能失调导致。傣医治疗癌症从"解"入手，采用特色雅解（解药）先解除人体内治病毒素，再对症下药。许多傣族聚居区独有的纯天然无污染的特色道地傣药材在傣医治疗癌症过程中发挥了巨大的作用。例如埋叮嚷（美登木）傣医用于治疗肝、肺、胃肠癌肿、肝硬化等症；雅解先打（傣百解）傣医用于治疗肝癌、肝硬化等症；帕拔凉（马齿苋）傣医用于治疗肺癌；比比蒿（白花丹）傣医用于治疗妇科癌症；娜妞（臭灵丹）傣医用于治疗白血病等。

（六）特色药食同源的饮食文化

国内傣族的主要聚居区——西双版纳，是著名的"绿色植物王国"，区域内有丰富的药物和食物资源，据统计药材种类有1776种，其中植物药材1715种。丰富的药物和植物资源为傣民族的生存和发展提供了良好的天然条件。在傣民族的生产生活中认识了许多既可充饥果腹，又有防病养生作用的植物，而有些药品既可治病，也具有养生防病之功，因此，总结收集了许许多多的药食同源植物，并以口传、心授、书籍记载等形式代代相传，形成了别具特色的傣族药食同源的饮食文化。

四、傣医药历史人物

傣医药从萌芽、发展到成熟经历了漫长的岁月,是千百年来无数傣族医药学家历经沧桑总结沉淀出来的智慧结晶。流传于世的丰富的傣医药学论著表明,在傣医药的各个历史时期都涌现出了许多杰出的医药学人才。然而,由于傣族医药典籍多为经书的组成部分而不署个人作者,在历史典籍中少有相关人物的记载。尽管如此,为了纪念他们的贡献,傣族民间依然传颂着一些古代名医的故事。其中,最为著名的就是"九大名医"。

据说,3000多年前傣族民间有8位名医,曾被称作"八大医派",在历史上他们各自都创立了自己的"阿巴"(药物),亦称"巴雅""平岛"(方药、处方之意),后人称"八大要方"。除了"八大名医"之外,还有一位医生也被广为传颂,他就是龚麻腊别。

以下介绍傣族民间古代九大名医中的两位。

(一)帕牙比沙奴

帕牙比沙奴研究创立了"雅麻哈比扎哈聋",由摆沙板嘎(夜花叶)、摆麻汉(巴豆叶)、摆沙梗(卵叶巴豆叶)、摆习列(黑心树叶)、摆拢良(腊肠树叶)、摆抱板(光叶巴豆叶)、摆抱囡(散维子叶)、摆抱板(中华巴豆)、摆娜罕(羊耳菊叶)、芽敏(艾叶)、摆莫哈蒿(鸭嘴花叶)、摆管底(蔓荆叶)、摆别别蒿(白花丹叶)、摆麻脑(柠檬叶)、"档切公"、"摆办藤"、"买哈囡"、"买极着聋"、"买帕娥浪"、"含毫"、罕好喃(水菖蒲)、"买芽康柯"、嘿柯罗(青牛胆)、摆沙干(辣藤叶)、竹扎令(宽筋藤)、摆匹囡(胡椒叶)、摆嘿摆(芦子叶)、摆帕克(杜茎山叶)、摆荒嫩(水薄荷叶)、摆沙仑龙聋(白浆藤叶)、飞龙(松风草)、粉英(阿魏)、麻怀烘(野苦瓜)、辛(姜)、景几(小茴香)、"景郎"(黑种草子)、景丁洪、景毫白(萝卜子)、景亮(蜜蜂花)、哥(盐)等41种植物药组成。主要用于治疗风湿麻木、关节疼痛、偏瘫、腰

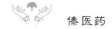

痛、头痛等症,被誉为治大病有效的方药。

(二)帕雅迪沙把莫哈阿章

帕雅迪沙把莫哈阿章研究创立了"雅叫维细萨腊甘",由晚荒(山奈)、贺波亮(小红蒜)、反帕嘎(苦菜籽)、罕好(菖蒲)、贺欢(大蒜)、内管底(蔓荆子)、毫命(姜黄)组成。用于治疗胸腹满闷、腹泻、淋病、湿疹、头昏、四肢酸痛、水肿、睾丸炎等疾患。

帕雅迪沙把莫哈阿章还创立了可治"五蕴"疾病、调平"四塔"和祛除"百疾"的处方"滚嘎先恩",直译为"价值万银方",据《档罕赞天》《档哈雅龙》等文献记述:帕雅迪沙把莫哈阿章创方时主要以解除毒性和预防疾病为主,后来经过历代医家的长期临床医疗实践,不断地进行总结摸索和探讨,加减之后广泛用于治疗拢批冷(妇女产后诸疾),此方最先只有12味药。

细拎(意译四种土):①拎嘎档(路中土);②拎昏带(南方土);③拎嘎倒菲(灶中土——灶心土);④拎嘎勒(北方土)。

细雅(四种草):①雅俄刚档(路中草);②雅俄刚喃(水中草);③雅俄呼埋(树洞草);④雅俄郎恒(房屋顶草)。

细亨(四种石):①亨磨(磨盘石);②亨利菲(火石);③亨腊帕(磨刀石);④亨耐喃(鹅卵石)。

到了佛历时期,龚麻萨别又为此方加了比贵亮(野芭蕉花)、冷(蚯蚓)、麻操(音译)三味药。

"滚嘎先恩"创方时并非此名,而是命名为"怀斤雅刚浓",意思是"牛在水塘中吃草"。何以此称?傣医认为,风湿麻木困重、肢体僵硬不灵多因久居湿地而致,既然牛在水塘中觅食无任何顾忌,说明水中之草也一定能够治病,故起名"怀斤雅刚浓"。后来,加减之后不仅用于治疗上述疾病,对五心烦热、心慌意乱、精神萎靡、不思饮食、妇科诸疾以及因五蕴、四塔失调所致的某些疾病均可治疗,且疗效好,所以被誉为"滚嘎先恩"("价值万银方"),而流传至今。

第二章　傣医药的基本理论

一、傣医药理论的形成和发展

傣医基础理论(傣医药的基本理论),是以研究和阐述傣族医学有关人体构成与功能、病因病理及病变规律,以及预防和治疗疾病基本原则为主要内容的基础理论学科,是傣族医学和傣药学共同的理论基础。其主要内容包括:傣医基础理论的产生与发展、傣族传统文化对傣医药的影响、四塔五蕴理论、人体解说、三盘学说、雅解学说、风病论等生理病理规律的认识,以及保健康复和诊疗疾病的基本原则。由于傣药是傣医基础理论指导下用于预防和治疗疾病的傣族传统药物,因此傣医基础理论是傣族医学和傣药学共同的理论基础。

(一)傣医基础理论的形成

据考证,傣族先民早在4000多年前就在云南居住下来,在远古时期即傣族传说中的史前时期,傣语称为"滇腊萨哈"。"萨哈"是时代或时期,"滇腊"是食绿叶或果实,因而傣族古代文献中又称为"橄榄时期"或"绿叶时期",根据傣族传说和当今发掘出的新石器文化遗址推论,这一时期的傣族先民,已从单纯依靠野果为生逐渐过渡到狩猎经济时代。同时傣医药的经验也已经开始积累,尽管最初的医药经验是极其粗放的、原始的,并且是一些极其简单而不自觉的经验。但是,这些原始粗浅的经验,正是原始医药的雏形,这一时期是傣医药学的萌芽时期。

早在远古时代人类祖先在生产劳动的同时,在长期同自然猛兽、灾害、疾病做斗争的过程中,傣族人民便开始了医药活动。傣族先民通过观察自然现象和动植物的生长生活规律,并在不断的实践中总结和积累医药知识。据《罗格牙坦》(坦乃罗,意即医学真理书)记述:傣族先民主要以野生植物的叶、花、果、子为充饥的食物,逐步认识了各种植物和果实的性味差异及作用;通过猎取各种动物,分食其肉和各种组织器官,认识了不同的动物和器官,从而获取了动物学的知识。傣族义献《阿尼松桑顺细点》《登达格》《茫格嫡巴尼》等史料记述,傣族先民在长期的生活实践中,根据对各种植物服食的经验,逐渐产生了理性认识,并给予命名,产生和积累了药物学知识;通过对猎得动物的分割食用,逐步建立了原始解剖学的概念。

据傣医历史文献《尼单莫雅》记述,在橄榄时期,出现了帕雅比沙奴、帕雅迪沙把莫哈阿章、帕纳来等傣族医学家,他们还研究创立了"雅摩哈比扎哈聋",意为治疗大病的方药;"雅叫维细萨腊苷",意为治疗胸闷、腹泻的神圣宝药;"雅阿它纳来",意为治疗风热毒邪所致疾病的方药;"雅勒罗松桑",意为治疗天下所有疾病的宝药等方剂。这些记述概括了傣族先民最初的医疗活动及认识药物的实践过程,这说明在这一时期傣医药学就已经开始了医药知识积累,是傣族医药知识的原始产生和积累的最初萌芽阶段。

"波腊萨哈"又称为"食米时期",是傣族的原始社会(傣原始历420年,即公元前964年),在这个时期里,傣族仍然处在比较原始的状态,虽然早期的医药知识传授延续下来了,但是由于没有文字,仅靠口传心授,傣医药发展缓慢。随着人类的文明与进步,傣族医药学已经得到进一步的发展。

傣族医药学完全是建立在自身的文化基础之上,植根于民众之中,是傣族先民长期与疾病做斗争的过程中总结积累起来的智慧结晶,为傣医基础理论体系的建立奠定了坚实的基础。

(二)傣医基础理论的发展

傣族医学在经历了漫长经验医学积累的过程后,至公元七八世纪已逐渐地由经验医学向理论医学阶段过渡。

在社会经济、政治方面,这一时期我国傣族聚居的大部分地区,已进入了封建领主经济的社会形态。元代忽必烈在云南开创土司制度后,傣族封建领主的世袭统治制度得到了中央政府的认可,从而使傣族社会内部在经济、政治、文化等方面,获得了相对的独立和稳定,这种社会状态一直保持到清代。这是傣族医学作为一种独特的传统医学体系得以长期保存和发展的历史环境条件。同时,这一时期傣族社会经济、文化、科技得到了较快的发展,文化交流日益增强,思想活跃,为傣族医学理论体系的形成提供了条件。在这一时期逐步形成了:由四塔五蕴构建成形并产生相应功能的人体观;四塔五蕴之间相互平衡的生理观和平衡失调的病理观;主要以药物作用对病体施加影响,以调节四塔五蕴相互关系,使之重归平衡的治疗观,从而为傣族医学基础理论的形成奠定了基础。

傣文在历史上的形成和规范化,是傣族社会文化生活的一个重大转折,标志着傣族先民已跨入人类文明时代。

傣文的创制是傣族医学理论形成的重要因素。傣文产生之后,对傣族传统医药的记录、传播和普及提供了条件,从而大大加速了傣族医药的应用与发展。傣族传统医学随着傣文的创造,也从对疾病的感性认识向理性认识的阶段过渡,在贝叶经中出现了具有系统医学理论的典籍及临床医书。

傣族医学是傣族人民创造的民族医学。在特殊的气候环境下,病菌生长繁殖迅猛,百病丛生,严重地危害着边疆人民的身心健康。千百年来,傣族人民为了生存、发展和繁衍后代,在长期的生产生活实践和与各种疾病做斗争的过程中,积累了许多宝贵的诊疗经验和治病方药,这些医药遗产是我国傣族人民在与有神论、

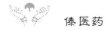

唯心论和形而上学的斗争中,逐渐总结积累起来并逐代相传,不断补充和完善起来的。

傣族医学基础理论的发展历程,取决于深刻、多元的内在因素,傣族的文化环境和价值取向决定了傣族医学基础理论的构造原则、发展方向、民族风貌和时代特色。因此,傣族医学的基础理论是傣族人民在自己的文化环境、氛围中的建树和创造。

傣族贝叶文化的悠久传统渗透了傣族的生产方式和生活方式,成为吸取外来文化的母体。

傣族自从创造了自己的文字以后,就把祖先口头传授的医药知识记录成册,传说有各种经典"八万四千册",其中"医学经典有四万二千册",虽实际上并非有如此之多,但足以说明文献数量之大。

在民间流传的医药书籍种类很多,一般有《嘎牙山哈雅》(人体解说)、《档哈雅龙》(大医药书)、《档哈雅》或《档哈雅囡》(小医药书)等。这类傣医药经典均系民间名医所著。其文献的版本沿革分为贝叶经和纸版经两种,在这两种版本出现之前,多将文字刻于竹片上,后来随着造纸术的问世改变了这种原始的记录方法。

中世纪是傣族医学理论体系的形成时期,这一时期是傣族医药知识理论被集中整理记录、并编纂成册的最兴盛的"黄金时代"。如《阿皮路麻基于比》、《萨打依玛拉》、《罗格牙坦》(坦乃罗)、《帷苏提麻嘎》、《嘎牙山哈雅》、《档哈雅龙》、《巴腊麻他坦》等医药文献,都是在这一时期编著成册的,标志着傣族医学基础理论体系的形成并日臻完善,这一时期被称为傣族医学发展的新纪元。其代表性著作有以下几部。

1.《嘎牙山哈雅》(人体解说)

《嘎牙山哈雅》是系统论述傣族医学基础理论的第一部专著,是傣医药理论体系形成的标志之一,也是现存傣医药文献中最早的典籍。

《嘎牙山哈雅》系统地总结了傣医药的医疗成就和治疗经验，确立了傣医药的独特理论体系，成为傣医药学发展的基础。该书重点阐述了以下六方面的理论：

（1）论述了傣族医学对人体生理解剖与组织结构，人体受精与胚胎的形成生长和发育的认识。

（2）论述了"塔都档细"（四塔即风、火、水、土），"夯塔档哈"（五蕴即色、识、受、想、行）的性质和生理功能及其相互关系；并记述了四塔衰败的预后与临床主要表现。

（3）论述了人与自然的相互关系，即人与气候、居处环境与疾病发生的关系。根据傣族所生活的热带和亚热带气候特点，将一年划分为热季、冷季、雨季，提出了3个不同季节的发病规律和疾病特点及预防措施、常用方药。

（4）论述人一生3个不同年龄阶段生理变化，提出了常见疾病及预防、抗衰防老药物。

（5）论述了人体肤色与血液性味与选择用药的关系。

（6）论述了人体内"暖"（似细胞、微生物、寄生虫等）的特点。

2.《档哈雅龙》（大医药书）

《档哈雅龙》是"阿奴咪纳萨哈"时期，由帕雅龙真夯（懂医药的土司）从《嘎比迪沙迪巴尼》一书中摘录编写而成，是一套反映傣族传统医学的综合性的巨著，是傣医临床学和药物学的专著之一，也被傣医誉为傣药药典。

全书在总结傣医临床实践的基础上，结合《嘎牙山哈雅》的理论基础，较集中记录了早先时期民间各方面的医药知识，是傣医认识自然、认识自我、诊断疾病、识药采药、加工炮制、用药、立法配方的指南。该书论述了人体的肤色与血色，多种疾病变化的治法，病因及方药，人和自然界致病因素的关系，四塔之间的相互关系，药性与肤色，年龄与用药等其他方面的内容。并运用四塔五蕴理论来指导疾病的诊断与合理用药，该书是一部理论与临床相结合的论著,是傣族医学临床的经典著作。其贡献在于确立了傣族医学临床治疗理论体系,为后世傣族医学的发展奠定了坚实的发展基础。

3.《尼该》(诊法)、《嘎比迪沙迪巴尼》(傣医诊治书)

傣医诊断学的内容,大部分记载于傣族的经书之中,有的则散落地记载于各种医药书籍之中。《尼该》(诊法)、《嘎比迪沙迪巴尼》(傣医诊治书)、《刚比迪萨萨可菊哈》(看舌诊断书)等是傣医的诊治学专著。

傣族医学在诊治疾病方法别具特色,诊病时以望诊、闻诊、问诊、摸诊为主要诊断方法。《嘎比迪沙迪巴尼》一书便是其中的代表性著作。该书论述傣医望诊、闻诊、问诊、摸诊具体内容和诊断方法。如若烦躁、胸闷易怒、头目眩晕等临床表现,其诊断为巴他维塔拎(土)、塔拢(风、气)过盛,病位在脾、胃、肝、胆;要求在问诊中详问居处环境、生活条件、个人嗜好、发病原因等。同时,还记述了40多种因风而致的疾病。

其他经典著作如《刚比迪萨萨可菊哈》(看舌诊断书)则突出舌诊的诊断内容。如在其中明确提出"吹菊哈(看舌尖),知疾病在心肺";"槁菊哈,呗麻恒朗(看舌后根),则知肾脏之疾患";"短坑林(看舌边),可知肝胆病";"短甘林(看舌中部),可知脾胃病"等,有较强的临床指导意义和实用性。

4.《哟雅阿巴》(傣医方药书)

《哟雅阿巴》是傣族的药物学专著之一,其中记载和论述了傣药的生长环境、引种栽培、药物分类、性味入塔、药用部位、功能主治等内容。

傣族聚居地热带、亚热带的地理气候环境为傣族医学提供了极为丰富的天然药物资源,更有当地特有的野生动、植物药物。建立在理论基础上的傣族医学,临床常用药物有1000余种,可分为植物、动物及矿物三大类。按其药物的性质和作用可分为热性药

（傣语称雅嘎皇）；凉性药（傣语称雅嘎阴）、平性药（傣语称雅沙么），按药性又可分为酸、甜、咸、苦、麻、辣、香、淡等八味。在药物使用上按照傣医的理论，对病下药，创立了"四塔病"用"四塔方"和"四塔药"治之的傣医药特色理论。

傣族医学认为药物的功效和作用与其生长的环境关系密切，不同生长环境的药物往往有不同的功效，这是在傣医理论指导下药物学特色之一。如傣医认为凡生长在悬崖峭壁上和带肿节的药物大都有续筋接骨、消肿止痛之功，可治疗骨折、跌打损伤等病症。

综上所述，傣族医药学具有 2500 多年悠久的历史，是傣族人民通过长期的生活和医疗实践，在与疾病斗争的过程中不断摸索总结，同时吸收其他医学如印度医学、中医学的部分知识逐渐发展起来的一门科学。

傣医药学虽然在历史上有了较大的发展，并形成了自己的一套独特的医药学理论体系，但由于长期以来傣族社会经济发展滞后，同时也受当时生产水平和自然科学技术水平的限制，因而制约了傣族医药学的发展。在中华人民共和国成立前，傣族没有一所傣医诊所或傣医院，几乎所有的傣医都在自己家里，或被请到患者家里为患者诊病。采药和加工，也全部采用手工操作。由于没有储备药物的地方，所以存药很少，有时甚至替患者诊完病，才到山上采药，因此常常耽误治疗时间和影响治疗效果。不少傣族群众，特别是生活在较为偏僻村寨的人们，神灵意识根深蒂固，患病只知叫魂求神，不知寻医问药的现象仍然很普遍。因而，就整个傣族地区来说，医药卫生仍然较为落后。特别是由于傣族居住区多处高温、多雨、潮湿地区，蚊虫易滋生繁殖，各种发热性、流行性、传染性疾病，如瘟疫、疟疾、伤寒、鼠疫等易于流行，其中疟疾（俗称"打摆子"）更是长年不断，因而被称为"蛮烟之地""瘴病之区"，曾经有200 多万人口的西双版纳，到中华人民共和国成立初期只剩下近20 万人。人民处于疾病交加、苦难深重的水深火热之中，四处出现了"万户箫疏鬼唱歌"之境地,傣族医学处于近乎灭绝状态。这一切,直到中华人民共和国成立后,才彻底根除,大为改观。

1949年10月中华人民共和国成立后,党和政府十分重视边疆少数民族地区医药卫生事业的发展,对危害人民身体健康的疟疾、伤寒、麻风病等传染病开展防治工作,发动各族人民送瘟神、驱病魔,驱散了笼罩在傣族及其他少数民族头上的瘴气乌云,使这个"瘴疠之地"获得了新生。与此同时,傣族医药也受到了党和政府的高度重视,各级政府认真贯彻党的"继承祖国医学遗产,并努力提高"的方针,傣族医药事业得到了不断发展,20世纪80年代,傣医药被列为我国"四大民族医药"之一。

云南省先后成立了西双版纳州民族医药研究所(傣医医院)、普洱市(原思茅市)民族传统医药研究所、普洱市民族医院、德宏傣族景颇族自治州民族医药研究所、云南中医学院民族医药研究发展中心等相关傣医药科研和临床机构,开展了对傣医药的抢救、挖掘、继承研究等工作,取得了显著成绩。

在傣医药文献的整理研究中,傣医药科研工作者在广泛收集、挖掘、翻译、整理、认真研究的基础上,先后编辑出版了《档哈雅》、《傣药志》、《傣医传统方药志》、《嘎牙山哈雅》(人体解说)、《档哈雅龙》、《傣医四塔五蕴的理论研究》、《档哈雅》、《中国傣医》、《德宏傣族医药及其验方》、《傣族医药验方集》、《德宏民族药志》、《德宏民族药名录》、《嘎比迪沙迪巴尼》、《中华本草·傣药卷》等著作。近年来林艳芳等编著了《傣医药基础理论》《傣医诊断学》《竹楼医述》《风病条辨译注》《中国傣医药彩色图谱》等20余部傣医药专著。同时,在收集、整理和继承的基础上,傣医基础理论体系也得到了进一步的发展和完善,三盘学说、雅解学说和傣医药治则治法理论等就是傣医基础理论的补充和完善。

通过多年对富于傣医特色的治则治法进行了收集、归纳、提炼、总结工作,形成了系统的傣族医学的治则治法理论,主要包括调平四塔、调平寒热、未病先防、先解后治、内病外治、外病内治、上病下治,下病上治,内外合治、上下合治、因地因时因人制宜等,充实了和完善了傣医理论体系。

经过多年的努力,虽然目前已出版了《傣医基础理论》《傣医诊断学》等数10种傣医药方面的著作,傣医已具备了相对完整的基础理论体系,但总体上看,目前傣医药理论研究仍处于需更进一步深入研究的阶段,傣医药基础理论的系统性、规范性研究以及在指导临床实践和傣药的研究开发方面依然存在不足,对傣医理论体系中的一些重要基础性问题缺乏提炼,对名词术语的解释也不够规范等。此外,在傣医药资料收集整理方面,仍然存在着区域的局限性。因为傣族居住地的地理气候环境存在差异,人们生活习惯也不同,所以,疾病的状况及医疗实践经验也各有特点。在前期资料收集整理工作中,傣医药的传统民间文献资料的收集来源,主要局限于西双版纳地区和普洱地区,而尚有许多资料仍散落于其他傣族聚居地,如德宏、玉溪等地和湄公河流域相关国家。同时,由于年代久远,很多经书已经出现了缺损,甚至佚失。因此,在原有工作基础上,如何更加系统、科学、全面地对傣医理论体系进行整理和完善,是目前傣族医学基础理论研究的一项重要任务。我们坚信随着边疆民族经济的不断发展和对外开放政策的深入,傣医药学将日益充实完善,进一步发展提高,傣族医药学将在祖国医学的百花园中繁花似锦,硕果累累。

二、傣医药理论的整理研究

(一)傣医基础理论主要内容

傣医基础理论的主要内容包括8个部分。

1.四塔、五蕴理论

四塔、五蕴理论是傣族医学的核心理论,用以解释人体的生理现象、病理变化,指导临床辨病用药,立法组方。四塔、五蕴理论是傣族医学的认识论和方法论,是傣医对人体和自然界一切事物性质及其发展变化规律的认识,是用以解释和阐明人体的生理和病理变化,并指导临床辨病、立法选方用药的学说。

2.三盘学说

三盘学说将人体分上、中、下三盘。上盘为心、肺、上肢、头,中盘为肝、胆、脾、胃、胰腺、部分肠腔,下盘为肾、膀胱、大小肠、子宫、下肢等。是用于解释人体的生理现象、病理变化,确定病位、诊断疾病,指导临床辨病、论治及用药的理论。

3.雅解(解药)理论

雅解(解药)理论的核心内容是"未病先解、先解后治"。"未病先解"即在疾病尚未发生之前,通过采取雅解(解药)的预防措施,调节四塔五蕴,排除毒素,以防止疾病的发生。"先解后治"一是人体发病后应先服用雅解(解药),以解除导致人体发病的各种因素;二是患病日久,久治不愈而来诊者,应先服用雅解(解药)以解除用药不当或所用药物的毒副作用,调节人体生理功能、解除人体的各种毒素,保持体内四塔、五蕴功能的平衡和协调。

4.人体解说

人体解说是傣医对生命起源、胎儿生长发育、人体的基本组织结构及脏腑功能的认识和论述,人体解说是傣医的人体解剖生理学。

5.病因学

病因学是傣医基础理论体系的重要组成部分,是阐释各种致病因素、致病特点和致病规律的理论。包括地理环境、三季气候的偏性或异常、外伤属于外因;饮食失宜、劳逸失度、情志失调及房劳所伤等均为发病的内因。不同的病因有不同的性质和致病特点。

6.发病学及发病机制

傣医发病学是研究疾病发生原因、病变机制的理论,其内容包括四塔五蕴功能失调、地理环境与发病、三季气候、饮食因素、寒热温凉与发病及其先天因素、年龄与发病等内容。

7. 治则与治法

傣医治则是以傣医四塔、五蕴理论为指导,针对不同的病情而确定的各种相应的治疗准则,对预防、治疗具有普遍指导意义的防病治病规律。主要包括调节四塔、五蕴、未病先解、先解后治、因时制宜等。

治法是在一定的治则指导下制订的针对疾病的具体治疗方法和措施。傣医的治法分为内治法和外治法两大类。内治主要是以药物内服的方法治疗疾病,使之达到病邪从内而解之目的。傣医的内治法主要有哦喝(汗法)、哈(吐法)、鲁(下法)、皇(温热法)、消法、清法、补法、涩法、止法等十六大治法。外治法是指除内服药物之外,施于体表或从体外进行治疗的方法。傣医外治主要有烘雅(熏蒸疗法)、暖雅(睡药疗法)、打雅(搽药疗法)、阿雅(洗药疗法)、难雅(坐药疗法)、沙雅(刺药疗法)、果雅(包药疗法)、过(拔罐疗法)、咱雅(涂搽药物疗法)、闭(推拿按摩疗法)等十大治法。

8. 预防与保健

预防是指采取一定的措施,防止疾病的发生与发展。傣医十分重视疾病的治疗而且重视疾病的预防,并积累了相当丰富的卫生防疫知识。提出了预防与保健养生的理论和方法,如顺应自然,注重季节预防调养;"未病先解""先解后治";调节四塔、五蕴养生;妇女保健法、饮食预防法、体育保健预防法、民俗预防养生法(民俗养生防病法)等诸多方面内容,并具有鲜明的地方特色和民族特色。

(二)塔都档细(四塔)夯塔档哈(五蕴)理论

塔都档细(以下简称四塔)和夯塔档哈(以下简称五蕴)是"四塔"和"五蕴"的合称。四塔、五蕴理论是傣族人民在总结长期与疾病斗争经验的基础上,借用"四大"(地、水、火、风)和"五蕴或五阴"(色、识、受、想、行)概念而创造的独特医学基础理论。傣医四塔、五蕴理论的主要内容记载于傣族《罗格牙坦》(坦乃罗)《巴腊麻他坦》《嘎牙山哈雅》《档哈雅龙》《帷苏提麻嘎》等经书、文献中,是解释人体生理现象和病理变化、生理解剖的重要基本理论,对傣医药学术的发展有深远的影响。

四塔学说强调构成世界万物和人体最基本的物质元素及其特性和功能表现,而五蕴学说则重在阐释组织结构与功能、形体与精神意识、思维活动之间相互关系。四塔、五蕴理论已融合贯穿于傣族医学的各个方面,对傣医理论体系的形成和发展具有极其重要的推动作用,成为傣族医学理论体系的核心。

四塔、五蕴理论是傣族医学对人体和自然界一切事物性质及其发展变化规律认识的世界观和方法论,是阐述人之生命起源、生长发育过程,并阐释人体生理和病理变化,指导预防和诊断治疗疾病的学说。

1. 塔都档细(四塔)理论

"塔都档细"为巴利语,古傣语称为"塔档细",现简称四塔。

塔都档细(四塔)哲学理论和概念渗透到医学领域,为傣医药基础理论体系的建立提供了基本架构。傣族人民在总结长期与疾病做斗争的实践经验的基础上,借用四塔基本概念,逐渐创造并形成了傣医药特有的思维方法和理论依据,塔都档细(四塔)理论对傣医探索和揭示人体的生命活动规律,以及预防和诊治疾病的过程,具有重要的指导意义。

四塔是"塔都档细"的简称。"塔"是音译,有界别、类种、元素、要素之意。包括"瓦约塔都"简称"塔拢"(风塔)、"爹卓塔都"简称"塔菲"(火塔)、"阿波塔都"简称"塔喃"(水塔)和"巴他维塔都"简称"塔拎"(土塔)。

"四大"为梵文"caturmahabhuta"的意译,即地、水、火、风,是教义的名数,系指构成色法(相当于物质现象)的 4 种基本元素。四大的作用分别是地为持(保持)、水为摄(摄集)、火为熟(成熟)、风为长;其属性分别为坚、湿、暖、动。

四塔,是构成世界万物和人体最基本的物质元素,是傣族医学对自然界事物和人体之属性和功能表现特性的概括,是从各种具体事物和现象中概括出共同、本质的特性而形成的抽象概念。如塔拢(风、气)其以动为性,易流动游走,有支持、运动和资助的特性;塔菲(火),其以热为性,具有温煦似火的特性;塔喃(水、血),以湿为性,表现为黏结性和流动状态,有维持和收敛,聚合之特性;塔拎(土),以坚为性属物性,有坚硬、固体的特性。

四塔理论是傣族医学理论核心之一,是傣医对人体和自然界一切事物性质及其发展变化规律的认识;是用以解释和阐明人体的生理和病理变化,并指导临床辨病、立法、选方用药和预防保健的理论。

四塔是构成世界万物和人体最基本的物质元素,世界上一切事物,都是由风、火、水、土四种基本物质之间运动变化生成的。人体之四塔先天禀受于父母,受后天水谷的补充和滋养,维持着人的生理功能。四塔既是生命活动不可缺少的物质元素,也是机体组织器官内脏生成的本源。万物有形,人身有形,形不离四塔,四塔是人体物质基础,并主管机体的各种生理功能活动。人体没有四塔就没有生命,四塔随生命的发生而存在,随其终结而消亡,傣医将其概述为"四大元素"。

人类和其他一切生物的繁殖、生长、发育都必须依赖风气的资助、火的温煦、水血的滋润、土的运载。傣医认为"没有土,万物难生;没有水,万物就枯死;没有风,万物就不能生长;没有火,万物就无法成熟"。因此,土可使万物生,水可使万物润,风可使万物长,火可使万物熟。四塔之间相互滋生、相互依赖、相互支持,保持着内外的相对动态平衡,以维持人体正常的生命活动,傣医将其概述为"四大生机"。

塔都档细(四塔)理论在傣医药学中的应用,是以四塔的特性等来认识和阐述人体脏腑组织器官的属性和生理功能;以四塔之间的相互关系来认识和分析脏腑组织器官之间和各生理功能之间的相互关系和影响,用于解释人体的生理和病理现象;以四塔之属性说明药物的功效及分类。塔都档细(四塔)理论在傣族医学中不仅是理论的阐述,而且还指导临床辨病、立法选方用药和药物分类,具有指导临床的实际意义。在傣医经书《嘎比迪沙迪巴尼》中明确指出:"谁要当好摩雅(医生),首先必须精通四塔,方知病处,才能正确下药。"

2.塔夯塔档哈(五蕴)理论

五蕴理论和四塔理论同为傣族医学理论的核心,是傣医药学的认识论和方法论,是用以解释人体形体结构与精神心理的关系,阐释其生理和病理变化,并指导临床诊断、治疗用药、养生保健的重要理论。

五蕴,古傣语称为"夯塔档哈"。"五"即五种、五类之意;"蕴"即蕴积、蕴藏之意。五蕴具体指鲁巴夯塔(色蕴)、维雅纳夯塔(识蕴)、维达纳夯塔(受蕴)、先雅纳夯塔(想蕴)、山哈纳夯塔(行蕴)。

傣医用五蕴,来解释和说明人体的物质结构、生理现象和精神心理活动。

傣医认为四塔和五蕴均先天禀受父母,并把五蕴视为构成人体的各种物质成分和精神要素的聚合体,认为五蕴的产生和存在既是生理现象,又是心理现象。一切有生命的东西,都有奇妙的情感。生命个体在形成之前就有生物生成的各种物质成分。在四塔即风、火、水、土的协调作用下产生五蕴。具体来说,就是男性和女性交配,"喃安宰"(精子)、"喃安英"(卵子)结合,形成胚胎组织,五蕴便随之而产生。五蕴伴随着胎儿生命的存在而存在。出生以后五蕴随着生命的成长而延续,又随着生命的衰老而减弱,随着生命的结束而终止。这就是傣医对生命的产生和精神心理产生的科学解释。

在傣族医学中,五蕴中每一蕴都有特定所指和内容。

(1)色蕴(鲁巴夯塔),意译为"形体蕴",指人体形态、容颜等外貌及人的精神状况,是人体结构及生命活动的外在表象。具体指构成人体的各种脏腑、组织、器官及反映表现于外的各种生命现象。

傣医认为,世间一切物质都有外表上的"相状",如方圆、大小、长短、粗细等。人体也如此,每个人都有独特的形象,表现在体型、容貌、肤色等方面。所以每一个个体都表现出不同的色蕴。

色蕴(鲁巴夯塔)包括了眼、耳、鼻、舌、身、色、声、香、味、处、女根、命根、心所依处,身表,语表,色轻快性,色柔软性,色适业性,食、地、水、火、风等二十八部形体。

(2)识蕴(维雅纳夯塔)。指人对外界的认知、识别、判断能力。

傣医认为没有这一功能的存在,人就不可能发育成熟。识蕴的功能与心脏密切相关。心脏发育健全,心血充足,这一功能就可迅速发育而成熟。这与中医学中的"心主神""心主血脉""心血是心神活动的物质基础"的理论非常相似。

识蕴共有8种,称为"八蕴"。人体的目、耳、鼻等器官有灵敏的感觉功能,能感知外界的色、声、香、味、触等信息,从而形成眼识、耳识、鼻识、舌识、身识功能活动,称为"五识"。在五识的基础上,对各种感觉形成综合的知觉,进而对该事物形成一定的认识,就是第六识,称为"意识"。在此基础上又产生思量、识我的自我意识,称为"意界"是第七识。第八识称"根本识",认为是人体的精神思维活动和现象产生的本源,也是决定一切、派生一切的最根本的东西,是人体内一种无形的潜能。

(3)想蕴(先雅纳夯塔):指人的想象能力、思维能力、思想和欲望等。

傣医认为,想蕴的产生,既以四塔为基础,又可以通过出生后的反复实践、训练而形成。这种能力可以增强,也会减弱或消退。想蕴比受蕴有更大的灵活性,更适应于复杂多变的生存环境。如通过眼的视觉而感知赤、橙、黄、绿、青、蓝、紫;耳闻而知声音的强弱、远近、高低;鼻嗅而知香臭;通过舌的味觉而感知酸、甜、苦、辣、咸等;通过身触而知晓物体的大小、坚硬、冷热等。然后不断将这些通过感觉器官获得的知觉传送到机体,再注之于心,由此产生新的记忆储存。在此基础上,才会在一定的条件下形成想象、思维、思想、欲望等。

(4)受蕴(维达纳夯塔):又称"受觉蕴",指人体对外界各种刺激,如冷、热、痛、痒等刺激的感受性和耐受力。

"受觉",指外界信息刺激而产生的各种情绪体验,如好恶、喜乐、苦忧等感受。在傣族医学中又分"善受"和"不善受"。"善受"就是指"喜受""乐受",以心情愉悦为特点;"不善受"主要是指"苦受"和"忧受",以心情苦恼、消沉为特点。

受觉的产生同样以四塔为基础和前提。在正常情况下,通过眼、耳、鼻、舌、身等感觉器官,敏锐感知色、香、味、触知觉,在感知的基础上而产生一定的情绪体验。

(5)行蕴(山哈纳夯塔):具有"动或变化"之意。指人自受精卵开始,生长、发育,至衰老、死亡,这种生命的运动变化就称为行蕴。

色蕴决定了人体的外表形态。外表形态的个体差异,又是由先天禀赋和后天获得性的不同而决定的。人体自"鲁巴坦"(阳性、雄性)与"那玛坦"(阴性、雌性)相媾和,精子与卵子相遇而受孕,受精卵形成胚胎,胚胎发育形成个体,整个过程受"坦"的规定和影响。"坦"是指某种规范、模式,或规律、方法等。如人体的外貌特征、性别等都是决定于"坦"的不同作用。说明父母的色蕴特征是子代色蕴特征的重要决定因素,父母的外表形态、体貌特征直接影响和决定着子代的相貌特征。

傣族医学还认识到,在胚胎形成之时,生命体就赋予了"金塔稳然——稳然那夯",即生命开始之初,便有了心识、意识等。认为"金塔稳然——稳然那夯"是胎儿发育的重要的生命元素,"金塔稳然"稳定,胎儿才能主动接受母体供给的各种营养物质而健康发育,接受外界各种消息的刺激而产生受觉、知觉、感觉等,如此生命体本身才会健康成长。如果缺少这种生命元素,胎儿就会夭折流产。

在受孕过程中,胎儿的性别是由物质因素所决定的。如果是布利夏帕佤(男性因素)起主导作用,就生男孩,如果是依梯帕瓦(女性因素)起主导作用,就生女孩。人体出生以后,也是因为这两种不同物质因素的作用,男女性别之间形成较大的差异,表现在身体形态、言行举止、性格等方面。这些现象的产生,都与"金塔稳然"有直接关系。因此,傣医把它称之为五蕴生成的创导者,认为是各种不同形体的"定型"物质元素。

傣医认为,识蕴掌管着人的精神、意识、思维、意志,还掌管着血的生成和运行。因此,识蕴有高于一切、统领一切的功能,是五蕴中最重要的一蕴。傣医对识蕴的描述,与中医学中"心藏神""心主神明"的理论颇有相似之处。

《巴腊麻他坦》《嘎牙山哈雅》等书中还论述到维雅纳夯塔有4个作用。

第一,鲁巴沙加腊达。巴利文,意译为能使人认识到人体的生长发育、生老病死的自然规律。

第二,鲁巴沙阿尼帕瓦。巴利文,意译为能使人认识到人体的完整性和机体各组织器官的稳定性。

第三,鲁巴沙乌扎约。意为能使人认识到外界对机体在各种不同情况下可能产生的危害性,因而知道如何保护自己(类似于条件反射)。

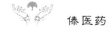

第四,鲁巴千梯。巴利文,意为能使人认识到机体内部的"善恶"。"善"指机体内的各种营养物质及正常的生理活动;"恶",即机体内各种引起不良反应的有害物质。

《巴腊麻他坦》认为识蕴包括目、耳、鼻、嘴、手腕、肘关节、肩、膝、踝、髋、前后二阴等器官。所以,傣医认为人体的五官九窍、机体的灵敏运动都与识蕴的功能活动密不可分。

受蕴的生理功能主要表现在它决定着人体对外界各种刺激,如冷、热、痛、痒等刺激的感受性和耐受力。如果受蕴功能正常,就能敏锐地感知外界的各种刺激,进而做出相应的应答性反应。同时,受蕴功能的强弱,还决定着机体对各种刺激的耐受性和自身的调节能力和水平。

所以,"受觉"是精神、情志、思维对外界信息刺激产生的感知能力和应答反应,是正常的生命现象,并且,随着这种应答反应必然产生内心的情绪体验。但是,这种感觉过于敏感,或所带来的情绪活动长期持久或突然强烈就会导致人体疾病的发生。

想蕴是指人的想象能力、思维能力、思想和欲望等。傣医认为想蕴机能正常,人的思维能力才能逐渐增强,人才能聪明理智,才能有志向,有想象力。

想蕴的功能是否正常,又是以四塔正常为前提的。如果四塔的功能强盛,则该功能发育良好,表现为思维敏捷、反应速度快、想象丰富。但如果思虑过度、长期的恼怒不解,则可致神差、思维迟钝、反应迟缓等。傣医认为,想象能力、思维能力和思想又可以通过后天生活的反复实践、训练而形成。这种能力可以增强,也会减弱或消退。

行蕴决定着生命的运动变化,决定着人体的生、长、壮、老、已。行蕴正常,人体就能遵循人体自身的内在规律,正常发育,健康成长地走完生命的整个历程。反之则会出现小儿发育迟缓,或发育畸形甚或夭折,或成人早衰。

可见,五蕴理论体现了傣族医学对生命的独到认识,既坚持了"物质第一"的唯物观,又提出了形体(物质)与五蕴(意识)同步形成、同步发育、相互影响的"双轨制"认识。傣族医学在2500多年前就能既看到生命的物质属性,又认识到生命的意识属性,并且注意到两者在生命孕育时就同时产生、同步发育并相互影响、相互作用的密切关系,实属难能可贵,对我们今天探讨生命的起源有重要的启示作用。

(三)四塔与五蕴之间的关系

四塔、五蕴理论是阐述人类生命的起源、生长发育的整个过程,以及人体的生理和病理学说。傣族医学应用四塔、五蕴理论从解剖组织学、生理学角度阐述了人体形态与结构,较系统完整地阐明了组成人体的物质要素和精神心理要素,以及人体各组织器官所表现的生理功能和各种生命现象。

傣族医学认为四塔是世界和一切生命之要素,五蕴是人体生命物质次序和形态结构之要素,也就是说四塔是构成世界和所有生命的要素,五蕴则是主要针对人这一特殊的生命体而言。就生理而言,四塔和五蕴的关系是将五蕴作为构成生命要素的物质实体这一含义的基础上来进行阐释的。

四塔和五蕴均是构成人体的基本要素。四塔、五蕴均为先天禀受于父母,靠后天水谷之精华不断补充而逐渐健全,因此,四塔和五蕴之间的关系,在生理上是相生、相依、相缘的密切关系。

傣医认为四塔是五蕴的基础,而四塔又包含在五蕴之中。四塔为五蕴之"生"因,令五蕴而生,五蕴因四塔的存在而得以生成,有了四塔,五蕴方能生起,并靠后天四塔滋生而发育成熟。因此,五蕴可因四塔而生起,也可因其而衰亡。所以说风、火、水、土是促成五蕴生成的主要生因,而谓之"生"。故傣族医学有"四塔先生,五蕴后长"之说。

在正常情况下五蕴和机体的四塔、自然界的四塔有机地联系起来,使人体的各脏腑功能活动和各种物质代谢过程处于动态平衡之中,以维持机体的正常生长发育,使生命得以存续而健康。因此,四塔与五蕴在生理方面是互相依存、相互为用的关系。

《嘎牙维腊底》《巴腊麻他坦》等傣医文献在描述人体生命孕育和形成的具体过程中,均阐述了四塔与五蕴作用和相互关系。傣族医学认为:生成五蕴的物质有 89 种,这些物质通过男性和女性"桑维塔度嘎牙塔"(交配),"喃安宰"(精子)、"喃安英"(卵子)结合,在体内之四塔与自然界之四塔的协调作用下受孕形成胚胎,五蕴便随之而生,也就是五蕴聚合的过程。以大自然之四塔为支持的五蕴方可续生,并随着风、火、水、土的变化五蕴亦可随之而变化。之后随着母体供给的养分而逐步生长形成完整的形体(鲁巴夯),五蕴伴随着胎儿生命的存在而存在,随着生命的结束而结束。也就是说在这一生理现象的衍化过程中,必须依靠四塔的作用,精子与卵子才可能结合并正常发育;如果没有风、火、水、土四塔的作用,精子与卵子即使结合形成胚胎也可能会夭折流产。五蕴是作为生命物质要素藏于精子、卵子中,形成胚胎,在四塔的作用之下因缘而生,随着生命体的产生而存在,与人体同生同长。因此,傣医认为人类的繁殖、生长发育都必须依靠风(气)的资助,火气的温煦,水血的滋润,土气的运载而令其增长,人体的五脏六腑、组织器官、精神意识等方可生长延续。傣医把这一生理机能活动视为"增生、引生",即所谓"土、水、火、风共成身,随彼因缘招异果"。否则五蕴虽有自身的种子而无四塔为依,毕竟不得生,并以此说明五蕴与四塔之间的相依相缘的密切关系。

《帷苏提麻嘎》指出:"凡一切有生命的东西……都必须在生命体形成之前就有促成一切生物生成的各种物质成分(构成各种生命所需要的物质基础)为先决条件,包括风、火、水、土四大要素的协调作用下,五蕴才能顺当地生成。"在人体生命形成以后,作为"种"的生命内部之四塔,在自然界四塔要素协调作用下壮大成长,五蕴也随之增长,称之为"增生"。而此时的五蕴包括了五官、手腕、肘关节、肩、膝、踝、髋、前后阴等多个器官实体以及精神情志、神经感觉等,这就是傣医五蕴与四塔"生于种,现于种,种于种"的关系。

五蕴与四塔"生于种,现于种,种于种"的关系,其实是事物内因和外因的关系。对这种关系的辨析,实质上是对傣族生命观的形象解释,主要是论述人体生命孕育、生长的过程不同的 3 个阶段。五蕴的聚合缘于雄性与雌性交配结合之际,此谓"生于种"(种子故);构成各种生命所需要的物质基础(89 种物质)随之进入母体并"互为缘生",在心识(稳然纳夯)的统领下产生了形体,此谓"现于种";同时在风、火、水、土四大生机的作用之下,保持机体生理功能的衡动状态,从而使机体各脏腑组织器官健全增长、发育的演变过程,此谓"种于种"。也因为这种关系及四塔、五蕴各自的特性,所以傣医主要是以四塔理论为基础进行疾病的辨识,也是五蕴中识、受、想、行四蕴的疾病多归为土塔论治的理论依据。

四塔与五蕴之间还表现为形体(组织器官)与功能、生理与心理的关系,这种关系傣医用"四塔主内,五蕴管外"进行表述。

四塔在内,滋养五脏六腑、七官、九窍;五蕴的产生和存在既是生理现象,又是精神现象。"五蕴管外"则是 四塔功能的强弱直接反应于五蕴的功能。五蕴的内涵既指物质结构、生理活动,又包括意识思维、情绪、感觉等心理活动。因此,四塔功能强盛,气血充足则五蕴发育健全而迅速,人的容颜靓丽、形体正常、精神饱满、反应敏捷、思维能力强,对外界认识、辨别能力也强,反之则弱。因此,傣医将之比喻为傣家竹楼的人字架,缺一不可,互相依存,相互影响,随时保持平衡和协调状态,人才健康,反之则可发病。

四塔与五蕴在病理上是相互影响和互为因果的关系。傣族医学著作《竹楼医述》指出,四塔、五蕴先天来自父母,四塔先生,五蕴后长,四塔在内,五蕴在外,四塔功能的正常与否主要由五蕴表现出来,二者在人体内是非常重要的"两大因素"。而在四塔与五蕴之间以四塔为主,若四塔失调,就会使万物失却,累用五蕴,它们之间的功能失调便可发生疾病。因此,四塔、五蕴功能失调是疾病发生的重要内因。

四塔、五蕴先天不足,或因四塔功能失调,五蕴发育不健全而迟缓,不能形成完整的形体(鲁巴夯),导致胚胎或胎儿发育不全。虽然形成了胎儿也可能死亡、流产或发育不正常,出现畸胎或发育迟缓,易发生疾病等情况,或婴儿出现智力障碍等。

四塔、五蕴功能失调在整体上可表现为人的容颜、形体、精神状态的异常,并出现反应迟钝、思维能力下降,对外界认识、辨别能力减弱。

从病因学的角度看,自然气候环境变化的时候将会导致机体内四塔的失调。由于四塔的失调导致五蕴功能的失常。如瓦约(风)、爹卓(火)偏盛而化,风火过盛属多种邪气相合相搏,此时又致阿波(水血)不行,最终致塔拎(土)受损而累及五蕴,这种逆乱现象都属病理变化,变化过程中出现眩晕、抽搐、强直、麻木、形气衰损,受纳失常、消化不良等症状。另一方面若体内火过旺,影响"鲁巴"功能,导致面部色泽发生变化。如黄疸出现眼目发黄,色泽改变,这也就是"鲁巴"发生变化。反过来"鲁巴"的变化也会引起四塔的变化,如外伤骨折致形体受损则可见伤及四塔气血、骨肉,而出现局部肤色的改变、瘀肿等。

机体的正常生理功能活动功能减弱(土气不足),进而又加重影响精神情志活动。由于情志的变化,使机体长期缺乏水血及其他营养物质的供给,机体内的各种物质成分随之失去它的稳定性,人体会发病,如纳呆、不思饮。反之,如果精神活动因素受到长时间过度强烈持久的刺激,心理对外界不良事物的反映增多,使忧、思、悲、恐、怒、惊、喜处于长期兴奋紧张状态,也会影响四塔的动态平衡关系。

（四）三盘学说

三盘学说是傣族医学独具特色的基础理论之一,是傣医用于解释人体的生理现象、病理变化、确定病位、诊断疾病、指导临床辨证论治及用药的理论。

三盘学说是云南省西双版纳已故傣族名医波温囡根据30余年临床经验,总结并提出的理论学说。三盘是上盘、中盘、下盘的合称。三盘学说是傣医用以划分人体部位及其所属内脏,解释人体的生理现象、病理变化、确定病位、诊断疾病,并指导临床辨证论治及用药的理论,三盘学说充实和丰富了傣族医学基础理论。

1. 三盘部位的划分

三盘学说认为人体分为上盘、中盘、下盘,并各有其特定的部位。

上盘,是指头面部至胸部区域,主要包括头颅、心、肺、上肢;中盘,是指胸部至脐部区域,主要包括肝、胆、脾、胃、胰腺和部分肠腔;下盘,是指脐部至下肢区域,主要包括肾、膀胱、大小肠、子宫、下肢等。

2. 三盘的主要生理功能

三盘学说认为三盘是一个有机的整体,在生理上相互联系,相互为用。三盘是人体水血、风气运行的通道,其以通为用,以通为常。傣医认为水血、风气既是人体物质基础,又是机体脏腑和组织器官功能的表现。水血、风气通过三盘布散全身,内而脏腑,外而皮肤、肢体,激发和推动各脏腑组织的功能活动。机体水血、风气的运行必须以三盘为通道,水血、风气运行于三盘之中,维持着四塔功能的协调与平衡。若三盘不通,则出现水血、风气运行功能障碍。

3. 三盘学说的临床应用

三盘学说认为,人体生病是外因或内因导致人体三盘功能失调,以致所属脏器的损伤。三盘在生理上相互联系,病理上相互影响、互相传变,是疾病的传变途径。心肺、头面、上肢的损伤多为上盘之病变;脾胃、肝胆、胰和部分肠腔的损伤多为中盘之病变;肾、膀胱、子宫、大小肠、下肢的损伤多为下盘之病变。

三盘学说提倡治病应先疏通三盘,通利水道,使毒邪从三盘而解。"三盘一通,百病易治,凡来诊者均先服用通利三盘方,当三盘通开后再对症下药。"这一理论在临床上得到广泛应用,取得了良好的效果。因而已形成"治病先通三盘",利水道而排毒之论。

三盘学说重划分人体部位及其所属内脏,解释人体的生理现象、病理变化、确定病位、诊治疾病,但它不能辨别疾病的性质,如寒、热、盛、衰,故得与其他辨病方法如四塔辨病相结合,取长补短,方可达到既能辨别疾病的所在、所伤,又能辨别寒热盛衰。另外,还应与脏腑辨病相结合,才能准确地诊治疾病,故三盘之论有其长短,需进一步深入调查考证研究,不断完善。

(五)雅解理论

"雅解"为傣语,意译为解药;就其概念的内涵而言,有狭义和广义之分。狭义特指解药,凡能解除体内毒素,平调四塔功能的傣药均属于雅解(解药)的范畴,其包括解除食物毒性、解除动物叮咬中毒、解除热毒、解除药物毒性和解除药物作用五个方面。而广义则指雅解理论,其中也包括了解药的内容。雅解理论的内容在大量的傣医药经书和文献中均散在记述,并在傣医的临床实践中广泛应用,但其内容是散在而未系统化的。著名傣医药专家林艳芳等经过多年的研究,从傣医药文献中整理、总结归纳提出了雅解理论这一概念。雅解理论的提出,充实完善和丰富了傣医基础理论。

雅解理论是傣医临床实践经验的理论总结。在原始而落后的年代,由于历史条件及医疗水平的限制,人们只能以口尝百草、反复实践来认识药物的性味功能和毒副作用。在生活和治疗疾病的过程中,免不了会发生药物或食物的中毒反应,轻则恶心、出汗、全身不适,随后可以自行缓解,重则会造成急性或慢性中毒而死亡。为了生存和预防各种中毒,傣族人民认识到,有中毒之物必有解毒之药,通过不断探索观察,发现并总结出了几百种解药单方和复方。因此雅解理论是从应用解毒方药的临床实践总结开始的。

傣族人民应用解药十分广泛,在傣族民间,家家都备有种类繁多的解药。随着雅解的广泛应用,傣医在总结临床经验的基础上,以四塔、五蕴理论为指导,提出"未病先解、先解后治"的治疗原则和方法,不断丰富和完善了雅解理论。

雅解学说是傣族医学基础理论的特色之一,其核心内容是"未病先解、先解后治"和雅解方药的应用,它在疾病的防治中起着重要的作用。

"未病先解"是指在疾病尚未发生之前,通过采取雅解(解药)的预防治疗措施,调节人体生理功能、解除人体的各种毒素,以保持体内四塔、五蕴功能的平衡和协调,以防止疾病的发生。

傣医认为人食五谷杂粮、烟、酒、糖、茶、瓜果、蔬菜,这些食物虽为人体所需的营养物质,但过食过量对人体而言,也是一种毒素。正常情况下,这些毒素可通过机体的正常代谢功能将其分解排除,多则滞留于体内,除此之外,机体内的五脏六腑也在不停排解小毒。当机体健康时,这些毒素均可排除。若过食香燥之物、酗酒、嗜烟均可导致各种毒素聚集于体内,内外相合,而致体内四塔、五蕴功能失调,使人体轻则出现皮肤生疔疖、疮疡、痈疽、斑疹、容颜粗糙晦暗,重则发生恶变,如全身感染、癌症、五脏六腑病变等。为此,需长期服用雅解(解药)以排除这些微量毒素,减少发病,延年益寿。

傣医认为人体要保持健康必须常服用解药。在傣族民间,家家都备有不同的解药,有解食物毒、水果蔬菜菌毒、酒毒、烟毒、蜈蚣毒、蛇毒、毒虫毒、禽兽毒的,有解热毒、火毒的,有单方也有复方,剂型从水磨剂扩大到散剂、片剂、煎剂、擦剂、洗剂,种类繁多。

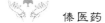

　　"先解后治"包括两个方面的内容,一是人体发病后应先服用雅解(解药),以解除导致人体发病的各种因素;二是患病日久或久治不愈者,应先服用雅解(解药)以解除失治、误治或用药不当所造成的毒副作用,然后对症下药,才能起到良好的治疗效果。

　　傣医认为"排毒有口道,利毒有尿道,解毒有肠道,透毒有汗孔"。因此,凡出现饮食急性中毒的,先予麻摆楠、文尚海等30多种傣药相配磨汁内服,服后频频呕吐,使毒邪迅速呕出而达救治的目的,即将毒邪从口而排出;对体内毒热过盛,出现小腹胀痛、小便频数急胀等,服用利尿解毒药而治之;血中有热毒、出血、呕血、便血,颜面、皮肤生疔长疮,黑斑疮痫的,用雅解把龙(大解毒散)服之;若因感染毒邪而出现各种斑疹的,可使用傣药外洗,主要服用雅解把龙(大解毒散)以解除毒邪。

　　无论内生或外感所导致的病症,傣族医学都认为应当先解后治,调理气血,再服用治病之药。如对于生育后因饮食不节(洁)、误食禁忌或生病失治误治而导致的疾病,称为"拢匹勒"(月子病),这类疾病指妇女产后各种疾病,傣医先让患者服雅解匹勒(月子病解药)后,再按病情对病下药;或先让患者用雅解勐腊(奶子藤)、雅解勐远(老鸦糊)、扁少火、哈宾亮(红花臭牡丹)煎汤服或磨汁服,或服用雅解匹勒(月子病解药),然后再按病情对症下药。可见,傣族医学在治病过程中也强调在治疗疾病时要分清标本先后,产后妇女气血大虚,本应以大补气血为主,但对于贪凉喜食水果等寒凉伤脾之食物的患者,并不急于对症下药,而是先服用解药,先祛饮食之"毒"然后再对症下药。

　　傣医对患病日久或久治不愈者,治疗用药之前先用解药方,以解除失治、误治、用药不当或所用药物的毒副作用,然后再对症下药。如首次给患者用药时,审查患者原用方药,如不对症,便先给患者服雅解咪(解药丸)或用桃树寄生、青竹标、棉榔树寄生等药煎汁,解除体内的其他药性,然后再服用所需的治疗药。

1. 雅解（解药）

雅解（解药）系指凡能解除体内毒素，调平四塔功能的傣药。解药是能解除食物、药物、动物叮咬中毒的药物和解除药物作用及其他解热类药物等一类药物的统称。解药有热解、温解、凉解、平解之分，在傣医中应用实为广泛。解药常见的剂型有磨剂、煎剂、丸剂、片剂、散剂、酒剂、油剂，在病情较轻或使用单方情况下一般采用磨剂；煎剂多在病情较重需要用大剂量药物或复方的情况下采用；丸剂、散剂、油剂、片剂是在常规下备用的解药；油剂和散剂主要用于外擦或外敷。

（1）解热毒类：功能为清火解毒，用于体内热毒炽盛的各种疾病，如咽喉肿痛、口舌生疮、大小便热痛、颜面生疔疖等。主要有雅解哈干、雅解先打、雅解哈勒、雅解沙短、文尚海、比咪、比吴等。

（2）解毒退热类：功能为清火解毒，补水退热，用于外感发热病症的治疗，如高热抽搐等。主要由芽皇旧、梗麻巴罕、巴闷烘、蒿怀藤等组成。

（3）解毒蛇、蜈蚣、毒虫、野兽、疯狗毒类：广好修、蒿怀板、文尚海等具有解毒排毒的作用。

（4）解酒毒类：文尚海、雅解先打、嘿别龙、雅解哈干等。

（5）解烟毒类：喃晚龙、喃晚囡、哈冷嘎、芽乎鲁、哈埋闹乃、哈宋嘿等。

（6）解菌毒：文尚海、麻摆喃等。

2. "雅解" 方

1）雅解沙把（百毒解）

由雅解先打、雅解勐远、雅解勐腊、广好修、文尚海等药物组成。功能为清火解毒、养颜靓肤、延年益寿。适用于解除多种毒素。其剂型有磨药、丸药、汤药、散剂、片剂，最常用的传统剂型为磨药、散剂和汤剂。

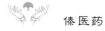

2）雅解匹勒（月子病解药）

由哈宾亮、哈宾蒿、哈罗埋亮龙、扁少火等药物组成。是专门用于妇女产后误食禁忌或失治误治而导致的各种疾病，傣医称为"拢匹勒"（月子病）。

3）雅解今匹（解食物毒方，为磨药方）

由麻摆喃、文尚海、广好修、阿丈、路舍、昏敏、人指甲等30多种傣药药物组成，磨于清石灰水中服用。是用于解除误食有毒之物后引起的中毒反应，如进食蔬菜、瓜果及其他食物后引起的头昏、恶心呕吐、心慌心悸、大汗、四肢厥冷等轻度中毒反应。

（六）人体解说

《嘎牙山哈雅》（人体解说）是一部古老的傣文经书，书名大意是人体解说，是从傣族民间发掘出来的论述人体生长发育、组织结构，以及傣医基础理论的综合性著作，其重点论述了生命起源、胎儿生长发育、人体的基本组织结构及脏腑功能，可以说是一部傣医解剖生理学专著，在傣族医学中占有重要地位。因此，人体解说是傣医基础理论的特色之一。

傣医对生命的孕育、胎儿生长发育及对人体结构的认识在《巴腊麻他坦》《嘎牙山哈雅》等傣医古籍经书中都有论述。从这些古籍经书来看，傣医对生命的孕育生长及对人体结构认识已经达到了相当的精度，并有较完整的论述。

关于生命的起源，自人类诞生以来一直都是人们探究的热点问题。历史上曾出现过"神创论""自生说""生生说"多种错误的观点，因为它们都脱离了自然界的普遍联系性及生命的特殊矛盾性来研究生命起源。马克思主义哲学原理告诉我们，人具有物质性和意识性，物质性是人的第一属性，意识性是人的第二属性。对生命的起源，傣族医学有自己独特的认识，其认为生命来源于父母所授，五蕴、四塔是人体的重要组成部分，而五蕴中包含了"物质与意识"两个方面，强调了在生命起源的过程中物质性与意识性的关系,这在民族医学理论的认识中是难能可贵的,有重要的启示意义。

《嘎牙山哈雅》中记载,人体是由 1500 多种组织、32 说嵋(可能为细胞)组成。傣医认为 1500 多种组织、32 说嵋是生命起源的两个基本条件。同时,傣医认为在男女体内存在两种不同的特殊物质。在男性体内存在着一种特殊物质叫"巴敌先体"(精液和精子的总称),这种物质很小,肉眼看不见,似马鹿毛尖粘上芝麻油星那么大;女性体内也存在着另一种特殊物质称"阿书的"(现称勒央味——月经和卵子的总称),其味腥臭。这两种物质相互结合,再在从父母同时所禀受的四塔的作用下,即风(气)的资助,火气的温煦,水血的滋润,土气的运载而令其增长,人体的五脏六腑、各组织器官、精神意识等方可生长延续。特别是在四塔中塔菲(火)的温煦下产生了生命,五蕴便随之而生。五蕴伴随着胎儿生命的存在而存在,随着生命的结束而结束。五蕴是作为生命物质要素藏于精子、卵子中,形成胚胎,在四塔的作用之下因缘而生,随着生命体的产生而存在,与人体同生同长。之后随着母系供给的养分而逐步生长形成完整的形体(鲁巴夯),受孕形成胚胎。

《嘎牙山哈雅》中记述比较形象地说明了受精受孕的过程,生命产生后,是否能够健康地发育成胎儿形成人体,主要取决于父母,若父母健康,"巴敌先体""阿书的"的生命力就强。

对于受精后,卵子形成胎儿不断发育的过程,在《嘎牙山哈雅》一书中较生动而形象地论述了全过程。书中记载,当"巴敌先体"和"阿书的"结合后 5 天内,母体子宫内的条件适宜于受精卵的生存便可留存而且具有生命力,若四塔功能低下,形体不健康,即使二者结合也难以存活。留存于母体的受精卵到第 7 天即变成难木水斤(似洗肉水的颜色,呈淡红色),渐变深红,7 天后变成多个小血泡聚合在一起形成一个完整的血团;4 个 7 天(28 天)后又变成似鸡蛋大的小血团;5 个 7 天(35 天)变成一质地松软的嫩肉块,以后逐渐生长出头、足、肢体、七官、九窍和内脏、毛发、骨骼、脑髓等,全身各器官都不断生长发育形成胎儿,10个月左右则可出世。另外,胎儿在母体内生长发育,除母体供给营养外,还通过母体呼吸外界的塔拢(风、气)和靠父母禀受的"塔菲"的作用下不断成长。

傣医对人体生命的起源和生长发育过程的认识,虽然没有现代医学那么详细,但几千年前对人体就有这么深的认识是十分难得的,也说明傣族医学对人体的生理认识是较科学的。同时,傣医对人体生命给予了高度的重视,并进行了较细致的论述,对生命的本质及生命的形成和发育给予了更为深刻的解释。傣族医学在生命的起源认识上既坚持了"物质第一"的唯物观,又提出了形体与五蕴即物质与意识同步形成、同步发育、相互影响的认识。傣族医学在2500多年前就能既看到生命的物质属性,又认识到生命的意识属性,并且注意到两者在生命孕育时就同时产生、同步发育并相互影响、相互作用的密切关系,实属难能可贵,对我们今天探讨生命的起源有重要的启示作用。

《嘎牙山哈雅》一书中记载人体由300块骨,50根筋,60根小筋,500万根头发,900万根毫毛,20片指甲,32颗牙齿,九大类肌肉,五脏、六腑、七官(双眼、双耳、双鼻孔、口)、九窍(七官加前后二阴),夯塔档哈(色、识、受、想、行),塔都档细(风、火、水、土),暖(似细胞、微生物、体液等)等构成。这说明傣族人民很早就对人体组织结构有较全面的认识和研究,为疾病诊治打下了良好的基础。同时,傣医对人体的组织结构的认识还是比较粗浅的,甚至有的记述是不准确的。因此,要以历史唯物主义的观点和科学的态度对待和学习傣医的"人体解说"。

(七)病因学

傣族医学认为:"四塔有形,从生到死,互不离缘。"人体内四塔、五蕴之间,以及与外界四塔之间,维持着相对的动态平衡和协调,从而保持人体正常的生理功能活动,当这种平衡、协调关系因某种原因遭到破坏,而又不能自行调节恢复时,人体就会产生疾病。

破坏人体相对平衡状态而引起疾病的原因就是病因。傣族人民和医家通过长期的生活和医疗实践,认识到致病因素是多种多样的,简要分两类:地理环境、三季气候的偏性或异常及外伤属于外因;饮食失宜、劳逸失度、情志失调及房劳所伤等均为发病的内因。不同的病因有不同的性质和致病特点。本篇的学习有利于理解掌握各种致病因素的致病机制及所致病症的临床表现。

1. 疾病产生的外因

1）地理环境的偏性

千百年来勤劳勇敢智慧的傣族人民,世世代代繁衍生息在云南省滇西南部的西双版纳傣族自治州、德宏傣族景颇族自治州及思茅、临沧、红河等地,居住的地理环境不尽相同。

傣族医学认为,疾病的发生与地理环境关系密切,如地理环境的不同而有自然界四塔的偏盛或不足,从而使人体对外邪的易感性不同。如居处于山区丛林、当风之地者,因天气寒冷,塔拢（风、气）盛,易感风邪而出现肢体关节肌肉酸痛、拢贺接（头风痛）之症,或肢体抽搐痉挛之"拢旧";如居于凹地或靠山沟水边,与水接触多的阴暗潮湿之地,易感自然界的帕雅拢嘎（冷风寒湿病）,易伤人体塔菲（火）而塔喃（血、水）偏盛,临床多见肢体重着、酸胀麻木,或形寒肢冷疼痛之"拢梅兰申";平坝之地高温、湿润、静风,易出现湿雾瘴气,居于此地的人群,易得帕雅拢皇（风热毒邪）,易患热性传染病,如伤寒、疟疾、鼠疫、霍乱等,临床多有咳嗽、发热发冷、腹痛、泻痢等症状。可见从所居之地可推断好发之病。

2）季节气候的异常

由于傣族主要聚居区（西双版纳傣族自治州和德宏傣族景颇族自治州）地处热带和亚热带地区,这种特殊的地理气候环境就具有高温多雨、湿润静风的气候特点,有大陆性和海洋性气候的优点。年平均温度在21℃左右,因四季划分不明显而将一年划分为三个季节,称"腊鲁档三",即腊鲁闹(冷季),腊鲁皇(热季),腊鲁分(雨季)。在冷、热、雨三个季节里,均有各种不同的疾病发生。正常情况下,一般人体内的四塔与外界的四塔功能相互协调来适应一年三季气候的变化。季节的变化对人体具有很大的影响,正常情况下,一般不发病,若遇气候变异突冷突热,使人体内四塔无法适应突变的气候而失调,病邪乘虚内侵故而发病。或因人体四塔功能减弱、失调,抗病能力下降时方可导致疾病。雨季,水湿盛,人易感湿而发病。雨季的病为阿波塔(水、血)失调,常见胃肠道疾病、中暑等,出现腹痛、泻痢、呕吐等症。如过食生冷瓜果,易致土塔受伤而见腹痛腹泻等;冷季,气候寒冷,其病多为爹卓塔(火)失调,易患咳嗽、痰喘、肢体冷痛之病;热季,气候炎热,病邪旺盛,人体内湿热不易散发,人易感受热邪而发生热性疾病。而在季节相交的前后一段时间里,各有一些疾病发病率较高的傣医称为"腊鲁随岗"。如2—3月,是冷季与热季的交季时期,腹泻、痢疾等病的发病率较高。在6—7月,是热季与雨季的交季时期,疟疾的发病率较高。而在10—11月,是雨季与冷季的交季时期,这一时期伤风感冒、咳嗽哮喘等疾病发病率较高。饮食起居失调不能适应气候的变化,如天冷薄衣、天热厚被或暴热淋雨、汗出当风、暴热冷浴、饮冷等均可导致人体内四塔功能失调而发生疾病。随气候变化而适当调节生活起居,方可减少发病或预防疾病,也可按季节服用预防药。为此,根据季节的不同、疾病的差异,每个季节用药均有偏重,都有一些固定的药方(傣语称为"雅塔"),用来防治不同时期发生的各种疾病。

3)外伤

外伤包括创伤、跌打损伤、持重努伤、水烫伤、火烫伤及虫兽所伤等。外伤可引起皮肤肌肉出血、瘀血肿痛,或骨折,或关节脱臼等症,重则可见出血过多、昏迷、中毒死亡等。在实际生活中,人们从事各种活动,在生产劳动中,稍有不慎便可遭到上述之伤而发病。虽为外因,但在外因的作用下导致体内的四塔、五蕴功能失调,便可发病。如水、火烫伤,损伤皮肉,皮肉为塔拎(土)所管,故伤及土,同时由于伤痛而致患者的鲁巴夯塔也失调,如表情痛苦,饮食不佳,眠差等。另外,由于烫伤后出现大量渗出液体,这是体内"塔喃"水为制火毒而流出,也耗伤水血,久之用药不当,或损伤过度,热盛肉腐,毒邪便可从伤口内侵而加重病情,出现高热等。因此,外伤也是导致人体发病的原因,应加以防范。

2.疾病发生的内因

1)饮食失宜

正常饮食是人体摄取营养维持生命活动的必要条件,但饮食失宜则又是导致疾病发生的重要原因之一。因饮食而致病,主要有三个方面,即饥饱失度,饮食不洁,饮食偏嗜。

饮食以适量为宜,饥饱失度常损伤土塔之功能而发生消化系统疾病。

过饥,则摄食不足,导致气血化生不足,营养不足,热能减少,抗病力下降。临床可见神疲乏力,形瘦体弱。产后之妇,如得不到充分休息和补充营养,或过早劳动、操持家务,可致形体难以康复而致四塔功能低下,可出现形瘦体弱、肢体疼痛、头晕目眩之拢匹勒(月子病)。现多因不科学节食减肥或火塔温化腐熟食物功能减弱,所致饮食减少或食后饱胀不适,气血不足。儿童可见"五迟症"。

过饱,即暴饮暴食,饮食过量,超过了脏器对食物的消化能力,也会损伤土塔之功能。饮食不能得到及时的温化腐熟,停于胃中,常可见反胃呕吐、腹胀腹痛、暴泄、反胃吐酸等症。

2)饮食不洁(节)

傣族喜吃生冷瓜果,至今仍保留着"剁生""蔬菜喃咪"等吃法,稍有不慎,如进食不清洁食物,易引起胃肠疾病和肠道寄生虫病。胃肠疾病常见吐泻、腹痛或下痢脓血等症;肠道寄生虫(蛔虫、钩虫、蛲虫、绦虫等)病常见腹痛、嗜食异物、面黄肌瘦,甚则出现四肢厥冷等。

发热患者食用酸冷、腥臭、腐烂、野味(山上的野菜、动物肉)、牛肉、母猪肉、花脚鸡、黄脚鸡等易加重病情;疗疮脓肿、疥癣之患者如食用腐臭、味腥之鱼、牛肉、竹笋、蕨菜等辛香燥烈,外表有毛之物,病不易愈而易复发。若误食有毒食物则出现剧烈腹痛、吐泻甚至大汗淋漓、昏迷等,甚则导致塔都迭(四塔功能衰败)而死亡。可见傣族医学非常重视忌口,认为误食禁忌饮食,也可损伤四塔功能,变生它病,加重病情。

3)饮食偏嗜

饮食要适当调节,才能起到全面营养人体的作用。如对食物任其偏嗜,则会引起部分营养物质缺乏或体内四塔功能失调而发生疾病。傣族饮食习俗以生食、烤食最为普遍。形成了以素食为主的杂食型膳食结构,可出现营养不够全面、膳食能量偏低的情况。如过食香燥辛辣之品,可致塔菲(火)偏盛而发热病,如"麻想乎"、"拢沙龙勒"及"拢沙力坝"等;过食咸味之品可伤塔喃(水、血)而致水不足,常见各种结石病;过食麻辣腥臭之品易生拢麻想(带状疱疹);过食苦味之品,易患呕吐;过食酸冷,可损伤塔菲(火)、塔拎(土)之功能,影响饮食物的消化吸收而出现腹痛泄泻、呕吐反胃等症;过度饮酒嗜烟,过食煎炸肥甘厚腻均可导致人体内火热过盛,损伤水塔,而发生火热之病,可见口苦口干舌燥、咽喉肿痛、咳吐脓痰、头昏目眩、大便干结、土干胃燥、胃中灼热等病。

3. 劳逸失度

适度的生产劳动(包括体力和脑力劳动)和娱乐活动,有助于体内气血运行,增强体质,精神饱满,形体灵活,不会致病。但劳逸过度则可成为致病因素,如则可损伤四塔、五蕴功能,破坏其相互的平衡和协调关系。土塔主管人的肌肉四肢、筋脉,由于背、抬重物等超负荷的劳动,致四塔之中脾土功能失调,会出现饮食不佳、周身酸痛等。如不分昼夜沉浸在狂欢之中,吃睡失调也可使"鲁巴夯塔""维雅夯塔"功能失调而致精神不振,筋疲乏力;再如过度安逸,可导致气血运行不畅,四塔功能下降,机体抗病力减弱。除出现食少乏力、精神不振外,还会继发其他疾病。因此,劳逸结合而不过度,才能身心健康,四塔、五蕴功能协调而平衡。

4.五蕴失调

傣族医学认为,一般情况下,喜、怒、忧、思、悲、恐、惊吓等情志变化属正常的精神活动范围,并不致病。但突然、强烈或长时期的情志刺激即可影响人体四塔、五蕴的功能,使其相互之间的关系失调而滋生百病。如思虑过度,劳伤心脾,心脾由"土塔"所管,"土塔"的功能失调,便可影响消化功能而出现不思饮食,眠差,周身酸痛等。

5.房劳所伤

正常的房事可调节四塔、五蕴之功能,使之保持平衡,如恣情纵欲,房事过度,精伤气耗,人则会出现疲乏无力,精神不佳,腰膝酸软,长此以往男性会出现阳痿、遗精早泄,妇女白带增多、阴痿、阴痒等。若房事不洁,使病菌进入阴户宫腔,而损伤四塔、五蕴之功能,因此,注意节制房事,才有益于身心健康。

综上所述,自然界中的四塔正常,相互间关系协调,则风使万物长,火使万物熟,水使万物润,土使万物生;四塔关系失调,则气候反常,自然灾害不断,人类疾病频发。人体内的四塔之间保持着相对的平衡和协调,并依附于自然界的四塔,二者维持相对的协调平衡,则人体健康;反之则百病丛生,衰弱甚至死亡。由此也可以认为"'四塔'既是生命要素,又是致病因子"。无论是外因,还是内因,均可乘虚而入致使体内四塔功能不足或有余,四塔之间、四

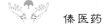

塔与五蕴之间关系失调,机体的抗病能力则下降,人体便可发生相应的某"塔"或多塔病变,甚至出现四塔衰败崩溃(塔都跌)。因此说四塔、五蕴功能不足或过盛,相互间的关系失调是疾病发生、发展与变化的重要机制。

(八)发病学

1.四塔、五蕴功能失调

傣族医学认为,自然界存在着四大物质元素,称为四塔(风、火、水、土),万物生长靠四塔,风盛则万物长,火盛则熟,土盛则生,水盛则润,风调雨顺,万物生长旺盛,人也依赖之以生存。人体健康是因为四塔(风、火、水、土)之间保持着相对的平衡和协调,若因外因或内因而导致体内四塔功能的失调出现不足或有余时,人体便可发生相应的某"塔"的病变。如过食燥热之品、过度饮酒便可损伤"巴他维塔"(土)和"阿波塔喃"(水)之功能,而出现相应的土塔及水塔病变,临床上见胃脘疼痛、口干舌燥、大便干结、心中烦躁不安等水不足、土干燥、火过旺之病变;又如思虑过度,土塔的功能失调,可影响消化功能而出现不思饮食、眠差等症。

傣族医学还认为,四塔(风、火、水、土)、五蕴(色、识、受、想、行)之间只有保持相对的平衡和协调关系人才能健康,如果四塔之间出现偏胜偏衰,则可以影响五蕴功能而使人发病,因此说四塔、五蕴功能失调是疾病发生的内在原因。

2.地理环境与发病

傣族医学认为,疾病的发生与地理环境关系密切,在长期的生活和医疗实践中,傣医观察到人体发病与风关系极为密切,风可单独致病,也多夹杂它邪相合而侵犯人体而发病。因此,认为风致百病,百病皆由风引起,疾病的发生与居住环境关系密切,反之,从所居之地也可推断好发之病。

3.三季气候与发病

傣医把一年分为三季,称为"腊鲁档三",即腊鲁闹(冷季)、腊鲁皇(热季)、腊鲁分(雨季)。正常情况下,一般人体内的四塔与外界的四塔功能相互协调来适应一年三季气候的变化,根据季节的不同,疾病的差异每个季节用药均有偏重,都有一些固定的药方,用来防治不同时期发生的各种疾病。如冷季则多用辣味药物,用以散寒、温通、止痛;热季多用苦味药物,用以清热、解毒、凉血;雨季多用香涩味药物,用以收敛、除湿等。同时,傣医提出了未病先治,应常服预防药。在《档哈雅》书中有记载每季服用的防病处方。冷季应服偏辣味性温而润燥之药;热季应选服性凉而解毒、凉血除风之药;雨季应多服收涩、芳香化浊,解毒之药。总而言之,季节的变化对人体具有很大的影响,除人体内四塔自身的生理调节外,还应多注意其他方面的调护,如天冷厚衣,天热饮冷等,随气候变化而适当调节方可减少发病或预防疾病。也可按季节服用预防药。

4.饮食因素与发病

民以食为生,人体从外界摄取各种食物,经过消化、吸收和新陈代谢,生成各种人体所需要的营养物质,以维持机体的生长、发育和各种生理功能。适量摄取食物一般不会生病,若偏于常态便可发病。如过度饮酒嗜烟,过食香燥辛辣、肥甘厚味均可导致人体内火热过盛,损伤水塔,发生火热之病而出现口干舌燥、咽喉肿痛、咳吐脓痰、头昏目眩、大便干结、胃中灼热、口苦咽干等病症。另外,暴饮暴食,损伤塔拎(土)之功能,饮食停积于胃中,消化不良而发生反胃呕吐、腹痛暴泻、嗳腐吞酸等。又如饮食不洁(节),误食毒物或过食酸冷不洁之品,损伤塔拎(土)之功能而使之发生呕吐,腹泻甚至大汗淋漓,中毒死亡等。因此,说明饮食不洁(节)可使人体内四塔功能失调而发病。

5.寒热温凉与发病

寒热温凉的变化与疾病关系密切。寒热温凉可以说是饮食之性,也可以说是气候之征。无论从气候还是饮食方面进行论述,强调的是天人统一观。傣医认为,"寒热温凉均可影响人体内四塔、五蕴之功能"(《竹楼医述》)。因此,人体除了保持体内四塔、五蕴功能本身平衡协调关系外,还必须与自然界四塔保持互相协调关系。四塔功能保持相对的动态平衡和协调是人体健康的保证,否则人体就发病。如天冷应厚衣,天热薄衣而多饮水,随气候的变化而调节,才能保持体内外四塔功能的平衡协调而不致发病。反之,寒热温凉失调可使人致病。如天冷薄衣、天热厚被或暴热淋雨、汗出当风、暴热冷浴、饮冷等均可导致人体内四塔功能失调而发生疾病。

6. 先天因素与发病

四塔是构成人体的物质元素,五蕴是构成人体的精神因素,二者先天禀受于父母,靠后天水谷精华之补充而维持正常功能。二者相互作用,相互平衡协调,完成人的整个生命过程。若先天禀受不足,人体便可发生不同的变化。即表现为人体结构、生理功能的异常,又可表现为心理状态的失衡,且二者之间还相互影响、相互转化,四塔、五蕴功能的强弱与人体疾病的发生关系密切。

7. 年龄与发病

傣族医学认为,生命来源于父母所受,若父母所受充足、四塔功能正常,人体抗病力强,患病率低,可健康长寿。反之,则易发生疾病。傣医认为,人体正常发育出生后在一生中有 3 个不同阶段年龄生理衰退的变化,从而出现相应好发的疾病。了解并掌握人一生 3 个阶段的不同变化,未病先治,选择延缓衰老强身健体的药食进行预防,或者病后选择适宜的药物进行针对性治疗,能起到事半功倍之效。

一般来说 1 ~ 20 岁气血仍未充,形体尚未健全。这一阶段易患拢沙力坝(热风病),发冷发热,泻泄腹痛,咽喉肿痛等疾病,患病应考虑选用甜咸之味的药物治之,才不易损伤幼稚之体。20 ~ 40 岁,形体壮实,气血旺盛,喜食百味,故体质偏热,风(气)偏盛。

这一阶段易患头目昏涨、口干舌燥、烦躁易怒、发热等病症。生病也应选择酸苦之味的药物治之，以除风清火毒。40 岁以上之人，形体渐虚，塔菲不足，胃火渐衰，气血水湿运行渐不畅，易停留于体内而产生水湿不化之类疾病，如咳喘痰多、腹痛腹泻、腰膝疼痛、心脏病等四塔、五蕴功能渐减之疾病，在这一阶段应选择补火、土、气之甜、温、咸之药物治疗，几千年的实践也证明了这一理论具有一定的科学性，傣医也一直遵循这一规律。

(九)病变机制

病变机制，是指疾病发生、发展和变化的机制。傣医的病变机制是以傣族医学四塔、五蕴理论，人体解说，病因发病等为理论基础，探讨和研究疾病发生、发展和变化规律的学说。

傣族医学认为，四塔、五蕴均先天禀受于父母，四塔与五蕴之间平衡和协调是人体健康的基础，四塔与五蕴在生理方面互相依存，在病理方面也互相影响。傣族医学是从整体上来认识疾病发生、发展和变化规律的，并确立了以四塔、五蕴失调为中心的病理观。

各种致病因素作用于机体，导致机体四塔、五蕴相对平衡状态失调，引起形态、功能障碍或损害，表现为复杂多样的病理变化。虽然疾病的发生、发展千变万化，病变机制各异，但从整体上脱离不了四塔失调、五蕴失调、脏腑功能失调和三盘失调的病变机制。

1. 四塔失调

四塔失调，是指机体在疾病发生、发展的过程中，由于各种致病因素的影响，机体与内外环境之间的动态平衡受到破坏，导致四塔或四塔之间出现不足、过盛或衰败等病理状态。四塔失调是对机体各种病理状态的高度概括，是疾病发生、发展的基本病理变化。

临床上反映出来的症状、体征是四塔的生理功能失调的外在表现,因此,根据四塔病理变化特点和临床表现,进一步认识和分析总结疾病发生、发展的规律,明确疾病病位、疾病性质,以指导临床诊断和治疗。

四塔功能失调的病理变化虽然复杂,但就其病变机制总不外塔都软(四塔不足)、塔都想(四塔过盛)、塔都迭(四塔衰败)三个方面。只有保持四塔功能的平衡和协调,人体才能健康而少病,此乃"四大合和,生机旺盛"。四塔功能失调则疾病发生,是故"四大各离,百疾病丛生"。

2. 五蕴失调

五蕴失调,是指机体在疾病发生、发展的过程中,由于各种致病因素的影响,导致机体四塔失调,或脏腑功能障碍而引起五蕴变化的病理状态。五蕴失调也是疾病的基本病理变化之一。

鲁巴夯塔(色蕴)为人的形体、体态、容颜等外部特征,是人体生命活动的外在表现。

鲁巴夯塔(色蕴)失调,是指因各种致病因素,或先天禀受不足,或四塔功能失调、脏腑功能障碍,导致的主要以人之形体、体态、肤色、容颜、动作出现异常的病理状态。

维雅纳夯塔(识蕴)是人对外界事物和自身的认知、识别、判断能力,是外界事物和人类自身在大脑中的客观反映,也就是意识,属于一种感性认识。

维雅纳夯塔(识蕴)失调,是指因各种致病因素,或先天禀受不足,或四塔功能失调、脏腑功能障碍等,导致主要以人对外界认识、判断辨别能力减弱,或对外界和自身不能正确认识、识别和进行判断,或眼识、耳识、鼻识、舌识、身识等功能活动失调或意识精神状态异常的病理状态。

维达纳夯塔(受蕴)为人体受到外界刺激或体内脏腑器官的病变刺激,所产生的正常的感觉,及伴随各种刺激而产生的各种情感等。

维达纳夯塔（受蕴）失调，是指因各种致病因素，或先天禀受不足，或四塔功能失调、脏腑功能障碍等，导致人对各种刺激的感觉、耐受力障碍或情感（情绪）异常的病理状态。

先雅纳夯塔（想蕴）为人对外界的事物或人体自身的一种理性认识，是把所认识的事物进行抽象化的过程。

先雅纳夯塔（想蕴）失调，是指因各种致病因素，或先天禀受不足，或四塔功能失调、脏腑功能障碍等，导致人之思维和记忆能力障碍或精神异常的病理状态。如错觉、幻觉、思维迟钝、思维混乱、妄想、遗忘、记忆力减退等。

山哈纳夯塔（行蕴）为人自受精卵开始，整个生长发育至衰老死亡的过程中，所有正常的变化，也就是生命的变化规律。

维雅纳夯塔（识蕴）失调，是指因各种致病因素，或先天禀受不足，或四塔功能失调、脏腑功能障碍等，导致人体在生长发育过程中发生异常变化的病理状态。

维雅纳夯塔（识蕴）失调，多为先天禀赋不足或后天失养，与巴几给（生长发育之火）和土塔关系密切。水血虚弱或外伤所致。临床主要表现为发育迟缓，智力低下；立迟、行迟、发迟、齿迟、语迟（五迟）；头项软、口软、手软、肌肉软（五软）；发育畸形，解颅；方颅；性早熟及性器官发育不全，早老症，侏儒症，巨人症，弱智，痴呆；身材异常高大或矮小；过度肥胖或消瘦等。

3. 脏腑功能失调

脏腑功能失调，是指机体在疾病发生、发展的过程中，由于各种致病因素的影响和四塔失调，导致脏腑生理功能障碍或器质损害的病理状态。

脏腑功能失调是傣医病变机制理论中的重要内容，其以整体观为指导思想，以四塔五蕴理论为基础，进一步阐释脏腑生理功能失调或器质损害，及其脏腑与四塔、五蕴失常的内在的联系和相互影响，以说明脏腑病变的病因、病位、病性等方面的内容。如在

《嘎牙山哈雅》(人体解说)中,对出现心慌、心悸、胸痛的病症,傣医认为是体内塔拢(风、气)不行,留滞胸中,血运不通,不通则痛;或感受外在的帕雅拢(风邪),阻滞血脉运行所致。

4.三盘失调

傣医认为三盘是人体水血、风气运行的通道,机体水血、风气的运行必须以三盘为通道,水血、风气运行于三盘之中,维持着四塔功能的协调与平衡。

三盘失调,是指机体在疾病发生、发展的过程中,由于各种致病因素的影响,导致机体四塔失调,引起三盘生理功能紊乱,水血、风气运行失常,脏腑功能障碍的病理状态。

三盘学说认为,人体生病是外因或内因导致人体三盘功能失调,以致所属脏器的损伤。三盘在生理上相互联系,病理上相互影响,互相传变,是疾病的传变途径。心肺、头面、上肢的损伤多为上盘之病变;脾胃、肝胆、胰和部分肠腔的损伤多为中盘之病变;肾、膀胱、子宫、大小肠、下肢的损伤多为下盘之病变。

上盘病变是指因感受外邪,四塔失调,水血、风气运行失常,内生之病邪侵犯上盘,使之出现所属脏腑组织器官(心、肺、胸部、头目和上肢)功能障碍的病理状态。如塔拢(风、气)不行,停于上盘则胸胁胀痛不适,胸闷,心慌不安,头目昏涨,或头发片状散在脱落;或失眠不寐;舌体震颤等。

中盘病变是指因感受外邪,四塔失调,水血、风气运行失常,病邪侵犯中盘,使之出现所属脏腑组织器官(肝、胆、脾、胃、肠、胰腺等)功能障碍的病理状态。

下盘病变是指因感受外邪,病邪侵犯上盘,四塔失调,水血、风气运行失常,使之出现所属脏腑组织器官(肾、膀胱、肠、子宫、下肢等)功能障碍的病理状态。

上、中、下三盘病变是指因感受外邪,四塔失调,水血、风气运行失常,病邪侵犯三盘,其所属脏腑组织器官功能障碍的病理状态。如风(气)留滞于中盘(胃)、下盘(肠、子宫),塔喃(水、血)运行不通则胃脘胀痛或闷痛。腹部胀痛不舒,大便不爽;经期推后或闭经,少腹硬满疼痛。塔喃(水、血)运行不畅,久积成块则腹内有块拒按。

总之,三盘之病变,其实则为所属脏器之病变,在临床上不能把人体机械分为3个部分来辨治,还应结合四塔辨病、脏腑辨病、寒热外里辨病来辨别疾病。

(十)预防与保健养生

预防是指采取一定的措施,防止疾病的发生与发展。数千年来,傣族人民在同疾病做斗争过程中,在预防疾病方面,积累了丰富的经验和知识,并且具有鲜明的地方特点和民族特色,是傣族医学的重要组成部分。

傣族医学与中医学一样十分重视"治未病",它注重在疾病的发生、发展过程中通过调理以增强人体的抗病能力,防止病邪侵害,减少疾病的发生,因此,"治未病"也是傣族医学预防思想的高度概括,在疾病的预防和诊治上有重要的意义。

傣族世居平坝之地,多属热带、亚热带气候,四季不明,其以热带雨林为居,以毒蛇猛禽为邻,山冈雾露,盘郁结聚,江河溪沟密布,林木茂盛,风寒温热,不易疏散,加之气候骤变,空气中湿热交蒸,因此多有虫、毒的滋生,瘴疫之气盛行,甚至发为疫疠。数千年来,为了本民族的生息繁衍,傣族人民在同疾病做斗争过程中,总结了丰富的且颇具特色的防治疾病的理论和方法。

傣医不但重视疾病的治疗而且重视疾病的预防,并积累了相当丰富的卫生防疫知识,这是长期生产生活经验总结的结果。傣医提出了预防与保健养生的理论和方法,如注重季节预防调养,"未病先解""先解后治",调节四塔、五蕴养生、妇女保健法、饮食预防法、体育保健预防法、民俗预防养生法(民俗养生防病法)等诸多方面内容。他们在环境卫生、饮水卫生、个人卫生以及对传染

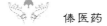

病的隔离、避瘟驱邪、灭蝇杀虫、预防免疫等方面均有极其简易而实用的一套方法,从而达到无病先防,防重于治的目的。

1.顺应自然,注重季节调养

傣医认为人与自然是一个整体,人之四塔与自然界之四塔之间存在着密切的联系,自然界四塔的变化能直接或间接地影响人体四塔的变化,以及对人体的生理、病理均产生相应的影响。

傣族居住的大部分地区,气候温暖,雨量充沛,空气湿度大,而有些地区则气候炎热,气温高、湿度大。在这特殊的地理环境里,傣族先民根据居住地的气候条件,以各季节的发病特点为依据,根据四塔、五蕴理论,提出了相应的预防疾病的方法,即顺应自然,注重季节调养或称季节预防调养法。

正常情况下,一般人体内的四塔与外界的四塔功能相互协调来适应一年三季(冷季、热季、雨季)气候的变化。为此,傣医根据季节的不同、疾病的差异,提出了"未病先治",每个季节用药均各有偏重,并都有一些固定的雅塔(药方),在《档哈雅》书中有记载每季服用的防病处方,用来防治不同时期发生的各种疾病。

季节的变化对人体具有很大的影响,除人体内四塔自身的生理调节外,可按季节服用预防药,随气候变化而适当调节方可减少发病或预防疾病。

2."稳牙档三"调养

傣医认为,由于年龄不同,人体的生理功能也有差异,常常影响疾病的发生、发展变化,年龄不同,生理功能和病理特点亦不相同。在《嘎牙山哈雅》《嘎比迪沙迪巴尼》等傣医经书中将人一生分为3个不同阶段,即"稳牙档三",并根据3个不同阶段年龄生理衰退的变化特点,选择延缓衰老强身健体的药食之品,以达到防病治病之目的。

"巴他麻外"(1～20岁)气血仍未充,形体尚未健全,应多食味甜咸之品;"麻息麻外"(21～40岁)精力充沛,形体壮实,气血旺盛,喜食百味,故体质偏热,风(气)偏盛,应多食酸、苦之物以制风火;"巴西麻外"(40 岁以上)之人其形体渐虚,因体质逐步衰弱,生理功能活动减退,塔菲(火)不足,风气渐衰,气血水湿运行逐渐不畅,易停留于体内而产生水湿不化之类疾病,应多食补火、补土、补气之甜、温、咸之品。

3.优生优育

傣族先民很早就规定家族内部禁止通婚,无论男女都只能与本家族以外的成员结婚,并选择年龄适宜、身体健康的婚配对象。从父母婚配到胚胎发育生长时期,就做好预防工作,形成择优婚配,近亲不婚的习俗。

傣族有节制生育的传统,傣族婚姻有男方到女方家入赘习俗,傣族观念中生男生女都一样。按傣族的传统,谁赡养了父母,财产归谁;傣族也没有姓氏的观念,凡此种种,避免了多子多福、养儿防老、传宗接代的观念,有利于控制人口和妇女的健康。

4.预防调养法及妇女预防保健

傣医通过长期的医疗实践,十分重视妇女儿童的保健,尤其是对妇女怀孕后的预防保健,提出了逐月保胎法,对保护孕妇身体健康及胎儿在母体内的生长发育具有一定积极意义。如怀孕 1 个月,用灯台树煎水服或磨水服;怀孕 2 个月,用灯台树、荷花磨米汤服;怀孕 3 个月,用野香缘花、煤台树花、毛叶紫微捣烂取汁服等等。如此一来按月份调制饮食,保证母子孕期及产后安康。

5.未病先解

傣医的雅解学说和雅解(解药)是傣族医学不可分割的重要组成部分,"未病先解、先解后治"在疾病的防治中起了重要的作用。

"未病先解"是傣医的未病先防重要内容之一,也是其预防医学思想的特色。未病先解,是指在疾病尚未发生之前,通过采取雅解(解药)的预防和治疗措施,以防止疾病的发生和发展。

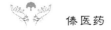

傣医认为,在生活和治疗疾病的过程中,各种内外致病因素,均可导致四塔、五蕴的失衡和生理功能失常而产生各种毒素。

当人体健康时可通过机体的正常排毒功能将其分解排除,但若过食香燥、饮酒、嗜烟等均可积毒于内,内外相合,使人体轻则出现皮肤生疔疖、疮疡、痈疽、斑疹、容颜粗糙晦暗,重则发生恶变。因此,要预防疾病的发生,必须保持和调节人体四塔、五蕴的平衡和生理功能正常。傣医应用雅解(解药)调节人体生理功能、解除人体的各种毒素,保持体内四塔(风、火、水、土)、五蕴(色、识、受、想、行)功能的平衡和协调,减少发病,延年益寿。傣族人民认识到,有中毒之物必有解毒之药,通过不断探索观察,发现并总结出了几百种雅解(解药)单方和复方。

傣族的雅解(解药)应用十分广泛,在傣族民间家家都备有不同的雅解(解药),有解食物毒、水果蔬菜菌毒、酒毒、烟毒、蛇及蜈蚣毒、毒虫毒,有解狗、虎豹咬伤之毒,有解热毒、火毒等。总之种类很多,从单方发展到复方,有通用解毒的大方和解单一毒的单方、小方。雅解(解药)的剂型从水磨剂扩大到散、片、煎、擦、洗剂等。

6. 先解后治

先解后治是指为及时治疗疾病,防止疾病转化,既病防变而考虑的预防治疗措施和用药原则。傣医"先解后治"主要包括两个方面的内容。一方面是人体发病后应先服用雅解(解药),以解除导致人体发病的各种因素;另一方面是患病日久,久治不愈者,应先服用雅解(解药)以解除用药不当或所用药物的毒副作用,理顺人体的气血,然后对病论治、对病下药,才能起到良好的治疗效果和防止疾病的恶化。如雅解沙把(百毒解)由雅解先打等傣药组成,功能为清火解毒、养颜靓肤、延年益寿。用于解除多种毒素。

7.通利三盘

通利三盘也是先解后治的重要方法之一。人体发生疾病是因为自然界的外毒或内生毒素而致三盘不通,在治疗时要先服用通利三盘方(由埋么散嘀、埋国杆呆、哈累牛等组成),以疏通三盘,通利水道,使毒邪从三盘而解,当三盘通开,毒邪从水道而解之后,再对症下药。傣医还认为"排毒有口道,利毒有尿道,解毒有肠道,透毒有汗孔"。遵循这一理论,凡出现饮食急性中毒的,先给麻摆楠、文尚海等多种傣药相配磨汁内服,服后频频呕吐,使毒邪迅速呕出而达救治的目的,即将毒邪从口而排;对体内毒热过盛,出现小腹胀痛、小便频数急胀等,服用利尿解毒药而治之;血中有热毒、出血、呕血、便血,颜面、皮肤生疔长疮,黑斑疮痈的,用雅解把龙(大解毒散)服之;若因感染毒邪而出现各种斑疹的,可使用傣药外洗,服用雅解把龙(大解毒散)以解除毒邪。

8.调摄四塔、五蕴养生

傣医认为人们从事一定的生产劳动(包括体力和脑力劳动)和参加一定的娱乐活动是不会致人生病的。但劳逸、思虑过度则可损伤四塔、五蕴功能,破坏其相互的平衡和协调关系而发生疾病。如超负荷的劳动(体力)、背抬重物,会损伤人的肌肉筋脉致四塔之中脾土功能失调,土管人的肌肉四肢、筋脉,由于土的功能失调,会出现饮食不佳、周身酸痛等症。

傣医对四塔、五蕴调摄养生的认识由来已久,并受宗教、习俗的深刻影响。傣医认为必须保持健康向上的精神面貌,体内四塔、五蕴才能处于平衡的状态,而不会导致疾病的发生。因此,傣医十分重视四塔、五蕴的调摄养生,强调劳逸结合、节制房事对保持四塔、五蕴功能平衡,维护人的身心健康的重要性。

9.食疗保健

"民以食为天",人类的生命活动必须依靠摄取食物来维持。人类为了生活与健康,必须寻找食物,并进一步认识、探索食物维

护健康以及治疗疾病的作用。傣族的食疗保健理论是从傣族医学
理论中形成发展而来的,傣族医学认为人体是由风塔、火塔、水塔、
土塔构成,人体的四塔与自然界的四塔保持着动态的平衡,形成了
以四塔、五蕴学说为核心的傣医药基础理论。随着傣族医学理论
的进一步发展和深化,傣族食疗保健理论也得到了进一步的完善。
傣族把有治疗作用的植物和有治疗保健作用的食用植物按四塔进
行粗略划分,比如补"土塔"的药、泻"火塔"的食物、泻"火塔"的
茶饮等,并以竹刻经、贝叶经、纸板经的形式记述成册并流传至今。

据傣族叙事长诗《山神树的传说》记述:"远古的傣族是巢居
野外的。荒远的古代,洪水泛滥成灾,人类纷纷逃难。有五百家傣
族相率巢居于一棵大树上,共同分食野果,猎取野兽。"⋯⋯"由老
人主持把鹿茸、熊胆、鹿腿祭献给山神树。这些祭品后就由主持的
老人专享。"由此可见,傣族先民为了生存繁衍,在长期的生活和
与疾病做斗争的过程中,通过猎食动物,采摘植物的根、茎、叶、花
等部分,从而获得各种动物、植物的药用和保健知识,逐渐认识了
食物和药物的区别,并根据不同的季节和不同的气候环境针对性
地采集一些有御寒解暑作用的植物食用或当茶饮,最终形成了具
有本民族特色的饮食保健文化,与此同时,也产生并积累了医药保
健常识。

傣族人民根据"未病先解,重在调理"的原则,依据傣医的四
塔理论总结出一套独到的食疗保健理论。在西双版纳,很多植物
具有食品、药物双重功能,药食同源,既可以用于日常饮食,又可达
到预防疾病、治疗疾病、强身保健的目的。如青苔,傣语称"改"或
"岛",是傣族十分喜爱的药食两用天然绿色保健食品。青苔为水
生藻类植物,其主要食用方法是煮汤或晒干后烤食,味腻清香、色
碧如翠,富含叶绿素、胡萝卜素和维生素 B_1、维生素 B_2、维生素
B_3、维生素 C、维生素 D,还含有人体所需的微量元素和无机盐,具
保健美容的作用,还对支气管炎、疟疾有一定的预防作用。

傣医认为饮食物的摄入和偏嗜与疾病发生也有密切的关系。如过食性辣热和味酸之品易发生拢沙力坝,过食麻辣臭味之品易生拢麻想(带状疱疹),过食苦味之品易患拢哈(呕吐),饥饱失常可损害体内四塔之"土塔"而致消化系统方面病变。误食禁忌、饮食不节(洁)均可致体内四塔功能失调而发生疾病。如果上述二因相合易患拢沙力坝。因此,忌口是傣医饮食保健的特点之一,若有所违,便会发生疾病。

　　傣医根据季节气候的变化提出了食疗原则和方法,冷季节是人体四塔偏衰的季节,饮食上应选择甜味和辣味的食物;热季是风塔与火塔偏盛的季节,饮食上应以酸味和涩味食物为主;雨季是水塔与土塔偏盛的季节,饮食上应该以苦味和酸味食物为主。

　　傣族人民在漫长的历史岁月中,创造了独具传统民族特色和地方特色茶文化,茶是傣家人餐餐不少、顿顿不缺的饮品。西双版纳茶区流传着《茶与孔明》的传说,茶叶是孔明用于医治眼疾的良药。孔明南征时,许多兵丁双眼患疾,眼皮难睁,孔明便采茶树鲜叶煮熬成汤,让兵丁内服解毒、外用洗眼,使患疾兵丁疾消眼明。

　　傣族人民为了抵抗热带雨林高温多雨的气候和疾病的流行,强壮身体、繁衍生息,充分利用热带雨林天然植物资源,从当地植物中选择了具有保健和药用功效的植物作为饮品,形成了独具民族特色和地方特色的保健茶,用于防疾治病,养生防老。所以傣家人家家户户都有煮药茶,男女老少皆饮茶的习惯,既解渴又防疾疗病,这就是傣家人将健康融入茶饮的由来。

　　傣医所用之茶和药茶不仅内容丰富,更是具有民族特色和地方特色。如夏秋季节,是痢疾、肠炎、腹泻传染病的多发期,为了预防这类疾病,常用具有清热消炎、抗菌、止血、收涩的傣药叫沙短(鹧鸪花)、收哈蒿(弯管花)各适量,泡水服,一日数次。疟疾发病季节,取具有截疟、清热解毒、祛风除湿的哈宾蒿(白花臭牡丹根)、叫哈荒(生藤)各等量泡水服。农忙季节,因久居湿地、劳累,常有腰酸背痛、肢体麻木等症,常用具有舒筋活络、强筋健骨、理气止痛的芽借腰(治腰痛的药)、嘎三比龙(大叶千斤拔)、叫勐远(长柱山丹)泡茶饮。妇女产后体质虚弱、消瘦、头晕、头痛、眼花、口干舌燥、食欲不振、缺乳等症,傣医称为拢匹勒(月子病),常用具有清热解毒、活血化瘀、理气补水血、疏风散寒、通下乳汁的叫勐远(长柱山丹)、嘿盖贯(倒心盾翅藤)、扁少火(粗叶木)、嘿亮浪(鸡血藤)、哈麻尚、墨滚(人字树)等泡水当茶饮。在日常生活中常因食用辛辣燥烈之品,易引起尿黄、尿急,甚至尿痛、尿血、小便不利症,故多用哈累牛(野芦谷根)、芽尤麻(白香薷)、芽糯妙(肾茶)泡水当茶饮,以达到清热泻火、利尿排毒的作用。近年来根据傣医药茶经验,研制开发出了许多保健茶,如腊解劳答丽(解酒护肝茶)、腊补麻叫(利尿解毒养肾茶)、腊漂盼婉娜(滋润美容茶)、腊补多想(补肾壮阳茶)、腊多丽(健身调脂茶)等。

由于特殊的地理气候特点和边疆民族地区社会经济发展的滞后,傣族地区在 20 世纪 50 年代前,被称为"烟瘴之地",蚊虫易于滋生,疟疾、霍乱、鼠疫、天花等传染病流行。可以说在这样恶劣的环境和条件下,傣族人民能够繁衍生息,傣医药是做出了巨大贡献的。但傣医药由于受诸多因素的影响,对传染病还不能更有效地控制,傣医的活动范围也很小,傣族地区缺医少药的现象十分严重。中华人民共和国成立后,党和政府十分重视傣族地区的卫生防疫工作,自 20 世纪 50 年代后,逐步构建了完整的卫生防疫体系,医疗卫生事业得到迅速地发展,昔日的"烟瘴之地",如今已成为欣欣向荣的康乐之地。

三、傣医药与贝叶文化的关系

贝叶文化是对傣族传统文化的一种象征性称谓,它代表了傣族社会的历史和文化,是傣族社会历史和文化的统称。贝叶文化是因为它保存于贝叶制作而成的贝叶经本里而得名。贝叶文化博大精深,源远流长,涵盖了整个傣族社会的物质文明与精神文明的全部领域,反映了傣族社会历史发展的进程。

　　毫无疑问,贝叶经作为存在于我国傣族社会历史文化的一种主要载体,在广博浩繁的中国文化典籍中独树一帜。傣族人民通过贝叶将他们的全部的人文思想尽纳其中。纵观浩繁的贝叶典籍,内容包括了大量的历史、哲学、政治、经济、伦理道德、宗教教义、法律法规、天文历法、时令节气与农业、医药卫生、工艺美术、文学艺术、教育科技、生产工艺、传统武术等方面的内容。可以说,傣族文化传承的所有方面都在贝叶经上面得到了全面地表达,那泛着清香的片片贝叶经,就是傣家人的大百科全书。

　　一个民族的居住环境决定了这个民族的文化特色。傣族居住于热带亚热带平坝地区,这里气候炎热,雨量充沛,植物生长快,动物种类繁多,被称为动植物王国。傣族村寨依山傍水,周围森林茂密,这样的生存环境为贝叶文化涂上了一层浓重的绿色。对绿色的热爱,就是对大自然的热爱。贝叶经中强调"有树才有水,有水才有田,有田才有粮,有粮才有人",精辟地阐述了人与自然的关系。傣族人民对大自然充满了感激、敬畏、爱护和礼遇之情。强调人与自然要和谐相处,人类伤害自然就是伤害自己。这些文化思想对傣医也产生了很大的影响。傣医强调人体四塔与自然界四塔的平衡与协调,从而影响了傣医的自然观和天人合一整体观的形成。

　　傣医药文化的起源与贝叶文化关系密切。传说傣族先民将文字刻写在戈兰树的叶片上,不仅字迹清晰,且不易褪变,这种戈兰树叶就是贝叶。因为自从傣文产生后,傣族的各种医学原理、单验秘方除了口传心授以外,大多被刻写于贝叶经和纸板经上。西双版纳民族医药研究所就收藏了大量的记载着傣医药知识的贝叶经,如《嘎牙山哈雅》(人体解说)、《档哈雅勐泐》(宫廷医书)、《桑松细典》(医学论)、《档哈雅龙》(大医药书)、《桑比打嘎》(三论经学)、《三给尼》、《麻吸麻尼阶》、《昂各腊尼阶》、《迪长尼阶》、《民旁戛苏》等。傣族人民应用贝叶文化传播傣医傣药,使得先民们创造的傣医药文化得以保存和广泛流传与应用。可以说贝叶文化为傣族医药知识的普及、继承,傣族医药经验的传播、交流做出了不可磨灭的贡献。

总之,傣医基础理论是产生于傣族传统文化背景之下,是不断与各个时代的科学先进思想和科学技术结合发展起来的。傣族贝叶文化中的哲学、天文历算学、农学、矿物学、植物学、动物学等知识,为傣医基础理论的形成和发展奠定了科学的基础。

四、傣医药与傣族传统文化的关系

傣族是一个有着悠久文化传统的民族。马克思主义认为,文化是一种历史现象。每个社会都有与其相适应的文化,并随着社会的发展而发展。文化是一定的社会政治和经济的反映,同时又作用和影响其政治和经济,文化又具有民族性、区域性、传统性(连续性)的特征。而医学是人类适应自然的产物,总是与文化存在的生态因素及人与自然互动的具体模式有机地结合在一起,不同的民族具有自己独特的民族文化传统和思维方式,形成了不同的医学传统。因此,傣族医学基础理论在其产生、形成和发展的过程中,必然受到傣族传统文化、宗教等的深刻影响。根植于傣族传统文化——贝叶文化的傣族医学,其基本概念、基本理论都深深烙上了傣族传统文化的痕迹。

第三章　傣医诊断与治疗方法

　　傣族传统医药学是傣族人民通过长期的生活和医疗实践，与疾病不断斗争中的经验总结，它以傣族贝叶文化为背景，以四塔、五蕴为理论核心，同时吸收印度医学、中医学的部分知识逐渐发展起来的一门科学。傣族医药具有比较完整的理论体系，据《逸周书·王会解》中记载，傣族医药至今已有近3000年的历史，其中傣医诊断与治疗方法是傣族医学的重要组成部分，它是傣族人民在同疾病的斗争中，通过不断探索与总结，逐步形成的独具民族特色的诊断理论与方法，主要包括诊法、辨证、辨病及治疗方法。

第一节　诊法（过帕雅）

　　诊法，古傣语称为"尼该"，现代傣语称为"过帕雅"，是傣医诊察疾病、收集病情资料的基本方法。主要包括望、闻、问、摸四种诊断方法。通过诊法收集到的病情资料，主要包括症状、体征、病史等内容。傣医中这种对疾病诊断的经验被归纳为"尼该档三"，记载于贝叶经中。"尼该"即诊法，"档三"即意为诊病的三种方法，即短朴害（望诊）、探朴害（问诊）、赶朴害（摸诊）三诊。后来通过查阅傣医经书，又结合临床实践，增补了反、聋朴害（听、闻诊）的内容，从而将傣医诊法的"尼该档三"（三诊）增改为"尼该档细"（四诊）。

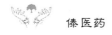

一、短朴害(望诊)

短朴害(望诊):是医者运用视觉观察患者全身或局部变化,以探知或了解病情的一种诊察方法。望诊是傣医以四塔、五蕴理论为基础,以整体观念为指导思想,通过观察患者外部的异常变化,来测知内在脏器的变化。望诊充分利用了医生的视觉对患者进行诊察,在临床实践中占有十分重要的地位。

望诊的准确性,除了与医生所掌握知识的程度相关外,还要依赖于临床实践中的经验积累。诊察时,还必须注意以下事项:

光线充足:应在充足的自然光线下进行,避免有色光的干扰;

充分暴露:诊疗时充分暴露受检部位,以便能清楚地进行观察;

动态观察:从病情发展角度判断病理体征变化所提示的临床意义;

识别假象:当个别体征与整体病情不相符合时,应进行综合判断,认真分析,以去伪存真;

以常衡变:熟悉机体各组织器官的正常表现和生理特点,将病理体征与生理体征相比较,以识别病症;

诊法合参:望诊需与其他诊法综合应用,才能对疾病全面了解,准确判断。

望诊包括整体望诊和局部望诊两部分内容。整体望诊包括短夯塔(望五蕴),短腩飘(望肤色),短多、沙霍(望形体、姿态);局部望诊包括短蓬贺、贺、火(望头发、头颅、颈部),短达、乎、郎、贫说、候、虎火(望眼、耳、鼻、口唇、齿龈、咽喉),短林(望舌),短习、喃尤(望二便),短领、约(望二阴),短帕雅腩飘(望皮肤)等内容。

(一)短夯塔(望五蕴)

五蕴,傣语称为"夯塔档哈",即色蕴、识蕴、受蕴、想蕴、行蕴。主要是指人的精神、神志、意识、形体、思维、感受及容颜等。望五蕴是医生通过视觉观察患者的精神、神志、意识、形体、思维等的变化,以了解体内的四塔功能变化,为诊断疾病提供较为可靠、直观的依据,同时也对判断疾病的轻重缓急、病位深浅及预后都有较重要的意义。五蕴正常多表现为容光焕发、精神饱满、形体健壮、声音洪亮、呼吸均匀、思维敏捷、步履稳健、意识清晰、反应灵敏等。而五蕴异常多表现为以下几方面。

1. 色蕴异常

色蕴,傣语称"鲁巴夯塔",意译为"形体蕴"。色蕴异常多因各种致病因素或四塔功能失常所导致的人之形体、体态及容颜的异常变化。如患者形体消瘦、面色苍白、体倦无力,多为案答勒(黄疸病);如患者半身不遂、口眼㖞斜,多为拢呆坎(卒中偏瘫后遗症);如患者发热、口噤不语、牙关紧闭,则为沙力坝赶嘎(热风病)。

2. 识蕴异常

识蕴,傣语称"维雅纳夯塔",是人对外界的认知、识别及判断能力。识蕴异常多因各种致病因素或四塔功能失常所导致的人的神志及意识的异常变化。如患者突然晕倒、不省人事,甚至死亡,多为"拢麻干特";如患者入睡后突然不省人事,呼之不应,或突然死亡而无人知晓,多为"拢毕旧朗"。

3. 受蕴异常

受蕴,傣语称"维达纳夯塔",是人体对外界各种刺激所表现的正常反应性和耐受力,若出现反常行为则为受蕴异常。如患者肢体麻木不仁,反应迟钝,半身不遂,不知痛痒为拢呆坎(卒中偏瘫后遗症);如患者出现肢体酸胀疼痛,关节活动不灵者为拢蒌(风湿痹症);如患者出现攀高乱跳,打人毁物,不识亲疏者为拢沙力坝(热风病)。

4. 想蕴异常

想蕴,傣语称"先雅纳夯塔",指人的想象能力、思维能力、感情及欲望等方面的正常表达。想蕴异常多因各种致病因素导致人思维混乱、幻听幻视、胡言乱语等现象。如患者出现行为癫狂、痴呆憨笨，或乱脱衣裤，或坐卧不安、来回走动，或攀高乱跳、四处乱窜，或打人毁物、不避亲疏，或惊恐不安、不休不眠，或坐唱打骂、哭笑异常等均为沙力坝。

5. 行蕴异常

行蕴，傣语称"山哈纳夯塔"，指人生、少、壮、老、死的生命运动过程中发生的各种异常变化。行蕴异常多因先天四塔不足，或后天失养所致。如患者形体瘦小、发育迟缓、反应迟钝、语言迟、站立迟、行走迟等均属于异常表现。

五蕴异常，临床上可只见一蕴异常，也可见二三蕴异常并见。

（二）短腩飘（望肤色）

望肤色诊病，又称色诊，傣医称"短腩飘"。是医生通过观察患者全身皮肤（主要是面部皮肤）的颜色和光泽来诊察疾病的方法。色诊以四塔、五蕴为理论基础，以整体观念为指导思想，临床上傣医在色诊中同样强调个体差异和人与环境的统一性，充分体现了"天人合一"的整体观念。

1. 正常肤色

人体正常肤色一般分为白、白黄相兼、黑、黑红相兼四种颜色。正常肤色表明人体四塔、五蕴功能协调，身体健康。医生通过望肤色，不仅可以判断疾病类别、性质，还可以通过对肤色的辨识来判断人体内气血盛衰、血性、血味及胆汁的味道以对症用药。

2. 病态肤色

与正常肤色相比较，病态肤色有苍白、淡白、蜡黄、金黄（如橘色）、黑色、红色、紫黑色等7种。除肤色外，还要注意观察颜面有无红肿、疔疮、疱疹、黑斑等病变。

（1）飘朋（苍白色）：多见于体内塔菲（火）不足或感受帕雅拢嘎（冷风寒湿病）等病症。如患者出现面色苍白、恶寒发抖、周身酸痛者为感受帕雅拢嘎（冷风寒湿病），而使塔拢（风、气）运行不利,为塔喃(水血)流行不畅所致;如患者多表现为面色苍白、四肢蜷缩、形寒怕冷,为体内塔菲(火)不足所致。另还可见于慢性病、病危、塔都迭(四塔衰败)之病症或急性病临死时之面色。

(2)飘蒿乐(淡白色):多见于四塔功能低下,塔喃(水血)、塔拢(风、气)不足之病症。水血不足,加塔拢(风、气)对塔喃(水血)的推动无力,血不能上荣则见面色淡白、唇舌色淡、齿龈苍白,多见于产后、大病、久病之后气血耗损之病症。

(3)飘勒(蜡黄色):多见于案答蒿(白疸病)、胆囊病变、脾胃病、肠病、产后所患的拢匹勒(月子病)等。主要因体内四塔功能低下,营养物质的吸收不足所致。如颜面浮肿色蜡黄为体内塔喃(水血)过剩,塔菲(火)不足,塔喃(水血)流注下盘,下输膀胱所致。

(4)飘勒罕(金黄色):颜面、双目发黄,色如橘皮色,多见于案答勒皇(热性黄疸病,包括各种疾病出现的黄疸在内,如急性黄疸型肝炎、胆囊炎、胆结石、肝癌等)或因饮食不节(洁)、误食毒物及禁忌药物而致。

(5)飘杆(黑色):面色暗黑焦躁者,多见于塔菲(火)过盛,烧灼塔喃(水血),使之耗伤到极点,或见于塔喃(水血)枯竭之疾病;由于四塔功能衰败,塔喃(水血)不行,停留、瘀滞于机体之疾病;见于烧伤患者,由于火邪灼伤,体内塔喃(水血)干枯所致。

(6)飘亮(红色):面色通红、壮热口渴、喜冷饮、周身发热,多见于感受热风之邪的急性、发热性疾病;面色潮红、午后低热、体温不高,或自感发热、盗汗、气短、呼吸困难,或两颧发红、躁热不安者多为体内四塔功能失调,塔喃(水血)不足、内在的塔菲(火)过盛、火上犯于头目颜面而致,多见于拔想(肺结核病)。

(7)飘索朗(紫黑色):面色紫黑(青紫)或伴口唇发绀,多因感受冷风寒湿之邪或由于体内先天禀受塔菲(火)、塔拢(风、气)不足使水血流行不畅所致,或因各种疼痛刺激而使得五蕴受损所致。

（三）短多、短沙霍（望形体、望姿态）

望形体主要通过观察人体外形之强弱胖瘦、肢体有无畸形及有无异常姿势或动态等表现，来了解四塔、五蕴功能及脏腑功能是否正常。傣族医学认为，人之形体强弱与体内之四塔、五蕴功能盛衰相一致，内盛则形体强壮，内衰则形体虚弱。

正常人形体高矮胖瘦适中、肌肉丰满、肢体无畸形、活动自如。

1. 短多（望形体）

傣族医学认为，体瘦如柴、四肢无力、精神萎靡者为体内四塔功能低下；形体肥胖、畏寒怕冷、面色苍白、饮食不佳、周身困乏无力、四肢肿胀冷痛的为体内塔菲（火）、塔拎（土）不足，塔喃（水、血）过盛；若周身浮肿，腰以下为甚，尿少、肢体肿胀、按之凹陷，周身乏力，腹大如鼓者为塔菲衰败而塔喃过盛；若肢体肿胀发亮，按之凹陷不起的称为泵喃（水肿），按之凹陷、手起即恢复的为拢泵（水肿病）。

2. 短沙霍（望姿态）

一般认为，肢体困乏无力、肿胀、活动不灵、麻木不仁的为"拢迪瓦伟扎安"，多因塔喃、塔拎之功能失调而致；周身困乏无力、瘫痪不起、麻木不仁、肌肉痿软不用的为拢兰（即痿证），因体内四塔功能不足，夯塔档哈（五蕴）失养，加之感受冷风寒湿之邪，阻滞风气转动运行，筋骨肌肉失养所致；手足僵硬、活动不灵、畏寒怕冷、肢体蜷缩则为体内塔菲不足、塔拎失养、水血寒冷所致；肢体软弱无力、手足震颤、摇头者为体内塔拢（风、气）、塔喃不足，不能滋养肢体而致。

另外，如半身不遂、口眼㖞斜、肢体麻木不仁者为拢呆坟（卒中偏瘫后遗症）。筋骨、肢体抽搐，角弓反张，或前倾后仰、向左右歪斜，痛苦难忍的为拢嘎杂打马。高热、周身大汗淋漓，时有昏厥，双拳紧握，两目直视的为拢沙力坝；不由自主地抱手、脚或乱抓抠肢体或肢体蜷缩似青蛙的为拢沙力坝。

(四)短蓬贺、短贺、短火(望头发、望头颅、望颈部)

1. 短蓬贺(望头发)

一般来说,正常人的头发,发色黑或稍黄,有光泽,密而分布均匀。表明四塔功能正常、塔喃(水血)充足、头发得养。若有异常,则为病态。

如头发稀疏、枯燥、无光泽,为体内四塔功能不足,特别是塔喃(水血)不足,不能上荣头发所致,或因一种寄生于发根的小虫"暖"乘机侵入,耗损其营养,致使头发枯燥不黑(如癣证)。

如头发突然一夜之间全脱,并见心烦不安、失眠、形体消瘦者,多为塔拢(风、气)衰败,发不固而全脱;若出现片状散在脱落则为体内塔拢过盛,上犯头部与发根之小虫"暖"相合侵蚀头发而致。

如头发焦黄而易脱落为体内塔菲(火)过盛,使寄生于发根的小虫"暖"迅速繁殖,侵蚀头发而致脱落。

如头发干枯而乱、色黄而燥、梳之不顺,为机体营养不良,或病后体内塔喃大伤所致,多见于大病、久病,特别是高热之病后期。

2. 短贺(望头颅)

一般来说,头颅大小适中,发育正常,七官(双眼、双鼻、双耳和口)端正无畸形,1 岁左右贺勐(囟门)闭合。表明先天四塔功能正常,禀受充足,后天滋养得当。若有异常,则为病态。

若见小儿头颅偏小、语言低微、面色白、形体瘦弱者,为先天禀受四塔不足;若见各种畸形也为父母先天所受异常所致;若见小儿头方大,贺勐迟闭、语言迟、走路迟、生长迟缓、反应迟钝,多因体内四塔功能低下,特别是塔菲不足,不能促进机体迅速生长发育而致。

若突然昏倒,不省人事,口吐白沫,口角流涎,双目上翻或紧闭,或痛苦呻吟不止为拢匹巴母("猪风",即癫痫);突然昏倒,不省人事,颈项朝后僵直,双目上翻或紧闭为拢很(惊厥)。若摇头晃脑,或向右、向左偏歪为沙力坝;头颈前倾后仰,不能饮水为麻想乎咱年(热风偏头症);头目眩晕,不能左右前后转动,不能言语者

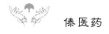

为拢泻(眩晕)。

3.短火(望颈部)

正常人颈项活动自如。望颈部注意观察有无项强、畸形、肿物、疔疮、红肿等。

若颈项僵硬、不能低头、双目上翻、高热、不省人事的为拢很(热风上行所致,多见于脑炎之类疾病);突然昏倒、颈项强硬、双拳紧握、双目紧闭、口吐白沫为拢匹巴母(癫痫);若颈项强痛,或向左、向右歪的为麻想乎咱念(热风流至颈部所致);若颈项强硬肿痛,可见肿物成串的为山鲁奴(老鼠疮,如颈淋巴结炎或淋巴癌);若颈项强痛、活动不灵、遇冷加剧、颈椎肿大的为拢梅(痹病);若后颈、颜面部烧灼疼痛,同时可见舌肿痛似鱼卵者为麻想害巴(带状疱疹、湿疹、单纯疱疹),多因热风毒邪侵袭留滞所致。

若颈项软弱无力,为塔拢(风、气)、塔菲(火)不足所致。

(五)短达、短乎、短郎、短贫说、短候、短虎火(望眼、望耳、望鼻、望口唇、望齿龈、望咽喉)

通过观察头部诸官窍的形态色泽以诊断疾病,是局部望诊之一。一般认为,正常人五官端正、颜面红润、表情自如。若有异常,则为病态。

1.短达(望眼)

望眼主要是观察眼神、外形、色泽、动态等方面的变化。正常人双目有神,眼珠转动灵活,无凸出或凹陷,双目无红肿、眼屎,无黄染,无倒睫,眼睑无浮肿。常见的眼部异常表现如下:

双目无神,双眼睑下垂为塔都选,多见四塔功能衰败,人将死亡。

双目发黄,同时见皮肤、小便发黄,周身困乏无力,厌食油腻或恶心呕吐为案勒(黄疸病),多为饮食不节(洁)、过食油腻,或感受热风毒邪导致人体四塔、五蕴功能失调、水火互结、熏蒸肝胆、胆汁不循常道外溢所致。

双目发红为沙力坝答亮(红眼型沙力坝),如伴有乱脱衣裤、撕衣扯裤者,或双目及周身发红,似生疔疮者均为沙力坝;双目发红眵多为拢沙龙或拢麻想手,多因体内塔菲(火)过盛或感染热风毒邪所致。

双目直视、口角流涎、呻吟不休为沙力坝答勒(呆视型热风证);双目上翻,或呆视、斜视,或乱视如寻物,或频频眨眼,或伴有出汗流涎,闭口不言,手足颤抖、挛急或紧握双拳等均为沙力坝(热风病);眼窝下陷为达落,因体内塔喃(水血)不足所致;口眼㖞斜、眼目频频跳痛、半身不遂为拢呆坟(卒中偏瘫后遗症);眼珠肿大外突或破溃疼痛,流脓血为麻想乎答电,多因风热上犯眼部而致,似恶性肿瘤之类疾病。

2.短乎(望耳)

望耳主要是观察耳郭及其局部的色、泽、形、态和分泌物的变化。一般来说,正常人双耳无疼痛、疔疖、溢脓、后倒或畸形。若有异常,则为病态。

若双耳发热而红,周身不适多见于兵哇(感冒);耳部发红、肿痛为沙力坝;耳内红肿热痛,渐至外耳前后、耳垂下、颜面部为拢沙龙。多因热风或体内热毒炽盛,郁久上犯耳部而致。

若双耳或单耳内红肿灼热疼痛,流出脓血为乎兵洞(耳内生疔疮,也叫帕哈风)。

若双耳发黑、冰凉、后倒、干枯为塔都迭(四塔功能衰败),人将死亡。

3.短郎(望鼻)

望鼻主要是望鼻之外形、动态及分泌物等变化。一般来说,正常人鼻梁居中,无疔疮、红肿热痛和鼻涕。若有异常,则为病态。

若鼻梁塌陷似狮子的为习都(麻风病)。

若两鼻翼内收、鼻翼煽动、呼吸急促或沉而慢、不省人事,为塔都迭(四塔功能衰败),临死之兆。

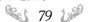

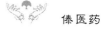

若鼻尖冰凉、畏寒怕冷恶风、自汗出者为塔拢（风、气）不足（似体虚感冒）。

若鼻尖冰凉、形寒肢冷、肢体蜷缩的为体内塔菲（火）不足，感受冷风之邪而致。

若鼻塞音浊、流清涕的为哇嘎（冷感冒）；鼻塞音浊、流脓涕的为哇黄（热感冒）；鼻内生疮毒为郎兵洞；鼻流脓血、恶臭，头目胀痛的为洞菲龙（生大毒疮，似鼻咽癌之类疾病）。

若鼻上有疮疖等病变，根据所发部位及形状、大小不同，而病名不同。如鼻尖热痛生疖，微痒的为麻想乎朗（发于鼻部的麻想乎）；发于耳内鼻尖的叫拢山；成条形毒疮的叫山塞；疔疮叫山毕；小疖子叫山洞；似棉花籽大的叫山内法；似猫粪大的叫山习猫。

4. 短贫说（望口唇）

望口唇，主要观察其色泽、润燥、形态变化。一般来说，正常人唇色红润不燥，唇周无疔疮水疱，张口、闭口灵活，无流涎。

若口唇苍白无血色的为塔喃（水血）不足之征象；口唇色红干裂起皮的为塔菲（火）过盛，塔喃（水血）不足所致；口唇青紫的为勒拦，多因塔拢（风、气）运转不利，塔喃（水血）运行不畅所致；两口角红肿热痛的为拢沙龙坝利（热风龙痛证）。

若口唇抽动、口角㖞斜、双目紧闭的为拢沙力坝（热风病）。闭口不言、神色慌张、不识亲疏，或张口不闭、口角流涎、喃喃自语的为沙力坝。口腔和唇周生疮肿痛、溃烂流水的为拢沙龙。

若久病张口不闭、睁眼、口角流涎、呼之不应的为塔菲（火）衰败，人将死亡。

5. 短候（齿龈）

望齿主要观察色泽、润燥、形态变化；望齿龈，主要观察其颜色、是否有肿胀或萎缩等变化。一般来说，正常人有32颗牙齿，排列整齐，色白而光滑不枯，无脱齿、龋齿，牙龈无肿痛、溢脓、充血，齿固而坚，反之则为病态。

若牙齿色黄枯燥、易脱落,为体内塔菲(火)过盛、灼伤塔喃(水血)、塔喃(水血)不能滋润而致;牙垢色黄厚、口气难闻,为体内塔菲(火)过盛,热毒之邪上蒸而致。

若牙龈苍白,为塔喃(水血)不足;候(牙齿)松动、告候(牙龈)红肿热痛为拢沙龙告候,因拢沙龙(热毒病)上犯牙齿,寄生于齿部的小虫乘机侵蚀牙齿所致;牙龈肿痛、生疮为拢夯洞(牙龈炎);牙龈肿痛、溃烂、流脓血,为拢夯花(急性牙周炎),因体内热毒炽盛上犯牙龈所致。

若牙齿松动不固,不能食用质硬之物,而无溢脓血、红肿热痛者为体内塔拢(风、气)、塔菲(火)不足所致。

6.短虎火(望咽喉)

望咽喉主要是观察其颜色与形态的变化。正常人咽喉利而语音清晰,无红肿热痛,无任何不适。常见的咽喉疾病多因各种热风毒邪上犯咽喉所致。

若咽喉肿痛、乳蛾肿大、喑哑,或水食不下、吐白色黏液或脓血,甚则死亡为拢沙龙乃火(热风咽痛证)。此为拢沙龙勒(热风火毒)上侵咽部而致,似烂喉痧(白喉)、晚期咽喉癌合并感染之类疾病。

若咽喉肿痛,水食不下,单侧或双侧乳蛾肿大,咳吐大量脓痰,呼吸不利,甚至危及生命的为热毒过盛郁积于咽喉,发为毒疮名为"拢沙龙载",如双侧急性化脓性扁桃体炎。

若咽喉肿痛太盛,呼吸不利为拢沙龙勒板(热风毒邪所致咽喉肿痛,似急性咽喉炎)。

若咽喉肿痛,咳吐大量脓痰,口角流出似芝麻油样的脓液为拢麻想乎接乃火(麻想乎这种热风毒邪上犯咽喉故致本病,如喉癌、化脓性咽喉炎)。

(六)短林(望舌)

望舌,是通过观察舌象变化以诊察疾病的方法,可了解体内四塔五蕴的功能正常与否,进一步推断疾病预后的好坏。主要包括望舌质(体)、舌苔及舌液三部分内容。舌质即为舌体,是舌的肌肉脉络组织;舌苔是舌体上附着的一层苔状物;舌液即为舌苔的润燥。望舌为傣医望诊主要内容之一,也是傣医诊断疾病的重要方法,但在临床上也应与其他三诊合参,方可确诊疾病。在内容上与中医望舌有相似之处,但大多不同,而独具特色。

一般正常舌象表现为:舌体居中,下连咽喉,上至齿内,舌色淡红而苔薄白,舌体柔软,大小适中,活动自如,能识百味,知冷热,不干不燥,不颤不抖,无芒刺红点,无疮疡肿痛。

而病态舌象:分舌体和舌苔两部分内容。

短林(望舌)应注意:在自然光线下,患者伸舌要保持放松状态。舌质与舌苔是从不同角度反映病情变化,所以对舌质与舌苔综合分析是非常必要的;正常情况下人食用染舌之物后会出现假苔,应详辨之,以免贻误病情。

1. 短呢林(望舌质)

望舌质,包括观察舌的颜色及形态变化,以探知四塔五蕴功能盛衰及相互之间的关系是否协调,判断疾病预后转归。

1)飘林(舌色)

(1)呢林曼(淡舌):较正常舌色浅淡。舌淡白,苔薄白无津,为体内塔喃(水血)、塔拢(风、气)不足,不能上滋舌体(部)而致;舌淡白,苔厚腻,多见于体内塔菲(火)不足,或塔喃(水)过盛而停积于体内,阻碍塔拎(土)之功能而水湿无法转输排泄而致。舌淡,舌上无苔,不红不痛者为塔拎迭(土衰败)而致。

(2)呢林亮(红舌):舌色深于正常舌,多因塔菲(火)过盛所致。

舌红,干燥少津,为体内塔菲(火)过盛,塔喃(水血)不足,不能上润而致;舌质暗红,舌体震颤者为体内塔拢(风、气)过盛,塔喃(水血)不足之症;舌质深红者为体内塔菲(火)过盛而发为拢蒙沙嘿(湿热蕴积体内所致的腹泻、便血、尿血、少尿或多尿等症),因风气运转不利,下行壅阻下盘则可发为拢牛(尿频、尿急、尿痛);舌质绛红,神差,为误食毒物或禁忌致体内四塔功能衰败而致(为中毒之症)。

舌质红,苔如白粉者为乃短菲想(体内热盛);舌质红,满口有白色苔粉堆积为说哦毛(鹅口疮),也因体内热毒过盛,上犯口腔而致。

舌质红,干燥,苔黑者为塔喃(水血)极衰而致;舌质红,黏液多,苔黑者为体内塔菲(火)和塔拢(风、气)过盛,内伤肝、胆、肾之功能所致。舌干鲜红,舌苔黄厚干燥,则为拢沙力坝(热风病)、拢沙龙(热毒病)、拢麻想乎(皮肤病)。

3)呢林朗亮(舌绛红):舌质淡白,苔厚或薄白,舌体轻度震颤,舌面有散在红色小点,无痛感者,将发痧证;舌质红而苔厚或白腻,周身酸痛,恶心呕吐,烦躁不安,舌面水滑,大量流涎,舌面出现密集红色小点者也将发大黑痧(似中暑之症);舌质红而舌面有红色斑点者为热毒内积,上攻心胸而致;舌面水滑,疔疮肿痛为麻想乎搞林(热风上犯口舌而致);舌体卷缩上凸,舌面有红色斑点将发拢沙力坝(热风病)。

2)货夯林(舌形、态)

(1)呢林改泵(肿大舌):舌体肿大,咽喉肿痛、糜烂,水食不下为拢沙龙乃说(热风上犯咽喉口舌而致);舌体肿大、活动不灵,不能食,食则呕吐为拢麻想乎搞林板(因麻想乎这种热风直接侵犯舌而致舌体肿大);舌体红肿胖大,疼痛,咽喉肿痛,呼吸困难为拢沙龙更拢麻想乎接林(为拢沙龙、拢麻想手两种热风相合犯咽喉口舌而致);舌根部肿大,形似小舌,或如花瓣,头痛高热,久之局部似欲腐烂之状,疼痛难忍为拢沙龙火接(拢沙龙这种热风毒邪郁积于口舌咽喉而致);口舌生疮,手足痉挛,紧握双拳为麻想乎夯(麻想乎这种热风上行到口舌而致生疮、疼痛)。

（2）呢林囡永（瘦小舌）：舌体缩小，活动无力，为体内塔拢（风、气）不足，转动无力而致。

（3）呢林迭（裂纹舌）：舌面干燥有不规则裂纹，可为先天所传，或为体内热盛，塔喃（水血）大伤而致。

（4）呢林宾脯（芒刺舌）：舌质红，舌边尖起芒刺（舌乳头增生、肥大、高起如刺），烧灼疼痛，食不下，流涎的为体内塔菲（火）过盛，上犯舌部而致。

（5）林项（强硬舌）：舌体强硬、活动不灵，双目上翻，将发沙力坝（热风病）；舌体僵直，神志不清，胡言乱语为热毒上攻心胸，内风过盛而致；舌僵直，不能伸缩，色紫红者为体内毒邪过盛致塔都迭（四塔功能衰败）而发生；牙关紧闭，齿咬舌体，双目斜视，口吐白沫，似猪呻吟，为拢匹巴母（癫痫）。

（6）林温（痿软舌）：舌体软弱伸缩无力，活动不灵，体内塔喃（水血）、塔拢（风、气）不足不能上滋舌体而致；舌体萎缩，舌苔黄白相兼者为帕雅拢嘎（冷风寒湿病）；新病舌质红而松弛无力者为体内塔菲（火）过盛，塔喃（水血）不足，不能上滋舌体而致；久病舌体软弱松弛，活动无力为大伤塔拢（风、气）、塔拎（土）之功能而致。

（7）林筛（颤动舌）：舌体震颤，舌质暗红者为体内塔拢（风、气）过盛导致拢沙龙（热风上犯舌部而将发拢沙力坝）；若此风下行至下盘则可发为拢牛（尿频、尿急、尿痛）。舌体频频颤动，舌质红者为火过盛致拢蒙沙狠（湿热郁积体内所致），同时可伴有腹泻、便血、尿血、少尿或多尿等症；若下行至下盘则可发为拢牛（尿频、尿急、尿痛）。舌体颤动，水滑、黏液多者为饮酒过度，体内四塔功能损伤之症。

（8）林谬（歪斜舌）：舌体外伸，左右偏歪，流涎，将发沙力坝；舌体偏左或偏右，口眼㖞斜，将发拢呆坟（卒中偏瘫后遗症）。

（9）林霍建（短缩舌）：发热，舌体内缩不伸，活动不灵为沙力坝林贺(热风症);舌体外伸不缩为沙力坝赶嘎林烫哦;舌津紧缩,或强直不灵,肢厥手撒为塔都迭(四塔衰败,人将死亡)。

2. 短飘林(望舌苔)

望舌苔,主要观察苔色与苔质、苔液的变化,以了解体内四塔功能盛衰及病邪性质。

(1)飘林蒿(白苔):舌质淡,苔白,为塔喃(水血)不足;舌质红,苔薄白,为体内塔菲(火)偏盛,又感受冷风之邪所致;舌苔白厚为体内四塔功能低下,水湿(食)停积而致;舌苔白厚而黏腻,为体内积有毒邪,或塔拎(土)之功能低下,水湿不得排泄,停积于体内而发为拢兰拢申(冷风证、寒痹证);舌苔白厚而少津为体内火不足,不能将水湿运化上润而致。

(2)飘林梦(积粉苔):舌苔白厚,堆积如粉,干燥少津者,为体内热邪太盛,发为拢沙龙,由拢麻想手上犯舌而致(多见于急性发热性疾病,如伤寒、疟疾、痢疾等疾病);舌质红,苔积如粉,口中痛,水食不下者为说哦毛(鹅口疮)。

(3)飘林勒(黄苔):舌质红,舌苔薄黄为体内热盛,又感染帕雅拢皇(风热毒邪)而致;舌苔黄厚,干燥少津,为热风毒湿之邪太盛,耗伤塔喃(水血)而致。

(4)飘林杆(黑苔):舌苔黑而干,津少者为热病大伤塔喃(水血);苔黑而水滑津多者为冷风寒邪大伤塔菲(火)而致。

(5)喃林(舌液):观察舌液的多少,可了解体内塔喃(水液)的变化。舌干燥刺痛为体内火过盛,水不足;舌面水滑、流涎,为体内水过盛,或因中毒及误食禁忌、刺激性之物而致;舌体肿痛、生疮、唾液多者,为体内热毒炽盛上犯舌体而致;久病或大病口中流涎而不止,为说哦喝(意为口中出汗),睁眼不识人,手撒肢厥,周身大汗出者为塔都迭(四塔功能衰败),主要为塔喃(水血)衰败,将死之前兆。

（七）短习、喃尤（望二便）

望二便，主要是通过观察大、小便的异常，以了解四塔功能状况、相互关系是否协调及感邪情况。

1. 短习（望大便）

一般情况下，正常人大便成条形而质软，色微黄，无不消化之物，日行 1~2 次，便时通畅。其色与摄取之饮食颜色相关，如食血旺和猪肝，粪便可变黑。大便的形成及排泄决定于四塔功能状况及相互关系的协调，与饮食不节（洁）及感受外邪也有密切关系。

若大便泻下带有不消化之物，酸腐恶臭，嗳腐吞酸者，一为感受外在的寒冷之邪，损伤体内之火，火不足则食不消，发为此病；二为体内有积食，损伤体内塔菲（火）、塔拎（土）、塔拢（风、气）之功能，使得土塔之胃火不足，不能化食，发为此病；三为先天塔菲（火）之功能不足，无力消化饮食物，故积于胃中发为此病。

若大便泻下不化之物，腥臭或无臭味，色白，形瘦体弱，面色苍白，饮食不佳，口淡乏味者为体阿塔菲（火）、塔拢（风、气）、塔拎（土）之功能低下，无力消化饮食物而致。

若腹部痉挛剧痛，继之泄泻不止，恶心呕吐者为寒邪直中肠腑，称为拢旧短鲁短（风寒湿邪直入肠中引起肠痉挛剧痛）。

若大便硬结如羊粪，数日或十余日则有一行，腹痛拒按，面红口干者为拢胖腊里，为体内热毒炽盛，加之感受热风之邪，损伤体内塔喃（水）之功能，水不足则火更旺，以致肠燥便秘，大便不得排出而发为此病。

若大便泻下脓血，里急后重，红多白少者为蒙沙嘿（痢疾），因热毒邪气郁积于肠中发为本病；若白多红少者，则因体内寒湿之邪过盛，损伤塔菲（火）之功能，故水湿更盛而不得运化滋养周身，积于肠中与热毒相结合。

若大便泻下脓血，腹痛，无里急后重感者，为晒兵洞非龙（肠内生毒疮，如恶性肿瘤）。

若大便泻下色黑如漆,同时见面色苍白,大汗淋漓,神情呆滞,呼之不应者为胃肠大出血而致塔都迭(四塔功能衰败),濒临死亡。

2.短喃尤(望小便)

一般情况下,正常人小便日行3~5次,色淡黄而清澈透明,量适中,无沙石、脓液,无赤热涩痛之感。小便的形成及排泄也决定于四塔功能状况及相互关系的协调。

常见的泌尿系6种病症:一为拢牛斤,简称"牛斤"(尿血,小便似洗肉水一样的颜色,尿中带血且尿多血少);二为拢牛勒,简称"牛勒"(血尿,小便热涩疼痛,出现全血尿,血多尿少);三为拢牛崩,简称"牛崩"(乳糜尿,尿如膏脂,色白似石灰水);四为拢牛暖,简称"牛暖"(即脓尿,小便热涩疼痛,脓血夹杂);五为拢牛晒,简称"牛晒"(即沙尿,尿中夹沙);六为拢牛亨,简称"牛亨"(即石尿,尿中夹石),类似中医五淋证。

傣医称此6种病症为拢牛。而临床上拢牛又有广义和狭义之分。广义的拢牛是泌尿系疾病的总称,也称为拢牛货占波(六淋证),包括泌尿系感染和泌尿系结石;狭义的拢牛特指泌尿系感染。泌尿系结石,称为拢牛亨牛晒(尿路结石)。拢牛的发生主要为体内塔菲(火)偏盛,若复感外界的火热之邪,或过食辛香燥烈之物,使得体内火热之邪,损伤塔喃(水)之功能,使尿液浓缩为沙石,火热毒邪郁积于下盘,损伤下盘的肾、膀胱、尿道等之功能而发为本病。

小便清长,日行10余次或夜尿频频,腰膝酸软,畏寒怕冷者为体内塔拢(风、气)、塔菲(火)不足,脏腑功能低下所致。

小便清长,昼夜尿多尿频,形瘦体弱,精神欠佳,多饮多食者(考虑为尿崩症),多因体内塔拢(风、气)、塔菲(火)功能衰败,不能制塔喃(水)所致。

小便点滴而下,色清无热涩疼痛之感者也为体内塔拢(风、气)之功能极为低下,无力排尿而成尿闭证。

小便尿出大量脓血,无痛或剧痛,小腹可摸到包块,质硬如石者为洞非龙(大毒疮,似癌症、结核之类疾病)。

(八)短领、约(望二阴)

望二阴主要观察阴毛的色泽、二阴有无畸形、肿胀及渗液等。正常人阴毛色黑而有光泽,前后二阴无畸形、疗疮、肿物、渗液。前阴为排尿、生殖器官,后阴指肛门。二阴的改变反映了四塔功能的强弱和感邪情况。

阴毛稀疏或无毛,色枯燥而黄为体内塔喃(水血)不足,或先天不足所致。

脱宫、脱肛为上行之塔拢(风、气)下脱而致,称为拢沙龙燕晒顾缅(热风脱肛症);产后脱宫为混烫(因体内风气太虚而致);直肠、子宫外脱不能回缩的为体内塔拢(风、气)、塔菲(火)极虚。

阴道流出黑色恶臭脓血的为拢麻贺丙(此为体内风热毒邪过盛,下犯子宫而致,如妇女生殖系统感染或癌变);阴道流出黑色液体的为拢麻贺(为一种热毒侵犯生殖系统所致,或因死胎不下,日久腐烂发臭而致之病)。

小腹疼痛,尿道自动流出黄白色液体,为拢占贺(热风毒邪侵犯膀胱、尿道而致,似泌尿系化脓性感染、癌症之类疾病)。

肛门见痔核脱出,时有流血肿痛的为兵洞里(痔疮),或称为拢蒙沙嘿,多因热风下行,侵犯肛门,塔拢软(风气不足),水血运行不利,停聚瘀阻日久成痔。

(九)短帕雅腩飘(望皮肤)

一般来说,正常皮肤应肤色正常,柔润有光泽,无皮疹、肿胀、水疱及溃疡等。否则为皮肤的异常改变。四塔功能的盛衰、相互关系是否协调及感受外邪,皆可反映于皮肤。因此,望皮肤色泽形态的异常变化对于判断疾病有重要意义。

皮肤出现紫斑,无痛无痒,不高出皮肤,周身乏力,面色苍白的为勒拢。塔拢软(风气不足),水血不运,停留于血管之处故为此症。外伤后局部肿胀为瘀血内停,血道不通而致;皮肤出现硬肿、变黑的为麻想乎赶郎(似硬皮病)。

左右肩背部生疮肿痛,烦躁不安的为拢麻想手所致。这种麻想手上行到耳则耳聋,上犯双眼则视物不清,头目昏花。下肢关节出现毒疮的为腊达风(此又为一种毒风,专侵犯下肢,故见肿痛流脓等病变)所致。

皮肤出现疔疮,反复发作的为麻想兵火。皮肤出现疔疮、水疱、疹子、渗液多的为拢麻想害巴、麻想菲(似湿疹、黄水疮、病毒性疱疹等),是由于机体内火毒过盛,复感外界的火热毒邪,内外相和而发生的皮肤病。如颜面部出现疔疖为拢嘎巴达(属于热风)所致,故也称之为非(疔疖)或洞(疮毒)。发于双侧颊部,红肿热痛的叫纳嘎拢(属于热风)。疔疮从头部至颜面、颈部、腹部、双足等处,渗液多的为麻想乎兵洞迭(似全身化脓性感染疾病);生疔疮似螺蛳盖,灼热疼痛的为麻想乎兵郎给怀(大毒疮)。

皮肤出现成簇性水疱,红肿热痛,或灼热痒痛的为麻想害巴(病毒性带状疱疹),这种疱疹发于腰部的为"麻想旺",发于周身各处的为麻想勒;周身出现小水疱,破裂后流出黄水液,所流之处即发水疱的为麻想婆(黄水疮);周身起大水疱,流黄水,灼热疼痛的为麻想乎兵洞龙(似天疱疮之类疾病或某些药物过敏性疾病);全身红肿似麻风病的为拢沙龙;周身起水疱似麻风病,久治不愈的为麻想乎兵洞沸(似慢性湿疹、过敏性皮炎、慢性化脓性感染疾病)。

皮肤出现红色斑块,或成条或细如丝状,有的深入肌肉,有的腐烂发臭,灼热疼痛,似水牛眼状的为麻想乎答怀(牛眼型麻想乎,似慢性化脓性疮疹或癌变、骨髓炎之类疾病);若发于侧肋部上行至耳后、前胸、眉间,出现灼热疼痛的是拢沙龙更麻想乎(拢沙龙和麻想乎这两种毒风相结合而致)。

皮肤出现大的肿块,疼痛剧烈的为冷腊风,这种风为毒风,发于何处则可逐渐肿大,边缘不清,疼痛剧烈,似药物过敏斑块、红斑狼疮、毒蛇咬伤后长期不愈之毒疮,或见结核、癌瘤之类疾病。

肢体、皮肤、指趾麻木不仁,颜面红肿,鼻梁凹陷、脱节,或见脱指,不知冷热痛痒,皮烂肉腐恶臭的为拢习都(麻风病)。

二、探朴害(问诊)

探朴害(问诊)是医生向患者或陪诊者询问疾病发生、发展、诊疗用药等经过,以及现在症状和其他疾病的相关情况,以诊察疾病的一种方法。

问诊是傣医了解病情、诊察疾病的重要方法,在傣医诊法中占有重要的地位。因为疾病的很多情况,如疾病发生、发展、变化的过程及治疗经过,患者的自觉症状、既往病史、生活史和家族史等,只有通过问诊才能获得。上述与疾病有关的资料,是医生分析病情、进行辨证的可靠依据。尤其是某些疾病早期,患者尚未出现客观体征,仅有自觉症状时,只有通过问诊,医生才能抓住疾病的线索,做出诊断。此外,问诊还可以为其他诊法提供一个大体查病的范围,并通过问诊了解患者的思想状况,以便及时进行开导,也有助于疾病的诊断和治疗。

医生询问患者,了解病情,需要有一定的方法。在临床上要运用好问诊,除必须熟练地掌握问诊内容,具有较坚实的理论基础和较丰富的临床经验之外,还应注意下列事项。

1. 环境要安静适宜

问诊应在较安静适宜的环境中进行,以免受到干扰。尤其对某些病情不便当众表述者,应单独询问,以便使其能够无拘束地叙述病情。要直接向患者本人询问病情,若因病重、意识不清等原因而不能自述者,可向知情人或陪诊者询问。但当患者能陈述时,应及时加以核实或补充,以便资料准确、可靠。

2. 态度要严肃和蔼

医生对患者要关心体贴,视患者如亲人。在问诊时,切忌审讯式的询问。对患者的态度,既要严肃认真,又要和蔼可亲,细心询问,耐心听取患者的陈述,使患者感到温暖亲切,愿意主动陈述病情。如遇病情较重,或较难治愈的患者,要鼓励患者树立战胜疾病的信心。医生切忌有悲观、惊讶的语言或表情,以免给患者带来不良的刺激,增加其思想负担,而使病情加重。

3. 用通俗易懂的语言进行询问

医生询问病情,切忌使用患者听不懂的医学术语。应使用通俗易懂的语言进行询问,以便使患者听懂,能够准确地叙述病情。

4. 避免资料片面失真

医生在问诊时,既要重视主症,又要注意了解一般情况,全面地收集有关临床资料,以避免遗漏病情。如发现患者叙述病情不够清楚,可对患者进行必要的、有目的的询问或做某些提示,但绝不可凭个人主观臆测去暗示、套问患者,以避免所获临床资料片面或失真,影响诊断的正确性。

5. 重视主诉的询问

医生在问诊时,应重视患者的主诉。因为主诉是患者最感痛苦的症状或体征,也往往是疾病的症结所在,所以要善于围绕主诉进行深入询问。对危急患者应扼要地询问,不必面面俱到,以便迅速抢救。待病情缓解后,再进行详细询问。

探朴害(问诊)包括探好朴害(问一般情况)、探帕雅巴留(问现在症)。其中探帕雅巴留(问现在症)是问诊中的重要内容,有探嘎皇(问寒热),探河(问汗),探档今(问饮食),探习、喃尤(问二便),探暖拉(问睡眠),探贺多、探儿短、探虎火、探乎、探朗(问头身、问胸腹、问咽喉、问耳、问鼻），探呢多（问体质），探朴英（问妇女），探鲁旺（问小儿）等内容。

（一）探好朴害（问一般情况）

在临床实践过程中，傣医应细致地了解患者的一般情况。它包括患者姓名、性别、年龄、婚姻状况、出生地、现住址、发病季节等。通过对上述的了解，可作为临床诊断治疗疾病的重要依据，也可作为诊治疾病的记录、经验总结。

1. 探英宰（问性别）

性别的不同可有不同的疾病发生，如女性可有经、带、产育史。未婚之妇女多患月经失调病，产后之妇多患拢匹勒（月子病）、乳痈等疾病。老年妇女多表现为四塔不足及易患拢梅兰申（风湿病）等疾病。男子可有遗精、早泄、阳痿等疾病。

2. 探亥（问婚况）

也是为了了解未婚或已婚者多发何病，为辨病提供参考依据。

3. 探维干（问职业）

通过对患者所从事的工作的了解，来推断好发之病。如从事铁器加工的人，整天与火炉打交道，与火热接触，火热之邪熏烤机体，极可多发麻想乎（热风病）之类疾病。从事水下作业的人，长期与水打交道，机体易感水湿之邪而发拢梅兰申（风湿病）、拢旧（痉挛病）。

4. 探曼勐（问籍贯、住址）

通过对籍贯之了解，来推断该地有无互相染疫之疾、好发何病。对现在住址的了解，主要推断居处环境对人体有何影响。傣族医学认为，居处于高山丛林当风之地，易感帕雅拢（风邪）而多患拢呆坟（卒中偏瘫后遗症）、拢麻想手（皮肤病）；居处于低凹潮湿的水边，易受帕邪拢嘎（冷风寒湿）之邪而发拢梅兰申（冷风湿病）、拢兰（痿证）、拢旧（痉挛病）；居处于平坝之地，气候炎热而干燥，人多患热病或互相染疫之病。故对居处环境的询问也是问诊中重要的一方面。

5.探腊鲁(问发病季节)

西双版纳气候特殊,一年只分三季:冷季(1—4月)、热季(5—8月)、雨季(9—12月)各季均有其发病特点。如冷季的病与塔菲(火)的失调有关,多发拢习火(喘咳病)、拢梅兰申(风湿病),临床表现主要为四肢无力、口干酸苦、全身麻木、倦怠不想说话;热季的病与塔拎(土)的失调有关,多发拢沙力坝、拢麻想手、拢沙龙,临床主要表现为心情暴躁、易怒、胸闷、疲乏无力,咸、辣、热及烘烤的食物不能吃,否则病情会恶化;雨季的病与塔拢(风)和塔喃(水)的失调有关,多发鲁短习嘿(腹痛泄泻)、拢习哈(恶心呕吐)等病症,临床主要表现为头晕眼花、胸闷、腹痛、胃痛、二便异常、口干、皮肤粗糙。对季节的询问则是帮助诊察疾病发于何季,是新感还是痼疾,同时可指导临床用药。如热季患病应偏用寒凉清火药治之,冷季患病则应偏用甘温补益祛寒药治之,雨季患病多选用味香行气补塔拎(土)药治之。

6.探活入蒿斤(问生活史)

生活史(生活习惯),包括患者的生活经历、饮食嗜好、劳逸起居等。了解上述内容,对诊断疾病有重要之意义。对个人经历的了解,可推断是否与疾病有关,为诊断提供一定的参考。如患拢匹巴(精神病)的人对其经历的了解有重要意义。本病的发生则与五蕴有密切关系。若情怀不舒,所欲不遂,故郁积于体内,损伤五蕴之功能则可发为本病。治疗则应以精神疗法与药物相结合方可收到较好之效。

另对劳逸的了解也应详细,这与疾病的发生关系也密切。傣族医学认为,健康是四塔和五蕴之功能正常,他们各自内部均处于相对的动态平衡和协调关系,若劳逸失度均可导致上述功能失调而发生疾病,故应注意劳逸结合,不可过于劳累或好逸恶劳,方可使人体健康。

傣医均强调忌口,对饮食和各种嗜好均应适宜。若过食辛香燥烈之品,体内塔喃(水血)不能摄敛吸收过盛塔菲(火),体内塔菲(火)偏盛而外浮,故易患发热病。产后之妇更应忌口,若有违反,必发拢匹勒(月子病)。西双版纳著名老傣医康朗仑指出:"产后之妇应禁食竹笋、黄脚鸡、花毛鸡、野味肉菜、酸菜、牛肉、母猪肉及各种腐烂发臭、腥臭之物品。若有误食禁忌必发拢匹勒。"另外还指出:"发高热的人禁食味酸之品,若误食则可发拢沙力坝。"

7.探本嘿(问家族史)

傣医对家族史的询问也很重要,因为有些疾病与家族遗传有关,如拨想(肺结核)、习哈(癣类)、习都(麻风病)、习亨(疥疮)、拢匹巴(精神病)、拢匹巴母(癫痫)等,故详细询问则可为诊断疾病提供一定的参考依据。其内容包括所属亲人的健康、死亡和患病情况,以便了解先天因素和染疫之疾。

8.探帕雅摆旺(问既往史)

主要了解患者过去的健康状况和所患之疾病,以便作为诊断现有疾病的参考。如患者平素塔菲(火)、塔拢(风、气)偏盛,则易患帕雅拢皇(风热毒邪)。若塔菲(火)、塔拢(风、气)不足则易患帕雅拢嘎(冷风寒湿病)。塔喃(水血)偏盛,则可发为拢泵(水肿病)、拢梅兰申(风湿病)、拢匹巴母(癫痫)。因此,了解过去病史是为了更好地辨别所患之病症。

(二)探帕雅巴留(问现在症)

问现在症状是问诊的重要内容,是辨别疾病的重要依据。在临床实践过程中,傣医对现在症状的询问极为重视,且询问的内容也相当详细。问诊内容主要散落记载于各种傣医史籍之中。

1.探嘎皇(问寒热)

指询问患者有无怕冷或发热的感觉。寒与热是临床最常见的症状,寒与热的感觉异常多为四塔的病变,因此,问寒热对辨别病

邪性质和四塔、五蕴功能盛衰有重要意义,也是问诊的重点内容之一。其具体临床意义如下:

(1)问寒:患者出现恶寒怕冷,周身酸痛,肢体蜷缩,鼻流清涕者为哇嘎(冷感冒)。若见发冷发抖,鼻流清涕,头目胀痛,恶心呕吐者为寒邪过盛,损伤体内塔菲(火)而致。若见畏寒怕冷,面色苍白,口唇发青,肢体蜷缩,少气懒言,形瘦如柴者为体内塔菲(火)极衰。若周身关节肢体肿胀酸痛,或麻木不仁,或痉挛剧痛,畏寒怕冷,遇冷加剧,得温痛减者为拢梅兰申(风湿病)。

妇女经期四肢末端发冷,出冷汗,腹痛,喜温喜按,得温痛减者为拢旧勒(血痉病,即血寒痛经病),此为体内塔菲(火)不足,不能温煦机体、水血而致。

(2)问热:发热重,恶寒,咽痛,鼻塞流浓涕,咳吐脓痰者为哇皇(热感冒);发热咽痛,口舌干燥者为拢沙力坝(热风病);持续高热不退,昏转旋走者为沙力坝稳;发热不退,服药无效者为沙力坝(热风病);发热咽喉痛,水食不能下咽,颈项强痛,左、右活动不灵,口角偏歪者为麻想乎(热风病);发热似绳索捆腰,起小水疱,烧灼红肿疼痛者为麻想害巴(带状疱疹);发热,面红耳赤,耳、颈红肿热痛者为麻想乎(热风病);发热重,见前颈部红肿热痛的为麻想乎火板(热风颈痛证);高热,发冷发抖者为麻想线;发热,肩背、颈项、耳部灼热疼痛者为"麻想乎扎逼扒火"。

若高热,寒战,汗出后热退,肢体蜷缩,或见乏力气短,面黄肌瘦,每日或2～3日始发者为害线(疟疾)。若见持续高热不退或寒热往来,周身酸痛困重,头痛欲裂,双目发红者为沙力坝(如伤寒、流脑)。

若高热不省人事,遗精,饮而不解,耳后肿大,全身发抖,此为塔拢(风、气)衰败。

发热不高,或自觉午后烦躁不安,两颧发红,咳嗽胸痛,咳吐脓痰或痰中带血丝者为拨想(肺结核)。

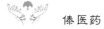

发热不高,汗自出,面色苍白,少气懒言,多为塔拢(风、气)、塔喃(水)不足。

发热不高,周身疼痛,或某处固定疼痛,形瘦体弱,面色无华,妇女可见月经推后,色黑有块,量少,经来腹部痉挛剧痛,多为塔拢(风、气)不足、塔喃(水血)不通所致。

2. 探河(问汗)

探河指询问患者汗出的异常情况,包括出汗的时间、出汗的多少、出汗的部位等。由于汗液的生成与四塔功能协调相关,故通过问汗可以判断塔拢(风、气)、塔喃(水血)、塔菲(火)盛衰情况以及判断疾病的性质。

正常人平素不激烈运动一般不出汗,在体力活动、进食辛辣、气候炎热、衣被过厚、情绪激动、热季气候闷热等也可出汗,属生理现象,此为体内四塔调节人体温度的表现。

若稍动即汗出如油者为体内塔拢(风、气)不足,不能收敛、固摄塔喃(水血),水化汗液外泄所致。

若发热低,眠后出汗,形瘦体弱者,为体内塔喃(水血)不足,不能摄敛塔菲(火),塔菲(火)浮于外,火热相对偏盛,逼迫汗液外泄而致(如结核病)。

若发热,咽痛,口舌生疮,大汗淋漓者,为体内热风湿毒郁积,塔喃(水血)不能吸收过盛之塔菲(火),火热过盛,迫汗液外泄所致,为拢沙龙。

发热,颈项强痛,无汗身痛者为哇嘎(寒感冒)。

发热汗出黏腻,为拢麻想手(皮肤病)。

发热,头目眩晕,大汗淋漓,周身冰凉,或见突然昏倒,为拢逼(热厥证)。

大汗淋漓似浴,口角流涎,多为塔喃(水血)衰败。

前额大汗出,舌缩,周身疼痛不可忍,心悸,手足乱动者,多为塔喃(水血)衰败,病情危重,可致死亡。

面部汗出如珠,言语自如者,为塔喃(水血)衰败,3 天即可致死亡。

患病日久,周身大汗自出,不省人事,手足冰凉,昏迷不醒,语无伦次或舌体强直的为塔喃(水血)衰败,病情危重,人之将死。

手足乱动,汗自发际出至前额,睁眼不识人,为塔菲(火)衰败,此病患者处于休克状态,如抢救及时,即可好转,否则很快就会死亡。

3.探档斤(问饮食)

主要是询问食欲与食量、口中气味以及口渴与饮水等情况。正常人一日三餐,各有所好,口中和而饮食佳。若机体病变,口味则可发生变化。通过问饮食及口味可以了解塔喃(水血)的盈亏、塔拎(土)及胃之消化功能等方面的内容。同时,人体口味的变化也能反映出机体的病状和性质,如口中和,消谷善饥,食而不解者为体内火毒过重,水不足饥饿乘机发作而致;喜食酸则为体内塔拢(风、气)不足;喜食咸甜则为塔喃(水血)不足;喜食辣则为体内塔菲(火)不足;喜食冷则为体内塔菲(火)过盛;喜食热则为体内塔菲(火)不足;喜食苦则为体内塔菲(火)过盛;喜食麻辣香燥为体内塔拎(土)不足;喜饮水则为体内塔菲(火)过盛;不欲饮为塔菲(火)不足,塔喃(水血)过盛。具体临床意义如下:

胃中不适,不能食,食则呕吐为沙力坝(热风病),这种热风内侵胃中,阻碍胃消化功能,使胃肠风气上逆故不能食,食则呕吐不停;

口干苦咽痛,水食不下,呕吐为麻想乎接虎火(这种热风侵犯咽喉、气管而致,称为热风咽痛证);

发热,周身麻木不仁,口干渴欲饮,饮之则呕吐为拢麻想乎龙(这是一种大热风证,体内热毒过盛阻塞咽部,故水食不下,饮之则吐,这种风流至何处则何处红肿热痛);

胃中不适,口中乏味,饥饿时痛甚,多食,消食善饥,这种风发自胃中,发作时使人感饥饿、胃中痛;

胃脘胀满不适,口淡黏腻,饮食不佳,消化无力,呕吐涎沫,周身无力,步履困难的为拢嘎伟扎它(多因塔拎功能衰退无力,四塔功能低下而致);

口干苦或酸,喜食冷饮为体内塔菲(火)过盛,塔喃(水血)不足;

口干淡而不思饮食,为体内塔拢(风、气)不足,不能推动水湿上润口中所致;

口甜而不思饮食,为四塔功能低下,水湿不化,停积于胃中,不能变化为营养物质,壅阻于体内所致;

口黏而干渴,为体内水火过盛,相结于内;

口中烧灼疼痛,口苦干渴喜冷饮,不欲食,为体内塔菲(火)过盛,塔喃(水血)不足,不能摄敛塔菲(火),火热毒邪上蒸口中所致;

口干渴喜热饮,为体内塔菲(火)不足,塔拢(风、气)运转无力,不能推动塔喃(水血)以润口;

口干渴而不欲饮,为体内塔菲(火)不足,塔喃(水血)过盛,水湿内停,但不能上润咽喉口腔而致;

口不渴,昼夜不欲饮,神差,肢厥手撒,为塔菲迭(火衰败);

入夜口渴,烦躁不安为塔喃(水血)不足,不能润口而致;

烦渴引饮,饮而不解,或多饮、多尿为塔菲(火)过盛,塔喃(水血)大伤。

综上所述,口味如何,直接关系到食物的消化吸收、机体营养充足与否。口味佳则欲食,口味不佳则不欲食,能食者生,不能食者死。口味的正常与否,实际上反映了四塔功能的正常与否。若为大病久病之后慢慢能食,那么说明崩(胃)之塔拎(土)功能渐复,四塔动能渐旺,反之则无效。

4.探习、喃尤(问二便)

二便的形成与体内四塔功能有关,且由肾、膀胱、胃肠等脏腑所主,通过询问患者二便的次数、质地以及排便时的感觉等方面出现的异常情况,可以了解四塔功能状态及相关脏腑的病变,帮助诊断病情。

(1)问大便:健康人每日或隔日大便一次,便质成形不燥,内无脓血、黏液,或无不消化食物等,排便时无不适感。若有异常则为病态。

大便日行3次以上,腹痛,暴注下迫,泻下不化之物,味酸腐恶臭,不欲食,食则欲呕,胃脘胀痛不适为饮食不节(洁),损伤塔拎(土)之功能,胃肠风转动失调发为泄泻。

大便日行多次或数次,里急后重,泻下脓血大便,发热,口干渴者为蒙沙嘿(痢疾),此为饮食不洁,误食不洁之物,损伤体内四塔功能所致。

大便暴注下迫,泻下清水,恶心呕吐,腹中绞痛,周身不适者,为拢旧短习些,多因火不足则水食不化所致。

大便日行数次,色黄白相兼,无恶臭味,无腹中痛,形瘦体弱,不欲食,神差为四塔功能低下,塔菲(火)不足,塔拎(土)失温煦,故土冷而食不化,食不化则营养无从生,机体则失养而为本病。

便下恶臭脓血,腹部硬满有块,拒按,形瘦,食不下者为晒兵洞非龙(肠内生恶疮,肠癌)。

便黑质黏,似柏油,胃脘胀满,饮食不佳,泛酸,或见胃中灼热疼痛,神差,形瘦者为崩哦勒或崩兵洞哦勒(胃生疮出血)。

大便秘结如羊粪,质硬数日不行,胃中胀痛,口干燥,心中烦闷不舒,多为体内塔菲(火)过盛,塔喃(水血)不足,肠道失润所致。

大便秘结,形瘦体弱,少气懒言,口干渴,腹中胀满不适者,多为塔拢(风、气)不足,无力推动大便通行所致。

大便黏滞难下,脘腹胀痛,得矢气则舒,口黏腻而不渴者为喃木(水液)过盛,加之塔拢(风、气)滞阻不行,故水湿内停,气不得

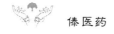

顺,大便不爽而难下。

大便时干时稀,水谷不化,腹中隐隐作痛,喜热饮者,为塔菲(火)不足,遍熟功能减退,胃肠风气运转无力,水谷化生不足所致。

另外,临床上排便时还有一些异常感觉,对于判断疾病有一定价值。如里急后重,指腹痛窘迫,时时欲泻,肛门重坠,便出不爽,水谷不化(指大便中夹有过多未消化之食物)。多因塔菲(火)不足,遍熟功能减退,胃肠塔拎(土)功能失调所致。

(2)问小便:正常人在一般情况下每昼夜小便3~5次,夜间0~1次,尿液色微黄,排尿通畅,无不适感,且视各人饮水多少而有异。若尿次、尿量及排尿感发生异常变化,均为病态。

小便短黄,热涩疼痛,或点滴难下,小腹胀痛者,称为拢牛(包括泌尿系感染)。夹脓的为拢牛暖(脓尿);小便色白如石灰,腰腹疼痛者为拢牛崩(乳糜尿);小便色红如洗肉水,腰腹胀痛,为拢牛斤(尿血);小便出血,色鲜红,热涩疼痛者,为拢牛勒(血尿)。以上均为体内火热过盛,或感受外在的帕雅拢皇(风热毒邪),外风热毒邪气相合,移至下盘,导致肾与膀胱功能失常所致。若火热过盛,损伤血道,迫血妄行则见尿中有血。

尿中夹有沙石者,为拢牛亨牛晒(尿路结石)。其中小便热涩疼痛,色黄沉浊,尿中有沙石者,称为拢牛晒(沙尿);小便热涩疼痛,尿中夹石块,腰膝疼痛者,称为拢牛亨(石尿)。以上两类,多因体内火热过盛,或感受外在的帕雅拢皇(风热毒邪),外风热毒邪气相合,移至下盘,肾与膀胱功能失常的同时,更加掼伤塔喃(水),水不足,火毒煎熬尿中杂质成为沙石所致。

拢牛共有6种,他们共同的特点均为热涩疼痛,不同点为挟血、挟沙、挟石等,而治法大同小异,都以清利三盘、化石通尿、清火补水、凉血止痛等为治。

小便恶臭,挟有脓血,腰腹疼痛有块,质硬拒按,形体瘦弱者为烘尤(膀胱),或麻叫(肾)兵洞菲暖(膀胱生恶疮,似恶性肿瘤、结核之类疾病)。

小便量多,昼夜自遗不停者为体内塔菲、塔拢、塔喃迭(风、火、水三塔功能衰竭)而致,病情危重。

入夜尿自遗者,为体内塔拢(风、气)、塔菲(火)之功能不足,无力控制小便所致。

小便点滴难下,少腹胀痛或尿闭者,为体内塔菲(火)过盛,烧灼尿道,使之红肿热痛,尿道阻塞不通;或为塔拢(风、气)不足,无力排尿而尿闭;再者为病情危重,神志不清,塔都迭(四塔功能衰败);或为沙石恶疮肿物阻塞尿道而致。

5.探暖拉(问睡眠)

探暖拉指询问睡眠时间的长短、入睡的难易与程度、有无多梦等情况以了解疾病的方法。通过询问睡眠可以了解四塔的盛衰情况以及五蕴的状态。具体临床意义如下。

正常人若无其他病则无异常。若患病则可见嗜睡和不寐两种。

1)暖不拉(不寐)

暖不拉又称失眠,指患者经常性的不易入睡,或睡后易醒,或彻夜不眠的症状。四塔过盛或不足,五蕴失调,三腊鲁(三季)发生异常变化,饮食不节(洁)等多种病症均可致不寐。问不寐除详细询问失眠的临床表现特点外,还应询问发病原因、病程长短及兼症等。

(1)四塔过盛之不寐:四塔(风、火、水、土)过盛,表现为亢奋而影响睡眠。如风过盛可致五脏不安,动而不定故不寐;火过盛则上扰心中,心不安而烦躁不眠;水过盛则周身冷痛肿胀,水犯周身五脏六腑故心中冷痛而不寐;土过盛则风气壅而不通,水血不行,故肢体强硬,心中阻闷而不眠。

(2)四塔不足之不寐:塔拢(风、气)不足则五脏六腑气弱而血不行,心失所养故不寐;塔菲(火)不足则心中冷痛故不寐;塔喃(水血)不足,不能滋养心脏,五蕴失调故不寐;塔拎(土)不足,饮食不消,胃中不和而卧不安则不寐。

(3)五蕴不调之不寐:五蕴之中只要某蕴的功能受到某种因素的作用即可发生变化,而这种变化均可致人不寐。如在外力的作用下使得机体某个部位受伤,损伤了形体(色蕴),疼痛的刺激可导致人不寐。若受某种精神刺激,均可致识蕴功能失调而心不安则不寐。若所欲不遂可使人思虑过度伤心不寐。肥胖,活动不灵,辗转不便,风气壅阻,水液运行不畅,则为行蕴异变,故也可致不寐。

(4)三腊鲁(三季)异变之不寐:天气变化与人的睡眠关系极为密切。天气凉则形体安而得眠,天气热则心中烦躁而不寐,突然暴雨响雷而可影响人之睡眠,过冷使肢体冰凉而不寐。故三腊鲁(三季)之异变可致人不寐。

(5)饮食不节(洁)致不寐:暴饮暴食,饥饱失常或过食辛香燥烈不洁之品,吸烟饮酒均可导致胃(土)之功能失调,胃不和则夜不安,故不眠。

若见睁眼不识人、不寐,周身酸痛,麻木不仁,骨楚为沙力坝(热风病),多因热风上扰心中,故心不安而不寐。

(6)热风所致之不寐:夜不寐,心慌心跳,拢丢冒利(风气逆行乱窜),呼吸不畅,久坐久卧后突然站立则头目昏眩,跌仆摔倒,烦躁不安的为拢萨达罢(这种热风发自心胸,上行则扰乱心神而不寐)。昼夜不眠,胡言乱语,不识亲疏的为沙力坝冒(热风所致的精神病)。心中烦躁不安,失眠不寐,哭笑失常,或喃喃自语,语无伦次为沙力坝(热风病)。

(7)小儿夜啼之不寐:小儿夜间哭闹不休,形体瘦弱,发育迟缓则为四塔、五蕴功能低下,机体失养而心烦不寐。

2)嗜睡

嗜睡又称"多卧""善眠"等。指睡意很浓,时时欲睡,呼之能醒,醒后复睡的症状。问嗜睡应注意询问嗜睡的特点及兼症。

(1)四塔功能低下,塔拢(风、气)不足之嗜睡:见少气懒言,脏腑气弱而功能不足,嗜睡,神差。

(2)塔拎(土)、塔喃(水血)功能失调之嗜睡:烦躁不安,性急易怒,胡言乱语,乱骂旁人或多食而嗜睡为沙力坝(热风病),也称为拢帕待滚纳。多因塔拎(土)之功能失调致胆汁和黏液的病变,也为热风之类。

(3)四塔功能衰败之嗜睡:昼夜昏睡,不识人,呼之不应,胡言乱语,或神昏、谵语者为塔都迭(四塔功能衰败,将死亡之兆);或见嗜睡,口中流涎(傣语称为说哦喝,意为口中出汗),周身大汗淋漓,肢体冰凉为塔都迭(四塔衰败)。

(4)卒中之嗜睡:嗜睡,口眼㖞斜,半身不遂,神昏谵语者为拢呆坟(卒中偏瘫后遗症)。

(5)塔菲迭(火衰败)之嗜睡:嗜睡,鼾声四起,肢体冰凉,昏不识人。

(6)热风损伤五蕴之嗜睡:高热昏睡,神昏谵语,手足乱动为沙力坝(热风病)。

6.探贺多、探儿短、探虎火、探乎、探朗(问头身、问胸腹、问咽喉、问耳、问鼻)

指询问患者头身、胸腹、咽喉、耳、鼻等部位的疼痛或不适等感觉,以了解疾病的方法。人体是一个有机的整体,通过询问局部的异常,可以了解内在脏腑的功能状态以及全身的状态。

(1)探贺多(问头身)

正常人七官九窍、形体无畸形,头身无疔疮疥癣,光滑无红肿热痛。

头目胀痛欲裂者为沙力坝(热风上行头部而致)。

昏不识人,头痛,心中烦闷疼痛的为沙力坝(热风郁积心胸上犯头部、双目而致)。

头面如虱爬、蚁行之感的为拢沙龙(一种内热炽盛而发于头面部的热毒所致)。

发热头痛，身疼后不能言语的为沙力坝(热风上犯头颅而致)。

头面、耳鼻出现红肿热痛，似虫爬的也为拢沙龙(热毒病，这种热毒上犯何处，何处则可见红肿热痛)。

发于背部，上行前额、面部等处，出现酸痛的为拢沙龙来棱(这种风发于腰背，上犯头目而发为本病)。

头目昏花，胀痛者为拢沙龙帕来(也为拢沙龙，热风上犯头目而致)。

左右颜面部出现红肿热痛的为拢麻想手，这种热风侵犯何处，则何处出现红肿热痛、生疮疔疱、流黄水等。

后颈项部出现红肿热痛、强硬的为拢麻想手，为热风毒邪上犯颈项所致。

头目昏眩，站立欲倒的为拢旧答朗(为一种痉挛风上犯头目而致)。

发于腰部，上行肩背、颈项、颜面、双目、牙龈等红肿热痛或烧灼痉挛的为拢沙龙。

发于头部见头痛、眩晕的为拢沙力坝(热风病)。

听觉、嗅觉减退及消失，全身麻木，脉动异常，汗腥气，严重者即可死亡，此为塔拎(土)衰亡。

头目昏眩，双目紧闭，不能睁眼视物的为拢沙龙帕所致。

头昏胀，左右偏歪，来回旋转，时有跌倒，有时声如鸡鸣为匹把盖(鸡风，也为热风上行而致，如癫痫)。

头目昏眩不识人，时有乱跑乱跳或见突然昏倒，不省人事，口吐白沫，呼之不应，呻吟不停或双目上翻，或见口干，似狗叫的为匹巴妈(狗风，也为热风上犯所致，如癫痫、狂犬病)。

发于头目双眼，发作时不能睁眼，或突然昏倒的为搭沙瓦腊风(即发自双眼的一种热风)。

发于双目,头目昏花,视物不清或失明,同时见胸腹胀满的为拢嘎哇腊嘎(是一种发于双目的热风所致)。

发于耳内,发作时突然昏倒,不省人事的为沙拢拉比(发于耳内的风所致)。

发于胸中,发作时痛不欲生,或突然昏倒,不省人事的为拢雅达(是一种发于胸中的热风所致)。

发热,周身困乏无力的为沙力坝梅(热风体虚证)。

周身酸痛,麻木,肢体关节麻木不仁,失眠的为沙力坝。

心胸闷痛欲死,周身发热困重,用药不当,可致死亡的为巴拉麻沙力坝(胸痹心痛病)。

周身红肿热痛,重着,麻木不仁的为拢麻想烂(热风毒湿侵犯机体,流至何处,何处出现上述症状,如黄水疮)。

周身出现走窜疼痛,发红的为麻想练(流动型热风证,如急性淋巴管炎)。

发热,周身起大小疱(似天疱疮),烧灼疼痛的为麻想兵洞(热毒炽盛型热风证)。

周身发热,红肿热痛起大水疱的为麻想乎宋板(水疱型热风证,如过敏性皮炎、天疱疮等)。

周身筋骨、关节、肌肉出现红肿热痛,活动不灵,屈伸不利的为麻想乎接路多火当(热风骨节肿痛证,似热痹)。

发热,肌肉灼热跳痛不定的为麻想乎砂约(跳痛型热风证,如风湿热痹)。

肢体关节、肌肉剧痛的为麻想夯炸爹丁麦(热风郁滞证,如痛风)。

肢体关节红肿疼痛或肌肉萎软麻木,痉挛抽搐的为麻想乎旧(热风痉挛证,如热痹)。

肢体关节冷痛,肿胀,麻木不仁,活动不灵或痉挛剧痛的为拢旧嘎(冷风痉挛证,如风湿病,偏于寒重)。

周身发热,肢体关节不红,肿胀固定疼痛的为拢梅兰申(风湿病)。

头目昏眩,站立欲倒的为拢旧答朗(眩晕),多因风气过盛,巫坦嘎马瓦答(上行风)上冲头部所致。前臂、小腿部、膝关节、肘关节等处出现红肿热痛,为拢勐(感受热风后留滞于前臂、小腿部或机体各部)。发于肘关节处而见剧痛的为拢阿麻巴(热痹证)。发于髋关节、大腿、肩关节等处者,为拢阿麻巴(热痹证)。发于右侧胸胁肋上行头部者,为拢沙龙咪(母热风证),发于左侧胸胁部上行至颈项头部的为拢沙龙补(公热风证)。这种风有 3 个类型:①旋转型(身体不停地旋转);②滑脱型(热及下行致脱宫、脱肛);③红肿型(周身出现红肿热痛,如上行至牙龈可见牙龈红肿热痛):右胁肋、腹内疼痛有块、成片、条索状的为拢赶短(风气郁滞后不通日积所生之症)。

左侧胁肋内疼痛者,为拢办接(脾肿大),脾被塔拢(风、气)郁阻而致疼痛,由于治疗不当,积日太久所致。

(2)探儿短(问胸腹)

心中烦闷疼痛欲死,痛苦呻吟的为沙力坝嘎栽(热风阻滞心胸,使得风气转动不利,水血运行不通,不通则痛,如胸痹心痛病)。

发热体如燔炭,心胸憋闷,脘腹疼痛,七孔出血为沙力坝(这种热风上行脘腹、心胸、头面,上行风失调,损伤血道,迫血妄行引起七孔出血)。

心慌心跳,心中疼烦不适,发热如燔炭,头昏,脘腹胀痛或突然昏倒,不省人事为麻想乎拉(这种热风内侵机体,上至头目、心胸,下入胃脘以致此证,如胸痹心痛病)。

腹中有肿物,烧灼疼痛,为麻想乎(这种热风内侵脘腹,郁积成块所致。如腹腔脓肿、肿瘤等)。

心中烦乱,呕吐,全身出汗,为沙力坝(热风病),多因热风内侵心胸,下犯胃肠所致。

心胸刺痛,牵扯肩痛,痛苦难忍,为拢旧栽(痉挛风入心所致,如胸痹心痛病)。

心胸剧烈刺痛欲死,甚至死亡的为拢旧斤贺栽(痉挛风直接侵犯心胸,发为胸痹心痛病,似现代医学风湿性心肌病、心绞痛或冠心病、心肌梗死)。

脘腹烧灼疼痛,便黑,或腹痛泻下脓血,高热不退,头目胀痛,周身出现红色斑点者为拢旧拉(风毒侵入人体,流至何处则何处痉挛剧痛、出血、出斑疹,似伤寒、副伤寒或癌瘤之类疾病)。此病难治,死亡率也高,这种风毒主要侵犯人的脏腑至衰竭。

腹内烧灼疼痛,痉挛拘急的为拢麻贺(拢麻贺也为热风内侵而致,可出现3种情况:一为腹中痉挛剧痛;二为腹中热痛为主;三以腹中热盛,前后二阴出血为主)。

小腹疼痛上行牵扯脐、腰腹坠胀疼痛的为拢达木喝(热风发自小腹所致)。

心胸闷胀,心慌心跳,惊恐不安或晕厥或呕吐不停,为拢乌萨儿打(一种热风发自胸腹,发作严重时可致人死亡)。

腹内拘急胀痛,周身肢体麻木胀痛的为拢国腊巴[体内塔拢(风、气)失调,塔菲(火)不足,风气寒而发为冷风痉挛证,如风寒湿痹]。

心胸刺痛,牵扯肩背,大汗淋漓,为拢乌腊嘎纳(风发自心胸,发作时阻滞,水血运行不畅,心失所养所致)。严重的可致死亡,似心绞痛、心肌梗死。

心下不适,胃肠痉挛剧痛为拢滚纳(冷风发自胃肠,风气转动不利,上行心胸则心中不适,下行肠中则肠鸣或剧痛)。

周身浮肿,心中疼烦不适,口腔、唇、舌肿痛的为拢比地滚纳(热风发自肝、胆、肺之脏器,都因这3个脏器病变而产生)。

(3)探虎火(问咽喉)

周身发热,体若燔炭,不欲食,口干烦渴引饮,咽痛为麻想乎

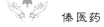

（热风病），多因热风郁滞咽喉，灼烧咽部，侵犯周身，损伤塔喃（水），水不足，不能摄敛火，火更旺所致。

咽喉、口腔、唇舌红肿热痛，口干苦不欲食或食不下，颈项强痛，左右转动不灵的为麻想乎（热风病）。

（4）探乎（问耳）

耳鸣、耳聋、重听是耳部最常见的异常症状。其中，耳鸣是指患者自觉耳内有鸣响声，或如蝉鸣，或如钟鸣，或如潮水声。耳聋指听觉失聪，一耳或双耳不能听清外界声响。重听是指听声音不够清楚。耳部的病变有以下几种情况：

耳鸣、耳聋、耳中痛、流脓血、头目胀痛者，为拢沙龙乎接（热风耳痛证）；

耳鸣、重听或耳聋，头目眩晕，腰肢酸软者，为塔拢（风、气）、塔喃（水血）不足，不能上滋耳目，下充腰膝所致；

发热、耳暴聋，耳内外红肿热痛者为拢麻想手更拢沙龙（拢麻想手与拢沙龙热风相合，阻塞耳道，故见耳暴聋）；

耳鸣或重听，或耳聋，形体瘦弱，少气懒言，动则气喘者为四塔功能低下，耳失滋养而致；

重听，发热，神错谵语，或语无伦次，为沙力坝乎诺（热风上行头目，阻滞耳道故致本病）。

（5）探朗（问鼻）

鼻塞流清涕，恶寒发热，为哇嘎（冷感冒），多因感受帕雅拢嘎（冷风寒湿病）而致。

鼻塞流浊涕，发热咽痛，为哇皇（热感冒），多因感受帕雅拢皇（风热毒邪）而致。

鼻塞流脓涕，不闻香臭，头目胀痛，或见黄红脓涕流出，恶臭难闻，鼻部红肿热痛，为拢沙龙更拢麻想乎接朗（2 种风相合内侵机体与体内热毒郁积鼻部而致，如鼻渊或鼻咽癌）。

7. 探呢多（问体质）

体质是个体生命过程中,在先天遗传和后天获得的基础上表现出的形态结构、生理功能和心理状态方面综合的、相对稳定的特质。这种特质反映在人的某些形态特征和生理特性方面,对自然、社会环境的适应能力和对疾病的抵抗力方面,以及发病过程中对某种致病因子的易感受性及其所产生病变类型的倾向性方面。体质在一定程度上反映了四塔、五蕴禀赋特点,不同体质的人患病后的转归也有不同。同时,四塔、五蕴功能的强弱与人体疾病的发生关系密切,询问患者的体质有助于了解患者的四塔、五蕴功能状态和预测疾病的发展转归,为临床治疗提供参考依据。

（1）询问患者的居住环境诊断体质。居处于山区丛林、当风之地者,因天气寒冷,塔拢（风、气）盛,易感风邪而出现肢体关节肌肉酸痛、拢贺接（头风痛）之症,或肢体抽搐痉挛之拢旧（痉挛病）;如居于凹地或靠山沟水边,与水接触多的阴暗潮湿之地,易感自然界的帕雅拢嘎（冷风寒湿病）,易伤人体塔菲（火）而塔喃（水）偏盛,临床多见肢体重着、酸胀麻木,或形寒肢冷疼痛之拢梅兰申（风热毒邪）;平坝之地高温、湿润,易出现湿雾瘴气,居于此地的人群,易得帕雅拢皇（风热毒邪）,如伤寒、疟疾、鼠疫、霍乱等,临床多有咳嗽、发热发冷、腹痛、泻痢等症状:可见,从所居住地理环境可推断好即发之病。

（2）询问患者出生年月诊断体质。傣医理论认为每个年龄阶段均有自己的体质特点,四塔的盛衰随年龄动态变化。1~20岁这个阶段发育比较快,生机旺盛,体内黏性物质多;21~40岁这个阶段发育成熟,精力充沛,体魄壮实而塔菲（火）偏盛;41岁以上,这个阶段体内"风、火、水、土"四大生机日趋减退,各种分泌物,如痰液、体液、各种组织间液等增多。

傣族医学认为,患者因为出生月、日的不同而具有不一致的皮肉和血骨。月份决定皮肉,日期决定血骨:一月黄牛皮,二月拉扎细(是一种比大象还庞大的动物,认为该月出生者具有最好的皮肉),三月老虎皮,四月兔子皮,五月龙皮,六月蛇皮,七月马皮,八月羊皮,九月猴皮,十月鸡皮,十一月狗皮,十二月大象皮;血与骨也如此,共有12种不同的动物血骨不停轮转。

傣医诊病时,便要详细询问患者的属相、皮肉和血骨,借此观察患者的生理现象与自然界环境的关系,综合归纳各种病因,利于对症下药。

8.探扑英(问妇女)

由于妇女有月经、带下、妊娠、产育等生理特点,所以对妇女的问诊,应注意询问月经、带下、妊娠、产育等方面的异常情况。妇女月经、带下的异常,不仅是妇科的常见病变,也是全身病理变化的反映,因而即使一般疾病也应该询问月经、带下的情况,作为诊断妇科或其他疾病的依据。

(1)问月经:月经是指发育成熟妇女的子宫内膜呈周期性脱落出血,是妇女所特有的一种生理现象。正常情况是:初潮年龄为13~15岁,月经周期平均为28~30天,经期为3~5天,经量20~100mL,经色暗红无块。妊娠期及哺乳期月经停闭,绝经年龄约在49岁。问月经情况,应注意月经的周期、经期、经量、色、质及其兼症,必要时还需问末次月经、初潮及绝经年龄。月经异常有以下几种情况。

经来色淡,周期时间推后,淋漓不尽者,为塔喃(水血)、塔拢(风、气)不足。

经来色黑有块,腹部痉挛剧痛,唇舌青紫,月经周期均推后,考虑为拢旧勒纳勒(痛经),因冷风寒湿邪气直入血中,风气、水血运行不畅而发。另外也可因体内塔菲(火)、塔拢(风、气)不足,不能温煦、推动水血运行,故见血寒凝滞,经来痉挛剧痛发为拢旧勒(痛经)之疾。

经来色鲜红,周期提前,量多,并见口舌干燥,烦躁不安,胁肋作痛或见鼻流血者,为体内塔菲(火)过盛,灼伤血道,迫血妄行所致。

周期推后或闭经,少腹坠胀疼痛,形瘦如柴,面色苍白无华,少气懒言者,为四塔功能极衰,水血亏少而闭经。

周期推后或闭经,少腹硬满,疼痛拒按者,为塔拢(风、气)运转不利,血行不畅,瘀血内阻,日久成块所致。

经来色紫黑,恶臭,淋漓不尽或见红白脓血夹杂而下,腹部疼痛有块,按之痛甚者为混兵洞非龙(子宫内生毒疮,如子宫内膜炎、恶性肿瘤)。

(2)问带下:正常妇女阴道内流出的一种色白、无臭味、黏稠的液体,称为龙满(白带)。白带有濡润阴道的作用,一般量不多,若带下量多,且色、质发生变化,则为病态。带下异常有以下几种情况。

带下量多色黄,恶臭者为体内塔菲(火)过盛,损伤塔喃(水血)之功能所致。

带下量多似豆腐渣,腥臭难闻为混约兵缅(子宫、阴道内生疮、化脓,如霉菌、滴虫、淋球菌等引起的炎症)。

带下量多,色清无臭味,为体内培菲(火)、塔拢(风、气)不足,故见带下似水之变。也因塔喃(水血)的失调。

带下红白相兼,恶臭,或阴道流出黑色恶臭之水,为混兵洞非龙(子宫生大疮,恶性肿瘤之类疾病)。

(3)问妊娠:已婚之妇在平素月经正常,突然停经而无病变者,应多考虑妊娠。

妇女婚后月经停闭,厌食、恶心、呕吐,甚则反复呕吐不能进食者为哈纳鲁(妊娠呕吐),多见体弱,四塔功能低下之妇女。特别见于塔拎(土)不足之妇女,土不足又加上怀孕,胎气上犯胃中故土更不足,饮食物受纳消化无力则不食。

妊娠期见神疲乏力,气短懒言,饮食不佳,多为体内塔拢(风、气)之功能不足。

妊娠期见口干苦,思冷饮,胁肋胀痛,腹中坠胀疼痛,多为体内塔菲(火)偏盛。

妊娠期见呕吐酸苦之水,心中烦闷不舒,大便秘结,小便短赤,多为体内塔菲(火)过盛,上犯胃中,下犯下盘。

妊娠期若见小腹坠胀,腰酸腿软,面色无华,或见阴道流血,为塔拢(风、气)、塔喃(水血)不足,不能养胎而致胎漏(先兆流产)。

妊娠期若见口干舌燥,咽喉肿痛,大便秘结,小便短赤,小腹坠胀疼痛,阴道流血,多为塔菲想(火过盛),胎动不安而致胎漏(流产先兆)。

妊娠期跌仆闪挫后出血,为胎漏,主要因外伤损伤四塔、五蕴之功能,使胎儿不安而流血。

(4)问产后:对产后之妇应详问是顺产还是逆产,生产过程有何异常,恶露、哺乳情况如何,乳汁是否按时而下。总的来说生产也会使四塔、五蕴之功能损伤,故产后应给予适当调养,补充更丰富的营养。

形体虚弱,胎儿不得顺产,产后大出血,易损伤四塔之功,可见形体衰弱,面色苍白,少气懒言,动则气喘,乳汁清稀,量少者,为体内的塔拢(风、气)、塔喃(水血)大伤,发为拢匹勒(月子病)。

产后若见发热口干舌燥,咽喉肿痛,恶露不尽,头重昏蒙,面色黄者,为体内塔菲(火)偏盛,加之感染外界的毒邪而发为拢沙龙更拢匹勒(热风毒湿证兼月子病)。

产后胃口不开,不思饮食或见脘腹胀满,大便不通者,为胃肠之塔拢(风、气)转动无力,饮食消化吸收功能下降所致。

产后乳房胀痛,乳汁不下或下而不畅者,为风、气转动不利,水血不通,或乳腺管阻塞不通。

乳汁量多,色淡质清为体内塔喃(水血)、塔拢(风、气)、塔拎(土)不足,不能把水谷转化为乳汁所致。

乳汁量少色淡、质清,为体内塔喃(水血),塔拢(风、气)不足,不能将水血化生乳汁。

乳汁量少,色黄稠而腥臭者为体内塔菲(火)过盛,烧灼塔喃(水血),水血不运而乳汁少。

乳房红肿热痛,乳汁难下,或肿胀,质硬拒按,或见流出黄色脓液者为农兵洞(乳痈)。此为体内塔菲(火)过盛,乳汁不得通利,加之感染外界的帕雅拢皇(风热毒邪),内外相合,阻塞乳腺管所致。

9.探鲁旺(问小儿)

儿科古称为"哑科",医生主要依靠询问其父母或监护人来获得病情。因此,临床上应详细询问代诉者有关小儿的一般情况,包括出生前后(1岁以内)情况、预防接种史、传染病史、传染病接触史、小儿生病的原因。同时,也要结合小儿脏腑娇嫩、生机蓬勃、发育迅速的生理特点,发病较快、变化较多、易虚易实的病理特点进行询问,为诊断提供依据。

(1)问出生前后(1岁以内)情况。应询问在母体内是否有胎漏史,母亲是否患过大病(如传染病、发热和外伤史);是早产还是超月产,顺产还是逆产。刚出生小儿所患疾病大多与父母先天所受或生产情况关系密切,通过对上述的询问可了解小儿先天所受情况。

傣族医学认为,1岁以内的小儿因形体未充,四塔、五蕴功能不盛,生长发育迟缓,故易患发热惊厥、消化不良、腹痛泻痢、呕吐等疾病,应注意调养,否则反复生病,则可发生五迟之症。另还应询问小儿的坐、爬、立、走、出牙发育是否正常等。

(2)问预防接种史、传染病史、传染病接触史。在傣医历史上重点只询问传染病接触史,目的是对传染病史和传染病接触史的询问,了解其是否患过传染病或有传染病接触史,以作为此次诊断参考。但作为现在的傣医诊断学也要求询问预防接种史,一般6

个月至1岁之间的小儿从母体所受之免疫力已逐渐消失,而后天的免疫力尚未形成,故易发生各种疾病,如易患水痘、麻疹、结核等传染病。

(3)问小儿生病的原因:婴幼儿四塔、五蕴功能不健全,故易受惊吓,易患热病出现高热惊厥、惊叫等。另因四塔之功能尚未强壮,故胃肠消化之功能较弱而易患消化不良、腹痛泻痢、呕吐、虫症等。对外抵抗力低下,故遇腊鲁(气候)之变化,若不注意便可患兵哇(感冒)之病,反复感冒失治误治便可发为习火(咳喘病)等。所以对于小儿致病原因的询问应详细而耐心。

三、赶朴害(摸诊)

赶朴害即摸诊之意,是医生用自己的食指、拇指、中指或五指及手掌或手背来触摸某些部位,如肌肤、四肢、头颅、鼻尖、耳部、胸腹、肩背部等,并根据触觉体验对疾病进行诊察,为诊断疾病提供可靠的依据。

摸诊是诊法的重要组成部分,是傣医常用诊法之一。摸诊不仅可以进一步确定望诊之所见,补充望诊之不足,而且也可为问诊提示重点,特别是对机体各部疾病的诊断有着更为重要的作用。通过摸诊可以进一步探明疾病的部位、性质和程度,使其表现客观化。

摸诊方法及注意事项如下:

患者多坐位或仰卧位,医生一般位于患者右侧,手法由轻至重,由浅至深,先远后近,先上后下地进行诊察;手法适宜,举止稳重大方,操作轻巧柔和;忌突然暴力或冷手摸诊;注意患者表情变化,争取患者的主动配合。

(一)赶塞勒(摸脉)

摸脉,即医生通过对患者全身的动脉进行诊察,依脉动应指的速率、节律、势力等因素来判断疾病的一种诊病方法。从目前所收集的有关资料来看,没有像中医脉诊那么详细,也没有把脉诊列为重要的内容,有关脉诊的书籍尚未见整理出版,只是一些老傣医长期摸索而总结的经验。

正常脉象为不快不慢、不深不浅;异常脉象多见快脉、慢脉、休息脉等。

1.赶塞勒贺(摸前额两侧动脉)

正常情况下前额两侧脉搏动不快不慢,不深不浅,触之应指。

左或右侧脉搏动明显,有弹指感,跳动快而肉眼即可看到异常搏动之脉。这是因为体内塔菲(火)、塔拢(风、气)相合上犯头部而致。一般可见偏头胀痛欲裂,或跳痛,或刺痛。

左或右侧轻摸则似有似无,重按才知脉跳且弱而无力或摸不到脉跳者,为左或右侧塔喃(水血)运行不通,可能会患偏瘫,或出现慢性偏头隐隐作痛或刺痛,此为瘀血阻滞血道,头颅失养而致。

左或右侧均可摸到跳动微弱之脉,头目眩晕,周身困乏无力,少气懒言,面色苍白,神差等症状,为塔拢(风、气)、塔喃(水血)不足,不能滋养大脑而致。

双侧搏动有力,视之则可见跳动之脉,头项强痛,鼻塞流涕为兵哇(感冒),此为帕雅拢(风邪)侵犯机体,上犯头目而致。

2.赶塞勒乎(摸耳前脉)

耳前脉位于双耳之前。正常人脉跳快慢均匀,肉眼看不见搏动,用食指腹摸之即有感觉。左或右侧摸之跳动快而有力,并见头、齿或咽喉、眼目胀痛或耳内外疼痛为风火相合上犯颜面,发为拢沙龙(热毒病)或拢麻想手(皮肤病),或因感受冷风寒邪,使水血流行不畅而致。

左或右侧脉跳动无力,头目眩晕,恶心呕吐者为体内四塔功能失调,塔喃(水血)不足,塔拢(风、气)过盛上行头面而致。

单侧脉停跳或跳动微弱,时有时无者为拢呆坟(卒中偏瘫后遗症)。

单侧出现跳动快,摸之明显,多见于该侧的牙痛或咽喉、口腔、眼目、耳疼痛。

3. 赶塞勒么(摸手腕寸口脉)

(1)塞勒丢外(快脉)

若轻取即得,脉来快(每分钟 90 次以上)而有力者为体内塔菲(火)、塔拢(风、气)过盛,塔喃(水血)不足,多为体壮新病、热病。

脉来特快而无法记数,为塔都迭(四塔功能衰竭)。脉来时快时停,为塔拢迭(风塔衰竭)。

脉来快而突然停止,手撒肢厥,睁眼不识人,过许久复现者,为塔菲迭(火衰竭)。

(2)塞勒丢者(慢脉)

每分钟 50 次以下为慢脉。

轻取即得,缓慢有力,为新病,机体感受外界的帕雅拢嘎(冷风寒湿病)而损伤塔菲(火)之功能,火不足,风气运转不利,水血运行迟缓所致。

重按始得,脉来缓慢无力或细小如丝,或弱而难辨,或停或行,为病重或为塔都迭(四塔功能衰竭),特别见于塔菲(火)、塔拢(风、气)衰竭。另外,也见于各种四塔功能低下之患者。

(3)塞勒丢冒沙么(涩脉)

脉来不畅,欲停欲行,且行而不畅,多见于妇女月经失调、跌仆损伤;或人体塔拢软(风气不足),水血不行,瘀血内停;也常见于患拢旧(疼挛病)、拢沙力坝(热风病)、拢兰(瘘证)、拢呆坟(卒中偏瘫后遗症)或各种外伤之病。

(4)塞勒丢少(休息脉)

脉来不均,时停时止,止无定数,止而又复,多为心脏病变,如栽线(心悸)、拢旧贺栽(风邪入心)、拢斤贺栽(风邪侵蚀心脏,临床表现为心胸刺痛、心慌胸闷、心中疼烦,或见心胸憋闷,继之突然昏倒,不省人事甚至死亡,似风心病、心绞痛之疾病)。

脉来时停时止,止有定数,为塔拢(风、气)、塔喃(水血)不足,血行缓慢,血不足,心失所养,心跳无力,水血不足发为本病。

脉来缓慢,停长跳短,呼吸困难,不省人事,或见心胸出大汗,面色苍白,肢厥手冷等,为塔拢(风、气)衰竭,将死之兆。

脉来时快时慢,无法记数,乱如散发,继之脉缓弱,甚至无法摸到为塔都迭(四塔功能衰竭),将死之脉。

4. 赶塞勒丁(摸足部脉)

摸足部脉,是医生用中指或食指腹部或用食指、中指、无名指、小指的腹部摸足背上接近踝关节正中位置的脉搏跳动情况,也是傣医较特殊的诊法之一。正常者双侧摸之不浅不深,轻取即得,跳动均匀,不快不慢。若某侧病变则可出现某侧跳动异常。

左或右侧跳动过快,紧张而有抽动感,可能将发拢旧(痉挛病,似缺钙引起的肌肉抽筋、痛风,或其他疼痛刺激后引起的痉挛剧痛,如痛经、血虚抽筋、经脉失养的抽筋,或见于风湿病)、拢沙力坝(热风病)、拢匹勒(月子病,产后血寒肢体失去温通而致的寒痉证)。

左或右侧跳动不均,时停时止,或弱小而难行,或有滞涩感者为水血运行不通,将发拢呆坟(卒中偏瘫后遗症)。

双侧脉轻摸不应指,重按始得者为脏腑功能衰退,塔喃(水血)不足,血不足脉道空而内陷,功能不足则运血无力。

双侧脉快而无力或摸之不清,无法记数者,为体内塔喃(水血)不足,塔菲(火)失却摄敛,故火偏盛而脉快。

左或右跳动缓慢,有力而有紧张感者,为新病,可能左或右半边感受帕雅拢嘎(冷风寒湿病)而将发拢旧(痉挛病)或拢梅(痹病)。

左或右脉跳动缓慢而无力,肢松筋缓,肢体肌肉萎缩活动无力者将发拢兰(痿病)。

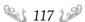

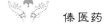

左或右脉跳动快而有力,发热,关节红肿热痛者,将发拢沙喉（热痹）。

总而言之,某侧的脉跳动异常,均可推断某侧的病变,但必须四诊合参,不能一诊定病。

（二）赶呢多（摸机体各部）

1. 赶纳帕（摸前额）

周身发热,前额灼手,无汗,面红目赤,双目上翻为拢沙力坝恒贺（热风上行头部而致）。

周身发热,恶寒,前额灼手,摸之疼痛,鼻塞流清涕者为哇嘎（冷感冒）。

前额冰凉有微汗,黏手,神差,少气懒言,多因体内塔菲（火）、塔拢（风、气）不足而致。

颜面或周身水肿,按前额即有凹陷者为拢泵（水肿病）。

面黄而浮肿,按前额即有轻度凹陷,形衰体弱者为拢匹勒（月子病）或案答蒿（白疸病）,它包括了多种原因引起的贫血,如寄生虫病、慢性肝炎、肠炎、胃肠道疾病、胆囊病变等所引起的水血不足病。

前额红肿热痛,痛有定处,质硬,将发疔疖。前额疼痛,摸之灼手,周身发热,双目上翻将发拢沙力坝（热风病）。

2. 赶贺郎（摸鼻尖）

鼻尖发凉,鼻塞流涕,面色苍白,为体内四塔功能不足感受帕雅拢嘎（冷风寒湿病）而致。

鼻尖发热灼手,长有疔疖,色赤,红肿热痛较显者为拢沙龙接朗（热风鼻痛症,也叫"休"或叫"非山",是因体内火过盛,复感热毒之邪而致）。

鼻尖发凉,汗出如珠,神差,烦躁不安,气短喘息者为塔都迭（四塔功能衰竭,病危欲死之病）。

3.赶丙乎(摸耳)

耳郭红肿热痛,触之灼手,耳后肿大为拢麻想乎接乎(热风上行耳部而致的耳痛证)。

耳郭变黑质硬,发凉或后倒者为塔都迭(四塔功能衰败),人将死亡之症。

耳垂下肿大,红肿热痛,拒按,触之痛甚,咽喉肿痛,水食不下,头目胀痛者为拢沙龙更麻想乎接乎(拢沙龙与麻想乎相合上犯耳部而致)。

耳内痛,流脓,耳周围摸之痛剧,头胀痛者为拢沙龙接乎,兵洞暖(拢沙龙这种热风毒邪上犯耳内引起化脓感染,如中耳炎)。

耳冰凉,色黄,周身大汗出,睁眼不闭,手撒肢厥者为塔菲(火)、塔喃(水血)衰竭。

4.赶脯斤(摸肌肤)

正常人皮肤干湿适度,弹性好,有光泽,无皮下结节,不灼手,润华而不燥。

皮肤干燥,摸之不滑,无光泽,弹性差为体内四塔功能不足,特别是塔有(水血)、塔拢(风、气)不足。

皮肤发热灼手,身如燔炭者,为沙力坝(热风病)。

皮肤冰凉,四肢不温,肢体蜷缩者,为塔菲(火)不足,塔喃(水)过盛而发为寒病。

四肢僵硬,触之无痛感,出汗黏手,为塔都迭(四塔功能衰竭),主要为塔拎(土)和塔拢(风、气)衰败,塔喃(水血)大伤。

肌肤灼手,大汗淋漓,口干渴者,为沙力坝(热风病)。

发热重,四肢僵直冰凉,胡言乱语,为沙力坝(热风病)。

发热重,突然昏厥,不省人事,继之大汗出,肢厥手撒,周身冰凉,呼之不应,睁眼不识人者,为塔菲迭(火衰败,人将死之兆)。

肌肤干燥,面色发黑焦燥,形瘦体弱者,为塔喃(水血)极衰。

肌肤潮湿,出汗黏腻,气短乏力,心悸,周身困乏无力者为塔拢

(风、气)不足。

5.赶摆郎(摸肩背部)

肩背酸痛,摸之冰凉,酸麻明显者为拢梅(痹症)。

肩背酸痛,固定不移,或见肩关节、脊柱红肿痉挛热痛,摸之灼手者为拢旧皇(热痉挛风证,似风湿热痹病)。

肩背部发冷,周身困重似绳捆,鼻塞流清涕者为帕雅拢嘎(冷风寒湿病)所致的哇嘎(冷感冒)。

肩背部红肿热痛,灼热,继之出现鱼卵大之小水泡,烧灼剧痛者为麻想害巴(鱼卵型热风病,似带状疱疹)。

肩或背部灼热固定疼痛,继之出现小疖子,红肿热痛者为洞非(疮毒)。

肩或背部出现块状红肿热痛,无水疱,烧灼难忍,拒按,触之痛甚者为拢沙龙(热毒病)。

6.赶崩短(摸脘腹)

正常人腹部平坦,摸之不痛,无包块肿物,冷热适度。

若腹部硬满疼痛,摸之痛显,有条索或块状、节状物,拒按,大便数日未解,口臭,发热,不欲食,食则呕吐者,为拢胖腊里(热风入腹,燥屎内结病)。

腹部硬满疼痛,触之有块,固定不移,推之不动者为拢姐(热风入腹日积月久而成块,风气运转不利,水血不通所致,如肠痈、肠癌)。

脘腹硬满疼痛,饮食不佳,食则胀满不适或见呕吐酸水、清水,嗳气呃逆者为接崩(胃痛),此为体内塔拎(土)不足,不能消化食物,风气运转不利,不下行而上逆则呕吐,发为本病。

腹部硬满疼痛,里急后重,泻下红白脓血,少腹左侧可摸到条索状物,发热,口干者为拢蒙沙嘿(痢疾)。因饮食不节,误食不节(洁)之物与体内热毒相合损伤塔拎(土)、塔喃(水血),使塔菲(火)偏盛,烧灼肠腑而为本病。

腹部发凉,恶心呕吐,腹痛泄泻者,为拢嘎毫短(冷风入腹直伤肠腑),损伤塔菲(火)、塔喃(水血)之功能而致。

脐周疼痛,摸之有条索状物,时积时散,夜间磨牙,恶心呕吐,吐清水,形瘦体弱者,为咪多短(虫病)。

腹部胀痛,得矢气则舒,摸之无块,腹大如鼓者,为拢赶短(风入腹中,运转不利而壅阻);损伤塔拎(土)之功能,上行之风气不行,下行之风气上逆,停于腹中,不循常道,故为本病。

妇女经来腹痛,得热则减者为勒嘎兰(血冷症),经来痉挛剧痛,色黑有块,喜温喜按,肢体痉挛发冷,面色苍白,出冷汗者为拢旧勒(血冷痛经)。

腹痛拒按,摸之有块,呈条索状,质硬,便下脓血,恶臭,或大便不解,腹部灼热,形瘦如柴,饮食不佳,腹中有块推之不动,舌质红而干燥少津,脉弱而无力者为洞菲龙[大毒疮,似癌肿之类,本病因机体平素塔菲(火)偏盛,热毒积于体内,久之则烧灼脏腑腐烂而发臭]。

摸全身体表,全身表皮光滑,无疔疮肿结压痛。若为外伤则应触摸损伤之处,检查是伤筋还是伤骨,伤皮肉还是伤内脏。

若生疔疮,红肿热痛,摸之质硬而无波动者为热毒炽盛,尚未成脓;红肿消退顶头发白,摸之有波动感者已成脓。

生疔疮流脓血不止,质硬恶臭,反复发作,全身乏力,气短,神差者为洞菲龙(大毒疮,似癌症)。

周身生疮,摸之疼痛,起水疱,有黄水为拢洞婆(黄水疮、带状疱疹、湿疹之类疾病)。

周身红肿热痛,生疮流脓血,发热,局部灼手肿痛者为麻想郎、麻想菲(为体内外热毒炽盛而致的全身化脓性感染)。

左上腹肋沿下疼痛,摸之有肿物,质硬,触痛明显者为办改(脾脏肿大)疼痛。

右上腹肋沿下肿痛,恶心呕吐,饮食不佳,摸之有肿物,小则肋沿

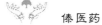

下,大则脐以下摸之疼痛明显,质硬或软为呆咪改板(肝、胆肿痛)。

7. 赶厄(摸胸部)

正常人胸部平坦,无凹陷、压痛、畸形。

若见胸部胀痛隆起,咳嗽,胸部压痛明显,呼吸不利者,为拢习火(咳喘病)。

胸部凹陷,摸之压痛,咳嗽,低热,形瘦体弱,夜汗出、醒后无者,为拨想(肺结核)。

左胸部闷胀疼痛或刺痛,摸之压痛明显,心慌气短,烦躁不安,失眠,唇舌青紫,神差乏力甚者,为拢嘎栽(风入心脏阻滞不通,水血运行不畅所致。似风湿性心脏病和各种原因所致的心绞痛,严重者可致死亡。)

高热,神志不清,烦渴引饮,大汗出,咳喘痰鸣,摸之胸部压痛者,为拢沙力坝(热风病)。本病多因体内火偏盛,加之感染外界的热风毒邪,使得体内水大伤,如大叶性肺炎。

8. 赶多哈(摸肢体)

正常人五官端正,形体无畸形,四肢活动自如。

若摸之周身酸麻胀痛,肢体活动不灵,麻木不仁者,为拢梅兰申(风湿病)。

肢体痿废不用,摸之无痛痒,麻木不仁,肌缩体弱,瘫痪不起者,为拢兰申(痿痹)。

肢体红肿热痛,四肢关节活动不灵,步履困难,摸之灼手,疼痛拒按,得冷则减者,为拢阿麻巴(热痹证)、拢沙喉(风湿热痹病)。

口眼喎斜,半身不遂,麻木不知痛痒,无灼热感者,为拢呆坟(卒中偏瘫后遗症)。

妇女经来腹痛拒按,得温痛减,肢体痉挛剧痛,摸之冰冷者,为拢旧勒(血痉症)。

指(趾)甲苍白,压之不红润,四肢末端发冷者,为塔喃(水血)、塔菲(火)不足。

指(趾)甲枯燥、外翻,摸之粗糙质硬者,为塔喃(水血)极亏。

指(趾)甲发黄或发灰,压之疼痛者,为拢习哈(甲癣)。

小儿发育迟缓,步履不稳,形瘦体弱,方颅鸡胸,摸之肌肤冰凉,弹性差,神差气短者,为体内四塔功能不足。

形体弯曲,奇形怪状者,为父母所受不足或后天跌打损伤失治而致。

四、反朴害、聋朴害(听诊、闻诊)

闻诊也是傣医临床上常用的一种方法,包括反朴害(听声音)和聋朴害(嗅气味)两类。其中听声音是医生利用听觉通过诊察患者的语音、咳嗽声、呼吸音、肠鸣音、哭笑声、呃逆声、嗳气声、呻吟声、叹气声等的高低强弱及其特异变化,以了解病情的方法;嗅气味则是医生利用嗅觉,通过诊察病体散发出的异常气味、排泄物的气味及病室的气味等,以判断疾病的方法。

人体各种声音和气味的产生,是在脏腑生理活动和病理变化过程中所产生的,也反映着人体四塔功能的正常协调与否。因此,通过诊察声音和气味的变化,可以判断出脏腑的生理和病理变化,了解四塔功能正常与否,为诊病、辨证提供依据。

(一)反朴害(听诊)

声音是气运动通过空腔管道、器官振动而产生的。听声音,是指通过辨别患者的言语气息的高低、强弱、清浊、缓急变化以及咳嗽,呕吐等病变声音的特征,来判断疾病的一种诊病辨证方法。内容主要包括声音、语言、二呼吸、咳嗽、呕吐、肠鸣、呃逆、嗳气。

1.反先(声音)

正常语声,发声自然,声调和谐,柔和圆润,语言流畅,应答自如,言与意符,无其他病理性声音;男性多低而浊,女性多高而清,儿童多尖利而清脆,老人多深厚而低沉,此为四塔、五蕴功能正常

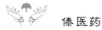

的表现。

异常语声是指疾病反映于声音的变化,辨别时要注意语声的有无,语调的高低、强弱、清浊、钝锐以及有无异常声响等。

语音重浊,鼻塞流涕者为兵哇(感冒)而致。

声音嘶哑,发音不清,或低声细语者多为塔拢(风、气)、塔菲(火)上犯咽喉致气道阻塞的兵哇(感冒)或拢沙龙(热毒病)。

低声细语,少气懒言,面色苍白,四肢酸软无力的为体内塔拢(风、气)极弱。

喷嚏,鼻流清涕,发热,多因人体四塔功能不足,外邪侵袭人体所致。久病之人,突然出现喷嚏,多为四塔功能渐复,病有好转趋势。

胸闷不畅时发出的长吁或短叹声,不自觉地发出太息声,太息之后自觉舒服者,是塔拢(风、气)不行之故。

妇女妊娠末期出现声音嘶哑,发音不清,因胎儿渐长,塔喃(水血)不能上荣于舌咽所致,分娩后即愈,一般不必治疗。

熟睡鼾声若无其他明显症状,多因慢性鼻病,或睡姿不当所致,体胖、年老之人较常见。若昏睡不醒或神志昏迷而鼾声不绝者,多属塔拢(风、气)、塔菲(火)盛之危候。

重病者可闻频频痛苦呻吟。四塔功能衰败者难以听到呻吟声,因患者已处于临死之状态,五蕴衰弱,神志不清,不知冷热痛痒故闻不到呻吟。

啼哭声(主要是指小孩啼哭声)。小儿夜间惊叫,为受惊吓,或因热病治疗不当,损伤四塔、五蕴功能发为沙力坝(热风病)。哭声洪亮,形体不衰者为新病,病轻,为塔拢(风、气)、塔菲(火)盛。哭声低微,少气懒言,形体瘦弱者为旧病,病重,为塔拢(风、气)、塔菲(火)衰。哭声嘶哑者为塔菲(水血)不足。哭声重浊鼻塞者为兵哇(感冒)。啼哭水食不下,咽部红肿疼痛者为四塔功能不足。

2. 反先巴(语言)

语言神志方面的异常多为沙力坝(热风病)的表现。如声高气粗,语无伦次,自语不休,不识亲疏;昏聩不识人,谵语神昏;言语不清,神志模糊;周身乏力,双目紧闭,昼夜胡言乱语,乱说鬼神;声高气粗,乱叫他人姓名;昏睡谵语,呻吟、磨牙、翻滚不宁、惊恐怕人,如人将捕之,大声喊爹叫娘;喃喃自语或学别人言语似鬼状;昼夜狂笑或啼哭不休。以上均为热风内侵,五蕴功能失调之表现。

3. 反先吐栽(呼吸)

呼吸紧迫,张口抬肩,喉中有痰鸣音为塔拢(风、气)过盛,塔拎(土)不足所致的习火(哮喘)。

呼吸浅而快,心慌气短,大汗淋漓者为塔拢(风、气)衰败所致。

呼吸慢而无力,精神欠佳,少气懒言,形体瘦弱者为塔拢(风、气)衰败。

4. 反先唉(咳嗽)

咳嗽声音清脆,痰易咳出,色清而量不多者为帕雅拢嘎(冷风寒湿病),病轻。

咳嗽声浊,痰多色黄,不易咳出者多属热证帕雅拢皇(风热毒邪),也为新病。

咳声低微,咳吐痰少而黏,痰中带血丝,少气懒言,形瘦如柴,低热、盗汗为塔菲(火)过盛、塔喃(水血)不足所致的拨想(肺结核)。

咳声低微,痰少色白,少气懒言,自汗体弱者为塔拢(风、气)、塔喃(水血)不足。

咳声重浊,痰多色白或呈泡沫痰,形寒怕冷,腰膝冷痛,面色苍白者为塔菲(火)不足,水湿不化,久停为痰,上犯肺脏故发为本病。

5.反先短(胃肠异常声音)

(1)呕吐:饮食物、痰涎从胃中上涌,由口中吐出,称为呕吐。此为饮食之邪从口而内侵胃肠,损伤塔拎(土)功能,塔拢(风、气)逆乱所致。吐势徐缓,声音微弱,呕吐物清稀者为塔拎(土)、塔菲(火)不足,塔拢(风、气)逆乱。吐势较猛,声音壮厉,呕吐出黏稠黄水,或酸或苦者多为塔拎(土)、塔喃(水血)不足,塔菲(火)过盛,塔拢(风、气)逆乱所致。呕吐酸腐味,多因暴饮暴食损伤塔拎(土),塔拢(风、气)上逆所致。

(2)肠鸣:是指气体或液体通过肠道而产生的一种气过水声或水泡音。在正常情况下,肠鸣声低弱而和缓,一般难以直接闻及,肠鸣声大时,患者或旁人可以直接听到。

当患者动摇身体,或推抚脘部时,脘腹部鸣响如囊裹浆,辘辘有声者,称为振水声。若是饮水过后出现多属正常,若非饮水而常见此声者,多为感受外邪导致塔拎(土)不足,塔喃(水血)过盛。肠鸣稀少,多为塔拎(土)不足,塔拢(风、气)不行所致。

(3)嗳气:嗳气声,胃中气体上出咽喉所发出的声响,其声长而缓。嗳气酸腐,兼脘腹胀满者,为饮食内停。嗳气频作,兼脘腹冷痛,得温症减者,为塔菲(火)、塔拎(土)不足。

(4)呃逆:呃逆声,是指胃功能障碍,胃中气体壅塞不通沿食管上逆,从咽喉发出的一种不自主的冲击声,声短气频,呃呃作响。若频频呃逆者则为四塔功能失调,腹中下行之塔拢(风、气)逆行而致;或因饮食不节(洁)、误食禁忌,损伤塔拢(风、气)、塔拎(土)之功能,使下行之塔拢(风、气)上逆而见;或因外在寒冷之气直入腹中而致;或见于情志不舒,所欲不遂,思虑过度,损伤人体四塔,影响肠胃消化功能,故食入则嗳气频频或呃逆不休;若全身发热、流涎、呃逆,肢体困重者,称为那达巴迪它塔那巴题,这种塔拢(风、气)逆行常致人频频呃逆、呕吐、流涎。

（二）聋朴害（嗅诊）

正常人不会产生异常气味,当机体受病邪的熏蒸而发生代谢紊乱就会产生各种异常气味。医生可以通过诊查患者散发出的各种气味,来了解病情。临床上闻气味包括闻患者身体气味及其分泌物、排泄物散发于室内所形成的气味,如汗味、疮臭味、口臭味、经血味、二便味、足臭味、尸臭味等。

体气:高热不退,周身腥臭难闻,腹部胀满不适的为沙力坝嘎该端好,是由于体内热毒炽盛,积滞于腹中,不得从大肠外排而散发于周身所致。

狐臭:患者腋窝、外阴、口角等部位的大汗腺(又叫顶浆腺)排泄的汗液,呈淡黄色,较浓稠,有臭味,与狐狸肛门排出的气味相似,所以常称为狐臭。常由先天禀赋所致,或为塔喃(水血)、塔菲(火)过盛所致。

说恶(口臭):口气臭秽,或见咳吐脓血,牙龈腐烂者,或为体内塔菲(火)过盛;或感受热风毒邪下犯于肠腑,两热相合损伤塔喃(水血),肠液不足故大便干结不得下,燥粪积久,臭气不得下排,上行至口中所致;或为脏腑恶疮腐烂化脓,臭气上行、上蒸而致;或为死胎不下,腐烂发臭,臭气上蒸所致。

痰臭:痰中有脓血,腥臭异常者,多是肺痈。咳痰黄稠味腥者,是肺塔菲(火)过盛所致。咳吐痰涎清稀,无特异气味者,属塔拎(土)不足,塔喃(水血)过盛。鼻流浊涕,腥秽如鱼脑者,为鼻渊;鼻流清涕无气味者,为感受外邪。

足臭:因足趾缝间生习哈(足癣),肉腐而发臭。

疮臭:鼻生疔疮流出黄色脓血,呼吸、喘气时气臭(如鼻炎、鼻癌)。机体生疮无论何处肉腐成脓,均可闻及疮臭味。

经血臭:腥臭难闻为体内塔菲(火)过盛,塔喃(水血)受热灼故经血腥臭。恶臭,红白相兼,或见子宫脱出并感染毒邪,为体内热毒炽盛下犯胞宫,或死胎不下,腐烂发臭,从阴道流出黑色恶臭

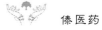
傣医药

水血。

白带臭:腥臭色黄量多为塔菲(火)过盛,下犯胞宫而致。恶臭为感染风毒之邪。产后恶露不尽,阴道流出黄红色之液恶臭者为胎衣不尽,感染毒邪所致。

便臭:大便酸腐恶臭,体内有积食积热相合故发出恶臭。大便腥臭为肠中生疔疮,热盛肉腐,随便而下故腥臭。脱肛、痔核感染毒邪,热风迫血外出发为拢沙龙晒滚缅(脱肛)和拢蒙沙嘿(痢疾),也可见便下脓血闻及恶臭之味。

尸臭:人死后均可发出尸臭味,久病重病而死亡故闻及恶臭味;若为尿崩症死亡可嗅及尿臊臭味;若为暴病而死者一般闻不到臭味而只有形体之味;外伤暴死者无特殊之味;死的时间不长一般肉不腐而无恶臭味,若时间长者便可闻及腐臭味。故尸臭因所患之疾、时间长短而有所不同。

综上所述,傣医四诊为望诊、问诊、摸诊、闻(听)诊。在临床诊病时应四诊合参,灵活应用,不宜生搬硬套,还应结合其他医学,如中医学、现代医学和各种辅助检查、实验室检查等来诊断疾病,使之提高诊断准确率。

第二节　辨证(辨解害)

辨证,是在傣医理论指导下,对患者的临床资料进行分析,从而对疾病当前的病位与病性等本质做出判断,并概括为完整证名的诊断思维过程。傣族医学比较重视临床上的辨证,许多疾病临床表现还会出现不同的综合征,且同一组相关的综合征可以用相同的病机进行解释,已初步具备中医学"证"的雏形。如神疲乏力、多寐,为塔拢(风、气)不足;烦躁、胸闷易怒,头目眩晕时,属巴塔维塔拾(土)。另外,傣族医学已认识到,一种病可出现多种证型。如拢牛是一种因体内塔菲(火)、塔拢(风、气)过盛,下侵肾、

128

膀胱而致的多种泌尿系疾病的总称。根据症状或病机不同，又可分为牛勒（血尿）、牛斤（尿血）、牛暖（脓尿）、牛晒（沙尿）、牛亨（石尿）、牛崩（乳糜尿）六种类型。

　　然而，在临床诊断疾病中，傣族医学的辨证并不像中医辨证那么严谨规范，其辨证系统尚不完整，因此，临床运用过程中常与辨病（辨解帕雅）方法相结合。傣族医学常以辨别症状为主，以主症为病名，对于疾病全过程的认识还存在不足，因此对于病、证的概念描述也比较模糊，甚至有时病、证概念互用。如拢沙龙火接，拢沙龙是一种热风病，也可称为热风证；"火接"即咽痛，也称为咽痛证或热风咽痛证。因此，傣族医学在临床上对各种疾病的证型还不可能进行详细的辨别及阐释，难以做出准确的病名诊断，这些都有待于进一步规范、整理和完善研究。

第三节　辨病（辨解帕雅）

　　辨病，是在傣族医学理论指导下，以四塔、五蕴基础理论为依据，通过对诊法获得的病史、症状等临床资料进行综合分析，对疾病的病位、病性、病种做出判断，得出病名的思维过程。在长期的临床实践过程中，傣医运用直观的方法对人体健康和疾病状况进行观察和研究，总结医疗经验，创立了一系列独具特色的辨识疾病的方法，常用方法有：塔都档细（四塔）辨病、夯塔档哈（五蕴）整体辨病、辨帕雅摆诺摆乃嘎皇（寒病、热病、内病、外病）、三盘辨帕雅解（三盘辨病）、辨帕雅哄乃（辨脏腑病）等。

一、塔都档细（四塔）辨病

　　四塔辨病是指在傣医四塔理论的指导下，将通过尼该档细（四诊），即短朴害（望诊）、反朴害、聋朴害（听诊、闻诊）、探朴害（问诊）、赶朴害（摸诊）收集到患者的各种症状、体征等病情资料，应用四塔理论进行分析、综合,从而判断当前疾病病位的四塔所属,判断病变塔是过盛,还是不足,或是衰败的辨病方法。

四塔辨病是傣族医学辨病理论体系中的重要组成部分,是傣医临床诊病辨证的基本方法,具有广泛的适用性、鲜明的地方特色和民族特点。四塔辨病在诊断疾病过程中起着执简驭繁、提纲挈领的作用。

四塔辨病的意义主要体现在以下几个方面:

(1)由于四塔辨病的体系比较完整,每一塔都有特定所属的组织结构、器官、内脏及其独特的生理功能、病变特点及病理表现,所以采取四塔辨病有利于准确判断疾病病位,准确诊断。

(2)辨别疾病状态下人体四塔的盛衰,有利于为正确治疗疾病指明目标。

(3)辨清四塔疾病性质,可以为治疗疾病的立法、选药、组方提供可靠的依据,以利调平四塔,促进康复。

(4)明辨四塔盛衰的程度,有助于判断疾病的轻重、预测转归、估计预后。

【基本内容】

1. 辨明各塔病变

四塔病症是四塔功能紊乱失调反映于外的客观征象。由于各塔的生理功能不同,反映出来的症状、特征也不相同,因此应明确各塔所辖范围,熟悉各塔生理表现,知常达变。同时根据四塔病理变化特点辨清各塔病变,明确病位,这是四塔辨病的理论依据和主要内容。

2. 辨明各塔病性

四塔的病变性质主要分为不足、过盛两种,甚者有衰败之险。因此在辨清病变所在各塔病位的基础上还必须辨明各塔病变的具体性质,以利确定治疗原则、针对性选择用药,进行纠偏、抑盛、扶衰等调节。

3.辨明四塔兼病

由于生理上,四塔之间存在着共栖恒动平衡关系,病变中,若四塔中一塔发生病变,可以影响其他塔的生理功能,出现相应塔的病变,如两塔兼病或两塔以上的兼病。因此应明确四塔间的互相联系、影响制约关系。临床辨病既要辨别各塔病症,又重视各塔之间的相互影响所致病症,警惕一塔病变可以引发其他塔的功能紊乱,导致新的疾病。辨明四塔兼病,有利于分清孰主孰次,方可兼而治之,提高疗效。

4.辨明塔都迭(四塔衰败)

四塔病症如果失治、误治、延治,进一步发展则可发生某一塔或某几塔衰败,出现危象,甚至发生塔都迭(四塔衰败),危及生命。因此,早期发现某一塔或某几塔衰败先兆,辨明四塔衰败病症,有利于及时阻断恶性病变进程,扭转险情。

【注意事项】

(1)四塔辨病是相互联系,不可分割的。临床上疾病的变化体现在四塔上常常不是单一的,所以辨风塔病应与火、水、土相联系,辨火塔病应与风、水、土相联系,辨水塔病应与火、风、土相联系,辨土塔病应与风、火、水相联系。

(2)由于四塔、五蕴在病理上是相互影响和互为因果的关系,所以辨四塔病时应注意五蕴因素的影响及五蕴的异常变化。

(一)辨各塔病症

1.辨塔拢(风、气)病症

塔拢(风、气)病症是指由于机体感受病邪,体内风气失调,或因体内四塔功能失调导致的塔拢(风、气)不足,或塔拢(风、气)过盛,或塔拢(风、气)衰败而发生的以生殖、排泄、饮食吸收、各组织器官的生理功能、机体活动能力等异常为主要表现的疾病。

傣族医学理论指出:自然界的塔拢(风、气)性善动、游走,无处不到,可以带来,也可以带走,具有动摇不定的特征。对应于人体的塔拢(风、气)则是在生理方面指:具有支持、资助、孕育生殖,促进新陈代谢、食物的受纳及消化吸收、代谢产物的排泄,促进机体生长发育等的功用。归纳为:①机体各组织器官的生理功能活动,是生命活动的外在表现;②指体内的具有疏导功能的生理活动;③指机体具有"动"特征的表现。

傣族医学认为人体正常的塔拢(风、气)分为阿托嘎马瓦笞(下行风)、巫坦嘎马瓦笞(上行风)、姑沙马瓦笞(腹内风)、哥坦沙牙瓦笞(腹外风)、案嘎满沙星瓦笞(肢体循环风)、阿沙沙巴牙瓦笞(呼吸风)六大类,分别循行于机体内外上下左右前后,共同维持着人体正常的生殖繁衍功能、分泌功能、排泄功能、饮食吸收功能、各组织器官的生理功能、机体的活动能力等。如饮食物的消化与吸收、二便的排泄、呼吸、笑、哭、跳闹、行走、喷嚏、眨眼等。所以凡是上述方面的病变皆可从塔拢(风、气)辨病治之。

傣医病因学认为,塔拢(风、气)是重要的致病因素,塔拢(风、气)失调,就会产生与风有关的各种病症。塔拢(风、气)不仅可以单独致病,而且多夹杂其他病邪(如寒、热、湿等),侵袭人体,导致多种疾病的发生。因而在傣族医学中由塔拢(风、气)失调所致疾病的范围最广,病种最多,临床表现最繁多而复杂,其症状可见于各脏腑、各盘、各科病变。因此,傣医也有类似中医"百病皆为风作怪""百病皆由风引起""风致百病"等论点。

塔拢(风、气)病症的特点为:塔拢(风、气)盛则动摇不定,或壅阻不通;塔拢(风、气)不足,支持、资助、孕育、生殖,促进新陈代谢、食物的受纳及消化吸收、代谢产物的排泄,促进机体生长发育等功用减弱,则机体诸塔皆弱;塔拢(风、气)衰则病危。

塔拢(风、气)影响其他塔所致病症的特点是:风不足则火弱,火弱风更不足;风不足则水不足,或水行不畅,或水行逆乱;风不足则土壅塞,不能生化万物;风盛则风火相煽,火邪偏盛;风盛则土疏;风盛则水血涌动、乱行。

塔拢(风、气)病症主要从两方面辨别:一从塔拢(风、气)功能强弱辨别,分为塔拢(风、气)不足、塔拢(风、气)过盛、塔拢(风、气)衰败三类。其中塔拢(风、气)过盛根据病变机制、临床表现的不同,又分为塔拢(风、气)不行、阻滞内停,及塔拢(风、气)逆行乱窜两种。塔拢(风、气)衰败将在"四塔衰败"中阐述;二从风邪夹杂的主要病邪辨别风病的冷、热属性,分为帕雅拢嘎(冷风寒湿病)、帕雅拢皇(风热毒邪)、沙巴拢(杂风病)三类。

1)辨塔拢(风、气)不足病症

塔拢(风、气)不足病症是指由于感受病邪,损伤机体风塔,或平素体内塔拢(风、气)不足,或体内四塔功能失调,导致塔拢(风、气)功能不足,表现以体弱无力为主要特征的病症。

【临床表现】

面色苍白,四肢酸软无力,少气懒言,语音低微,形瘦体弱,舌体瘦小,活动无力,气短,或动则气喘、汗出;或头昏耳鸣,怕冷恶风,鼻尖冰凉,肢体发冷,易患感冒。

胃脘饱闷,口干淡,不思饮食,消化不良,或喜食酸物。

脱肛脱宫,小便失禁,色清量多,或排便无力,或不孕不育。

心慌心悸,胸闷,眠差或不寐,或嗜睡或神疲。

小便点滴不出,或小便点滴而下,大便秘结难下,腹中胀满不适,或水肿。

【临床意义】

先天不足,或大病久病不愈,损伤塔拢(风、气),或各种原因致使体内四塔功能失调,导致塔拢(风、气)推动、激发机体各种功能活动的作用衰减、低下,各组织器官的生理功能、机体活动能力等发生异常,五蕴失调发为本证。

哥坦沙牙瓦答(腹外风)不足则面色苍白,四肢酸软无力,少气懒言,语音低微,形瘦体弱,舌体瘦小,活动无力;阿沙沙巴牙瓦答(呼吸风)不足则气短,或动则气喘。风(气)不固水塔则汗出;

巫坦嘎马瓦答(上行风)失调则头昏耳鸣;火失风(气)推动,几拿腊给(体温之火)不能温煦则怕冷恶风,鼻尖冰凉,肢体发冷,易患感冒。

姑沙马瓦答(腹内风)失调则胃脘饱闷,口干淡,不思饮食,消化不良,或喜食酸物;阿托嘎马瓦答(下行风)失调则脱肛脱宫,小便失禁,色清量多,或排便无力,或不孕不育;风(气)不能推动,心动异常则心慌心悸,胸闷,眠差或不寐,或嗜睡或神疲;风(气)推动不足,则小便点滴而下或点滴不出,大便秘结难下,腹中胀满不适;水停体内,溢于肌肤则水肿。

2)辨塔拢(风、气)过盛病症

塔拢(风、气)过盛病症是指由于机体感受病邪、体内风气过盛,或因体内四塔功能失调,塔拢(风、气)偏亢所导致的以动摇不定、痉挛、疼痛等为主要表现的病症。

【临床表现】

头目眩晕、胀痛,耳聋,耳鸣,频繁眨眼,挤眉、皱鼻等。

四肢、头部、肌肉震颤,行走困难。

高热,神昏谵语;抽搐拘挛。

神志错乱,癫、狂。

各种疼痛症状。

(1)塔拢(风、气)不行,阻滞内停之病症:症见走窜疼痛,部位不定,或闷胀疼痛,以胀为主,嗳气或矢气则舒,脉来不畅。由于风(气)所停部位不同又可以见到以下不同表现:

胸胁胀痛不适,胸闷,心慌不安,头目昏胀,或头发片状散在脱落;或失眠不寐,舌体震颤,舌质暗红。

胃脘胀痛或闷痛;腹部胀痛不舒,大便不爽;经期推后或闭经,少腹硬满疼痛,或腹内有块拒按;或腹胀痛不适,胸闷不安,头目昏胀。

(2)塔拢(风、气)逆行乱窜之病症:心慌心悸,面色苍白,肢体发冷,眠差,称拢栽线(风气阻滞之心悸)。

咳嗽,气喘气阻,呼吸困难,呼多吸少。

产后后颈或前额跳痛、胀痛、刺痛。

脘腹胀痛,疼痛不适,头目昏胀,肢体麻木不仁,此为拢麻干特(卒中先兆)。

胸腹胀满不适,恶心呕吐,小腹刺痛,胃肠疼痛的痧症。

呃逆,嗳气,恶心呕吐,或见噎膈反胃;或胁肋胀痛,或咽喉如物阻塞,吐之不出,咽之不下,自觉有气上冲咽喉,腹部攻窜作痛等。

腹泻、下痢不止,小腹疼痛,下腹坠胀。

【临床意义】

由于感受外界风邪,或火热之邪,或因体内四塔功能失调,导致塔拢(风、气)亢盛,风盛则动摇不定,而见诸多眩晕、眨眼、挤眉、皱鼻、震颤、抽搐、拘挛等症;塔拢(风、气)扰动心神则见神昏、谵语、狂乱、癫痫。

如塔拢(风、气)不行,停于上盘则胸胁胀痛不适,胸闷,心慌不安,头目昏涨,或头发片状散在脱落;或失眠不寐;舌体震颤,舌质暗红。

风(气)留滞于中盘(胃)、下盘(肠、子宫),塔喃(水血)运行不通则胃脘胀痛或闷痛。腹部胀痛不舒,大便不爽;经期推后或闭经,少腹硬满疼痛。塔喃(水血)运行不通,久积成块或腹内有块拒按。

如塔拢(风、气)逆行乱窜于上盘(心、肺)则见心慌心悸,面色苍白,肢体发冷,眠差。

阿沙沙巴牙瓦答(呼吸风)异常则咳嗽,气喘,气阻,呼吸困难,呼多吸少。

如产后塔拢(风、气)行于上部则后颈或前额跳痛、胀痛、刺痛。

风发自腹部,上行胸部、头面则脘腹胀痛,疼痛不适,头目昏涨,肢体麻木不仁。

风发自小腹,上犯胸腹可见胸腹胀满不适,恶心呕吐,小腹刺痛,胃肠疼痛的痧症。

巫坦嘎马瓦答(上行风)过盛,风(气)逆行于中盘(胃、肝、胆)则呃逆,嗳气,恶心呕吐,或见噎膈反胃;或胁肋胀痛,或腹部攻窜作痛等。中盘风气上行咽部或咽喉则自觉有气上冲咽喉,或咽喉如物阻塞,吐之不出,咽之不下。风(气)下窜下盘(肠)则腹泻、下痢不止,小腹疼痛,下腹坠胀。

3)帕雅拢皇(风热毒邪)、帕雅拢嘎(冷风寒湿病)、沙巴拢(杂风病)

(1)帕雅拢皇(风热毒邪):由于感受外界风热毒邪,或平素体内风火较盛,导致出现以热(发热或局部温度高)、红、肿胀、疼痛、麻木、抽搐、出血为主要表现的病症。主要分为拢沙力坝(热风病)、拢沙龙(热毒病)、拢麻想乎(皮肤病)三类。每类又分数十种至数百种。

A.拢沙力坝(热风病):指机体感受热风邪气后,体内风火过盛,五蕴失调,出现以高热、惊厥、癫狂、抽搐、痫、哭笑失常等为主要表现的病症。

【临床表现】

发热烦躁,坐卧不宁,手脚躁动,全身出汗,乏力,目睛上视,痴呆不语;甚至高热,肌肤灼热,谵语,神志不清,不省人事,摸空,牙关紧闭,颈项强直,角弓反张,惊厥,抽搐。

声高气粗,语无伦次,自语不休,不识亲疏,玩弄手足指(趾),口臭、闭眼不睁、闭眼不寐,双目有神,四处寻物,周身困乏,学他人言语,或自言自语,重复不休;撕衣扯被,翻箱倒柜,不停说唱,哭笑失常,脱衣脱裤,玩弄阴器,头重疼痛欲裂,腹内绞痛等,均属沙力坝(热风病)。沙力坝(热风病)共有 120 多种,在临床上应详辨之。

全身僵硬,麻木疼痛,胸闷不适,甚则吐血、咯血、衄血、尿血、便血。

咽喉红肿热痛、化脓、口舌生疮,水食难下,为拢沙龙接火(热风咽痛症);咳吐大量脓痰,呼吸不利,吐白色黏液或脓血,或舌体肿大,咽喉肿痛、糜烂,为拢沙龙乃说(口腔溃疡);舌体肿大、活动不灵,不能食,食则呕吐频频为拢麻想乎搞林板。

耳部发红、肿痛为沙力坝(热风病)。

头目晕眩,视物昏花,恶心欲吐,心烦易怒,口干舌燥,为拢沙龙帕。

肢体、关节、肌肉红肿热痛或痉挛剧痛,发作时热痛难忍,发热,口干渴,大便硬结或黏滞,为拢阿麻巴(热痹证)。

患风湿热痹,肢体酸麻疼痛,甚至周身困重不能站立,为阿麻巴(风湿热),病重。

【临床意义】

本病症为平素体内风火偏亢,复感外界风火热毒,内外风火之邪相合,风火盛于体内则发热烦躁,甚至高热不退;风火扰心乱神,五蕴失调则神志、语言、举止失常,发为惊厥、癫、狂、痫等证;风火逆行上盘则发为咽喉红肿热痛、化脓,口舌生疮,或耳部发红、肿痛等头面肿痛病变。或头目晕眩,视物昏花。巫坦嘎马瓦答(上行风)过盛,逆行上盘则恶心呕吐,阻于胸中则心烦易怒。风火壅阻四肢则肢体、关节、肌肉红肿热痛,或痉挛剧痛。火热过盛,释放蕴藏的热量以平衡水塔,过度则耗伤水塔,水不足于滋润则口干舌燥,口渴,大便干。风火迫血乱行于脉外则见吐血、咯血、衄血、尿血、便血等各种出血证。

B.拢沙龙(热毒病):指机体感受热风毒邪,导致体内风火热过盛所致的以皮肤表面出现成块成片的斑疹、紫癜、丹毒、疔疮和咽炎、牙龈炎、癃闭、痛经、脱宫、脱肛、五淋症等为主要表现的病症。

【临床表现】

头面部红肿热痛,颜面口唇瘙痒,如虫爬手足,麻木不仁;耳鼻咽喉红肿热痛或耳鼻生疮疼痛难忍;或头面红肿热痛,或似块状、条索状,或耳后肿大,颈部结节肿痛;或头面疱疹肿痛,无名肿毒等;鼻衄不止,头痛头昏;牙龈肿痛溃烂;暴发火眼,双目热痛。

腹中绞痛,生疮疼痛,二阴灼热疼痛,便血尿血;脱宫、脱肛;尿频、尿急、尿痛,小便灼热短赤,点滴难下;或见癃闭、脓尿、沙石尿或为米泔水样,腰腹胀痛、刺痛或绞痛,精神不佳,饮食不下。

妇女月经失调、痛经,或经行流血不止。

斑疹,紫癜出血;疮毒肿痛,丹毒流火,疼痛难忍。发于人体左侧的拢沙龙可出现疔疮水疱,或无水疱,见红肿斑块成条索状、片状,奇痒无比,称为拢沙龙补(公热风病);发于右边的为拢沙龙咩(母热风病)。耳内红肿热痛,渐至外耳前后、耳垂下、颜面部,为拢沙龙。

【临床意义】

本病症由于平素嗜好辛辣、肥甘、香燥之品,胃肠热积生风,导致塔菲(火)偏盛,又复感外界的热风毒邪,风火两旺,相搏体内,上攻上盘则头面、五官、咽喉生疮,红肿疼痛、溃烂;下窜下盘肠、膀胱、阴部则阴部灼热肿痛。尿频、尿急、尿痛,小便灼热。火盛水少则小便短赤,点滴难下,或见癃闭。火热太盛,郁蒸血肉腐烂化为脓血则见脓尿,或米泔水样尿。火热煎尿成石则见沙石尿。风火壅阻,塔喃(水血)运行不通则发为各部位痛证;风火郁于皮肤肌肉,塔拢(风、气)运转不利,塔喃(水血)运行不畅则外发疔疮肿痛,丹毒流火,红肿斑块。风火迫血,血行逆乱,则各部位出血不止;风盛则瘙痒难耐。

C.拢麻想乎(皮肤病):指机体感受热风毒邪后,导致体内风火内盛,出现的以皮肤红肿热痛为主要表现的病症。

【临床表现】

皮肤外发红色丘疹、疱疹,红肿热痛,渗水流脓、流血;或皮肤局部红肿高突,灼热疼痛;或皮肤瘙痒、脱皮。

【临床意义】

本病由于平素过食辛辣香燥之品,积热体内,风火内盛,又感受外界的风热毒邪,内外风火之邪相合,外发肌肤,壅滞于肌肤,则肌肤红肿灼热。风气过盛,不能正常推动水液运行,水湿滋生则发为疱疹,或患处渗水;风水不通则痛;风塔亢盛,不能推动水塔正常流行,风火内蒸,血肉腐烂化,脓血则溢脓、流血;风甚则瘙痒、脱皮。

(2)帕雅拢嘎(冷风寒湿病)指感受冷风、寒、湿等病邪所致的以冷、白、青紫、肿、痛、麻、痿、偏瘫等为主要临床表现的病症:主要包括拢梅兰申(风湿病)、拢呆坟(卒中偏瘫后遗症)两类。

A.拢梅兰申(风湿病):指机体感受冷风、寒、湿等病邪所致的以周身肢体、肌肉、筋骨、关节酸麻胀痛,麻木不仁,活动不灵,屈伸不利等为主要临床表现的病症。

【临床表现】

周身肢体、肌肉、筋骨酸麻胀痛,或肢体关节痉挛剧烈冷痛,麻木不仁,活动不灵,屈伸不利,手足冰冷,面色青白,称拢梅兰申(风湿病)。

或肢体痿软乏力,筋骨僵直疼痛,难以屈伸;或肢体关节麻木不仁,甚至口眼㖞斜,半身不遂,瘫痪不起,称拢梅兰申(风湿病)。

如足背脉左或右跳动缓慢,有力而有紧张感者为新病,可能为身体左半边或右半边感受帕雅拢嘎(冷风寒湿病)而将发生拢旧(痉挛病)或拢梅(痹病)。

如足背脉左或右脉跳动缓慢而无力,肢松筋缓,肢体肌肉萎缩,活动无力者,则将发生拢兰(痿证)。

【临床意义】

本病由于感受风、寒、湿等病邪,损伤体内四塔功能,塔拢(风、气)及塔菲(火)不足,塔喃(水)过盛,风夹寒湿之病邪遍行周身关节、肌肉、筋骨则肢体、肌肉、筋骨酸冷麻木。运动功能低下则肢体痿软乏力,筋骨僵直,活动不灵,关节屈伸不利,甚至口眼㖞斜,半身不遂,瘫痪不起。邪气阻滞塔喃(水血)运行不通,不通则胀痛剧痛,几拿腊给(体温之火)不足,火不温暖机体则手足冰冷,面色白青,形寒肢冷。几拿给(生命之火)不足则阳痿遗精,困乏无力。

B.拢呆坟(卒中偏瘫后遗症):指机体平时失于调护,又感受外在的风寒湿邪所致的以肌肉、关节、筋脉失养而致口眼㖞斜,半身不遂,口角流涎,肢体麻木酸痛;或突然昏倒,不省人事,口角流涎,舌强语謇等为主要临床表现的病症。

【临床表现】

口眼㖞斜,半身不遂,口角流涎,肢体麻木酸痛,抬举无力,活动不便,屈伸不利,卧床不起,辗转不灵;或突然昏倒,不省人事,鼾声不断,喉中痰鸣,口角流涎,舌强语謇,半身不遂或口眼㖞斜等。

【临床意义】

本病的发生主要因为平时失于调护,或感受外在的帕雅拢嘎(冷风寒湿病),使体内的四塔功能失调,风(气)不足,风(气)促进机体各种功能活动的作用减弱,火无风的促进则各种功能不能正常发挥,火少火弱则水寒、水盛,风不能推动水行则水湿聚而生痰;风火不足则血行不畅,阻滞成瘀。痰瘀阻滞,塔喃(水血)运行不通,肌肉、关节、筋脉失养而致口眼㖞斜,半身不遂,口角流涎,肢体麻木酸痛,抬举无力,活动不便,屈伸不利,卧床不起,辗转不灵。如痰瘀随风逆行上盘则突然昏倒,不省人事,鼾声不断,喉中痰鸣,口角流涎,舌强语謇,半身不遂或口眼㖞斜等。

(3)沙巴拢(杂风病)指由于风、火、水、土四塔不足,或偏盛,或感受寒湿之邪所致的病证。沙巴拢(杂风病)大致分为拢旧、拢匹勒、拢牛、拢匹巴四类,每一类又有数十种乃至百种不等。

　　A.拢旧(痉挛病):指机体感受冷、热风邪后导致体内风气运行不畅,出现以周身肢体、关节、筋骨、肌肉或各个内脏痉挛剧痛,局部或全身发冷或发热为主要表现的病症。

　　根据冷、热风邪所在部位不同而有不同的表现形式和名称。

　　a.冷痉挛风病

【临床表现】

　　拢旧症见双目发黑,突然昏倒,不省人事,双拳紧握,肢体痉挛或强直,称为"拢旧答朗"。

　　拢旧症见肢体麻木,心胸刺痛或痉挛绞痛,大汗淋漓,肢体发冷痉挛,口唇发青,发病迅速,病情危重。

　　脘腹胀痛,久之成块成团,或积而不散,或时积时散,或腹大如鼓,面黄肌瘦,饮食不佳,此为拢干端(腹胀病)。或见腹中绞痛,成块成团上窜下行,同时可见面黄或苍白,肢体发冷。

　　妇女经来小腹痉挛剧痛,得温则减,面色苍白,经来不畅,色黑有块,恶臭难闻,口气喷人,称拢旧勒(痛经)。

　　手足痉挛、冷痛、屈伸不利,此为拢旧嘎(冷痉风)。

　　周身痉挛剧痛,或突然昏倒,肢体抽搐,痉挛僵直的称拢旧郎比答郎(周身痉挛风病),轻者可治愈,重者可突然死亡。

　　半身不遂,困乏无力,四肢不能抬举屈伸,行走困难,甚至瘫痪不起。

【临床意义】

　　本病症由于机体失于调摄,淋雨涉水、吹风受冷、过食酸冷等,外受冷风邪气,导致体内风火受损,风气运行不畅,阻于局部而发病。风火受损,推动、温煦作用失常,机体失温,塔喃(水血)运行不通则肢体、关节、筋骨、肌肉或各个内脏痉挛剧痛、绞痛;几拿腊给(体温之火)弱,不能维持人体正常体温则局部或全身发冷发青。冷风窜行于不同部位可见不同部位症状:冷风上窜上盘则见双目发黑、突然昏倒、不省人事、双拳紧握、肢体痉挛或强直之拢旧答朗,或见突然心胸刺痛或痉挛绞痛,大汗淋漓,肢体发冷痉挛,口唇发青之危重症;冷风窜行中盘,风滞腹中则见脘腹胀痛,块团内成,或积而不散,或时积时散,或腹大如鼓,面黄肌瘦,饮食不佳之拢干端(腹胀痛);冷风乱窜中下盘则见腹中绞痛,成块成团上窜下行;冷风下行下盘,血寒凝滞,风气、水血运行不畅则见妇女经来小腹痉挛剧痛,得温则减,经来不畅色黑有块,恶臭难闻,口气喷人之拢旧勒(痛经);冷风行于手足,见手足痉挛、冷痛之拢旧嘎(冷痉风);冷风行于全身则见周身痉挛剧痛,或突然昏倒,肢体抽搐,痉挛僵直之拢旧郎比答郎(周身痉挛风病),或见半身不遂,四肢不能抬举屈伸,行走困难,甚至瘫痪不起。

b. 热痉挛风病

【临床表现】

热风行于手足,症见局部红肿热痛,屈伸不利,或痉挛剧痛,强痛,此为拢旧皇(热痉风病)。

发热,大汗淋漓不止,头目昏黑,或见发热,突然昏倒,不省人事,或周身疼痛,此为拢比答朗(热病休克)。

【临床意义】

本病症由于机体调摄不当,冒受暑热或火热之气,或感受热风火邪,导致体内风火失调,风气运行不畅,风火壅阻局部,则局部红肿热痛,屈伸不得,或痉挛剧痛,强痛,或周身疼痛。火热内炽则发热,头目昏黑。风推动水行太过则大汗不止。火热影响五蕴则发热,突然昏倒,不省人事。

c. 冷热痉挛风病

【临床表现】

偏、正头痛,此为拢沙力坝(热风病)头痛。

腹中绞痛,或刺痛,成块成团,上窜下行,面黄或苍白,肢体发冷,或呕吐不止等,此为拢旧毫赛(胃肠痉挛)。

踝关节、膝关节肿胀疼痛不止,时冷时热,缠绵难愈,此为巴沙哈阿麻巴(关节疼痛)。

【临床意义】

本病症由于机体调摄不当,或感受热风火邪,或过食辛辣香燥、肥甘厚腻、醇酒厚味之品,积热于内,加之感受外在的帕雅拢皇(风热毒邪),或淋雨涉水、久居寒冷潮湿之地、久吹冷风、贪凉受寒,或过食生冷寒凉之品,冷、热风夹杂伤人,导致体内四塔功能失调,风火受损,风气运行不畅,阻于局部而发病。冷、热风邪上行上盘,上犯头目则见偏头痛、正头痛。冷风邪、热风邪宣中或行于中盘、下盘胃肠,症见腹中绞痛,或刺痛,成块成团,上窜下行,面黄或苍白,肢体发冷,或呕吐不止之拢旧毫赛。冷热风邪侵犯肢体关节,主要是下肢关节,风气不通则见踝关节、膝关节等肿胀疼痛,时冷时热。如热风重则患处皮肤红甚,冷风重则疼痛剧烈。

B.拢匹勒(月子病):指妇女产后所患各种疾病,又称"产后病"。本病见症繁多,病因复杂,临证应细心辨识。

【临床表现】

产后面色苍白或蜡黄,精神不佳,形体消瘦,体弱乏力,精神不振,周身酸痛,手足冰冷,心慌气短,头昏头痛,不思饮食,睡眠不佳。

产后乳汁点滴不下,或乳汁清稀量少,是为格鲁了冒米喃农(产后缺乳)。

产后血流不止,腹部硬满疼痛;或产后流血不止,时多时少,小腹隐痛,困乏无力,或恶露不绝。此为格鲁了勒多冒少(产后流血)。

产后发热,或午后潮热,恶露不下或下之量少,色紫暗有块,小腹刺痛拒按;或产后周身不适,发冷发热,或见烦躁不安,肢体酸软乏力,痉挛抽痛。统称格鲁了害埋(产褥感染)。

阴道中有物下垂到阴道口,或挺出阴道口外,甚至挺出数寸,大如鹅卵,自觉小腹下坠,精神疲倦。此为拢软混趄(风气不足子宫脱垂)。

产后小便不下,下腹胀满,触疼明显,拒按,烦躁,乏力。此为格鲁了尤冒哦(产后尿潴留)。

产后少腹冷痛,得温痛减,伴形寒怕冷,四肢冰冷,面色苍白,此为格鲁了接短图(产后腹痛)。

产后便秘,或产后腹泻,或后颈或前额跳痛、胀痛、刺痛等。

【临床意义】

拢匹勒(月子病)的发生是由于平素体弱,或妊娠期、产时、产后调养失宜导致体内的四塔、五蕴之功能失调而发生。如劳累过度,不忌房事,情绪不安;或误食不洁之食、禁忌之品,过食辛香燥烈、生冷味酸、腐臭之品;或产时过损风气、水血,或产后营养不足,劳心、劳欲过度,休息过少;或产后精神不佳,抑郁恼怒;或产后寒热温凉调护不当,感受热风火邪或冷风寒邪;或产后患病失治、误治。

产前四塔功能低下,体质虚弱,产时风(气)、血、火耗伤太过,风(气)失于推动,血失于滋润补养,火失于温煦则见产后面色苍白或蜡黄,精神不佳,周身酸痛,手足冰冷,心慌气短,头昏头痛,不思饮食,睡眠不佳。血本不足,土失风(气)推动及火温煦,不能化生水血,乳汁化生无源则乳汁点滴不下,或乳汁清稀量少。风(气)不足,血失所摄则产后血流不止,或恶露不绝。瘀血内积则腹部硬满疼痛。

产时、产后失血过多,水(血)塔受伤,风(气)不足,推动无力,或塔喃(水血)瘀滞,瘀血内停郁久化热则产后发热,或午后潮热。恶露不下或下之量少,色紫暗有块,小腹刺痛拒按;风(气)不足,抗御外邪能力减弱,帕雅拢嘎(冷风寒湿病)、帕雅拢皇(风热毒邪)乘虚侵入,导致体内四塔功能失调,故见产后周身不适,发冷发热,或见烦躁不安,肢体酸软乏力。

平素体弱,四塔不足,产时用力过度,产后调养不当,过度劳累,导致体内风塔严重受伤,不能固摄子宫故见脱宫,小腹下坠。风(气)、水血不足则精神疲倦,心悸气短。

先天四塔不足,后天调养不当,加之产中耗伤风(气),塔拢软(风气不足),无力推动喃木尤(尿液)外排而致产后尿潴留。

产后四塔功能不足,风火不足,火少则寒,体失温煦,复感帕雅拢嘎(冷风寒湿病),内外寒邪相合,蕴结下盘,水血不通,不通则痛,发为产后腹痛。

产时风(气)、血损耗严重,风(气)失于推动,肠道失于濡润则产后大便干结难行;如风(气)不行水液,火少水寒、水盛,寒水下行下盘则产后腹泻;风邪上行头颈部则后颈或前额跳痛、胀痛、刺痛等。

C.拢牛(尿频、尿急、尿痛)、拢牛亨牛晒(尿路结石)。

【临床表现】

小便混浊灼热,色黄而短,尿时疼痛,时时欲解,滞涩不畅,点滴难下,小腹拘急坠胀,此为拢牛尤勒(泌尿道感染——黄尿)。

尿中带血,色如洗肉水或浓茶,甚至尿中夹有血块,此为拢牛斤(尿血);或小便呈鲜红色,血多于尿者,称为拢牛勒(血尿)。

小便中脓血相杂而下,伴尿频、尿急、尿热痛,小腹拘急坠胀疼痛,此为拢牛暖(泌尿系感染——脓尿)。

排尿疼痛,小便淋浊,或尿中带血,夹杂沙石而下,小腹拘急坠胀或见发热腰痛,此为拢牛亨牛晒(尿路结石)。

小便色白如石灰水或如米泔水,点滴而下,不痛或伴热痛,此为拢牛崩(泌尿系感染——乳糜尿)。

【临床意义】

由于平素饮水较少,体内塔喃软(水塔不足);或过食辛香燥烈味辣之品,多盐之品;或感受外在的帕雅拢皇(风热毒邪),导致四塔功能失调,内外风热毒气相合,风火偏盛,与水相合,蕴积于下盘发为本病。风火损伤水塔,塔喃软(水塔不足),则尿混浊灼热,色黄而短。火盛水少,风火盛于下盘则小便混浊灼热,色黄而短。火热内蒸,风气、水血不通则尿时疼痛,时时欲解,滞涩不畅,点滴难下,小腹拘急坠胀。如风火下行下盘,内侵肾和膀胱,水(血)受伤,血液乱行则发为拢牛勒(血尿)。若火热盛,血肉腐败化为脓血则出现脓尿。若火热煎熬尿液为石则出现砂石尿。

若先天禀赋不足,后天调养不当,四塔功能低下,风(气)、土、水塔俱不足,不能消化水谷精微,水谷精微走于下盘,随尿而下;或身体弱而饮水少,复感外在的帕雅拢皇(风热毒邪),毒邪下犯下盘肾和膀胱,损伤水塔,热煎尿液而致乳糜尿。

D. 拢匹巴(精神病)。

【临床表现】

头昏头晕,恶心欲吐,突然昏倒,不省人事。

手足紧握,周身震颤,双目上翻,流涎或口吐白沫,两目紧闭,抽搐,口中发出似猪叫声,呼之不应,呈周期性发作。病前后如常人,面色蜡黄或苍白。形体消瘦,精神不振等,称拢匹巴母(癫痫)。

【临床意义】

本病的发生主要为平素喜食性热香燥、肥甘厚腻之品,积热于内,风火偏盛,煎水为痰,痰火上犯上盘,或平素喜食酸冷性寒之品,损伤体内火塔,火不足则水寒生痰,导致体内四塔、五蕴功能失调而发病。痰邪上犯上盘,积于心胸,扰乱心神,蒙闭清窍,五蕴失常,而见突然昏倒,不省人事,面红目赤,双目上翻,口眼㖞斜,四肢抽搐,双拳紧握等。痰火内阻中盘土塔,土塔不通,风(气)上逆而口吐白沫,叫声异常。

(二)辨塔菲(火)病症

塔菲(火)病症是指由于机体感受病邪,或因体内四塔功能失调,导致体内塔菲(火)不足,或塔菲(火)过盛,或塔菲(火)衰败而发生的具有"热"或"冷"性质的各种寒热疾病。

傣族医学认为,火先天禀受于父母,与生命同时产生,与生俱有,受后天之水谷化生之火所补充。在生理上塔菲(火)指人体正常之火气,是人体内的热量、热能,所以凡体内具有"促进""激发"的功能或以"热"为特征的表现皆由火所主。傣医将机体内的"火"分为几拿给(维持人体生命活动之火)、温哈给(消化之火)、巴几给(生长发育之火)、几拿腊给(父母先天禀赋之火)四种。这四种火充足,不断燃烧,才能促进人体的正常生长发育、维持正常体温和正常的生理功能活动,使体内各种营养物质能够有效地生成、吸收、分泌,促使废物或有害物质正常排泄或解除,才能使人体的生命活动生生不息。所以,火是人体生长发育、维持各种正常生理功能的重要物质要素,是生命活动的根本,火充足则体强壮。凡上述方面的病变皆可从塔菲(火)辨治。

感受外邪,或体内四塔功能失调均可以导致塔菲(火)的病变。塔菲(火)的病变特点是火不足则冷,饮食不化,生长发育迟缓或停滞,各种正常生理功能低下;火盛则热,或壅结成毒;火衰败则生命垂危。

塔菲(火)影响其他塔所致病症的特点是:火不足则水(血)寒、水(血)凝、寒水盛;火不足则土冷,壅塞不通,或土不生物、化物;火不足则风弱,风弱则火更衰。火过盛则水(血)少,甚至水(血)干涸;火过盛则风亦盛,风火相煽则火愈炽;火过盛则土燥,万物难生。

塔菲(火)之病症可概括为:塔菲(火)不足(寒性病症)、塔菲(火)过盛(热性病症)、塔菲(火)衰败三类。其中塔菲(火)不足根据病变机制、临床表现的不同,又分为外感寒冷邪气损伤所致之塔菲(火)不足及体内塔菲(火)不足两种:塔菲(火)衰败将在"四塔衰败"中阐述。

1. 辨塔菲(火)不足病症

塔菲(火)不足病症是指由于感受外邪,损伤体内塔菲(火)功能,或体内四塔功能失调所导致的以寒冷,疼痛,涕、痰、尿清稀,心悸气短,精神萎靡,纳差,腹泻,遗精,早泄,不育,不孕,月经推后,生长发育迟缓,未老先衰等为主要临床表现的病症。分为外感和内生两种。

1)外感寒冷邪气所致塔菲(火)不足病症

【临床表现】

周身酸软,恶寒发热,头项酸痛,鼻塞,流清涕,咽喉不痛,咳嗽,痰清稀或泡沫痰,喑哑声嘶,甚至失音失语。

恶心欲呕,肢体、筋骨、肌肉、关节、脘腹痉挛冷痛,得温则减,小便清长,舌质淡,苔白或厚腻,脉不快。

【临床意义】

平素体弱,自身塔菲(火)不足;加之调摄失宜,外感风冷寒邪,犯于上盘肺、鼻,耗伤塔菲(火)。塔菲(火)不温机体则周身酸软,恶寒发热,头项酸痛,鼻塞,或肢体、筋骨、肌肉、关节、脘腹痉挛冷痛;上风过盛上逆则咳嗽,喑哑声嘶,甚至失音失语,恶心呕吐;火弱则水寒,故见流清涕,吐痰清稀或夹泡沫,小便清长,舌质淡,苔白或厚腻,脉不快。

2)体内塔菲(火)不足病症

【临床表现】

畏寒怕冷,四肢欠温,面色苍白,口唇发青,鼻尖冰凉,手足指甲苍白,压之不红润,少气懒言,肢体蜷缩,厚衣厚裤。

大便溏泄,水谷不化,腹部冷痛或隐痛;或暴泻清水,腹中绞痛,恶心呕吐,喜热饮和进食辣热食物;或下痢日久;或直肠、子宫脱垂。

小儿形瘦体弱,生长缓慢,发育不良,身体矮小,腹大颈细,面黄肌瘦,囟门迟闭,头颅方形,表情淡漠,反应迟钝,步履困难,脉弱而无力。

阳痿遗精,性欲冷淡,精冷无子;妇女宫寒不孕,腰膝冷痛,遇寒加剧;月经失调,经期推后,色黑有块,少腹冷痛,喜温喜按,得温痛减;或未老先衰,毛发早白。

心胸憋闷,心慌心跳,头昏,胸中冷痛,双手抱胸,畏寒怕冷,四肢冰凉,面色苍白,少气懒言,舌体胖大,质淡,苔白腻水滑,脉来缓慢无力,时有时无。

水肿,肤色苍白,小便清长,日行十余次,或夜尿频频,腰膝酸软。

产后胎盘不下,腹部冷痛拒按,阴道流血不止,色暗红;产后腹中冷痛、形寒怕冷,饮食不佳。

【临床意义】

平素体弱,自身塔菲(火)不足;或久病大病,或久受寒冷水湿邪气侵袭,导致四塔功能失调,体内塔菲(火)受损。儿拿腊给(体温之火)不足,机体失温则畏寒怕冷,四肢欠温,面甲苍白,口唇发青,鼻尖冰凉。

中盘温哈给(受纳消化之火)不足,饮食不能消化,水湿内生,下行下盘则大便溏泄,水谷不化,或暴泻清水,或下痢日久;中盘火弱生寒,不得温煦则胃脘腹部冷痛、隐痛或绞痛;寒得温则散,故喜热饮和进食辣热食物;火弱,阿托嘎马瓦答(下行风)衰弱,固摄无力则直肠、子宫脱垂;上风失调则恶心呕吐。

巴儿给(生长发育之火)不足,不能促进人体生长发育,则小儿形瘦体弱,生长缓慢,发育不良,身体矮小,囟门迟闭,头颅方形,反应迟钝,步履困难。

儿拿给(生命之火)不足,人体生命活动的"动力"减弱,则出现各种生殖障碍。男子阳痿遗精,性欲冷淡,精冷无子;女子宫寒不孕,月经失调,经期推后;或未老先衰,毛发早白。

上盘火不足,不温心胸,内生寒邪则胸中冷痛,双手抱胸,畏寒怕冷,四肢冰凉;风气转动不利,血脉运行不畅,则心胸憋闷,心慌心跳,头昏,舌体胖大,质淡,苔白腻水滑,脉来缓慢无力,时有时无,是为火不足而水盛,塔喃(水血)运行受阻之征。

火不足则寒水内盛,流溢肌肤则水肿,肤色苍白。寒水下行下盘则小便清长或尿次频数,或夜尿频频,腰膝酸软。

平素喜食酸冷性寒之品,损伤塔菲(火),火不足,或分娩时感受帕雅拢嘎(冷风寒湿病),内外寒邪相合,寒凝风阻血瘀,则产后胎盘不下,腹部冷痛拒按,阴道流血不止,色暗红。

产后塔喃(水血)不足,复受冷风寒邪,损伤火塔,水血运行不畅,故产后腹中冷痛、形寒怕冷。

2. 塔菲(火)过盛病症

塔菲(火)过盛病症是指由于塔菲(火)亢盛,或因体内四塔功能失调所导致的以热、红、肿痛,烦渴,口干舌燥,心慌心悸,谵语神昏,惊厥,抽搐,出血,尿赤等为主要临床表现的病症。

【临床表现】

塔菲(火)过盛的临床表现以热、红、肿胀、疼痛,烦躁,发狂,抽搐,出血等为特征。

壮热,颜面红赤,多汗,口干舌燥,口气喷人,口渴思冷饮,喜食冷味或苦味食物。

头面、牙龈、耳后、双目、咽喉、口、鼻、舌生疮红肿,烧灼疼痛,衄血。

烦躁不安,失眠多梦或不寐,心胸灼热疼痛,或神昏谵语,惊厥,抽搐,癫病,发狂。

咳嗽无痰或痰少带血丝,或咯血,大便干结,腹部灼热,形瘦如柴。

女性赤白带下,腥臭色黄量多;月经失调;或经行先期,血色鲜红,量多或崩漏;或经血腥臭难闻;或孕妇小腹坠胀疼痛,阴道流血;或产后发热,口干舌燥,咽喉肿痛,恶露不尽。阴道流出黄红色或黑色恶臭液体,或子宫脱出,头重昏蒙,面色黄。

疔毒,疮疡,疥癣,痈疖,癌瘤,斑疹,蛇串疮(带状疱疹),火丹,皮肤发红发热。

便血或便下脓血,红多白少,恶臭;舌质红而干燥少津。

小便短赤,热涩疼痛,点滴而下,或点滴难下,或血尿,或尿闭,少腹胀痛。

五心烦热,潮热盗汗,腰膝酸软;或头目眩晕,耳鸣耳聋,性欲亢进。

呕吐酸苦之水,心中烦闷不舒;或喜食苦味,消谷善饥;性情急躁,呼吸气粗,口臭涩酸。

【临床意义】

由于平素喜食辛辣香燥味厚之品,热积体内,复感风热毒邪,使人体四塔功能失调,风火亢盛则壮热,面红,多汗,口气喷人。火热耗水,机体失于润养则口干舌燥,渴思冷饮,形瘦如柴,舌质红而干燥少津。风火热毒熏蒸上盘头面,风气运转不利,水血壅滞不通,则见头面、牙龈、耳后、双目、咽喉、口、鼻、舌生疮红肿,烧灼疼痛。火热郁于胸中,扰乱神志,导致五蕴失常则烦躁不安,失眠多梦或不寐,心胸灼热疼痛,烦闷不舒;或神昏谵语,惊厥,抽搐,癫病,发狂。风火相煽,血行加速,甚则水血妄行于脉外,即风火迫血妄行,则见各部位出血,或经行先期,质黏稠色鲜红。热甚则煎熬水血,血液浓稠壅阻,血肉腐烂,化湿化脓则便下脓血,红多白少,恶臭;或产后恶露不尽,阴道流出黄红色或黑色恶臭液体。火热毒邪壅滞,水血郁而不通,外发肌肤而成疔毒、疮疡、疥癣、痈疖、癌瘤、斑疹、蛇串疮(带状疱疹)、火丹,皮肤发红发热。热毒瘀血内郁下盘,久凝成块则腹痛拒按,摸之有块,质硬,或腹中有块推之不移。火热耗水,塔喃软(水塔不足)则小便短赤,热涩疼痛,点滴而下,或点滴难下,甚至尿闭,少腹胀痛。肠道失润则大便干结难行。塔喃(水血)不足不能摄集过盛之塔菲(火),火浮于外而现热象,故见五心烦热,潮热盗汗,腰膝酸软;风火偏盛,逆乱上窜,功能亢进,则见头目眩晕,耳鸣耳聋,性欲亢进,性情急躁,呼吸气粗等症;中盘消化之火亢盛,郁滞,风气不通则喜食苦味,消谷善饥;巫坦嘎马瓦答(上行风)亢盛逆行则呕吐酸苦之水,口臭涎酸。

(三)辨塔喃(水血)病症

塔喃(水血)病症是指机体感受病邪或体内四塔功能失调而发生的以干燥不润,或肤色苍白,头晕肢麻,经少或闭经,或水肿,渗液流水,痰涕、尿便等清稀量多等为主要临床表现的病症。

傣族族医学认为生理上广义的塔喃(水血)是指体内的一切液态有形物质,对应人体的则有胆水(汁)、黏液、脓水、水血、汗水、汗垢(脂肪溶解物)、泪水、唾液、渗出血清、清鼻涕、浓鼻涕、尿液十二种湿性的物质。12 种物质中除脓水以外的塔喃(水血)分布于全身各处,是人体生命活动过程中不可缺少的物质本源,正所谓"没有水就没有生命"。

塔喃(水血)的属性为"以湿为性",也即温润,表现为黏结性和流动状态,有维持和收敛、聚合之特性,能摄集一切,滋润一切。故凡体内具有"湿"性特征和流动状态,在人体内起滋润补益、滋养躯体作用的皆属塔喃(水血)主管。

生理上水是血液和其他物质的溶剂,塔喃(水血)在体内必须保持一定的量,水与血互生互补,正常流动,同时塔喃(水血)还需与命根(机体内的一切维持生命存续的重要物质)结合,保护俱生的色(人体内维持生命活动的其他物质要素),才有能生和再生、滋养的作用,才能充分发挥滋养、濡润、补益、保护人体的各个脏腑、组织、器官的形态和生理功能活动正常,及调节人体体热(火)的作用,此正所谓"水以湿性,能溶万物"。如果水(血)塔衰败,"命根"亦不复存在。凡上述方面的病变皆可从塔喃(水血)辨治。

感受外邪,或体内四塔功能失调均可以导致塔喃(水血)的病变。塔喃(水血)的病变特点是塔喃(水血)不足则干;塔喃(水血)过盛或不通则水壅、湿阻、溃烂;塔喃(水血)衰败则生命垂危。同时,由于水血互生互补,水血同源,在生理上的互生互化,在病理上也互相影响,水亏则血不足,反之血不足也会导致水亏。

塔喃(水血)影响其他塔所致病症的特点是:水不足则水对风塔的吸引、黏结、聚合力减弱,风塔无所载,将流散无所归,而升散动扰太过,甚至离逸亡失。水不足,不能摄集过盛之火,水与火相济相制的功能失调,水不制火,则火塔炽盛外浮。水少不润则土干,万物难生。水盛对风黏结太过则风滞难动,水多土湿烂,水盛则摄火过盛,则火弱。

塔喃(水血)之病症可概括为塔喃(水血)不足、塔喃(水血)过盛或不通、塔喃(水血)衰败三类。塔喃(水血)衰败将在"四塔衰败"中阐述。

1. 辨塔喃(水血)不足之病症

塔喃(水血)不足之病症是指由于塔喃(水血)减少,或因体内四塔功能失调,塔喃(水血)不能充养机体所导致的以口、鼻、舌、皮肤、大便干燥不润,面色、舌质、皮肤淡白,或心功失常为主要临床表现的病症。

【临床表现】

容颜不润,面色淡白,形体消瘦,肌肤干裂、干燥、瘙痒、弹性差,眼窝下陷,口干咽燥,入夜口渴,头昏目眩,双目干涩,视物模糊,毛发稀疏,干枯而乱,阴毛稀疏或无毛,色枯燥而黄,小便少黄,舌苔黄厚干燥,少津,或舌苔黑而干,或舌面干燥有不规则裂纹,或大便燥结难下,或哭声嘶哑。

面色苍白,唇舌、齿龈苍白,心慌心跳,失眠多梦,心烦不安;或少气懒言,乏力气短,形瘦体弱,头目胀痛,眩晕耳鸣,五心烦热,脉来细小无力或微弱。

妇女经少不孕,男子精乏无子。

【临床意义】

感受火热病邪所致各种拢沙力坝(热风病),或长期进水不足,或大病、久病摄取水分过少,或气候炎热大量出汗,或大量失血、失水,或严重吐泻等,或体内四塔功能失调,都可导致大量的塔喃(水血)丢失,产生以上各种病症。

塔喃(水血)不足,不能溶万物和滋养、濡润、补益、保护人体的各个脏腑、组织、器官的形态及生理功能活动,导致五蕴,尤其是鲁巴夯塔(色蕴)、维雅纳夯塔(识蕴)失调,则容颜不润,面色淡白,形体消瘦,肌肤干裂、干燥、瘙痒、弹性差,眼窝下陷,口干咽燥,入夜口渴,头昏目眩,双目干涩,视物模糊,毛发稀疏,干枯而乱,阴毛稀疏或无毛,色枯燥而黄,小便少黄,舌苔黄厚干燥,少津,或舌苔黑而干津少,或舌面干燥有不规则裂纹;下盘肠道干燥不润则大便燥结难下;上盘咽喉失润则哭声嘶哑。

塔喃(水血)不足,体失濡养,则面色苍白,唇舌、齿龈苍白;塔喃(水血)不养心胸,风(气)不足,推动无力则心慌心跳,或少气懒言,乏力气短,脉来细小无力或微弱;水弱火盛,内扰神明,五蕴失调则失眠多梦,心烦不安。

塔喃(水血)不足,不能与命根(机体内的一切维持生命存续的重要物质)结合,保护俱生的色(人体内维持生命活动的其他物质要素),人体内维持生命延续的重要物质不足,则妇女经少不孕,男子精乏无子。产时失血过多,水血耗伤,不能吸收过盛的火热,火邪偏盛外浮则产后发热,面红,头晕目眩。

若体内风火偏盛,塔喃(水血)不足,不能摄集过盛之火,或感染免帕雅(病虫),内外合邪,热毒炽盛,虫蚀阴道而见阴部干涩灼热,瘙痒难忍,心胸烦闷。

若体内四塔、五蕴功能失调,水(血)不足,风(气)、火偏盛,风(气)、火上犯上盘则见头目胀痛,眩晕耳鸣。水不足不能摄集过盛之火,风火俱盛则五心烦热。

2.塔喃(水血)过盛或不通之病症

塔喃(水血)过盛或不通病症是指由于体内塔喃(水血)过多或流动不畅,或四塔功能失调所导致的以水肿,泄泻,尿频,形寒,肢冷,身体困重乏力,腰酸背痛,咳喘痰鸣,心慌气短,皮肤苍白发亮、起疱、溃烂、流黄水等为主要临床表现的病症。

【临床表现】

恶寒重,发热轻,无汗头痛,鼻阻,流清涕,打喷嚏,咳嗽喘息,痰鸣痰多清稀,周身不适,肢体酸痛,尿频量多,腰酸背痛,气短乏力。

脘腹疼痛,肠鸣腹泻,饮食不佳,消化不良;或泻下脓血,里急后重,白多红少;眩晕、恶心呕吐,脘腹饱胀;或妊娠后呕吐痰涎,脘闷不舒,不思饮食,舌体胖大,苔白腻,脉滑。

肢体、颜面、周身浮肿,按之凹陷,皮肤苍白发亮,或腹大如鼓(腹水),面色蜡黄,头目眩晕,尿少,舌淡白,边有齿印,苔厚腻。

皮肤起疱、溃烂、流黄水。

心慌心悸,不寐,四肢冰凉,头目眩晕;或心胸满闷胀痛,或刺痛,或冷痛,便溏,舌紫暗有瘀斑,脉来不畅,小弱无力。

周身关节、肌肉麻木困重,冷痛,形寒,肢冷,肢体活动不灵。

【临床意义】

感受外在的帕雅拢嘎(冷风寒湿病),或平素饮食不节或暴饮暴食,过食酸冷性寒之品,误食禁忌,或平素体弱,或久病大病,或体内四塔功能失调,皆可导致塔喃(水)功能失调,塔喃(水)的吸收、排出不利或运行不畅,积于体内,变生各种病症。

感受外在的帕雅拢嘎(冷风寒湿病),导致体内四塔功能失调,损伤塔拢(风、气),水血受阻,水塔受伤。风寒侵袭肌表,困阻、损伤人体塔菲(火),恶寒重,发热轻,无汗头痛,周身不适,肢体酸痛,腰酸背痛;寒邪阻塞上盘鼻、肺,水塔偏盛而见鼻塞流清涕,咳痰清稀,尿频量多。巫坦嘎马瓦答(上行风)失调,故喷嚏、咳嗽、喘息。

若饮食不节或暴饮暴食,过食酸冷性寒之品,损伤火塔、土塔而导致四塔功能失调,火塔、土塔不足,水湿过盛,寒湿之邪蕴积中下两盘,则脘腹疼痛,肠鸣腹泻,饮食不佳,消化不良。风气壅阻,血道受损则泻下脓血,里急后重,白多红少,脘腹饱胀。巫坦嘎马瓦答(上行风)失调则眩晕、恶心呕吐。火受困阻,水寒土冷;寒水阻滞中盘上逆,则妊娠后呕吐痰涎,脘闷不舒,不思饮食,舌体胖大,苔白腻,脉滑。

如火、土功能不足,无力温煦转动,水湿不化,或火不制水,塔喃(水)过盛,水湿内停,泛溢肌肤和全身而见肢体、颜面、周身浮肿,按之凹陷,皮肤苍白发亮。水湿内停,阻于下盘,不能下行则腹大如鼓(腹水),尿少,面色蜡黄。水湿上犯上盘则头目眩晕,舌淡白,边有齿印,苔厚腻。

若风热水毒偏盛,外发肌肤,则皮肤出现水疱,溃烂、流黄水。

平素体弱或久病大病后,损伤水塔、火塔,火不足则寒水甚,寒水阻滞,五蕴失调则心慌心悸,不寐,四肢冰凉,头目眩晕。塔菲软(火塔木足),上盘风气转动不利,血道不通,则心胸满闷胀痛,或刺痛,或冷痛,舌紫暗有瘀斑,脉来不畅,小弱无力。寒水行于下盘则便溏。

若平素体内四塔功能失调,塔菲(火)、塔拢(风、气)不足,塔喃(水血)过盛,又感受外在的冷风寒邪,内外寒邪相合,风夹病邪遍行周身,阻滞风气转动及水血运行不通,则见周身关节、肌肉麻木困重,冷痛,形寒、肢冷,肢体活动不灵。

（四）辨塔拎（土）病症

塔拎（土）病症是指由于机体感受病邪，或因体内四塔功能失调，所导致的塔拎（土）不足，或塔拎（土）过盛，或塔拎（土）衰败，以饮食消化、吸收、糟粕排泄功能失调，或机体僵硬、强硬、冰冷、麻木、疼痛、恶心呕吐等为主要临床表现的病症。

傣族医学理论认为，塔拎（土）为四塔之本，是四塔中最重要的一个塔。在生理上塔拎（土）对应人体的心、肝、脾、肺、肾、头发、毫毛（毛囊）、手足指（趾）甲、牙齿、皮肤、肌肉、筋、神经、血管、骨、关节、膈肌、大肠、小肠、骨、舌、虫类等 20 余种内脏或组织器官。塔拎（土）在人体的生理功能犹如自然界中广袤的大地，使万物生存、生长、繁荣昌盛。人体内的塔拎（土）也"能载万物"，脏腑、组织、器官、骨等的生化、生长及生理功能的维持，机体饮食物的消化、吸收，糟粕的排出，及塔拢（风、气）、塔喃（水血）、塔菲（火）作用正常发挥无不依靠塔拎（土）的作用。所以，塔拎（土）为四塔之本，是人类生命发育、生长、延续的基础，对于维持正常的生命活动具有重要意义。因此，凡上述方面出现的病变皆可从塔拎（土）辨治。

感受外邪，或体内四塔功能失调均可以导致塔拎（土）的病变。

塔拎（土）的病变特点是：无论塔拎（土）不足，还是过盛、衰败，都表现为所司脏器和其生理功能异常等方面的病变。以饮食消化、吸收，或排泄功能失调，或机体强直、冰冷、麻木不仁等为主要临床表现。塔拎（土）衰败，则生命垂危。

塔拎（土）影响其他塔所致病症的特点是：由于土能生万物，一旦塔拎（土）不足则火塔、风塔、水塔皆不足，产生相应病变。如塔拎（土）过盛则风（气）不通或逆乱、火热内遏而不温、土多水少而不润。表现为全身或局部僵硬、冰冷，或温觉消失、恶心呕吐、烦躁不安、腹痛便秘等症状。

塔拎(土)病症可概括为:塔拎(土)不足、塔拎(土)过盛、塔拎(土)衰败三类。塔拎(土)衰败将在"四塔衰败"中阐述。

1. 塔拎(土)不足之病症

塔拎(土)不足病症是指由于塔拎(土)减少,或功能低下所导致的以体弱、脏腑功能衰退,饮食、大便异常为特征的病症。

【临床表现】

全身困倦无力,面色苍白或面黄肌瘦,少气懒言,肢体软弱,筋骨无力,步履困难,听力减退、视力减弱;胃口不开;胃脘胀满或痛,消化不良,或食则胀满不适,或呕吐酸水、清水,或口淡黏腻,或嗳气呃逆;或喜食麻辣香燥食物;或腹痛腹泻,甚至大小便失禁或脱肛;或身胀肢肿。

心悸心慌,不寐,形瘦体弱,面色无华,饮食不佳,唇舌苍白,舌淡苔腻,脉弱无力。

妇女婚后厌食,恶心,呕吐,不能进食;或妊娠后阴道流血,色暗淡,腰腹隐隐作痛,伴形体消瘦,周身困乏无力,面色苍白,饮食不佳;或月经量少色淡,时间推后,或崩漏,或脱宫。

【临床意义】

过食生冷酸寒、质硬难化之品,或饮食不节,或暴饮暴食,或误食禁忌,或感受外在的帕雅拢嘎(冷风寒湿病),直中脏腑,或平素体弱,或久病大病,或体内四塔、五蕴功能失调,皆可导致塔拎(土)的功能失调,产生各种病症。

塔拎(土)无以化生塔喃(水血)、塔拢(风、气)、塔菲(火),温煦、滋养机体,推动机体各种生理功能正常运作,四塔、五蕴失调,故全身困倦无力,面色苍白或面黄肌瘦,少气懒言,肢体软弱,筋骨无力,步履困难,听力减退,视力减弱,或月经量少色淡推后。

中盘塔拎(土)、塔拢(风、气)、塔菲不足,胃不受纳食物则胃口不开;对饮食物的消化、吸收作用减弱则胃脘胀满或痛,消化不良,或食则胀满不适。饮食停滞,水湿内生,巫坦嘎马瓦答(上行风)失调则呕吐酸水、清水、口淡黏腻,或嗳气呃逆。水湿积于下盘肠道,风气不通则腹痛腹泻;若风(气)严重受损,对塔喃(水血)统摄不及,则见大小便失禁,崩漏不止,胞宫肛门失却风气之统摄则脱宫脱肛;土不住、火不温,寒水溢于肌肤则身肢肿胀。

各种原因导致体内塔拎(土)不足,不能化生水血,体失补益濡养,风(气)推动减弱,故心悸心慌,脉弱无力。五蕴失调则不寐,形瘦体弱,饮食不佳,面色无华,唇舌苍白,舌淡苔腻。

妊娠后塔拎软(土塔不足),月经停闭,风气转动不利而壅阻,中盘之气上逆而见恶心、呕吐;胃功能失常,则不能进食。或由于先天禀受四塔、五蕴不足,后天塔拎软(土塔不足),水血化生匮乏,风(气)不足,统摄无力则胎不固,水血不足以养胎,则出现妊娠后阴道流血色暗淡,腰腹隐隐作痛之流产。

2. 塔拎(土)过盛之病症

塔拎(土)过盛病症是指由于塔拎(土)壅塞不通所导致的以肢体温觉减弱或消失,全身或局部冰冷、僵硬、疼痛,恶心呕吐,腹痛,便秘,失眠等为主要临床表现的病症。

【临床表现】

全身或局部冰冷、僵硬、疼痛、麻木不仁,或肢体温觉减退或消失,不知冷热;或肢体困重,肿胀疼痛;活动不灵;或瘫痪不起。

腹痛,暴注下迫,泻下不消化之物,气味酸腐恶臭;或食则呕吐,嗳气,呃逆频频,不思饮食,或食而不化,脘腹胀满疼痛,或腹部胀痛,摸之无块,得矢气则舒;或腹大如鼓,胁肋下胀痛;大便闭阻,心胸闷胀,头昏呕吐,肌肉酸痛,或直视、痴呆。

上腹部突发疼痛,时作时止,逐渐加剧。疼痛渐渐转移至右下腹,扪之有块、拒按,发热。

右胁肋部胀痛或绞痛,或疼痛上窜肩部,阵发性加剧,寒战高

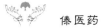

热,恶心呕吐,面目、皮肤、小便发黄。

心慌心悸,胸闷气短,脘腹饱胀,嗳气频频,矢气频多。

【临床意义】

过食生冷酸寒、质硬难化之品,或饮食不节,或暴饮暴食,或误食禁忌,或感受外在的帕雅拢嘎(冷风寒湿病),直中脏腑,或体内四塔、五蕴功能失调,皆可导致塔拎(土)的功能失调,产生各种病症。

饮食不节,暴饮暴食损伤塔拎(土)功能,风(气)壅塞不运,无力消化饮食,食积脘腹肠道则腹痛,暴注下迫,泻下不消化之物,气味酸腐恶臭。胃气上逆则进食欲呕,嗳气、呃逆频频。塔拎(土)壅塞,胃不纳食则不思饮食,或食而不化。中盘风(气)不通则脘腹胀满疼痛,或腹部胀痛,摸之无块,得矢气则舒,或腹大如鼓,胁肋下胀痛;下盘风(气)闭塞则大便闭阻;上盘风(气)不通则心胸闷胀,头昏呕吐,肌肉酸痛,或直视、痴呆。

各种原因导致四塔功能失调,土塔受阻,风(气)壅塞,转动不利,胃肠传导失常,气道不通,不通则痛,故上腹部突发疼痛,时作时止,逐渐加剧,疼痛渐渐转移至右下腹。风气、水血壅滞,结而成块,故扪之有块、拒按。风气不通,火塔渐盛则发热。

各种原因导致积热体内,风塔、土塔失调。风气盛,土不通,胆汁排泄不畅,或热煎胆水为石,热毒夹石阻碍风气转动和水血运行,则右胁肋部胀痛或绞痛,或疼痛上窜肩部,阵发性加剧。热毒内炽则寒战高热。巫坦嘎马瓦答(上行风)过盛则恶心呕吐。胆汁排泄不畅,不走常道,热邪挟胆汁外溢肌肤,则见面目、皮肤发黄,下行下盘月小便黄。

若四塔功能失调,塔拎(土)壅塞不通,风(气)转动不利,上逆心胸见心慌心悸,胸闷气短。饮食不化,风(气)壅而不行则脘腹饱胀,嗳气频频,下窜下盘则矢气频多。

（五）辨塔都档细迭（四塔衰败）病症

塔都档细迭（风、火、水、土四塔衰败），简称塔都迭。"迭"有衰败、崩溃、耗竭之意。塔都迭是指机体感受病邪较重或体内四塔功能失调致病后，由于邪气过盛，打破了机体风、火、水、土四塔的生理平衡，风、火、水、土四塔功能严重失调、衰败而出现的复杂而危险的一系列病症的总称。

由于风、火、水、土四塔是在病理上是相互联系而又相互影响的，如某塔发生病变，治疗不当或失治误治，则易出现病情恶化之塔都迭（四塔衰败）。一个塔发生迭（衰败），可以影响其他塔的正常功能，使之发生病变，甚至衰败，影响多个重要的脏腑和组织器官的正常功能而产生严重后果。塔都迭的发展规律一般分为两个阶段：①各种原因导致塔喃（水血）丢失，不能濡养机体各组织器官；②塔拢（风、气）"动"的功能失常，无力资助塔喃（水血）运行和塔菲（火）发挥正常功能，最终塔拎（土）不能化生万物，四塔机能全面崩溃衰竭。所以傣族医学将四塔衰败的表现及预后形容为四条毒蛇叮咬躯体，不可救治。

塔都迭发生的原因有：①夏季气候炎热，导致塔菲（火）、塔拢（风、气）偏盛，风火相煽，耗伤塔喃（水血），塔拎（土）失滋润，四塔失衡而衰败；②严重创伤、大出血、严重的吐泻，塔喃（水血）大量丧失，"犹如水桶底部有漏洞，水溢出，体内的血不能归心输出供养"机体，风气摧动功能减弱，火不能发挥正常作用，四塔失衡而衰败，相依俱有的关系被破坏；③严重感染，各种毒物入侵机体，侵害各组织器官，导致火气过盛，风（气）、水（血）不能正常运行，阻塞不通，排出困难，渐致风、火、水、土四大生机破坏而衰败；④饮用某些食物和药物，接触过敏物质，导致风（气）失调，火热亢盛，风（气）、水（血）运行受阻，塔拎（土）壅阻，四塔失衡而衰败。可见无论何种原因，只要导致风、火、水、土四塔功能严重紊乱，都易出现塔都迭，甚至四塔各离的危险症状。

塔都迭是临床的危证、险证。因此,凡患病日久,屡治无效的,应当详审四塔是否衰败,详审病因,详查病症,争取早期发现,综合分析,准确判断是属于一塔衰败或是四塔俱败,早期治疗,积极抢救。

四塔衰败病症辨病分为辨各塔衰败和辨四塔俱败两种。

1. 辨各塔衰败

在疾病的恶化过程中,一般来说,多数是先出现一塔或二塔的衰败,如果救治不及时,则累及他塔,进而出现四塔衰败。因此必须在病情恶化尚轻时,及时辨明衰败之塔,阻断病情进展。

1) 辨塔拢(风、气)衰败危候

【临床表现】

心胸大汗淋漓,面色苍白,肢厥手冷。

语无伦次,烦躁不安,哭笑无常,肌肉颤动,磨牙。

发热,神昏,听觉减弱,嗅觉不灵。

耳后肿大,烦渴欲饮,饮而不解。

呼吸困难,慢而无力,精神欠佳,少气懒言,形体瘦弱,或不省人事。

头发突然全部脱落,心烦不安,失眠,形体消瘦。

休息脉,或慢脉,停长跳短;脉来时快时停。

【临床意义】

塔拢(风、气)衰败,(风、气)失去支持、资助、孕育生殖、促进新陈代谢、食物的受纳及消化吸收、代谢产物的排泄、促进机体生长发育等功能,机体丧失正常的功能活动,病重。

2) 辨塔喃(水血)衰败危候

【临床表现】

全身酸痛,乏力困重;前额,或周身,或面部大汗淋漓似浴;口角流涎。

心慌心悸,心烦意乱,手足躁动,或语无伦次,昏不识人,甚者昏迷不醒;手足冰凉,手撒肢厥,大小便失禁,少尿或无尿,口干舌燥,肌肤干燥,面色发黑焦躁,形瘦体弱,舌体内缩,或萎缩,或强硬,舌质红干苔黑,脉细弱无力。手足指甲苍白枯糙外翻,摸之粗糙质硬,肌肤干燥,面色发黑、焦躁,形瘦体弱。

【临床意义】

塔喃(水血)衰败,机体脏腑严重失养,病重。

3)辨塔菲(火)衰败危候

【临床表现】

手足躁动,汗自发际出至前额,睁眼不识人。

手撒肢厥,周身冰凉,呼之不应,昏不识人。

嗜睡,鼾声四起,肢体冰凉,昏不识人。

发热重,突然昏厥,不省人事,继之大汗出,肢厥手撒,周身冰凉,呼之不应,睁眼不识人。

久病张口不闭,口角流涎,呼之不应。

周身乏力浮肿,腰以下为甚,尿少,胺体肿胀,按之凹陷,腹大如鼓。

手足指甲青紫,压之无变化。

口不渴,昼夜不欲饮,神差,肢厥手撒。

脉来快而突然停止,许久复现。

【临床意义】

塔菲(火)衰竭,不能温煦机体及维持正常的生命活动,病重。

4)辨塔拎(土)衰败危候

【临床表现】

听觉减弱,视力模糊或失明,嗅觉不灵,颈部大汗淋漓,四肢冰冷、麻木不仁、不知冷热,唾液自溢,汗味腥臭,脉细弱无力,大小便失禁,舌体萎缩,舌质淡,无苔。

发热,不省人事,耳后肿大,烦渴欲饮,饮而不解。

【临床意义】

塔拎(土)衰败,塔拎(土)所载万物原有的互生、协调、联系的共栖平衡关系被打破,生理功能活动严重紊乱及衰退,病重危。

2.辨塔都迭(四塔衰败)

【临床表现】

神志不清,昏不识人;或神情呆滞,呼之不应;或神差,昼夜昏睡不识人;或嗜睡;或胡言乱语,烦躁不安。

面色苍白,或暗黑焦躁,或紫黑色,或颜面粉红,如涂脂粉;误食毒物,面色青紫,口唇发绀。

大汗淋漓如珠,或颜面汗出如油黏手。

双目无神,眼睑下垂;或睁眼不眠;双耳发黑、冰凉、后倒、干枯;两鼻翼内收,鼻翼煽动,呼吸急促;或呼吸沉而慢;或鼻尖发凉;或口中流涎。

肢体冰凉,手撒不握;或四肢僵硬,触之无痛感。

大便泻下色黑如漆;或小便量多,昼夜自遗不停;或尿少、尿闭。

舌体紧缩,或强直不灵,不能伸缩,色紫红;或舌质绛红。

快脉,或休息脉,时快时慢,或脉来特快,无法记数,乱如散发,继之脉缓弱,甚至无法摸到;或脉来重按始得;或脉来缓慢无力或细小如丝;或弱而难辨,或停或行。

【临床意义】

风、火、水、土生理功能严重破坏,风停不动,火灭不热,水枯不润,土败不生,终致四塔各离,全身功能衰竭,病危重凶险。

综上所述,由于四塔在生理学上密切的共生共存关系,决定四塔病变可以互为因果、互为影响,如火盛则水少或水寒,水盛则火弱或火灭,水盛则土湿而烂,风盛则火旺炽壁,土不足则其他三塔皆弱等。所以临床上很少出现单纯一个塔发病的情况,一般都是在疾病的某一阶段出现两个塔,或两个以上塔都同病的情况,被称为四塔兼病。如风(气)与火同病、风(气)与水(血)同病、水(血)与土同病、水(血)与火同病等。

四塔兼病的常见表现有:病变数塔均不足,或病变数塔均过盛,或过盛、不足并见等。临床辨四塔兼病时,应注意分清以何塔病变为主,何塔病变为次,或何塔病变为本,何塔病变为标,以利有所侧重地正确施治。

二、夯塔档哈(五蕴)整体辨病

夯塔档哈(五蕴)整体辨病,是傣医在诊察患者时,通过对患者的五蕴,即人体的各种生命现象如精神、神志、意识、体态、容颜、思维能力、感受能力、情志活动,以及生长发育等情况的观察和体会,对这些资料进行综合地分析,从而得出一个总体印象,初步判定为哪一蕴的病变,或哪几蕴的病变,为辨别患者的病位、病邪性质、病情的轻重缓急、寒热内外和四塔(风、火、水、土)的功能盛衰情况,以及治疗用药提供依据。因此,夯塔档哈(五蕴)辨病是一种由外而内的辨病方法。它是医生从患者那里获得的第一手资料,对进一步诊断疾病具有重要意义。

傣族医学认为,人体先天除四塔外,尚有五蕴也是禀受于父母,人体是一个由四塔、五蕴组成的有机整体。五蕴即鲁巴夯塔(色蕴)、维雅纳夯塔(识蕴)、维达纳夯塔(受蕴)、先雅纳夯塔(想蕴)、山哈纳夯塔(行蕴)。四塔、五蕴的关系是:在生理方面同生共存,互相依存,相互为用,四塔活动外现于五蕴。所以在病理上四塔、五蕴相互影响。四塔病变可以表现为五蕴失常,五蕴异常也可以导致四塔功能紊乱。因此,夯塔档哈(五蕴)整体辨病是傣族医学辨病理论体系中的重要组成部分,极具民族特色,在诊病过程中是一种整体辨病法,包括了形体和心理两个方面。

夯塔档哈(五蕴)整体辨病的意义在于,人体感受外邪内毒,而致四塔(风、火、水、土)功能失调,或伤及脏腑,从而使人的五蕴(色、识、受、想和行)异常,通过对人的容颜、形体、体态、精神状况和意识状态的整体观察,综合各种直观信息,以而探求体内的各种病理变化并进一步寻找病因。这种方法是傣医为诊断疾病的性质、病位的深浅、病情的轻重缓急而进行的初步概括。

夯塔档哈(五蕴)辨病虽然是傣医诊断学中的重要辨病方法,但它与塔都档细(四塔)辨病和帕雅摆诺摆乃嘎皇(寒热外内病)辨病及其他辨病方法紧密相连、相互补充,即使是夯塔档哈(五蕴)病之间,症状也时有交叉和重叠,因此在临床上不能单独使用,还需结合塔都档细(四塔)辨病、帕雅摆诺摆乃嘎皇(寒热外内病)辨病及其他辨病方法,进一步确定病因、病位、病邪性质和四塔功能的盛衰,从而有效地指导临床用药和治疗。治疗时应根据病邪的性质和四塔(风、火、水、土)功能的盛衰情况具体分析,热者寒之、寒者热之、盛者损之、亏者补之等。

(一)辨鲁巴夯塔(色蕴)病症

鲁巴夯塔(色蕴)是指人的形体、体态、容颜等外部特征,是人体生命活动的外在表现。鲁巴夯塔(色蕴)病是各种致病因素,或四塔(风、火、水、土)功能失常,导致人的组织结构或脏腑功能失调,表现在人的形体、体态、容颜等方面异于正常人的一组症状的综合表现。它可以是某一特定组织或脏腑的病变,也可以是一个人健康状况的表现。

【临床表现】

形体过度肥胖、浮肿或消瘦骨立;小儿头方大或头偏小;肢体痿废、抽搐、颤动、蜷缩、角弓反张等;皮肤及颜面苍白、淡白、发黑、红赤、紫黑及浮肿等;皮肤及双目发黄;皮肤结节、溃烂、硬肿、变黑;牙关紧闭;头发干枯、脱落等。因病因不同,临床表现也不同。

【辨病要点】

以颜面、肤色、形体、动作异常、营养过剩或不足为辨病要点。

【临床意义】

形体异常多为先天禀受四塔(风、火、水、土)不足或后天营养过剩所致,如形体过度肥胖为后天营养过剩,与塔拎(土)壅阻有关;形瘦骨立,小儿头方大或头偏小等则为先天禀赋不足兼后天营养物质缺乏,多由于塔菲(火)特别是巴几给(生长发育之火)不能温煦塔拎(土)所致;体态和肢体的异常多与神经系统疾病有关,临床与塔菲(火)、塔拎(土)和塔拢(风、气)之间功能失调有关;颜面浮肿,全身水肿则与塔喃(水血)关系密切。肤色及颜面白多因寒、痛、血虚;黄多见于肝胆疾病和慢性病等消耗性疾病,与塔拎(土)有关;黑为塔菲(火)过盛或四塔(风、火、水、土)功能衰败;红为热,多为四塔(风、火、水、土)功能衰败或塔喃(水血)和塔菲(火)同衰;紫黑色多为寒湿,或塔喃(水血)运行不畅。皮肤斑疹、溃烂则多与塔拢(风、气)和塔菲(火)过盛有关。

(二)辨维雅纳夯塔(识蕴)病症

维雅纳夯塔(识蕴)指人对外界事物和自身的认知、识别、判断能力,是外界事物和人类自身在大脑中的客观反映,也就是意识,属于一种感性认识。维雅纳夯塔(识蕴)病是指各种病理因素或四塔(风、火、水、土)功能失调所致的人对外界和自身不能正确认识、识别和进行判断,相当于中医学中的神乱和现代医学中的意识障碍。包括意识迟钝(多睡少动、淡漠、理解障碍等)、昏迷、意识模糊、精神错乱、谵妄和嗜睡等。

【临床表现】

精神萎靡,面色无华,胡言乱语,神昏谵语,四肢抽搐,痴呆,恐惧失眠,思维迟钝或焦躁不安、狂躁,或神情淡漠,猝然昏倒,两目上视等。

【辨病要点】

以精神、意识异常为辨病要点。

【临床意义】

多为四塔(风、火、水、土)之中塔拢(风、气)和塔菲(火)的功能过亢或四塔(风、火、水、生)功能衰败所致,与精神疾病和神经系统疾病有关。本病有先天不足者,也有外邪入侵者,一般与塔拢(风、气)、塔菲(火)和塔拎(土)的功能失调有关,多见于精神疾病、严重感染、中毒和神经系统受损。

因傣族人民居处高温炎热、潮湿,故多见各种发热性、流行性、传染性疾病和毒虫咬伤。如瘟疫、疟疾、伤寒、鼠疫等。治疗时着重从塔拢(风、气)、塔菲(火)论治,主要是熄风开窍,清热凉血解毒。各种严重性疾病的后期,出现维雅纳夯塔(识蕴)异常者,一般与四塔(风、火、水、土)功能的衰败有关,治疗时以补益四塔(风、火、水、土)为主。与先天有关者,则需调节四塔(风、火、水、土)的功能,因先天有赖于后天营养物质的滋养,因此应着重从塔拎(土)论治。

临床上常见维雅纳夯塔(识蕴)病和鲁巴夯塔(色蕴)病并见,诊断时要分清主症,以主症作为辨病的依据。

(三)辨维达纳夯塔(受蕴)病症

维达纳夯塔(受蕴)是指各种因素所导致的人体对内外刺激所引起的感觉和情感活动,如冷、热、痛、痒、喜、怒、哀、乐等,表现出反应过度、减弱、异常的症状。包括了现代医学中的感觉障碍和情感过程障碍,如感觉过敏、感觉减退、感觉异常、情绪高涨、欣快、焦虑、恐惧等。

【临床表现】

意志消沉,淡漠少语,悲伤欲哭;莫名欣快,烦躁多动,言语高亢;忽冷忽热,全身蚁行感;身体麻木或疼痛;两胁胀痛,胸闷,咽中如有物梗阻等。

【辨病要点】

本病以感觉异常和情绪异常为辨病要点。

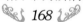

【临床意义】

多为四塔(风、火、水、土)功能不足或失调,使人体在感受内外刺激后,不能表达正确的感觉和情感,或二者的调节功能失常。本病既有器质性的、功能性的,也有传染性疾病如疟疾,甚至是一些戒断症状,如自主神经功能紊乱、某些器质性病变或戒断综合征,可见忽冷忽热,全身蚁行感,身体麻木或疼痛等。一方面,情感异常一般跟四塔(风、火、水、土)功能失调有关,如塔拢(风、气)和塔菲(火)功能过盛就表现为莫名欣快、烦躁多动、言语高亢等;二者功能不足就表现为意志消沉、淡漠少语、悲伤欲哭。另一方面,情感的异常也可成为四塔功能失调的诱因,如过度悲伤抑郁,可使体内塔拢(风、气)转动不灵,出现闷胀疼痛等症状。治疗应针对病因,四塔功能不足者,应用补法来调平塔拢(风、气)与塔喃(水血)之关系。情志异常者应转换心境,努力使心情平和,严重者可寻求心理医生的帮助。

(四)辨先雅纳夯塔(想蕴)病症

先雅纳夯塔(想蕴)是指人对外界的事物,通过听、说、看、摸等途径使之在大脑中形成一定的概念、记忆并产生联想,进一步确定事物之间的内在联系,这一系列的思维过程称为先雅纳夯塔(想蕴)。先雅纳夯塔(想蕴)是维雅纳夯塔(识蕴)的进一步发展,是人对外界事物或人体自身的一种理性认识,是把所认识的事物进行抽象化的过程。

先雅纳夯塔(想蕴)病是指各种因素(包括病理的、心理的、情志等)所导致的,与人的思维、记忆等有关的疾病。可见于现代医学的抑郁症、精神分裂症、癫痫、癔症、颅脑外伤或肿瘤等疾病,如错觉、幻觉、思维迟钝、思维混乱不连贯、妄想、遗忘、记忆力减退等。

【临床表现】

自言自语,语言重复,语无伦次;语言缓慢,刻板,答非所问,幻视幻听,幻嗅幻触;记忆力减退或遗忘症;烦躁易怒,打人毁物,行为怪异等。

【辨病要点】

以精神症状为主,一般以有无昏迷为本病的辨病要点。本病与维雅纳夯塔(识蕴)病和维达纳夯塔(受蕴)病在临床表现上时有重叠,辨证时应根据症状的主次来判定,做到多问、多听,对复杂的症状多加分析。

【临床意义】

多为先天不足,四塔(风、火、水、土)功能不调及外界因素的刺激引起,属精神疾病的范围,与塔拢(风、气)和塔菲(火)功能关系密切,傣族医学中一般把这类症状归于各种"沙力坝"中。治疗应从病因出发,重在熄风、开窍,以苦药和芳香药为主。

因维雅纳夯塔(识蕴)病和先雅纳夯塔(想蕴)病是人类思维过程的两个阶段,不能截然分开,故临床上常见维雅纳夯塔(识蕴)和先雅纳夯塔(想蕴)并病,先雅纳夯塔(想蕴)病主要是患者沉迷于自己的世界中,有自己特定的思维模式,但有别于常态,常有意识障碍。

(五)辨山哈纳夯塔(行蕴)病症

山哈纳夯塔(行蕴),行就是变化规律,决定着生命的运动变化,决定着人体的生、长、壮、老、已的生命过程。具体指人自受精卵开始;整个生长发育至衰老死亡的过程中所有正常的变化,也就是生命的变化规律。如小孩到一定的年龄时应达到一定的身高、体重、智力水平;男孩和女孩到青春期时应该出现第二性征等。

山哈纳夯塔(行蕴)病是指各种原因所导致的,人在生长发育过程中发生异常的疾病,即到一定年龄阶段应该出现的变化未出现,或出现其他年龄段才有的变化(包括一些先天性疾病和内分泌异常的疾病)。它包括了生理和心理两个方面,如发育迟缓、发育畸形、智力低下等。

【临床表现】

立迟、行迟、发迟、语迟、齿迟（五迟）；头项软、口软、手软、肌肉软（五软）；解颅，方颅，先天畸形；佝偻病的串珠肋；颈项粗大；性早熟及性器官发育不全，早老症，侏儒症，巨人症，智力低下，痴呆等。

【辨病要点】

以生长发育异常的症状为辨病要点。

【临床意义】

多为先天禀赋不足或后天失养，水血虚弱或外伤所致。本病常与鲁巴夯塔（色蕴）病的症状重叠，而本病的诊断重在生长发育异常，形体、体态的异常属于伴随症状。治疗从调理饮食起居、补益不足入手。

山哈纳夯塔（行蕴）病不足者亦常见其他四蕴（色蕴、识蕴、受蕴、想蕴）不足，临床可辨为夯塔档哈（五蕴）失常，与巴几给（生长发育之火）和土塔关系密切。

三、辨帕雅摆诺摆乃嘎皇（寒病、热病、外病、内病）

辨帕雅摆诺摆乃嘎皇（寒病、热病、外病、内病），是指傣医在长期的诊疗过程中，通过对患者的各种具体症状的分析，从中归纳出具有共性的几方面的症状。具体为用嘎（寒病）、皇（热病）来定病性；用帕雅摆诺（外感病）、帕雅摆乃（内伤病）来定病因的一种辨病方法。这里应注意的是，外是指外感病，内是指内伤病，与中医的表里是两种概念，前者是病因，后者是病位，不可混淆。

帕雅摆诺摆乃嘎皇（寒病、热病、外病、内病）辨病的意义在于，它是傣医在诊病中的纲领性辨病方法。根据此纲领对病情进行归类，能够执简驭繁，辨清疾病的性质、病因的内外，对确定治疗方法至关重要，直接决定着临床用药的正确与否。傣族医学认为，

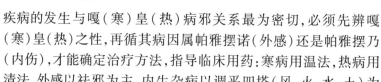

疾病的发生与嘎(寒)皇(热)病邪关系最为密切,必须先辨嘎(寒)皇(热)之性,再循其病因属帕雅摆诺(外感)还是帕雅摆乃(内伤),才能确定治疗方法,指导临床用药:寒病用温法,热病用清法,外感以祛邪为主,内生杂病以调平四塔(风、火、水、土)为治,不足则补之,有余则泻之。

帕雅摆诺摆乃嘎皇(寒病、热病、外病、内病)辨病的基本内容:辨明疾病的嘎(寒)、皇(热)性质,辨明疾病的病因是属于帕雅摆诺(外感)还是帕雅摆乃(内伤),辨明帕雅摆诺摆乃嘎皇更干(寒热外内错杂)的复杂疾病。

具体运用时,应该与塔都档细(四塔)辨病、夯塔档哈(五蕴)整体辨病、三盘辨病、脏腑辨病相结合,使疾病的病位、病性、病因更具体,同时还要参考发病的季节、病程的长短、病情的缓急等综合分析。

(一)辨帕雅嘎(寒病)

凡因感受外界的帕雅拢嘎(冷风寒湿病)之邪或因体内四塔(风、火、水、土)功能失调而发生的,塔菲(火)之温煦功能受到抑制,从而表现出具有"寒冷"性质的疾病称为嘎(寒)病。根据其病因不同可分为外感寒证和内生寒证两种。

1.帕雅嘎摆诺(外感寒病)

机体感受外界的帕雅拢嘎(冷风寒湿病)之邪,临床出现以冷、痛、重着为特点的一组症状。可见于哇嘎(冷季感冒)、拢梅兰申(风湿病)等。

【临床表现】

周身萎软,发冷发热,头项酸痛,鼻塞流清涕,咳嗽咽不痛,痰清或泡沫痰,恶心呕吐,脘腹冷痛,肢体、筋骨、肌肉、关节、脘腹痉挛剧痛,喜温拒按,小便清长,舌质淡,苔白或厚腻,脉不快。

【辨病要点】

临床表现以冷、痛、重着为特点,起病快,病程较短,多发于傣历的冷季(公历 11 月到次年的 2 月)为辨病要点。

【临床意义】

寒湿之邪随风侵入人体,导致四塔功能失调,塔菲(火)的功能受到抑制,塔喃(水血)得不到足够的温煦,流动缓慢、不畅,从而出现各种冷痛症状;胃肠之火受到抑制则脘腹冷痛,痉挛拒按;湿邪可使水过盛、土壅塞,出现流清涕、痰清多泡沫、肢体困重等表现。

2. 帕雅嘎摆乃(内生寒病)

因体内塔菲(火)功能不足,不能发挥正常的温煦功能、生殖功能和温化水谷的功能所表现的一组症状。

【临床表现】

畏寒怕冷,肢体蜷缩,厚衣厚裤,阳痿遗精,腰膝冷痛,遇寒加剧,慢性腹泻,水谷不化,水肿;妇女宫寒不孕,月经推后,色黑有块,少腹冷痛,甚则痉挛剧痛,肢体发冷,面色苍白,唇舌青紫;小儿发育迟缓,消化不良,腹痛腹泻,腹大如鼓,颈细,面黄肌瘦,囟门迟闭,方颅等,舌淡苔白或水滑,脉慢。

【辨病要点】

以冷、痛、生殖发育和消化系统异常,病程长,起病慢为辨病要点。

【临床意义】

四塔功能失调,体内塔菲(火)的功能不足。具体为:体内的几拿腊给(体温之火)不足,则形寒肢冷,腰膝冷痛;几纳腊给(先天禀受之火)不足则阳痿遗精,宫寒不孕,巴几给(生长发育之火)不足,小儿则见发育迟缓,囟门迟闭,方颅等;温哈哈(消化之火)不足,则消化不良,水谷不弛,腹痛泻痢,形瘦体弱。

(二)辨帕雅皇(热病)

凡因感受外界之皇(热)、疫毒之邪,或因体内四塔(风、火、水、土)功能失调,塔菲(火)的功能过盛,而表现出的具有热和热毒性质的疾病,称为皇(热)病(包括热毒证)。常伴有鲁巴夯塔(色蕴)、维雅纳夯塔(识蕴)和先雅纳夯塔(想蕴)的改变。根据其病因不同可分为外感热病、内生热病和热毒证三种。此类病、证是傣医药中最常见的病、证,在傣医药常见的四大类疾病中居首位。

1. 帕雅皇摆诺(外感热病)

因感受外界皇(热)邪,导致机体功能亢进所表现的具有温、热特点的一组症状或一类疾病。

【临床表现】

发热不恶寒或微恶寒,烦渴引饮,口舌干燥,面赤,烦躁不宁,咽喉肿痛,鼻塞流浊涕,头痛欲裂,午后加剧。甚或癫狂惊厥,抽搐,神昏谵语,或见斑疹,或见孔窍出血等,舌红苔黄,脉快。

【辨病要点】

以高热、不同程度的意识障碍和精神症状为辨病要点。

【临床意义】

人体感受外界过盛的火邪,塔菲(火)过盛,则损伤体内的塔喃(水血),塔喃(水血)受损,不能收摄过多的塔菲(火),塔菲(火)外浮,则面赤,发热,咽喉肿痛;口舌干燥烦渴引饮,鼻塞流浊涕,则是塔喃(水血)受损的表现;午后外界的塔菲(火)更盛,因此症状加剧。塔菲(火)过盛,影响五蕴的功能,则烦躁不宁,头痛欲裂,甚至出现癫狂、惊厥、神昏谵语等神志改变;塔菲(火)过盛,灼伤皮肤和人体内部的血管,则可见斑疹,或见孔窍出血。

2. 帕雅皇摆乃(内生热病)

凡因久病,房事不节,体液流失过多,或过服辛燥等,致体内四塔(风、火、水、土)功能失调,水塔功能不足,即塔喃(水血)不足,不能完全收摄体内的塔菲(火),体内火塔的功能相对过盛,从而表现出火热性质的疾病,称为内生热病或内热。

【临床表现】

不发热或发热低,烦躁不安,口舌干燥,口渴,头昏目眩,耳聋耳鸣,五心烦热,潮热盗汗,肢消体瘦,消谷善饥,腰膝酸软,咳嗽无痰或痰少带血丝,妇女月经量少、提前或鲜红量多或崩漏,小便短赤,大便干结等,舌红脉细。

【辨病要点】

以干燥,五心烦热,病程长,病势缓为辨病要点。

【临床意义】

塔喃(水血)不足,各脏腑组织失却滋养,则皮肤干燥,口干渴,干咳无痰,小便短赤,大便干结,头昏目眩,耳聋耳鸣,妇女月经量少,脉细;塔喃(水血)不足,不能完全收摄体内的塔菲(火),塔菲(火)外浮,则发热低,烦躁不安,五心烦热,舌红;塔菲(火)损耗过多,塔喃(水血)释放热量以补塔菲(火)不足,而表现潮热盗汗;温哈哈(消化之火)相对过盛,则出现消化功能亢进的表现,如肢消体瘦,消谷善饥;塔菲(火)过盛,损伤塔喃(水血),灼伤血管,则痰少带血丝,妇女出现月经提前、鲜红量多或崩漏等。

3. 帕雅拢皇(风热毒邪)

因机体四塔(风、火、水、土)功能失调,体内塔菲(火)功能偏盛,又感受外在的帕雅拢皇(风热毒邪),内外相合聚于局部,组织受热蒸毒腐而发生的痈、疖、疔、疮、肿毒、疥癣、癌瘤、斑疹等疾病,称热毒证;另外,毒虫如蜈蚣、蜂、蝎、蚊子等伤及人体;也会出现皮肤瘙痒、疼痛、红肿、溃烂等,临床也从火毒论治。

【临床表现】

咽喉肿痛、口舌生疮、皮肤瘙痒、红肿热痛、疔毒、疮疡、疥癣、痈疖、癌瘤、斑疹、蛇串疮(带状疱疹)、火丹等。

【辨病要点】

以局部红肿热痛或皮肤瘙痒为辨病要点。

【临床意义】

由于平素嗜好辛辣、肥甘、香燥之品,机体四塔(风、火、水、土)功能失调,胃肠热积生风,导致塔菲(火)偏盛,又复感外界的热风毒邪,风火相搏体内,上攻致头面、五官、咽喉等部位,故出现咽喉肿痛、口舌生疮、皮肤瘙痒、红肿热痛、疔毒、疮疡、痈疖、癌瘤等病证。

4. 寒热转化

疾病是变化多端的,同一种疾病,因个体差异的不同,症状也不同;就同一患者而言,症状也会随时间、气候的变化和疾病本身的发展而变化。特别是用药,可使疾病的寒热性质发生质的变化。如塔菲(火)过盛,以高热为主要临床表现的人,过用寒凉之品则火气大衰,进而会出现塔菲(火)衰败的症状,如四肢冰凉、昏不识人、手撒眼开、冷汗淋漓等,是由热转寒;而肢体关节冷痛患者,过服热药,出现肢体关节红肿热痛,则是由寒转热。因此,诊断疾病时,一定要树立恒动观念,根据临床表现的变化,对疾病性质做出准确判断,进而不失时机地应变施治。

(三)辨帕雅摆诺(外感病)

凡因机体感受外在的病邪而使得体内四塔功能失调发生的疾病,或因原有四塔功能失调,复感外邪,内外相应而发的疾病,皆称为帕雅摆诺(外感)病。包括感受外界之帕雅拢嘎(冷风寒湿病)邪气所致的嘎(寒)病和拢梅兰申(风湿病);感受外界的热风湿毒邪气所致的皇(热)病和风湿热痹;还包括单纯温热为病者。另外,饮食不节或不洁、虫兽刀伤、水火烫伤、跌仆损伤等也归入帕雅摆诺(外感)病。

1. 拢梅兰申(风湿病)

因体内四塔功能失调,又复感外界的帕雅拢嘎(冷风寒湿病)邪气,表现以筋骨、肌肉、关节等酸胀麻木、屈伸不利为主的病症。

【临床表现】

周身肢体、肌肉、筋骨酸麻胀痛,麻木不仁,肢体关节活动不灵,屈伸不利,甚者瘫痪不起,腰痛,阳痿遗精,妇女月经失调或肢体痿软无力,伴困乏,形寒肢冷,饮食不佳,消化不良,大便稀薄等。

【辨病要点】

以筋骨、肌肉、关节等酸胀麻木、屈伸不利为辨病要点。因傣族人民地处热带,故寒邪不甚,疼痛一般不很剧烈。

【临床意义】

原有四塔功能失调,塔拢(风、气)和塔菲(火)不足,案嘎满沙星瓦答(肢体风)转动不利而壅阻,导致塔喃(水血)流行不畅,肢体失养,加之帕雅拢嘎(冷风寒湿病)之邪侵袭人体,塔拢(风、气)的转动更加不利,也会使塔喃(水血)运行缓慢,寒湿之邪滞留于筋骨、肌肉、关节,症见肿胀麻木,屈伸不利;湿邪为重,塔拎(土)的功能减退,则见饮食不佳、消化不良、大便稀薄等。腰痛,阳痿遗精,妇女月经失调或肢体痿软无力,为体内几纳腊给(先天禀受之火)不足的表现;体内几拿腊给(体温之火)不足,则出现形寒肢冷,腰膝冷痛。

2.拢阿麻巴(热痹症)

因体内四塔功能失调,又复感外界的风热湿邪,表现以筋骨、肌肉、经脉等红肿热痛、屈伸不利为主的病症。

【临床表现】

四肢关节重着,疼痛,屈伸不利,活动不灵,或红肿热痛,或痉挛剧痛。口眼㖞斜或半身不遂,卧床不起,伴发热、口渴、心烦等。

【辨病要点】

以四肢关节红肿热痛、屈伸不利为辨病要点。

【临床意义】

原有四塔(风、火、水、土)功能失调,塔喃(水血)不足,肢体筋骨、关节失养。加之外界风湿热邪侵袭人体,塔喃(水血)不足,不能摄纳塔菲(火),塔菲(火)偏盛,出现发热、口渴、心烦等症;因外界邪热入侵,湿热之邪留滞于关节,案嘎满沙星瓦答(肢体风)转动不利

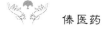

而壅阻,塔喃(水血)流行不畅,则局部出现红肿热痛,屈伸不利;湿热之邪阻塞血道,则出现口眼㖞斜,或半身不遂、卧床不起等。

单纯湿热为病者,多见于热季与雨季,多以胃肠症状为主,或发热或不热。

3. 饮食不节(洁)之病

【临床表现】

不思饮食,脘腹胀痛,呕吐泻泄,呕吐物和泻下物酸腐恶臭。

【辨病要点】

以进食后,出现胃肠病变为辨证要点。

【临床意义】

与塔拎(土)的功能受损有关。虫兽刀伤、水火烫伤、跌仆损伤等,因致病原因不同,临床表现也不尽相同。如烧伤轻者可见局部皮肤的红肿、水疱,重者肉色灰白或皮焦肉卷;跌仆损伤者,可见局部红肿疼痛、出血甚至活动受限,疼痛难忍,X光片可见骨折、脱位等;毒蛇咬伤者局部可见毒牙痕迹,伤口剧痛、红肿、起水疱,甚至变黑坏死等。治疗时则应具体原因,具体分析,具体内容见相关各章节。

(四)辨帕雅摆乃(内伤病)

凡因先天禀受不足或体内四塔功能失调,四塔的偏盛偏衰而导致各脏腑功能失调的疾病,即内生杂病,称为帕雅摆乃(内伤病)。傣族医学中帕雅摆乃(内伤病)的辨治,以脏腑辨病、三盘辨病来定病位,同时,结合四塔(风、火、水、土)辨病和寒热辨病来定病性。因此,情况极为复杂,是几种辨病方法的综合运用,散见于各相关章节中。另外,受蕴(情绪)变化,劳逸失度,或某些虫证所诱发的四塔功能失调,脏腑功能改变,及病理产物蓄积体内(主要是瘀血和结石)等进一步致病,也属于内生杂病即帕雅摆乃(内伤病)范畴。

1. 受蕴诱发之病

由于受蕴失调,导致四塔功能失调或病情变化之病症。

【临床表现】

精神萎靡,反应迟钝,头胀痛,面目红赤,呕血,不思饮食,二便失禁,神志失常,狂乱,猝然昏倒等。

【辨病要点】

有强烈的情绪变化为诱因,与塔拢(风、气)和塔菲(火)功能失常关系密切。

2. 劳逸失度之病

过劳或过逸,影响四塔功能所致之病症。

【临床表现】

少气懒言,体倦神疲,腰膝酸软,眩晕耳鸣,动则心悸,气喘汗出等。

【辨病要点】

以倦怠无力和脏腑功能不足为辨病要点,与塔拢(风、气)和塔菲(火)功能失常有关。

3. 虫证干扰之病

因某些虫卵被人体吞食后,在人体内发育成长,吸食人体营养物质,使人体脏腑功能发生异常变化的病症。

【临床表现】

时有腹痛,嗜食异物,面黄肌瘦,大便中有时可见成虫或节片等。

【辨病要点】

以消瘦、腹痛、大便检查可见虫卵为辨病要点,主要与塔拎(土)关系密切。

4. 病理产物蓄积之病

由于人体四塔功能失调所产生的,物质代谢失常、病理产物蓄积所致的各种病症。

（1）血瘀病

【临床表现】

面色、口唇青紫,疼痛,疼处固定,体内包块,妇女痛经,闭经,量少色暗,或夹有瘀血块。

【辨病要点】

以色紫暗、疼痛、肿块为辨病要点,与塔拢(风、气)转动不及和塔喃(水血)运行壅滞有关。

（2）结石病

【临床表现】

腹部阵发性绞痛,腰痛,尿中带血,排尿疼痛,夹杂砂石而下等。

【辨病要点】

以排尿疼痛、血尿和尿中夹有砂石为辨病要点。

（五）辨帕雅摆诺摆乃嘎皇更干（寒热外内错杂病）

帕雅摆诺摆乃嘎皇更干(寒热外内错杂病),是指在疾病的某一阶段出现的一类复杂难辨的病症,它不仅表现为内伤和外感同时存在,而且呈现出寒热性质相反的症状,使病情显得矛盾、错杂。

其关系主要有两种,即内生寒病复感热邪、内生热病复感寒邪。

因为疾病的外在表现一般是由内在的病理本质所决定的,如内生热病复感寒邪时,很少见到外寒的症状,内生寒证复感热邪时,很少见到外热症状。

但内伤与外感同时存在时,内伤的不足与外感的有余是最主要的矛盾,给辨证与治疗带来困难。因此应该认真辨别,同时考虑到矛盾的两个方面,分清主次,以便采取正确的治疗方法。

四、三盘辨解帕雅(三盘辨病)

三盘辨病,是傣医根据长期的临床经验,创立的一种以辨识疾病的所属部位为主的辨病方法。这种辨病方法将人体划分为上、中、下三个部分,称为三盘,然后根据疾病的临床症状来确定病变到底属于哪一盘。三盘各盘具体所含的人体器官:上盘包括心、肺、上肢、头;中盘包括肝、胆、脾、胃、胰腺、脐以上肠腔;下盘包括肾、膀胱、脐以下肠腔、子宫、下肢。

三盘辨病的临床指导意义在于人体发生疾病是因为自然界的外毒或内毒而致三盘不通,治则应先疏通三盘,驱除毒邪,当三盘通开后再对症下药。具体的方法如发汗透邪、利尿排毒、呕吐排毒、泄下排毒等。

在运用时需要注意的是,三盘辨病必须与其他辨病方法相结合,不能单一使用。这是因为,三盘辨病虽然可以辨别疾病的所属部位,指导临床治疗,但是不能辨识疾病的性质、原因,也不能准确地将疾病定位到某一个脏器。

(一)辨帕雅盘呢(辨上盘病)

上盘病是人体双手抬举时胸膈以上器官病变的统称,包括不论何种原因引起的心、肺、胸部、头目和上肢的一切病变。

【临床表现】

头昏目眩、疼痛,眼、口、鼻干涩、肿胀、流血,失眠,耳聋,耳鸣,耳内及耳四周流血流脓,颜面肿痛、受损、变形,喉咙痒、干涩、红肿疼痛,失声、暗哑、咳嗽、胸痛、胸胀、胸畸形、哮喘痰鸣,心慌心跳、心中烦热、心痛,双手无力、疼痛、受损、变形,失眠、焦虑、郁悒、癫狂等。

【辨病要点】

以头部、心胸、上肢和精神情志症状为辨病要点。

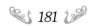

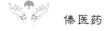

【临床意义】

当病变的部位在上盘时,如果主要是因为外来病毒邪气致病,则多考虑使用发汗和呕吐的通利方法,将毒邪驱除体外;如果主要是人体内部四塔或五蕴失衡则多考虑采用气味辛香、辣、麻的药物来调节。

(二)辨帕雅盘干(辨中盘病)

中盘病是人体膈以下、脐以上器官病变的统称。无论何种原因导致的此部分器官病变均为中盘病。具体包括肝、胆、脾、胃、胰腺、脐以上肠的病变。

【临床表现】

胃胀,胃痛,嗳腐吞酸,嗳气,呃逆,呕吐,食不下咽或食入即吐,中或上腹痛,泻痢,呕血,两胁胀痛,腹中有块,双目和肌肤发黄等。

【辨病要点】

主要以消化道症状为辨病要点。

【临床意义】

当病变的部位在中盘时,如果主要是因为外来病毒邪气致病,则多考虑使用呕吐和泻下的通利方法,将毒邪驱除体外;如果主要是人体内部四塔或五蕴失衡则多考虑采用气味辛香、酸、咸、苦的药物来调节。

(三)辨帕雅盘代(辨下盘病)

下盘病是人体脐以下器官病变的统称。具体包括肾、膀胱、肠的脐下部分、子宫、下肢的病变。

【临床表现】

腰膝冷痛,男女生殖功能失调,妇女月经失调、痛经、闭经、白带异常,小腹疼痛,大便稀溏、干结、下血,脱肛、脱宫,小便频数、胀痛、癃闭,尿中夹砂石、血、乳糜,脐下有包块,下肢受损、畸形、运动不便等。

【辨病要点】

主要以生殖泌尿系统及下肢症状为辨病要点。

【临床意义】

当病变的部位在下盘时,如果主要是因为外来病毒邪气致病,则多考虑使用利尿和泻下的通利方法,将毒邪驱除体外;如果主要是人体内部四塔或五蕴失衡则多考虑采用气味咸淡、涩、甜的药物来调节。

五、辨帕雅哄乃(辨脏腑病)

辨帕雅哄乃(辨脏腑病)是在认识脏腑生理功能、病理变化特点的基础上,将疾病所反映的临床症状和体征进行综合分析,从而判断疾病所在的脏腑部位,以及病因和病性,为临床治疗提供依据的一种辨识疾病的方法。

辨脏腑病也是傣医诊断疾病常用方法,虽然在傣医史籍中无此名称,但老傣医们在临床上却是始终在用此方法辨治疾病。

傣医的脏腑理论既没有中医藏象理论那么系统、深厚,也没有现代医学对内脏器官的认识那样精准,但在几千年前的傣医经书《嘎牙山哈雅》(《人体解说》)一书中即有记载。根据书中所述,傣医应用四塔、五蕴理论来解释脏腑的病变,如心慌、心悸、胸痛,认为是体内塔拢(风、气)不行,留滞胸中,则血运不通,不通则痛;或感受外在的帕雅拢(风邪),病邪入心,阻滞血脉运行而致,故心病应详审其因,才能使诊断更准确。由于各脏腑之间在生理上保持着相对的平衡和协调,若因某脏发生病变,则会影响其他脏腑,使其也发生病理变化。各脏腑四塔(风、火、水、土)之间的共栖协调失衡是脏腑病变的基础,脏腑病变可以概括为各脏腑四塔功能的不足或过盛两方面。总之,由于多种原因引起脏腑的生理功能失调,就会产生相应的病变表现,依据各脏腑相应的病变表现就能进行脏腑辨病及辨证,从而开展有效的临床治疗。

傣医辨脏腑病有3个方面的特点。①脏腑病症是脏腑机能失调反映于外的客观征象。由于脏腑生理功能不同、病变表现有别,所以各脏腑反映的具体病症也就不同。根据不同脏腑的不同生理功能及病变表现来分析病、证,是脏腑诊病辨证的主要理论依据。因此,熟悉各脏腑的生理功能和病变规律,是掌握脏腑辨病的关键。例如,辨别心悸一症,首先应联系心有主管人的血液运行的生理功能,因而可初步诊断其病变部位在心。②辨病因、病性是脏腑诊病的基础。病因主要有内因和外因两个方面,可判断疾病属外感或内伤所致,属新病或痼疾;病变性质主要应用四塔、五蕴理论来阐释。辨四塔功能的过盛与不足以辨别脏腑功能的盛衰,结合五蕴表现辨脏腑功能的不足或过盛,以寒热辨别疾病的性质。③脏腑辨证应重视从整体角度全面分析脏腑病症,由于脏腑病变可相互影响,故常可相兼而患。总之,学习脏腑辨病应综合掌握脏腑的生理功能、病理变化特点,并掌握四塔辨病、五蕴辨病、三盘辨病、辨寒热外内病等多种辨病方法,灵活运用于临床,方可正确地辨治脏腑疾病。

傣医辨脏腑病内容较多,本章内容主要包括对心、肝、胆、肺、胃、大肠、小肠、胰腺、肾、膀胱等主要脏腑功能失调所产生的多种脏腑病症进行辨别。

(一)辨帕雅栽(心病)

栽(心)位于人体的胸腔内,形状似含苞待放的荷花,倒垂于两乳之间偏左侧。栽(心)的主要生理功能是主管人的塔喃(水血)之运行,有推动塔拢(风、气)、塔喃(水血)循行周身,输送营养物质和联系机体各部位,滋养机体的功能,是人体最重要的器官。栽(心)有病可影响全身各脏器的功能,栽(心)的功能衰竭便意味着人的生命面临着极大的危险。傣医文献在论述栽(心)形态时提到聪明人的裁(心)是尖的,愚蠢的人裁(心)是圆的,是没有科学依据的。

常见症状:心悸怔忡,心烦,失眠多梦,健忘,嬉笑不休,谵语,发狂或痴呆,表情淡漠,昏迷,心前区憋闷疼痛,或心中冷痛,或心胸灼热疼痛,面色爪甲紫暗,或面色苍白无华,唇舌色淡,或舌质暗有瘀点或瘀斑,脉行不畅,或脉细弱等。

以裁(心)及血脉的病变和五蕴异常为辨病要点。

裁(心)病概括起来有裁(心)之塔拢软(风气不足)、塔拢想(风气过盛)、塔喃软(水血不足)、塔喃冒龙利(水血运行不畅)、塔菲软(火不足)、塔菲想(火过盛)及拢比(风火人心)七种病症。

1.塔拢软(风气不足)

塔拢软是指因裁(心)之塔拢(风、气)不足所致,临床以心悸气短、胸闷乏力为主症的病症。

【临床表现】

心悸气短,胸闷乏力,神差,睡眠不佳,少气懒言,语音低弱,面色苍白,舌淡苔薄白,脉深细而无力。

【临床意义】

多因素体虚弱,或久病失养,或年高体衰等原因,使裁(心)之塔拢(风、气)不足所致。心悸及胸闷均说明病位在裁(心)。裁(心)之塔拢(风、气)不足,无力运行塔喃(水血),心失所养,则见心悸气短,乏力,神差,睡眠不佳。裁(心)之塔拢(风、气)不足,使血脉运行不畅,故见胸闷。裁(心)之塔拢(风、气)不足,不能运血荣养全身,则见少气懒言,语声低弱,面色苍白等症。舌淡苔薄白,脉细而无力也是裁(心)之塔拢(风、气)不足之征象。

2.塔拢想(风气过盛)

塔拢想是指因裁(心)之塔拢(风、气)过盛,壅塞不通而致塔喃(水血)运行受阻,临床以心悸气短,心胸憋闷,甚则急剧疼痛,唇色青紫,舌质暗有瘀点或瘀斑,脉行不畅为主症的病症。

【临床表现】

心悸气短,心胸憋闷,甚则急剧疼痛,呈阵发性发作,面色无华,头昏目眩,四肢困乏,唇色青紫,舌质暗有瘀点或瘀斑,脉行不畅。

【临床意义】

由于体内栽(心)之塔拢(风、气)过盛,阻碍塔喃(水血)运行,瘀阻心胸,血脉不通,则见心胸憋闷,严重者,血脉阻塞甚则发生心胸急剧疼痛;也可因感受外在的帕雅拢(风邪),病邪入栽(心),阻滞血脉运行所致;或因情志刺激,塔拢(风、气)运行壅滞,影响栽(心)之塔喃(水血)运行,以致血运不通。心悸气短,心胸憋闷,心胸急剧疼痛提示病位在栽(心),栽(心)之塔喃(水血)运行不通,水血不能供养头目、四肢则见面色无华,头昏目眩及四肢困乏。唇色青紫,舌质暗有瘀点或瘀斑,脉行不畅均为栽(心)之塔拢(风、气)阻滞而致塔喃(水血)运行不通,血脉瘀阻的征兆。

3.塔喃软(水血不足)

塔喃软是指因栽(心)之塔喃(水血)不足而致,以心慌心悸及机体失于滋润补益为临床特征的病症。

【临床表现】

心慌心悸,面色苍白,神差,睡眠不佳,周身酸软乏力,气短胸闷,舌淡白,苔薄白,脉弱而无力。或见心慌心悸,面色潮红,心烦不安,头昏目眩,五心烦热,盗汗,口干舌燥,大便干燥,小便短赤,舌红少苔,脉行细弱而快。

【临床意义】

本病的发生主要为平素体弱,或久病大病后更加损伤塔喃(水血),塔喃(水血)不足,不能滋养全身各部而出现心慌心悸,面色苍白,神差,睡眠不佳,周身酸软乏力,气短胸闷,舌淡白,苔薄白,脉弱而无力等症。傣族医学认为,水血同源,水血不足,则塔喃(水血)对塔菲(火)之收敛功能减退,塔菲(火)不能内摄而现于外,故可见一派火热之象,如面色潮红、盗汗、五心烦热等症;塔喃(水血)不足,体失滋润则见干燥之象,如头昏目眩、口干舌燥、大便干燥、小便短赤、舌红少苔、脉行细弱而快等。由于生理认识上存在"水血同源"的理论,在病理上必然导致水、血相互影响,互为因果,水不足则累及血,血不足则伤水,故治疗时当二者并重,水血互治。

4.塔喃冒龙利(水血运行不畅)

指因栽(心)之塔喃(水血)运行不通而致,以心中悸动,心中满闷,或刺痛,舌紫暗有瘀斑为主症的病症。

【临床表现】

心中悸动,或满闷,或刺痛,烦躁不安,咳嗽喘息,周身浮肿,头面及胸部尤甚,头昏目眩,四肢冰凉,尿少,便溏,舌紫暗有瘀斑,边有齿印,脉时快时慢或脉来不畅,小弱无力。

【临床意义】

由于栽(心)之塔拢(风、气)不足,无力推动、运送塔喃(水血),或栽(心)之塔拢(风、气)过盛,阻碍塔喃(水血)运行,均使塔喃(水血)运行受阻。以心中悸动,或满闷,或刺痛为主症者,病位在栽(心)。因塔喃(水血)运行不畅,致使栽(心)及全身失于滋养,故见心中悸动,或满闷,或刺痛,烦躁不安;塔拢(风、气)不足,加之水血运行不畅,巫坦嘎马瓦答(上行风气)阻滞,故见咳嗽喘息,头昏目眩;塔拢软(风、气不足),日久塔菲(火)也随之不足,故可见四肢冰凉等。周身浮肿,头面及胸部尤甚,尿少,便溏,舌紫暗有瘀斑,边有齿印,脉时快时慢或脉来不畅,小弱无力等症皆因塔喃(水血)运行不利,停聚瘀阻人体所致。

5.塔菲软(火不足)

塔菲软指因栽(心)之塔菲(火)不足而致,以心胸憋闷、心前区急剧疼痛、心慌心悸、畏寒怕冷为主症的病症。

 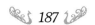

【临床表现】

心胸憋闷,心前区急剧疼痛,心慌心悸,畏寒怕冷,双手抱胸,肢体蜷缩,四肢冰凉,面色苍白,少气懒言,唇周青紫,舌体胖大,舌质紫暗或有瘀斑,脉行缓慢而无力。

【临床意义】

心胸憋闷,心前区急剧疼痛,心慌心悸等症,提示本病症病位在栽(心)。本病证多由栽(心)之塔拢(风、气)不足发展而来,故可伴见栽(心)之塔拢(风、气)不足的临床表现。由于栽(心)之塔菲(火)不足,温运水血之力不足,心脉瘀阻故见心胸憋闷,心前区急剧疼痛,心慌心悸,双手抱胸;栽(心)之塔菲(火)不足,则无力温煦全身,可见畏寒怕冷,肢体蜷缩,四肢冰凉,面色苍白,少气懒言等症;唇周青紫、舌体胖大,舌质紫暗或有瘀斑、脉行缓慢而无力是栽(心)之塔菲(火)不足,水血失却温运而凝阻之征象。若栽(心)之塔菲(火)不足病情进一步发展,或因寒邪暴伤,则可导致栽(心)之塔菲(火)衰败,出现冷汗淋漓、四肢冰凉、面色苍白、脉微欲绝、神志模糊或昏迷的危象。

6. 塔菲想(火过盛)

塔菲想是指因栽心之塔菲(火)过盛而致,以心烦心悸、失眠多梦、心胸灼热疼痛为主症的病症。

【临床表现】

心烦心悸,坐卧不安,面色红赤,失眠多梦,心胸灼热疼痛,头昏目眩,口干唇燥,喜冷饮,大便干燥,小便短赤,舌红苔黄干,脉行快。

【临床意义】

人体感受外邪,火热暑邪内侵,或过食辛辣、香燥、温补之品,或五蕴太过,均可导致栽(心)之塔菲(火)过盛。塔菲(火)过盛,塔喃(水血)不能收敛则见面色红赤,心胸灼热等火热之象;塔菲(火)过盛,燃烧体内塔喃(水血)则见口干唇燥,喜冷饮,大便干燥,小便短赤,舌红苔黄干等干燥之症;塔菲(火)过盛,风火扰乱则五蕴异常,可见心烦心悸,坐卧不安,失眠多梦等症。火塔过盛,促使体内风气运转速而逆乱,上风过盛,火热上冲则见头昏目眩,脉行快等症。

7.拢比(风火入心)

指因体内风火过盛,上犯心胸头面,使栽(心)之塔喃(水血)逆乱、瘀阻,以突然昏倒,不省人事,或感头昏眼花,心胸绞痛,牵扯肩背,大汗淋漓,呼吸困难,口唇青紫为主症的病证。

【临床表现】

突然昏倒,不省人事,或感头昏眼花,心胸绞痛,牵扯肩背,大汗淋漓,呼吸困难,口唇青紫,心慌心悸,面色苍白,肢体发冷,甚至突发痉挛等心绞痛系列症状,若兼见神昏谵语,心慌心悸,称为"巴纹",似见鬼状。

【临床意义】

风入心称拢栽线(心悸)。因栽(心)之塔喃(水血)不足则使体内塔拢(风、气)、塔菲(火)过盛,风塔失却所载而四下流散,火塔失却收敛而外浮,风火相煽,体内风气运转逆乱,上冲心胸头面,故见突然昏倒,不省人事,或感头昏眼花;栽(心)之风气逆乱、壅阻导致塔喃(水血)运行逆乱、瘀阻,则出现心胸绞痛:牵扯肩背,大汗淋漓,呼吸困难,口唇青紫;若风火入心,导致五蕴异常,则可见神昏谵语,心慌心悸,称为"巴纹",似见鬼状。

临床上的病症情况比较复杂,以上各证候一般不会单一出现,而是常以相兼并存的形式表现出来。常见栽(心)之塔喃(水血)合病,塔拢(风、气)、塔菲(火)相兼,塔拢(风、气)不足导致塔喃(水血)运行无力,塔拢(风、气)壅滞导致塔喃(水血)运行不畅等病证,应注意兼夹病证主次的区分。因此,辨病时,不应机械地硬套上述某一病症,而应采取综合辨证分析的方法,才能使诊断更为准确、全面。

（二）辨帕雅呆（肝病）

傣族医学认为，呆（肝）分为两叶，位置在右胁内及近心窝上端。傣医认为其颜色与人的肤色有关，皮肤颜色偏黑或黑红色的，呆（肝）也大多为紫红色而有光泽，皮肤白的人呆（肝）稍偏红色而鲜。《嘎牙山哈雅》中记载（肝）的颜色与人的聪明愚笨有关，这是唯心的、不科学的说法，不应盲从。呆（肝）的主要生理功能是主管人的血液，调节血液的运行，以滋养人体，同时能排泄毒物，其产生之胆汁；为塔喃（水血）的组成部分，能促进食物消化。

咪（胆）位于右胁内，附着于呆（肝）之上，内存肝脏分泌的黄色胆汁，具有贮存和排泄胆汁的功能。胆汁除助消化作用外，还具有调节人体四塔的功能。若咪（胆）有病，则可发生黄疸、结石，或发生其他相关的病变。傣医认为，发于咪（胆）的"帕雅拢"即有10多种风病，如咪（胆）的病变有案呆朗（黑疸病）、案呆蒿（白疸病）、胆结石等。

常见症状：胁痛，肝和胆囊肿大，性急易怒，恶心呕吐，饮食不佳，心中烦闷不舒，双目、肌肤发黄，身困乏力等。

以呆咪（肝胆）两脏腑本身病变和五蕴异常为辨病要点。

呆（肝）病概括起来有呆接（肝痛）、呆咪改板（肝和胆囊肿大）、呆咪皇（肝胆热盛）、呆咪嘎（肝胆寒盛）等病变。

1. 呆接（肝痛）

呆接（肝痛）指因塔拢（风、气）、塔菲（火）、塔拎（土）不足，肝胆功能失常，无力消化水谷而致以两胁、脘腹胀痛，摸之无包块肿物，饮食不佳为主症的病症。

【临床表现】

胁肋、脘腹胀痛，摸之无包块肿物，饮食不佳，恶心呕吐，神差，睡眠欠佳，白睛色淡黄，视物不清，少气懒言，舌苔薄白，或白厚腻，脉行慢而无力。为案答蒿（白疸病）。

【临床意义】

塔拢(风、气)、塔菲(火)、塔拎(土)不足,感受邪气,使消化功能受损。本病的发生主要因为体内四塔功能低下,加之感受外在的帕雅拢(风邪),使四塔更伤,塔拢(风、气)、塔菲(火)、塔拎(土)不足,肝胆功能失常,无力消化水谷则见饮食不佳,脘腹、胁肋胀痛。风不推水,火不燃水,土不化生水血,塔喃(水血)不足,不能滋养周身而见困乏无力,神差,睡眠不住。邪毒内蕴日久,水湿难化,三盘受阻,胆汁外溢肌肤,则见皮肤、眼目、小便轻度发黄,上犯上盘而见舌苔薄白或白厚腻。四塔、五蕴之功能低下,故脉行慢而无力。

2.呆咪改板(肝胆囊肿大)

呆咪改板(肝胆囊肿大)是指因情志不畅,或饮食不当使呆咪(肝胆)塔拢(风、气)转动不利,塔拎(土)壅塞,出现以呆咪(肝胆)肿大、右胁肋下疼痛为主症的病症。

【临床表现】

右胁肋下隐隐作痛或胀痛、刺痛,触之疼痛明显,有块,质软或硬,腹大如鼓,形瘦,面黄,头发色黄无泽,神差,饮食不佳,恶心呕吐,少气懒言,双目无神,腹部青筋暴露,小便色黄,大便秘结,舌质青紫,苔白或黄黑干燥少津,脉时快时慢而无力。

【临床意义】

多因情志不畅,使呆咪(肝胆)郁滞,塔拢(风、气)转动不利,使得塔拎(土)壅塞,胆汁排泄异常,影响胃胰肠的消化吸收功能;或由于饮食不当、饮食不洁(节),或饮酒过度,或过劳等因素损伤胃肠,消化吸收功能失常,塔拎(土)壅塞,而致塔拢(风、气)转动不利,呆咪(肝胆)、崩(胃)、棉(胰)、晒(肠)功能失常。呆咪(肝胆)塔拢(风、气)壅塞不通,故右胁肋下隐隐作痛或胀痛,风气壅滞,常导致水血瘀阻,故日久可见右胁肋刺痛,触之则疼痛明显,有块,质软或硬,腹大如鼓,腹部青筋暴露,舌质青紫等症。人体消化吸收功能降低,营养物质生成不足,水血亏少,体失滋养、濡润则见形瘦,面黄,头发色黄无泽,神差,饮食不佳,恶心呕吐,少气懒言,双目无神,小便色黄,大便秘结,苔白或黄黑干燥少津,脉时快时慢而无力等症。

3.呆咪皇(肝胆热盛)

呆咪皇(肝胆热盛)是指因呆咪(肝胆)之塔菲(火)过盛或塔喃(水血)不足而致,以胁肋下作痛,性急易怒,发热尿短黄为主症的病症。常见于急性胆绞痛,或急性黄疸病。

【临床表现】

胁肋下作痛,性急易怒,心中烦闷不舒,头目胀痛,双目红肿热痛,口舌生疮,口干喜饮。或见双目、肌肤发黄,发热,周身困乏无力,恶心呕吐,厌食油腻,小便短黄如茶色,脉行快。

【临床意义】

湿热黄疸。胁肋为呆咪(肝胆)所主病位。多因情绪郁闷不舒,或外感火热之邪,或因酒毒郁热,以致塔菲(火)过盛,呆咪(肝胆)之塔菲(火)上行;或感受湿热之邪,或嗜酒肥甘,化生湿热,或崩(胃)晒(肠)消化吸收功能失常,湿浊内生,郁而化热,以致湿热蕴结,阻于呆咪(肝胆)而成。火热之邪内扰呆咪(肝胆),则胁肋作痛。火热导致五蕴异常,见心中烦闷不舒。火热上扰清窍,燃耗津液,而致头目胀痛,双目红肿热痛,口舌生疮,口干喜饮。或由于饮食不节,暴饮暴食,误食不洁之食物,或平素过食香燥性热之品,积热于内,加之感受外在的帕雅拢皇(风热毒邪),内外相合,导致四塔、五蕴功能失调,塔拢(风、气)、塔菲(火)偏盛,耗伤体内塔喃(水血),塔喃(水血)不足,则见火热干燥之象。火热湿毒熏蒸呆咪(肝胆),胆汁不行常道,外溢肌肤则见身目发黄。湿热蕴蒸而发热,湿热郁阻中盘,咪(胆)、崩(胃)功能失常,故见周身困乏无力,恶心呕吐,厌食油腻等症。小便短黄如茶色,脉行快乃塔喃(水血)、塔菲(火)过盛的表现。

4. 呆咪嘎(肝胆寒盛)

呆咪嘎(肝胆寒盛)是指因饮食不当,寒湿之邪外侵,塔喃(水血)过盛,使寒湿内生,郁阻呆咪(肝胆)而致,以全身皮肤发黄、色黄如烟熏、大便溏薄为主症的病症。常见于案呆勒嘎(寒性黄疸病)。

【临床表现】

全身皮肤发黄,色黄如烟熏,小便黄,大便溏薄。周身困乏无力,畏寒怕冷,精神欠佳,恶心呕吐,厌食油腻,舌苔白而厚腻,脉行慢。

【临床意义】

寒湿郁阻呆咪(肝胆)之黄疸病。本病的发生主要为饮食不节,暴饮暴食,或误食不洁之食物,或平素过食酸冷油腻之品,寒湿内生,加之感受外在的帕雅拢皇(风热毒邪),内外相合,导致四塔、五蕴功能失调,寒湿郁阻呆咪(肝胆),胆汁不行常道,外溢肌肤,则见全身皮肤发黄,色黄如烟熏,小便黄,发为黄疸。因其水寒湿盛,塔拎(土)不固,消化吸收功能降低,充养机体的营养物质化生不足,则见大便溏薄,周身困乏无力,畏寒怕冷,精神欠佳,恶心呕吐,厌食油腻等症。舌苔白而厚腻,脉行慢也是体内水塔过盛,寒湿之邪停阻所致。

(三)辨帕雅拨(肺病)

拨(肺)位于胸腔内,左右各一大叶,呈淡粉红色,傣医认为肺内由32个小块构成一大叶,气管居中,有大小之分。拨(肺)的主要生理功能是主管呼吸之气和塔拢(风、气)的运行交换,司出息人息(呼吸),主风气,包括人体自生之风气和外界相通吸收之气的相互交换。拨(肺)是气体交换和调节的器官。傣医还认为,呼吸之气以通为用。通过呼吸作用,吐故纳新,实现机体内风气的运行和机体与外界环境之间风气的交换,以维持人体的生命活动。气顺则通,气阻、气乱则闭而不通,从而发生拨(肺)病。

常见症状:咳嗽,喘息,咳吐脓痰或铁锈色痰,或干咳无痰,或痰中带血,胸痛,呼吸困难等。

以拨(肺)本身病变和咳喘、呼吸异常为辨病要点。

拨(肺)病概括起来有拨皇(肺热)、拨嘎(肺寒)、拨想(肺结核)、拢拨软(肺之风气不足)四种类型。

1. 拨皇(肺热)

拨皇(肺热)是指因拨(肺)之塔菲(火)过盛而致,以咳嗽、咯吐黄痰、胸闷、喘息、口干为主症的病症。

【临床表现】

咳嗽,咯吐黄痰,胸闷,喘息,口干渴喜冷饮,咽痛,小便黄,舌红苔黄,脉行快。

【临床意义】

拨皇(肺热)多因患者平素喜好香燥油腻味厚之品,积热于内,痰湿内生,加之感受外在的热风毒邪,内外相合,痰热互结,导致体内四塔、五蕴功能失调而致本病。塔拢(风、气)及塔菲(火)夹痰上犯上盘,阻碍呼吸之气的运行,气不得下降,上逆则喘息、呼吸困难。由于本病症以拨(肺)之"热"为特征,而见咳嗽,咯吐黄痰;塔菲(火)过盛,燃烧体内水液,故见口干渴喜冷饮,咽痛,小便黄等症;舌组苔黄,脉行快是塔菲(火)过盛的病理表现。

2. 拨嘎(肺寒)

拨嘎(肺寒)是指因拨(肺)之塔菲(火)不足而致,以怕冷恶寒、咳嗽痰清色白、胸闷气短为主症的病症。

【临床表现】

怕冷恶寒,咳嗽痰清色白,胸闷而喘,舌淡苔白,脉行慢。

【临床意义】

机体感受外在的帕雅拢嘎(冷风寒湿病),或体弱多病而致体内四塔、五蕴功能失调而病。塔菲(火)不足,塔喃(水血)过盛化为痰液,积于肺内,阻塞气道而见咳嗽痰多,胸闷而喘;塔菲(火)

不足,温煦机体功能下降,故见怕冷恶寒等症。舌淡苔白,脉行慢是塔菲(火)不足的病理征象。

3. 拨想(肺结核)

拨想(肺结核)是指因拨(肺)之塔喃(水血)不足,塔菲(火)过盛而致,以低热,或午后潮热,盗汗,咯血胸痛,干咳无痰或痰中带血丝为主症的病症。常见于现代肺结核病早、中、晚三期。

【临床表现】

低热,或午后潮热,盗汗,咯血胸痛,干咳无痰或痰中带血丝,形体瘦弱,烦躁不安,口干舌燥,性急易怒,两颧发红,舌质红,苔薄黄干燥,脉细弱而无力。

【临床意义】

拨想(肺结核)多因气候干燥,塔喃(水血)不足,不能滋养拨(肺)与全身各部,或因风热诸邪伤津化燥而成。风火上犯上盘,损伤肺络,津液不足,拨(肺)与全身失于滋养,故见低热,或午后潮热,盗汗,咯血胸痛,干咳无痰或痰中带血丝,形体瘦弱,烦躁不安,口干舌燥,性急易怒,两颧发红等塔喃(水)不足、塔菲(火)过盛的症状。舌质红,苔薄黄干燥,脉细弱而无力为塔喃(水)不足,塔菲(火)过盛之征。

4. 拢拨软(肺之风气不足)

拢拨软(肺之风气不足)是指因拨(肺)之塔拢(风、气)不足所致,临床以呼吸困难,咳嗽乏力气短,动则喘甚,咳吐白色泡沫痰或黏痰为主症的病症。

【临床表现】

形体瘦弱,呼吸困难,少气懒言,面色苍白,咳嗽,乏力气短,动则喘甚,咳吐白色泡沫痰或黏痰,饮食不佳,汗多;反复感冒,终年不愈,舌质淡,苔薄白,脉缓慢而无力。

【临床意义】

多因拨(肺)病日久,进一步损伤肺脏;或因身体素弱,缺乏足够的营养物质滋养拨(肺)而致。由于拨(肺)之塔拢(风、气)减弱,通气功能降低,故见形体瘦弱,呼吸困难,少气懒言,面色苍白,咳嗽,乏力气短,动则喘甚,咳吐白色泡沫痰或黏痰等症;饮食不佳,汗多,反复感冒,终年不愈,是拨(肺)之塔拢(风、气)不足,机体抗病力衰退所致;舌质淡,苔薄白,脉缓慢而无力也是拨(肺)之塔拢(风、气)及全身塔拢(风、气)不足之征象。

(四)辨帕雅崩、棉、晒龙、晒囡(胃病、胰病、大肠病、小肠病)

崩(胃)的位置在人体的上腹部。傣族医学认为崩(胃)是十分重要的脏腑,崩(胃)的生理功能是受纳腐熟水谷,似磨米,似锅煮饭,帮助消化食物,化生水血及营养物质,输布营养物质以滋养人体。其属土所管,其功能似土一样能生化万物,为人体提供必需的营养物质。

棉(胰)的形状似牛的舌头,色暗红,全长8cm左右,位于左侧近心处,其功能是助塔拎(土)消化饮食物,化生塔喃(水血),促进人体脏腑正常功能活动。

晒(肠)有晒龙(大肠)、晒囡(小肠)之别。小肠,男子有十说(2.2m左右);女子有八说(1.8m左右),具有吸收营养、排泄糟粕之生理功能。大肠,男子有32个弯(节),女子只有28个弯(节),其具有排泄大便及毒物的功能。傣医文献认为女子的大肠比男子的少4节,这是变为昏(子宫),孕育胎儿用。这一说法并无科学性,子宫属另一个系统,生殖系统并非大肠所变。常见症状:饮食不佳,恶心呕吐,胃脘闷胀,消化不良,嗳腐吞酸,口淡乏味,或腹痛泄泻,便秘,腹痛,或里急后重,泻下红白脓血,脐旁疼痛,触之有条索状物,时积时散等。

以崩(胃)、棉(胰)、晒龙(大肠)、晒囡(小肠)四脏腑本身病变和饮食、消化异常,大便异常及腹痛为辨病要点。

崩(胃)、棉(胰)、晒龙(大肠)、晒囡(小肠)均属土塔所管,土之功能主要为消化食物,化生水血,吸收营养物质,排泄糟粕。饮食物通过口腔咀嚼后摄入胃中,称为受纳,在四塔的作用下,经胃、胰进行消化,称之为腐熟,并吸收部分营养,余下之食物残渣排到晒囡(小肠)、晒龙(大肠),在肠道充分吸收营养物质和水液,最终产物(糟粕)则形成粪便排出体外。故凡见饮食物在受纳、消化吸收以及糟粕的排泄等方面出现失常者皆可从崩(胃)、棉(胰)、晒龙(大肠)、晒囡(小肠)论治。

辨崩(胃)、棉(胰)、晒龙(大肠)、晒囡(小肠)之病概括起来有晒(肠)崩(胃)塔拢(风气)不足、晒(肠)崩(胃)积滞、晒(肠)崩(胃)塔菲(火)过盛、崩(胃)塔菲(火)、拢蒙沙嘿档龙(红白痢疾)、咪多短(虫症)、拢旧晒(冷风寒邪直入肠中)、拢胖腊里(热秘)、晒恩兵洞(阑尾炎)、晒兵洞兵暖(肠中有恶疮肿毒)等10种类型。

1.塔拢崩软(胃肠风气不足)

塔拢崩软(胃肠风气不足)指因崩(胃)、棉(胰)、晒(肠)之塔拢(风、气)不足,以饮食不佳、恶心呕吐、胃脘闷胀、消化不良、口淡乏味,或腹痛泄泻为主症的病症。

【临床表现】

饮食不佳,恶心呕吐,胃脘闷胀,消化不良,口淡乏味,或腹痛泄泻,形瘦体弱,面色苍白。

【临床意义】

由于饮食不节,饥饱失常,或饮食不洁,过食生冷,或劳力损伤,加之他脏病变影响,均可导致晒(肠)、崩(胃)塔拢(风、气)不足。饮食不佳,恶心呕吐,腹痛泄泻,为"菲短冒想,塔拎不利",是因饮食不节,使崩(胃)、棉(胰)、晒(肠)之塔拢(风、气)、塔菲(火)均不足,故受纳、腐熟、消化吸收等功能低下,并使塔拎(土)壅塞不通而致。形瘦体弱,面色苍白为营养物质吸收不足之征。

2.拢嘎短(胃肠积滞)

拢嘎短(胃肠积滞)是指因饮食停滞崩(胃)、晒(肠道)而以脘腹闷胀疼痛、呕吐酸腐馊食、泻下酸腐臭秽为主症的病症。

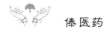

【临床表现】

脘腹闷胀疼痛,呕吐酸腐馊食,吐后胀痛得减,或肠鸣矢气,泻下酸腐臭秽,舌苔厚腻,脉滑。

【临床意义】

由于饮食不节,暴饮暴食,饮食停滞崩(胃)、晒(肠道)塔拎(土)壅塞不通,姑沙马瓦答(腹内风)转动不利,不能受纳消化,故脘腹闷胀疼痛,呕吐酸腐馊食,泻下酸腐臭秽;吐后、肠鸣、矢气则使姑沙马瓦答(腹内风气)得以转动,土之壅塞得以暂时缓解,故吐后或矢气胀痛得减;舌苔厚腻,脉滑为食积晒(肠道)、崩(胃)所致。

3. 皇短(肠胃火过盛)

皇短(肠胃火过盛)是指因有热蕴结晒(肠道)、崩(胃)而以脘腹灼热疼痛、渴喜冷饮、大便干结为主症的病症。

【临床表现】

脘腹灼热疼痛、拒按,渴喜冷饮,或见口臭,牙龈肿痛,大便干结,小便短黄,舌红苔黄,脉快。

【临床意义】

皇短(肠胃火过盛)多因平素喜食香燥性热之品,积热于内,使体内塔菲(火)过盛,燃耗胃肠之塔喃(水血),加之感受外在的帕雅拢皇(风热毒邪),内外相和而更伤塔喃(水血),塔喃(水血)不足,体失滋润则见渴喜冷饮,小便短黄,大便干结。晒(肠道)、崩(胃)之塔菲(火)过盛,壅阻塔拎(土),胃肠功能受阻,则见脘腹灼热疼痛、拒按。火热上犯上盘则见口臭、牙龈肿痛。舌红苔黄,脉快,为晒(肠道)、崩(胃)之塔菲(火)过盛所致。

4. 菲短冒想(胃火不足)

菲短冒想(胃火不足)是指因崩(胃)之塔菲(火)不足而以胃脘冷痛、食少脘痞、形弱体倦为主症的病症。

【临床表现】

胃脘冷痛,喜温喜按,食少脘痞,口淡不渴,怕冷肢凉,形弱体倦,舌淡苔白厚腻,脉行深慢无力。

【临床意义】

菲短冒想(胃火不足)是多由平素饮食不节,或暴饮暴食,过食酸冷性寒之品,损伤塔菲(火)、塔拎(土),导致四塔功能失调,塔菲(火)、塔拎(土)不足,加之寒湿之邪蕴积中下盘所致。崩(胃)之塔菲(火)不足,消化功能减退,故见食少脘痞;崩(胃)之塔菲(火)不足,温煦功能减弱,则见胃脘冷痛,喜温喜按,口淡不渴,怕冷肢凉;崩(胃)之消化吸收功能减退,水血及营养物质化生不足,无以充养全身,故而形弱体倦;感受寒湿之邪,水湿停于体内,则见苔白厚腻;舌淡,脉行深慢无力也是崩(胃)之塔菲(火)不足,消化吸收功能减退,机体失却滋养补益之征。

5.拢蒙沙嘿档龙(红白痢疾)

拢蒙沙嘿档龙(红白痢疾)是指因湿热蕴结晒龙(大肠)而致以腹痛里急后重、泻下红白脓血为主症的病症。

【临床表现】

腹痛里急后重,泻下红白脓血,日行十余次,或数十次,红多白少,肛门灼热疼痛,小便短赤,恶寒发热,口干舌燥,苔黄厚腻,脉行快。

【临床意义】

红白痢疾。多于热季、雨季饮食不节,暴饮暴食,或误食不洁之食物,或平素喜食香燥肥甘厚味性热之品,积热于内,湿热相夹,塔拢(风、气)、塔菲(火)偏盛,诸因相合,导致体内四塔功能失调,晒(肠)之吸收功能异常,不能排出毒素,蕴积肠道而致。湿热蕴结晒龙(大肠),湿热壅滞,故腹痛里急后重,湿热损伤晒(肠道)血络而出血,热盛肉腐为脓,故泻下红白脓血,红多白少;湿热蕴结肛门,则肛门灼热疼痛;热邪燔耗塔喃(水血),则见小便短赤,口干

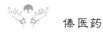

舌燥;苔黄厚腻,恶寒发热,脉行快均为湿热蕴积体内之征。

6. 咪多短(肠虫症)

咪多短(肠虫症)是指体内因虫积而致,以脐旁疼痛、多食体弱为主症的病症。

【临床表现】

脐旁疼痛,触之有条索状物,时积时散,食后痛增,多食但体弱,夜间磨牙,口角流涎。

【临床意义】

因饮食不洁,食入带肠道寄生虫虫卵的食物,导致蛔虫、绦虫等寄生虫在人体晒(肠道)生长、发育,扰乱晒(肠道)的正常功能,故见腹部疼痛时作,食后痛增。腹部可触摸到条索状物,即为虫体,由于寄生虫吸收人体的营养物质,人体失却营养物质的充养则虽多食但形瘦体弱。

7. 拢旧晒(冷风寒邪直入肠中)

拢旧晒(冷风寒邪直入肠中)是指因冷风寒邪直入晒(肠道)而致以肠痉挛剧痛、腹泻不止为主症的病症。

【临床表现】

腹中痉挛剧痛,腹泻不止,恶心欲吐,不思饮食,面色苍白。

【临床意义】

由于过食生冷瓜果,或因外界冷风寒邪使腹部受寒而伤土,致寒气凝滞晒(肠道)崩(胃),吸收塔菲(火)太过,塔菲(火)不足,不能温养、温运晒(肠道)崩(胃)而见腹中痉挛剧痛,腹泻,恶心欲呕等症。本病因晒(肠道)崩(胃)受寒致体内塔菲(火)、塔喃(水血)、塔拎(土)之功能不足,消化吸收饮食物功能降低,则见不思饮食,面色苍白等症。

8. 拢胖腊里(热秘)

拢胖腊里(热秘)是指热风毒邪积聚于体内,使大便不通而致以腹中硬满疼痛拒按、大便数日不解为主瘟的病症。

【临床表现】

腹中硬满疼痛拒按,大便数日不解,或泻下清屎臭水,腹大如鼓,发热,神昏谵语,舌红,苔黄厚干燥,脉快。

【临床意义】

热风毒邪积聚于体内,使大便不通为病。由于平素喜食香燥性热之品,积热于内,使得塔菲(火)过盛,耗燃体内塔喃(水血)不足,加之感受外在的帕雅拢皇(风热毒邪),内外相合而更伤塔喃(水血),或患各种热病,久病后余热积于内,晒(肠道)燥热,消化吸收失常,糟粕停积,日久而成大便不通,或泻下清屎臭水,腹中硬满疼痛拒按,腹大如鼓等症;塔菲(火)不内敛而外浮则见发热;神昏谵语乃风热毒邪较盛,热毒导致五蕴异常所致;舌红,苔黄厚干燥,脉快也是塔菲(火)过盛,塔喃(水血)被耗伤之征。

9.晒恩兵洞(阑尾炎)

晒恩兵洞(阑尾炎)是指因晒(肠道)瘀滞热积而致以腹中疼痛、右脐旁可触到包块为主症的病症。常见于急性阑尾炎。

【临床表现】

腹中疼痛,右脐旁可触到包块,恶心呕吐,活动加剧,发热,口干苦,小便黄,舌红苔黄,脉行快。

【临床意义】

因饮食不节,暴饮暴食,饮食停滞于中盘,或食后急行,肠管扭曲,或肠寄生虫梗阻于阑尾腔等,导致四塔功能失调,塔拎(土)受阻,崩(胃)、晒(肠道)受纳、消化、吸收及排泄功能失常,气道不通,不通则腹痛,并见恶心、呕吐。晒(肠道)瘀滞日久化热而使塔菲(火)偏胜,下行下盘,而现发热,口干苦,小便黄。舌红苔黄,脉快等均为塔菲(火)过盛之象。本病总的发病原由包括晒(肠道)壅滞、血瘀、湿阻、热壅等,使晒(肠道)瘀滞热积,肉腐血败而成晒恩兵洞(阑尾炎)。本病显示塔拢(风、气)、塔菲(火)、塔喃(水血)、塔拎(土)四塔过盛的病理状态。晒恩兵洞(阑尾炎)可分为瘀滞、蕴热、毒热三个阶段。

10. 晒兵洞兵暖(肠中有恶疮肿毒)

晒兵洞兵暖(肠中有恶疮肿毒)是指晒(肠道)有恶疮肿毒,以腹中硬满疼痛,摸之有块,推之不动,泻下脓血为主症的病症,似属肠癌之类病症。

【临床表现】

腹中硬满疼痛,摸之有块,推之不动,泻下脓血,无里急后重感,形瘦如柴,精神不振,饮食不佳。

【临床意义】

本病因长期情志不畅,脏腑功能失调,饮食积滞,邪毒结聚于晒(肠道)日久而成恶疮肿毒。腹中硬满疼痛,摸之有块,推之不动,泻下脓血,即是晒(肠道)恶疮肿毒的具体病位与主症特点;形瘦如柴,精神不振,饮食不佳则是脏腑亏损,功能失调,塔拢(风、气)、塔菲(火)、塔喃(水血)、塔拎(土)四塔及五蕴均耗损而不足的征象,说明病情危重。

(五)辨帕雅麻叫、烘尤(肾病、膀胱病)

麻叫(肾)位于腰部脊柱两侧,左右各1个,其主要生理功能是主管塔喃(水血)的运行,有生水排水,调节水(体液)运行转输,以及排泄功能,为水之通道。若其功能失调,水道不通,便可产生与水有关的各种疾病,如水肿病、结石病。水肿病是肾脏排水功能受阻、结石病尿管阻塞、炎症粘连肿痛、尿管变小、肾脏外伤或肾本身的病变等而使小便无法排出。结石病则因体内水过少,毒物排泄不畅,久之则积郁成石。

烘尤(膀胱)位于小腹内,具有贮存和排泄小便的功能。烘尤受邪,则见小便异常。

麻叫(肾)和烘尤(膀胱)主管人体塔喃(水血)的转输、排泄,为水之通道。

常见症状:腰痛,小便异常,水肿等。

以麻叫(肾)和烘尤(膀胱)本身病变,主要表现腰痛、小便异常、水肿为辨病要点。

麻叫(肾)和烘尤(膀胱)病概括起来有拢牛(尿频、尿急、尿痛)、拢牛亨牛晒(尿路结石)、拢泵麻叫免兵卖(急性肾炎)、拢泵麻叫免兵亨(慢性肾炎)四种类型的病变。

1.拢牛(尿频、尿急、尿痛)

若麻叫(肾)和烘尤(膀胱)有病,主要因塔喃(水血)的失调,若与塔拢(风、气)、塔菲(火)相合则可发为小便异常的拢牛病症。常见于泌尿系感染,或似中医淋证。拢牛具体分为4种类型。

1)拢牛尤勒(泌尿系感染——黄尿)

拢牛尤勒(泌尿系感染——黄尿)是指由于内外热毒邪气伤人,损伤人体塔喃(水血),热煎尿液,以腰腹胀痛,尿黄混浊,尿频、尿急、尿痛为主症的病症。

【临床表现】

小便色黄而混浊,伴尿频、尿急、尿痛,小便有灼热感,小腹拘急坠胀,肾区有叩击痛,舌红,苔薄黄腻,脉行快而细。

【临床意义】

本病为拢牛之一。主要由于平素喜食辛香燥热之品,体内塔菲(火)过盛,或感受外在的帕雅拢皇(风热毒邪),内外热毒邪气相合,损伤人体塔喃(水血)而致。小便色黄而混浊,尿频、尿急、尿痛,小便有灼热感,小腹拘急坠胀,舌红,苔薄黄腻,脉行快而细等症均是风热毒邪阻滞下盘,塔菲(火)过盛,麻叫(肾)和烘尤(膀胱)功能受阻,热煎尿液所致。

2)拢牛斤、拢牛勒(泌尿系感染——血尿)

拢牛斤、拢牛勒(泌尿系感染——血尿)是指火灼下盘,内侵麻叫(肾)和烘尤(膀胱),塔喃(水血)受伤而致,临床见小便似洗肉水,或尿呈鲜红色的病症。

【临床表现】

小便似洗肉水,或夹少量血丝、血块,尿多于血者,傣医称为拢牛斤(尿血);小便呈鲜红色,血多于尿者,称为拢牛勒(血尿)。二者均伴有尿频、尿急、尿痛,小便有灼热感,小腹拘急坠胀,或见发热腰痛,身倦乏力,或肾区有叩击痛,舌红,苔黄腻,脉行快而细。

【临床意义】

本病为"拢牛"之一。主要为平素喜食香辣燥热之品,体内塔菲(火)过盛,或感受外在的帕雅拢皇(风热毒邪),内外热毒邪气相合,损伤塔喃(水血),塔喃(水血)不足,火灼下盘,内侵麻叫(肾)和烘尤(膀胱),塔喃(水血)受伤而致小便出血。尿频、尿急、尿痛、小便有灼热感是下盘塔菲(火)盛,壅阻麻叫(肾)和烘尤(膀胱)所致。

3)拢牛崩(泌尿系感染——乳糜尿)

拢牛崩(泌尿系感染——乳糜尿)是指水谷精微随小便而下,毒邪下犯下盘麻叫(肾)和烘尤(膀胱),损伤塔喃(水血),热煎尿液,以小便色白似石灰水色,或色如米汤、点滴而下为主症的病症。

【临床表现】

小便色白似石灰水色,或色如米汤,点滴而下,不痛或伴见热痛,烦躁不安,舌淡,苔白,脉行弱而无力。属现代医学的乳糜尿。

【临床意义】

本病为"拢牛"之一。多见于体弱多病以及不欲饮水的儿童。由于先天禀赋不足,后天补养不当,塔拢(风、气)、塔喃(水血)不足,不能消化水谷精微,水谷精微随尿而下;或体弱饮水少,复感外在的帕雅拢皇(风热毒邪),毒邪下犯下盘麻叫(肾)和烘尤(膀胱),损伤塔喃(水),热煎尿液而致;舌淡,苔白,脉行弱而无力为塔拢(风、气)、塔喃(水血)不足的相应病理表现。

4)拢牛暖(泌尿系感染——脓尿)

指内外热毒邪气损伤塔喃(水血),火灼下盘,内侵麻叫(肾)和烘尤(膀胱),塔菲(火)盛而致,以脓血尿为主要临床特征的病症。

【临床表现】

小便脓血而下,伴尿频、尿急、尿热痛,小腹拘急坠胀疼痛,或见发热腰痛,肾区有叩击痛,身倦乏力,舌红,苔黄腻,脉行快而细。

【临床意义】

本病为拢牛之一。主要为平素喜食香辣燥热之品,体内塔菲(火)过盛,或感受外在的帕雅拢皇(风热毒邪),内外热毒邪气相合,损伤塔喃(水血),火灼下盘,阻滞麻叫(肾)和烘尤(膀胱),使肾与膀胱动能失常,则见尿频、尿急、尿痛,小腹拘急坠胀疼痛,腰痛,肾区有叩击痛,身倦乏力;塔菲(火)过盛使肉腐成脓则见脓血尿;发热,舌红,苔黄腻,脉行快为塔菲(火)过盛,塔喃(水血)不足之征。

2.拢牛亨牛晒(尿路结石)

拢牛亨牛晒(尿路结石)是指内外热毒邪气损伤塔喃(水血),塔喃(水血)不足,热煎尿液为石而致,以尿中有沙粒,或尿中夹石者为主症的病症。

【临床表现】

尿频,尿急,尿痛,淋浊,血尿夹沙石,小腹拘急坠胀,或见发热腰痛,肾区叩击痛,身倦乏力,舌质红,苔黄腻或薄黄而腻,脉行快而不畅。

【临床意义】

本病为拢牛之一。本病的发生主要为平素喜食香燥性热酸辣之品,体内塔菲(火)过盛,加之感受外在的帕雅拢皇(风热毒邪),内外热毒邪气相合,损伤塔喃(水血),风热毒邪阻滞麻叫(肾)和烘尤(膀胱),功能失常,毒物排泄不畅,热煎尿液久之则积郁为沙石,故见尿频,尿急,尿痛,淋浊,血尿带夹沙石,小腹拘急坠胀,腰痛,肾区叩击痛。发热,舌质红,苔黄腻或薄黄而腻,脉行快而不畅为塔菲(火)过盛,损伤塔喃(水血)所致。

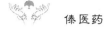

3. 拢泵麻叫免兵卖(急性肾炎)

拢泵麻叫免兵卖(急性肾炎)是指因劳累过度,外邪侵犯麻叫(肾脏),导致麻叫(肾脏)功能失常,使麻叫(肾脏)排水功能受阻,塔喃(水血)过盛;水湿内停,临床以肌肤和全身突发水肿为主症的病症。

【临床表现】

首先面目浮肿,进而发展到四肢,甚至全身浮肿,病势发展较快,尤以面部浮肿为甚,小便不利,或见血尿,蛋白尿,血压升高,并伴有发热、恶风寒,肢体、腰部酸痛,舌质红,苔薄白,脉行快。

【临床意义】

本病的发生主要由于劳累过度,或饮食不节,误食禁忌食物,或平素喜食酸冷性寒之品,或感受外在的冷、热病邪,阻滞、损伤麻叫(肾脏),麻叫(肾脏)排水功能受阻。体内四塔功能失调,塔喃(水血)过盛,水湿内停,水的转输、排泄失常,则小便不利,泛溢肌肤和全身而发生水肿。突然出现血尿,或蛋白尿,血压升高均反映麻叫(肾脏)的急性损伤;发热,恶风寒,肢体、腰部酸痛,舌质红,苔薄白,脉行快是因机体感受外邪所致的病理表现。

4. 拢泵麻叫免兵亨(慢性肾炎)

因拢泵麻叫免兵卖(急性肾炎)失治误治导致肾脏的慢性损伤,以水肿、蛋白尿,或血尿、高血压,伴见体弱为主症的病症。

【临床表现】

本病大多数隐匿起病,病程较长,进展缓慢。临床表现不一致,多数以水肿为首发症状,轻重不一。轻者仅面部及下肢微肿,重者则出现肾病综合征,有的则以高血压为首发症状而诊断本病。亦可表现为无症状蛋白尿或血尿,或仅出现多尿及夜尿,或以严重贫血或尿毒症为首发症状。伴见周身乏力,畏寒怕冷,肢体、腰部酸痛,舌体胖大、质软、色淡白、苔白厚腻,脉行深慢而无力。

【临床意义】

本病因患拢泵麻叫免兵卖（急性肾炎）失治误治，或治疗不当，导致麻叫（肾脏）的慢性损伤，麻叫（肾脏）排水功能受阻，体内四塔功能失调，塔菲（火）与塔拎（土）功能不足，塔喃（水）过盛，水湿内停，泛溢肌肤和全身而发生水肿。因病理变化轻重程度不一，使临床表现出现较大的差异。然周身乏力，畏寒怕冷，肢体、腰部酸痛，舌体胖大、质软、色淡白、苔白厚腻，脉行深慢而无力等伴随证情都显示出四塔之中塔拢（风、气）、塔菲（火）、塔拎（土）不足，而塔喃（水）过盛的病理变化。

总而言之，凡见小便的病变大多可从麻叫（肾脏）、烘尤（膀胱）论治，以通水道、利尿化湿（石）、清利热邪等治法治之，便可达到治疗目的。

以上分别对栽（心）、呆（肝）、咪（胆）、拨（肺）、崩（胃）、棉（胰腺）、晒龙（大肠）、晒囡（小肠）以及麻叫（肾脏）和烘尤（膀胱）等脏腑所涉及的病症进行归纳分析，包括辨栽（心）、辨呆（肝）、辨拨（肺）、辨崩（胃）、辨棉（胰）、辨晒龙（大肠）、辨晒囡（小肠）及辨麻叫（肾脏）、辨烘尤（膀胱）病症。

从现存翻译整理的傣医典籍来看，傣医的脏腑辨病方法并非其诊治疾病的主要方法，但是通过对这些傣医典籍中所记载的散在内容的整理研究，对当代著名老傣医诊治脏腑疾病的临床诊治过程的继承和整理研究，可以认为傣医已经具备类似中医脏腑辨证的雏形。如栽（心）之塔拢（风、气）不足、塔拢（风、气）过盛，塔菲（火）不足、塔菲（火）过盛，呆咪皇（肝胆热盛）、呆咪嘎（肝胆寒盛）等。尽管还远没有形成比较完整的脏腑辨证体系，但在临床上确有一定的应用价值。

总之，傣医治病是以调平、恢复体内的四塔功能为目的，主张对不足者用补法，对过盛者用泻法的治疗法则，使之保持相对的动态平衡以维持脏腑正常的生理功能。

第四节　治疗方法

　　傣族传统医学具有中医学的整体观念,辨病论治,未病先治的特点,以傣医四塔、五蕴理论和解毒理论为指导,创立了各种治疗疾病的原则和方法,如调平四塔,调平寒热,未病先防,先解后治,内病外治,外病内治,上病下治,下病上治,内外、上下合治等。这些原则和方法在临床治疗疾病中发挥着积极的指导作用。

一、治则

　　治则是指治疗疾病的总法则。傣医的治则是从傣医天人相应的整体观念出发,在四塔、五蕴理论、三盘学说等指导下,分析、归纳四诊所得临床资料,对疾病进行辨病,或辨证,或辨证后做出客观的辨证诊断,根据病或证或症所制订出的相应治疗原则和方法。傣族医学的基本治疗原则有调平四塔,调平寒热,未病先防,先解后治,急缓分治或急缓同治,补抑并用,动静结合,通利三盘,内病外治,外病内治,内外合治,上病治上,下病治下,上病治下,下病治上,上下合治,因时因地因人制宜,左右分治、综合治法。具体内容如下。

(一)调平四塔、五蕴

　　调平四塔、五蕴是傣医治疗疾病的总指导思想。傣族传统医学认为,人体是一个由四塔、五蕴和合而成的有机整体。四塔与五蕴的关系是在生理方面处于动态的、稳态的相对平衡状态,同生共存,互相依赖,相互为用。同时四塔的功能活动外现于五蕴。所以在病理上则有:①四塔之间相互影响,互为因果,一塔不足或过盛的失调可导致其他塔的病变;②四塔与五蕴之间相互影响,互为因果。四塔病变可以出现五蕴失常的症状;五蕴失常也可以导致四塔功能紊乱。

因而正常情况下,机体内的四塔之间的相互关系、四塔与五蕴之间的相互关系必须保持动态、稳态平衡,人体才能四塔和合,健康无病。当人体内的四塔关系,或四塔与五蕴之间的关系失去平衡时则发生各种疾病。因此治疗疾病的关键在于不合者调之,调整被打破的四塔平衡关系,或四塔与五蕴的平衡关系,使之恢复相对平衡而促使疾病痊愈。由于四塔的病理变化主要有不足,或过盛,或衰败。因此具体的调平四塔的治法为不足者添之、补之,过盛者清之、泻之等。如火过盛则清火解毒,水过盛则利水消肿,风过盛则除风、祛风,土过盛则疏土,风、水、火、土不足则补之等。

四塔与五蕴关系的病理变化主要是失衡,故以调平为治。临床傣医专设巴雅塔档细(调四塔总方),为傣医临床常用的基础方。由于临床上风、水、火、土四塔失调的疾病、证、症表现繁多,所有疾病都与四塔失调有关,所以傣医调平四塔的方剂很多,以适应四塔失衡所致各种病变。如雅塔档细罕禾(四平汤)、雅叫哈顿(五宝药散)、雅叫帕中补(亚洲宝丸)等。如雅塔档细罕禾(四平汤)即是调平四塔方,功能是调平四塔,补土健胃,通气活血,清火解毒,补水润肤。主治四塔不调所致胃脘胀痛,贫血气少,面黄肌瘦,肢体酸痛,月经失调,崩中漏下,二便不调。

(二)分塔论治

分塔论治是傣医富有特色的论治方法,它是在充分辨明四塔中某塔失调的基础上实施的治疗方法,具有较强的针对性和较理想的临床治疗效果。在傣医理论中以分四塔药、四塔方治四塔病为其特点。

傣医的四塔方分别是:巴雅佤约塔拢(调风塔方),是用以调节塔拢不足或偏盛、壅塞、上逆而立的一类方药;巴雅爹卓塔菲(调火塔方)是用于调节火不足或有余的一类方药;巴雅阿波塔喃(调水塔方)是用于调节人体内水液代谢之功能,不足的补之,过盛的利之的一类方药;巴雅巴塔尾塔拎(调土塔方)是用于调节土塔过盛或不足的一类方药。应注意的是病理状态下风、水、火、土四塔之间相互影响、互为因果,所以四塔的偏盛偏衰并非独立存在,通常是分主次的并存,故治疗时应既分塔论治,又兼顾其他塔。

(三)调平寒热

由于自然界致病因素的寒热属性不同,导致机体内四塔(风、水、火、土)的偏盛、偏衰不同,因而疾病性质也有寒热之分。具体表现为感受寒邪则病症多寒;感受热邪则病症多热;体内风火过盛则热;水(血)不足多热;火不足多寒;水过盛多寒等。因为寒热病变在傣医临床是一种常见的病理变化,因而调平寒热也成为傣医的主要治则之一。具体实施为寒凉病用温热药,或温热治法治之;温热病用寒凉药,或寒凉治法治之;寒热夹杂则用寒热药,或寒热治法并用。

(四)未病先解,先解后治

雅解理论和雅解(解药)是傣族医学理论重要组成部分,也是具有傣医特色的治则。傣医解药因其独特的治疗作用,用药理论、用药方法及系列方剂而在傣医药学中独树一帜。傣医的雅解理论和雅解(解药)的主要内容是未病先解和先解后治。

1. 未病先解

是指在疾病尚未发生之前,给予雅解(解药)进行预防,防止疾病发生的治则,体现了未病先防的预防医学思想。傣族医学对疾病的预防非常重视。傣医雅解理论认为,在生活和治疗疾病的过程中,各种内外致病因素,均可导致四塔、五蕴的失衡和生理功能失常,四塔不合而产生各种微量的毒素,正常情况下体内四塔平衡,可以不断地排出少量毒素,但是如果机体的排毒功能下降,或是体内的各种毒素蓄积太多、太快,超出了机体的排毒能力,体内的各种毒素蓄积到一定程度,便会导致疾病。因此,傣医提倡平时就应服用雅解(解药)解除人体产生的各种毒素,随时保持体内四塔(风、火、水、土)、五蕴(色、识、受、想、行)功能的平衡和协调,从而防止或减少发病。如傣医提倡平时坚持服用"百解片"解毒、保健、防病。另外傣族人民每年都不定期的服用各种解毒的药防病保健。

2. 先解后治

先解后治的意义有两方面。一是人体患病后应先服用雅解(解药),以解除导致人体发病的各种因素,再给治疗用药。二是对患病日久,久治不愈者,应先服用雅解(解药)以解除前面用药不当或所用药物的毒副作用,理顺人体的气血,然后再论治用药,以利药物更好地发挥治疗作用。如治妇女产后病,应先解后治,先给雅解匹勒(妇安解毒丸)除风解毒,通血止痛。待毒素解除后,再投治疗方药。傣医传下来的各种解药或解药方剂达百种之多,这些解药或解药方剂各有其针对的病症。综合起来看,解药或解药方剂具有解除毒性动物叮咬中毒;解除跌打损伤、兵器外伤所致的伤害;解除食物毒性及因饮食不节(洁),误食禁忌(当忌口不忌口)的各种不良反应;解除药物毒性;解除各种风毒邪气;解除蛊毒;解除妇女月子病病邪;解除失治误治而发生的各种不良反应;解除水火烫伤而致毒性反应等作用。所以临床使用时,要先考虑欲解毒素及预防和治疗目的,从而选用适当的解药方剂。

(五)急缓分治,急缓同治

急缓分治或急缓同治也是傣医的治疗法则之一,是临床的应变治疗原则,对临床治疗尤有重要的指导意义。它要求在临床分清病情的主次缓急,便于及时合理地进行治疗。

1. 急缓分治

急缓分治是指临床应分清同一患者复杂病变的急病(证、症),缓病(证、症),先治急证,后治缓证的治法。一般急病(证、症)是指可导致四塔衰败,危及生命的病(证、症)。缓病(证、症)

是指暂时无四塔衰败之象,暂不危及生命的病(证、症)。如傣医治疗妇女产后腹泻,或久泻不止,或时止时泻,或时见暴注下泻,呈水性便,腹部有下坠感者,辨证为气火不足。此时是腹泻较急,如若腹泻不止,则更损气火,而有气火衰败之险。故治疗不宜立即补气助火,而是先以固涩止泻,以治其急,投以番石榴叶嫩尖。番石榴叶嫩尖涩味药,再配麻摆喃(没食子),磨于药汤中内服,待腹泻止后,再投补火益气之方以治其气火不足之缓。这与中医急则治其标,缓则治其本的原则相似。

2. 急缓同治

急缓同治是指当急证与缓证互相影响,互为因果,可能使病情加重或恶化时,必须急缓同治的治法。

(六)补抑并用

补抑并用是指当机体四塔失调致病后,不足或过盛两种病理变化同时存在,而同时使用补不足、抑过盛的治法。临床常见四塔不足或过盛的病理变化及治疗方法有:对火不足则水寒、水盛,治宜补火温水,利水;风(气)不足,水液乱行,治宜补风(气)行水;风不足则土壅塞,治宜补风(气)疏土;风火过盛则水(血)少,甚至水(血)干涸,治宜除风补水(血);水不足则水对风塔的吸引、黏结、聚合力减弱,风塔无所载,将流散无所归,而升散动扰太过,甚至离逸亡失,治宜补水摄风(气);水不足不能调平体内水与火相滋相制的功能活动,则水不制火,火塔炽盛,治宜补水清火等。

(七)动静结合

动静结合的含义有两种:一是指在某些疾病治疗中宜动静结合。如傣医治疗骨折不论是新伤还是老伤,治疗时首先用温热水反复浇洗局部,然后按摩。温热水浇洗及按摩,目的是促进局部血液循环是为"动";正骨接骨后,包药以消炎、止痛、消肿,夹板固定是为"静"。一周以后,再重新打开,重复以前的动、静治疗过程,通过动静结合的治疗骨折的愈合得以加快。二是指在某些方剂的药物配伍中应注意动静结合,使其动而不过,不伤四塔;静而不凝、不滞,能够发挥最佳治疗效果。如安神促进睡眠的方剂"雅拉",组成中有水菖蒲和山乌龟,其中水菖蒲性热主动,山乌龟性凉主静,二者相配,可使本方安神镇静而不过,睡眠醒后轻松自如而不致肢软头昏乏力。

(八)通利三盘

三盘学说是傣医辨识疾病的所属部位为主的辨病方法。三盘学说对人体的常态、病态、治病、用药按人体部位所属进行了划分。认为人体共分上、中、下三盘,上盘为心、肺、上肢、头;中盘为肝、胆、脾、胃、胰腺及部分肠腔;下盘为肾、膀胱、大小肠、子宫、下肢等。三盘学说认为外因或内因导致人体三盘功能失调,所属脏器的损伤而致病。所以提倡"治病先通三盘","利水道而排毒"的治则和治法。目的是疏通三盘,通利水道,使毒邪从三盘而解。"三盘一通,百病易治,毒邪易排,若三盘受阻,百病难治"。创立了专门的"通利三盘方",由埋么散南、灰灰叶、野芦谷等组成。凡来诊者均先要服用通利三盘方,利尿排毒,通开三盘后再对症投以其他药。通利三盘的方法有发汗透邪、利尿排毒、呕吐排毒、泻下排毒等。如外来病毒邪气导致上盘病变时,多用发汗和呕吐的通利方法,祛邪外出;如是外来病毒邪气导致中盘病变时,多用呕吐和泻下的通利方法,祛邪外出;如是外来病毒邪气导致下盘病变时,多用利尿和泻下的通利方法,祛邪外出。

(九)内病外治,外病内治,内外合治

内病外治,外病内治、内外合治是傣医临床常用的传统治疗方法。临床应根据治疗需要或取其一,或两者并行。

1. 内病外治

外治,即在体外用药。傣医的外治疗法较多,内容丰富,内病

外治是指病在体内,从体外给药的治疗方法。如傣医的特色疗法烘雅(熏蒸疗法)、暖雅(睡药疗法)、芬雅(磨药疗法)、阿雅(洗药疗法)、难雅(坐药疗法)、沙雅(刺药疗法)、果雅(包药疗法)、过(拔罐疗法)、咱雅(擦药疗法)、闭(推拿按摩疗法)等。内病外治法的特点是:从外治内,疗效确切,对体内环境干扰小。如傣医临床治疗卒中偏瘫、风湿麻木、肢体疼痛、妇女月子病、严重心脑血管疾病等常用暖雅(睡药疗法),从外治内。

2. 外病内治

内治,即根据病情,配制方药内服治疗的方法。外病内治是指病在外,内服药物治疗的方法。如跌打损伤、皮肉破损疼痛,气血不通,可内服汤药治疗。

3. 内外合治

内外合治是指同时使用内服药与外用药全面治疗疾病的方法。傣医对疾病采用内治外治并施的方法,也就是理顺内因与外因的关系,由里到外,由表及里的辨证治疗原则。傣医内外结合治疗方法的科学之处在于全面看待人体疾病。既看到了人体内部的疾病,又看到人体的外部病变以及内外之间的关系,内外结合治疗。通过口服药物清除人体内部的病邪,使气血畅通,改善全身血液循环,促进新陈代谢;又通过人体局部外用药,熏蒸、睡药、洗药,或按摩、拔罐,进一步除风止痛、祛风除湿、通行气血等,以恢复四塔、五蕴平衡,使患者早日康复。如治拢匹把母,取龙竹笋、胡椒、小姜、滴水芋嫩叶、北果(音译),共舂细,加柠檬汁调匀,搓成小丸药,温开水送服,每日 3 次,同时配合放十指尖血治疗。

（十）上病治上,下病治下,上病治下,下病治上,上下合治

上病治上,下病下治,上病下治,下病上治、上下合治是傣医临床常用的传统治疗方法。临床应根据治疗需要或取其一,或两者并用。

1. 上病治上

上病治上是指病位在上,用药从上治疗的方法。临床适用于治疗头面五官等各类疾病。如治"麻想乎"上行头、颈项部之头痛,取马蹄金、甜菜、旱莲草、酢浆草,共舂细,加五宝药散,加酒炒热外包头及颈项部。

2. 下病治下

下病治下是指病位在下,用药从下治疗,或引邪下行的方法。临床适用于治疗外阴和妇科等疾病。如胎衣不下,取拎郎(泥土)、害盖咩勒(黄母鸡蛋)共捣烂,外搽双足大拇指可下之。

3. 上病治下

上病治下是指病在上,从下治之,或引邪下行的方法。临床适用于治疗头面五官等各类疾病。如头目胀痛昏晕的病症,傣医认为是风(气)逆乱上行所致,而给予服用泻下的药物治疗。

4. 下病治上

下病治上是指病在下,从上治之,补益、升提风(气)的方法。临床适用于治疗脱肛脱宫、带下、便血等各类疾病。如脱肛、脱宫,傣医认为是下行风失调所致。故治疗除了使用坐药外,还用相应的药物煎煮后熏蒸头部治疗,如取摆管马朗(尖叶火桐树叶)煮熟后,用药熏于头部。以调节下风,升提风(气)。

5. 上下同治

上下同治是指同时使用治上与治下结合治疗疾病的方法。临床适用于治疗上病,或下病,或上下同病的各类疾病。如:脱肛脱宫,傣医认为是下行风失调所致。治疗既用坐药从下治之,又用相应的药物煎煮后熏蒸头部从上治之。

(十一)因时因地因人制宜

傣医理论十分强调人体四塔与自然界四塔保持平衡的重要意义,认为自然界四塔的变化必然直接或间接影响人体,使机体产生相应的反应变化。正常情况下,人体能够适应自然界不同季节、不同地域的四塔变化,人体四塔与自然四塔之间保持着相对平衡时则无病,反之则发病。由于自然界不同季节,不同地域的四塔变化各异,因而致病表现不同,故治疗时应因时因地因人制宜。

1. 因时制宜

因时制宜是指不同季节、不同时间治疗用药、用方不同。由于傣族地区地处热带和亚热带,气温高,雨量足,湿度大。因此,傣族把一年划分为冷季、热季、雨季三个季节。认为在冷、热、雨三个季节里各有不同的疾病发生,同时在季节相交前后也有发病率较高的疾病。如傣历的4月至5月是冷季与热季交季的时期,腹泻、痢疾等病的发病率较高;热季交雨季时(8—9月)疟疾发病率较高,冷季交热季之时(4—5月),消化系统的腹泻等疾病的发病率较高;雨季交冷季之时(10—11月)呼吸系统的伤风感冒、咳嗽等疾病的发病率较高。为此,根据季节的不同、疾病的差异,每个季节的治疗原则不同,组方用药物也不同。如热季多以清热、解毒、凉血等治法为主,用雅烘(苦味药)组方;冷季多以散寒、温中、止痛等治法为主,用雅发(涩味药)组方;雨季多以收敛、除湿治法为主,用雅撇(辣味药)组方。傣医在临床还根据患病时间不同,使用不同方剂;或强调一日当中早、中、晚或深夜的用药处方不同,药引子不同等。

2. 因地制宜

因地制宜是指根据不同地区的地理环境与常见病邪、病症来考虑不同组方用药。傣族医学药理论指出,不同地区的发病种类不同,如热带和亚热带地区,因气候炎热,气温高,湿度大,热带传染病、流行病的发病率较高。居住在森林、湖泊、江河、凹地或靠山沟水边的阴暗潮湿之地者,易患流涎、痰多、风病、肢体重着、酸胀麻木,或形寒肢冷疼痛之拢梅兰申;居住在干燥地方的人易患帕雅拢(风病);居住平坝地区的人易患多种疾病。如帕雅拢皇(风热毒邪)、伤寒、疟疾、鼠疫、霍乱等。居住在山区丛林、当风之地者易感风邪而出现肢体关节肌肉酸痛,拢贺接(头风痛)之症,或肢体抽搐痉挛之拢旧。所以不同地方、病因、病、证各异,治疗方药也应相应变化,才能方药对病、对证,而取得预期的治疗效果。

3. 因人制宜

因人制宜是指根据患者的年龄、性别、体质、生活习惯、易患疾病等选择治疗用药、用方。人体与自然界息息相关,疾病的发生、发展深受其影响。另外,人体之诸因素如年龄大小、体质强弱、情志变化、饮食起居的调摄等皆与疾病的发生、发展有着密切的关系。因此,治疗疾病必须根据季节、地区以及人体各方面的不同而制订相应适宜的疗法,这就是因时、因地、因人制宜的治疗原则。

(1)根据年龄、体质用药:傣医把人的一生分为 3 个阶段:1 ~ 20 岁生长发育最为旺盛,若患病宜用偏甜的药;21 ~ 40 岁体质偏热,风(气)偏盛,若患病宜用偏酸苦药,以除风清火毒;40 ~ 60 岁形体逐步衰弱,生理功能活动减退,若患病宜用甜、温、咸之药治之。

(2)根据体质用药:傣医根据肤色把人体的血分为 5 种性质,胆汁分为 3 种性质,借以说明人体体质的情况,强调根据血色、胆汁的不同用药,或将体质与季节相结合作为临床用药的根据。根据血色、胆汁的不同用药者,如见肤色黑,提示为黑胆汁病,血为苦性,含糖少,用药时宜下酸味和甜味药。根据体质与季节相结合用药者,如肤色红者,血酸涩、胆汁偏苦,体质较好。患病后,热季药宜用甜味;雨季宜用涩味的,冷季宜用咸味的;肤色白者血苦,胆汁偏酸苦,体质差,常感头目昏花,不欲食,若患病热季用甜药,雨季用苦药,冷季用咸药;皮肤黑的人血酸,胆汁偏苦,体质壮实不易生病,若患病,热季用苦药,雨季用涩药,冷季用辣药;肤色白红相兼者易过敏性痒疹,若患病热季用辣药,雨季用热药,冷季用涩药。

(3)根据性别用药,男女分治:根据性别用药,男女分治是指对于某些疾病根据男女病理变化不同的特点,给予不同的治疗用方,或施药部位不同。男女患同一种疾病,治疗选方用药不同。如傣医认识到拢痿(风寒湿痹病),男性若疼痛有定处,周身动弹不得者,为火不足,火不足水盛,水盛则寒,血冷,故而取热药热包便可增效。若为妇女患拢痿,则多血水不足而火旺,故而应取补水清火除风之药治疗。男女患同一种疾病,用药部位不同。如雅拨兵帕雅、麻贺、习火(治咳喘病方)治疗慢性气管炎、久咳不愈、肺结核、心悸等时,以药捣烂包足底(足弓),包药时男左女右。男病治女、女病治男也是针对某些疾病所设的特殊治疗方法。即男性患病用女性,或女性的分泌物、排出物治疗;女性患病用男性,或男性的分泌物、排出物治疗的方法。如傣医对于女性因恋情不顺所生疾病,提倡男恋人来对其进行交谈疏通治疗。又如在治疗癫痫的二蒜癫痫丸的用法用量中提出,治疗时男病用女尿,女病用男尿调服药粉。

(十二)左右分治

左右分治是指对某些疾病,应用左病治右,右病治左的方法治疗。它是傣医针对某些疾病所设的特色治法理论。傣医认为病分左右不同,辨病也有左右之 分,随之治疗也应左右分治。如傣医将发于人体左侧的拢沙龙,见疗疮水疱,或无水疱见红肿癍块成条索状,片状奇痒无比的称为拢沙龙补,意为公热风病。发于右边的热风病称为拢沙龙咩。辨病也有左右之分,认为摸、看左手大拇指可诊断妇科、肾、肝、心脏等疾病,摸、看右手大拇指可诊断冷风湿、热风湿。治分左右,如眼目发红肿疼痛,取芽夯丈(ya hang zhang)舂细,加淘米水,用猪油炒热包敷在健侧大拇指上;如左眼患病包右手,右眼患病包左手可治愈。另外,傣族医学理论认为:药分雌雄,病分雌雄,治分雌雄。如发于人体左侧的公热风病可取埋宋戈(土连翘)煎服。发右侧的拢沙龙咩取皇旧(旱连草)、外郎(黑甘蔗)煎服。

(十三)综合治法

综合治法是指同时应用多种治法,全面治疗疾病的方法。实施时常是多种内外治法相结合。临床适用于病变复杂的各类疾病,如风湿痿痹、拢痿、卒中后遗症等。

综上所述,傣族医学临床治则治法繁多,内容丰富,具有较高的临床实用价值,但对某些治则治法的科学性有待于进一步观察、研究、验证。

二、治法

治法即治疗疾病的方法。治法主要有解沙把(解法)、哈河(汗法)、哦皇(清法)等。具体治法是针对具体病症施行的具体治疗方法,如补土利水、清热除风等。

傣医常用治法分为内治法和外治法两大类。傣医的治疗方法既是针对某一种疾病的治疗作用,又有其通治多种疾病的治疗作用。每一法以一药或多种药物组合为方,达到治疗的共同作用。在临床上针对疾病的复杂性,有时需要内、外合用或多法兼用,以达到针对性和协同性治疗的目的。

(一)多雅摆乃(内治法)

内治法主要是以内服药物的方法治疗疾病,使之达到病邪从内而解之目的。傣医的内治法主要有解沙把(解法)、哦河(汗法)、哦皇(清法)、鲁(泻法)、压海(消法)、雅补塔都(补法)、泵(通法)、鲁喃(利法)、哈(催吐法)、罕接(止痛法)、罕勒(止血法)、罕河(止汗法)、罕鲁(止泻法)、罕哈(止吐法)、乃亨(化石法)、罕习特(化痰法)。

1. 解沙把(解法)

解法,也称为"解毒法",是在傣医"未病先解、先解后治"解毒理论指导下创立的一种特殊的治病方法。解沙把(解法)的作用为:

调平四塔功能,解除人体毒素。包括清火解毒,妇女产后解毒,食物解毒,退热解毒,蛇、狗咬伤解毒,水、火烫伤解毒,刀枪伤解毒,跌打损伤解毒等。除解毒外,也包括解除各种不良反应或毒性反应。如解除因饮食不节(洁),误食禁忌(当忌口不忌口)或失治误治而发生的各种不良反应。如误食禁忌及有毒食物(如菌类、霉变有毒之物)后出现舌生疮,咽喉肿痛,面部长疔生疮,皮肤疮疖瘢疹,烂癣,心烦眠差,尿赤大便干燥等;过度饮酒嗜烟而致的病症;毒虫、蜈蚣、水蛭、毒蛇、野兽、水火烫伤而致毒性反应等。解除药物不良作用,提高机体的免疫力,保持人体健康。傣族医学认为,"排毒有口道,利毒有尿道,泄毒有屎道,透毒有汗孔,解毒有脏腑"。如急性食物中毒者必须服解毒药,使其中毒者从口中频频呕吐,使毒素迅速从口道排除;体内热毒过盛者,必须服用利尿解毒药;血中热毒过盛者应服大解毒散等,清毒后再对病症下药,往往效果为好。常用解药剂型有药浆汁、水煎剂、水磨剂、散剂、片 剂、丸、水浸剂等。

2.哈河(汗法)

汗法是指以药物或非药物的方法使机体发汗透解,使毒邪随汗而解,以达解除因帕雅拢嘎(冷风寒湿病)、酒毒以及各种毒邪而致的病症,也用于机体保健。哈河(汗法)的作用有:具有发汗除风毒,通气血,抗疲劳养容颜之功。临床主要用于机体外感帕雅拢嘎(冷风寒湿病)的冷季感冒,腰腿冷痛,拢梅兰申(风湿病),痛经,水肿等病症,也用于机体保健。

3.哦皇(清法)

哦皇(清法)是指用寒凉药物组成的方剂,以解除热邪的方法。哦皇(清法)的作用是清体内火热之邪,除热毒邪气,退热,凉血,解毒,增强人体抵抗能力。临床主要用于爹卓塔都杭禾(火气过盛)所致的拢沙力坝(热风病),表现为高热、口干、抽搐,甚则昏迷,谵语、皮肤生疔长疖、口舌生疮、咽喉肿痛、小便热涩疼痛、胃热口干喜冷饮等。也用于塔喃(水血)不足所致热病(证),见下午发热,五心烦热等。

4.鲁(泻法)

鲁(泻法)是指用具有很强的清泻体内火热毒邪,排除肠中燥屎的方药,以解除体内各种大热之毒邪的方法。鲁(泻法)具有清泻,攻下,通便,快速逐邪的作用。临床主要用于大便不通,饮食内积,水肿,误食有害食物、毒物、药物等病症。鲁(泻法)分为急泻和缓泻两种。急泻是应用具有快速清泻的药物,泻火解毒,泻下通便,治疗塔菲想(火塔过盛),燥屎内结,高热神昏,肢体抽搐或患高血压病头目胀痛,性急易怒,甚至血压持续升高,突然卒中,神昏谵语,口眼㖞斜等病(证)属于过盛的方法。缓泻是指应用具有补润通下的药物,补气滋水,通便润下。治疗塔拢(风、气),塔喃(水血)不足,下盘干燥,大便不通等病(证)属于水不足的方法。

5.压海(消法)

压海(消法)是指用消食导滞、消积散结、消肿止痛、消石化石等方药,治疗积食、包块、癌瘤、瘀血、结石等疾病的方法。

6.雅补塔都(补法)

补法,有2种含义:①是正补法,指用以调补体内四塔(风、火、水、土)功能不足的各种疾病方法,补其不足;②是指反补法,泻其有余,调平四塔为补,故傣医有"以清为补,以泻为补,以通为补,寒补,凉补,热补,温补,平补"之说。

7.泵(通法)

泵(通法)是以通气活血、通水利尿、消肿止痛的方药为主,用以治疗气血不通、水肿病、风湿病、外伤瘀肿等病症的方法。

8.鲁喃(利法)

鲁喃(利法)是指以调节四塔功能,利尿消肿的方药为主,用以治疗各种水肿病、风湿肿痛、急性中毒等病症的方法。

9.哈(催吐法)

哈(催吐法)是指以药物或非药的方法达到呕吐排毒之目的

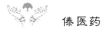傣 医 药

的方法,具有解毒排毒或排出体内瘀血或宿食功能。

10. 罕接(止痛法)

罕接(止痛法)是指以通气活血、消肿止痛为主的方药,用以治疗外伤肿痛、风湿病肢体关节、肌肉筋骨疼痛、颈腰椎骨质增生疼痛、偏头痛、高血压头目胀痛以及各种痛症的方法。

11. 罕勒(止血法)

罕勒(止血法)是指以活血止血、补气止血、凉血止血的方药,用以治疗各种出血症的方法。

12. 罕鲁(止泻法)

罕鲁(止泻法)是以收涩止泻的方药为主,用以治疗急慢性肠炎、痢疾等病症的方法。

13. 罕河(止汗法)

罕河(止汗法)是指以"清火退热止汗""补气收敛止汗"的方药,用以治疗各种汗症的方法。

14. 罕哈(止吐法)

罕哈(止吐法)是指以补土健胃、温散寒邪、止吐止呕或通气消胀、降气止呕方药为主,用以治疗土塔不足、水食不化、寒邪内侵胃寒呕吐、土气壅塞、胃气上逆作呕、误食毒物、土塔受伤而呕等病症的方法。

15. 乃亨(化石法)

乃亨(化石法)是指选用清火解毒、利尿化石、清热解毒、利胆化石的方药治疗泌尿系结石、肝胆结石等病法。

16. 罕习特(化痰法)

罕习特(化痰法)是指以化痰止咳平喘的方药,治疗各种咳嗽痰喘病的方法。

以上各法,应根据临床病症之具体情况,或单用,或两法或多法互相配合应用,以适合病情需要为原则。

（二）多雅摆诺（外治法）

外治法是指除内服药物之外,施于体表或从体外进行治疗的方法。傣医外治法具有悠久的历史,也是最具傣医特色的治疗方法。总结归纳为十大外治法,即烘雅（熏蒸疗法）、暖雅（睡药疗法）、阿雅（洗药疗法）、难雅（坐药疗法）、沙雅（刺药疗法）、果雅（包药疗法）、过（拔罐疗法）、咱雅（涂搽药物疗法）、闭（推拿按摩疗法）、达雅（涂搽药疗法）。

1.烘雅（熏蒸疗法）

烘雅是按病情所需,配备相应的傣药,将其放入熏蒸锅煎煮,待煮沸产生热气后让患者坐（或躺）在特制的熏蒸器（熏蒸木桶、锅、箱）内,接受药物蒸气熏蒸的疗法。本疗法主要通过药物的热气开汗孔、通气血、除风毒、祛风湿、止痹痛以及解除疲劳、促进新生代谢等,达到防治疾病的目的。

适应证:本疗法具有发汗解毒,活血止痛,祛风散寒,排毒养颜,透疹止痒,利胆退黄,利水消肿,解困消乏等作用。主要用于治疗哇嘎（冷感冒）、拢梅兰申（风湿病）、拢呆坟（卒中偏瘫后遗症）、风疹、麻疹、水痘透发不畅、黄疸病、水肿病、肥胖病、痛经等病症,同时可用于日常保健或产后熏蒸保健、排毒养颜、减肥消脂、美容健身等医疗保健。

疗程:5～7天为一个疗程,隔日熏蒸一次。一般疾病连用1～3个疗程,风湿病、卒中偏瘫连用5～7个疗程,保健熏蒸每周1次,,每次20～30分钟。温度按患者体质强弱或耐受性自调,一般40℃左右。

禁忌证:患严重心脑血管疾病,高血压,热性病,外伤出血,皮肤溃疡,疔疮痈肿,严重贫血以及孕妇或患其他疾病体质极虚者禁用本疗法。

2.暖雅（睡药疗法）

暖雅疗法是通过平卧方式将药物覆盖于患者全身进行治疗的一种外治疗法。具体是根据病情所需,配备相应的方药（鲜品或干品),切碎加水或酒炒热,将热药平摊在睡药床的油布上,加酒充分拌匀(取出一半备用),盖上纱布,待温度适中时,让患者睡于药上,再用余药均匀地撒于患者周身,用塑料膜裹紧,加盖被褥,使之达到发汗,通血脉,祛风除湿,止疼痛的治疗方法。

适应证:本疗法具有发汗透毒,行气活血,除风止痛,解困除乏等作用,主要用于治疗卒中偏瘫后遗症、风湿病、类风湿病、痛风、月子病,以及饮酒后出现周身麻痹、困乏无力之酒瘫症。

疗程:每次治疗时间一般保持 30~60 分钟,或按患者机体强弱而定。一般疾病 5 天为 1 个疗程,风湿病、卒中偏瘫 5~10 天,连用 2~5 个疗程,隔天 1 次。

禁忌证:患有严重心脑血管疾病、体质瘦弱者、外伤出血、疔疮脓肿皮肤破溃、孕妇及月经过多者不宜采用暖雅(睡药疗法)治疗。

3. 阿雅(洗药疗法)

阿雅是指根据病情配伍适宜的药物煎煮,取水浸泡肢体,将药液倒入洗药桶或盆内,待温度适宜后,嘱患者泡于药液里或浸泡患处的治疗方法。

适应证:本疗法具有清热解毒,除风止痛,行气活血,洁肤润燥等作用,长于治疗皮肤病,如风疹、斑疹、疥癣、药疹、痈疮疖肿、烧烫伤等,同时也可以用于妇女产后病、风湿病、卒中偏瘫后遗症及亚健康人群的养生保健等。

疗程:治疗时间为 30~45 分钟。3~5 天为 1 个疗程,每天 1 次。风湿病连续使用 2~3 个疗程;皮肤病按病情所需而定;一般疾病 1~3 个疗程;保健熏洗每周 1~2 次,每次 30 分钟左右。

禁忌证:患严重心脑血管疾病、急重病、高热、外伤出血、年老体弱、凝血机制障碍、孕妇、妇女经期等禁用本疗法。

4. 难雅(坐药疗法)

难雅是傣医广泛用于治疗痔疮、脱肛、子宫脱垂等疾病的一种外治疗法,分为坐药水和坐药两种。坐药水,是按病情所需,配备相应的傣药,加水煎煮后,取药汤置于盆内,待温度适中时,让患者直接坐在药水中接受治疗的一种方法;坐药,是根据病情所需,选用相应傣药(鲜品或干品),切碎舂细,加入淘米水、猪油或药酒等拌匀炒热,平摊于药凳上,待温度适中时,让患者直接坐于药上接受治疗的一种方法。

适应证:本疗法具有清热解毒,活血化瘀,凉血消肿,杀虫止痒,缩肛止痛,升阳举陷等作用。用于治疗内痔脱出、痔疮出血、阴囊炎、睾丸肿大、阴部湿疹、股癣、子宫脱垂、脱肛等病症。

疗程:每次治疗时间为 30 分钟,3～5 天为 1 个疗程,连坐 1～3 个疗程,每天坐 1 次。

禁忌证:外伤出血,痔疮大出血,孕妇,妇女经期及局部皮肤严重破损或严重感染者禁用。

5.沙雅(刺药疗法)

沙雅是傣医根据病情所需,用棉签蘸取傣药水(或药液、药酒、药油),边涂搽边用消毒梅花针轻刺患处至皮肤发热发红(不出血为度)进行治疗的方法。

适应证:本疗法具有舒通气血,祛风止痛,解毒消肿等作用。适用于跌打损伤、骨折、风湿骨痛,周身关节肢体肿痛,卒中偏瘫后遗症,硬皮病等病症的治疗。

疗程:3～5 天为 1 个疗程,连用 1～3 个疗程,或视病情而定。隔日治疗 1 次。

禁忌证:患严重心脑血管疾病、糖尿病、外伤出血、血小板减少性疾病、皮肤破损合并感染者以及孕妇、经期妇女禁用。

6.果雅(包药疗法)

果雅是指根据病情所需,选用相应的傣药(鲜品或干品),将药物舂细、粉碎或调成膏剂,加酒或水、药液、油类,石灰、红糖、盐巴等炒热或冷敷于患处进行治疗的一种方法。

适应证:本疗法具有祛风除湿,消肿止痛,温通经脉,活血化瘀,接骨续筋,软坚散结,清热解毒等作用。用于治疗跌打损伤、骨折、风湿病,痛风,虫蛇咬伤,水火烫伤,疔疮脓肿,疥癣,腮腺炎,乳腺炎,癌瘤等疾病。

疗程:每次包药45~60分钟,5~10天为1个疗程,一般连用3~5个疗程,每日换药1次。

禁忌证:开放性骨折、外伤出血、皮肤严重破损或严重感染者禁用。

7. 过(拔罐疗法)

过是指视病情选择适宜的火罐或水罐,边用傣药棉涂搽于患处,边用梅花针扣刺皮肤,以不出血,微热稍疼为度,同时另取95%酒精点燃,距离患处不远,在罐内旋绕数圈后,在梅花针刺后的部位拔罐留罐时间为10分钟左右的治疗方法。

适应证:主要适用于治疗外伤瘀血肿痛,风湿痹症,肢体、肌肉关节酸麻胀痛,疔疮脓肿等病症。

禁忌证:既往有晕罐史,外伤出血,皮肤破溃,开放性骨折等不能用过(拔罐疗法)治疗。

8. 咱雅(涂搽药物疗法)

咱雅是指按病情所需,配备相应的傣药,将药物碾成细粉装入布袋内,蒸热或蘸取药酒(或药水、药油、鲜药液、鲜树浆或各种动物胆汁等),顺着人体经筋循行路线涂搽周身或局部治疗疾病的一种方法。

适应证:本疗法具有清热解毒,杀虫止痒,敛疮收口,去腐生肌,通经活血等作用。用于治疗高热不退,冷风湿病,肢体、关节、肌肉筋骨酸麻胀痛,跌打损伤,皮肤疮疡,疥癣溃烂,水火烫伤,毒虫野兽咬伤,毒蜂蛰伤,淋巴结炎,腮腺炎,乳腺炎,睾丸肿疼,癌瘤等病症。

疗程:每日涂搽1次,3~5天为1个疗程,一般连用2个疗程为宜。

禁忌证:皮肤疔疮肿痛、瘢疹、疥癣、外伤出血、血小板减少症、卒中急性期等,不能用本法治疗。

9.闭(推拿按摩疗法)

闭是指根据病情,用力适度,推拿按摩患处的治疗方法。

适应症:本疗法具有活血消肿,行气止痛,祛风通络,消食散结等作用,主要用于治疗跌打损伤、瘀血肿痛、骨折、风湿骨痛、卒中偏瘫后遗症、小儿疳积病、消化不良症、盆腔炎、胃脘痛、痛经等病症。

疗程:治疗时间为每次 30~45 分钟,每天 1 次,3 天为 1 个疗程,一般 3~5 个疗程为宜。

禁忌证:皮肤疔疮肿痛、瘢疹、疥癣、外伤出血、血小板减少性紫癜、卒中急性期等,不能用本法治疗。

10.达雅(涂搽药物疗法)

达雅是指按病情所需,取配好之药油、药水、药酒或药液涂搽患处的方法。

适应证:本疗法具有清热解毒,祛风除湿,活血止痛等作用。主要用于治疗感冒发热、风疹、湿疹、接触性皮炎、疔疮脓肿、烧烫伤、疔疮脓肿、虫兽咬伤、卒中偏瘫、肢体麻木不仁、风湿骨痛、跌打损伤等病症。

疗程:3~5 天为 1 个疗程,一般使用 1~3 个疗程,每日 1~2 次。

禁忌证:患处伤口太大或感染严重,皮肤过敏者者不宜使用刺激性过强的外用药涂搽。

在外治法中,傣医还有捏背、捶打、踩背等疗法也为常用。另外,在傣族民间还有广泛使用一种独特的方法"抱"(口功吹气疗法),即默诵经文,全身运气到口中,然后将气吹于发病疼痛部位,这一方法有待进一步研究。综上所述,傣医治病,都是在傣医理论指导下,按其病、证先制订治病的原则,然后再立出相应的治法,在疾病的治疗中具有重要的意义,有待进一步地发掘、收集、整理、研

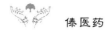

傣 医 药

究而得到不断地完善。

参 考 文 献

　[1]　杨梅.傣医诊断学[M].北京:中国中医药出版社,2007.

　[2]　林艳芳.傣医治则与治法研究[J].中国民族医药杂志,2008,(10):28-33.

　[3]　倪凯,赵远,林艳芳,等.傣医外治法中果雅的治法方药探讨[J].云南中医中药杂志,2014,35(11):86-87.

　[4]　贾克琳.论傣医十大传统疗法与自然疗法[J].中国民族医药杂志,2007,7(7):23-24.

　[5]　依专,林艳芳,刀会仙.论傣医传统特色疗法与自然疗法的关系[J].中国民族医药杂志,2007,10(10):36-37.

第四章　傣医方剂

第一节　傣医常用外用方

一、皮肤科病症常用外用方

雅闷曼(多吗消疹汤)
(《档哈雅龙》)

组成:嘿多吗(鸡矢藤)20g,皇旧(旱莲草)15g,帕比印(田基麻)10g,尼乃喃囡(小蚌壳)7 个,广锅(毛罗勒)5g,毫命(姜黄)10g。

用法:煎汤,内服 3 口,其余药汤外洗。

功用:清火解毒,除风止痒,活血消疹。

主治:闷曼(荨麻疹)引起的局部或全身风团,色红瘙痒,起病急骤,遇热加重,时起时消,反复发作,舌红苔薄白或薄黄,脉行表浅而快。

雅毫喃(湿疮消)
(《西双版纳古傣医验方注释》)

组成:乃麻哇(槠藤子仁)、麻巴烈(老鸦花藤果仁)、内芽拉勐

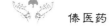

（决明子）、内麻嘎东（地瓜子）各 10g,免用样（水黾）7 个。

用法:诸药炒黄春细,加喃满啊（芝麻油）适量调匀,外搽患处,每日 3 次。

功用:清火解毒,除风止痒。

主治:湿疹瘙痒。

雅阿习哈龙(顽癣灵洗液)
(《档哈雅贺埋》)

组成:楠罗埋西双冷（黄花夹竹桃皮）200g,喃章巴爹（鸡蛋花皮）200g,喃烘罕（膏桐树皮）200g,麻补罗（印度大风子）200g,芽喃么（飞扬草）200g。

用法:煎煮浓液备用。外用,涂搽或加 10 倍开水稀释后浸泡患处。

功用:清火解毒,杀虫止痒。

主治:顽癣,疔疮,无名肿毒,阴部湿痒等。

雅阿洞烘(疱疹外洗汤)
(《档哈雅贺埋》)

组成:楠秀（白花树皮）50g,楠说（石梓树皮）50g,嘿蒿婻（三开瓢）50g,嘿蒿莫（滑叶藤仲）50g,楠埋罕（毛叶嘉兰树皮）50g,楠孩嫩（杨柳树皮）50g,楠夯泵（余甘子树皮）50g,楠埋外仗（幌伞树皮）50g,芽沙板啊（槟榔青）50g,嘿宋拢（酸藤子）50g,毫命（姜黄）50g,补累（野姜）50g,内菲（棉花子）50g,楠麻补罗（大枫子皮）50g,内管底（蔓荆子）30g,广好修（蓬莱葛）30g,嘿赛杖（大叶羊蹄甲）30g,摆娜龙（冰片叶）30g。

用法:煎煮浓液备用。外用,取本药液加温开水 3~5 倍稀释后浸泡外洗,也可用浓缩药液直接涂搽患处。

功用:清火解毒,杀虫止痒,除风敛疮。

主治:黄水疮,带状疱疹,水痘,麻疹,荨麻疹等。

雅麻想(消疮散)

(《档哈雅阿努满》)

组成:解烘罕(大黄藤)100g,先勒(十大功劳)100g,楠秀(白花树皮)100g,沙腊比罕(台乌)100g,楠夯泵(余甘子树皮)100g,楠说(石梓树皮)100g,蒿莫(滑叶藤仲)100g,嘿蒿婻(三开瓢)100g,辛勒(雄黄)200g,达些(蜈蚣)100g,摆娜龙(冰片叶)50g。

用法:共碾细粉,涂搽患处。

功用:清火解毒,杀虫止痒。

主治:黄水疮,带状疱疹,单纯疱疹,湿疹等。

雅麻想害巴(消疮饮)

(《档哈雅沙巴帕雅》)

组成:哈勒金(聚果榕树根)、哈勐(桃树根)、哈麻飞布(木乃果根)各等量。

用法:共磨于冷开水中,取药液涂搽患处。

功用:清火解毒,消疮止痛。

主治:拢麻想(带状疱疹)。

雅拢麻想(消疮汤)

(《档哈雅塔都档细》)

组成:哈托崩(四棱根)、哈帕利(旋花茄根)、哈帕弯(甜菜根)、哈帕拉(臭菜根)、皇旧(旱莲草)、皇曼(马蓝)、哈管底(蔓荆根)、哈帕顾(蕨菜根)各等量。

用法:共碾细粉,用芝麻油调匀后涂搽患处。亦可内服。

功用:清火解毒,除风止痒。

主治:顽癣,湿疹。

劳雅打麻想(疮毒酊)
(西双版纳傣族自治州傣医院经验方)

组成:楠秀(白花树皮)、楠楞嘎(千张纸树皮)、嘿赛占(大叶羊蹄甲)、毫命(姜黄)各等量。

用法:外用,涂搽患处。

功用:清火解毒,收敛治疮。

主治:拢麻想(带状疱疹)、拢洞破(黄水疮)、拢洞河(痱子)、拢洞烘(过敏性皮炎)以及各种痈疡肿毒,出现皮肤丘疹、水疱、脓疱,红肿热痛或痒痛难忍,口干口苦,大便干结,小便黄少,舌红苔黄,脉行快。

雅休章(痈疖消方)
(《傣族传统医药方剂》)

组成:雅解先打(傣百解)10g,哈土崩(四棱豆角)10g,楠端亮(刺桐树皮)10g。

用法:外用,取上药分别蘸水在磨石上磨后取汁外搽。

功用:清火解毒,散结消疮。

主治:拢洞飞暖龙(痈疖疔疮),出现局部红肿热痛,甚或脓血,伴有寒战高热,周身不适,口干口苦,心胸烦闷,大便干结,小便黄少,舌红苔黄,脉行快。

雅拢龙(糯勒除风解毒方)

(《档哈雅龙》)

组成:文糯勒(狗脑花)、摆埋米拢(潺槁木姜子)、楠梦乎(山竺皮)各等量。

用法:煎汤外洗。

功用:清火解毒,消肿止痛,收敛消疮。

主治:兵洞暖飞龙(皮肤疔疮、癌瘤)引起的溃烂肿痛。

雅解比(除毒止痛方)

(《档哈雅龙》)

组成:哈嘎扎郎(紫花曼陀罗根)15g,哈麻汉(巴豆根)10g。

用法:磨汁外搽,或鲜叶捣敷,或烘热敷,或鲜根、鲜果加令菲(火药)熔化后取药液外搽。

功用:清火解毒,消肿止痛,敛疮排脓。

主治:毒虫、野兽咬伤;疔疮肿毒;腮腺炎,颌下淋巴结肿痛;湿疹顽癣,瘙痒溃烂;卒中偏瘫后遗症;风湿病,关节肿痛;便秘。

雅解比案(二哟排毒方)

(《档哈雅龙》)

组成:哟先(粽叶芦嫩叶)15g,哟哈(茅草嫩叶)20g,沙腊比罕(台乌)30g。

用法:鲜品捣烂外洗,外包;或水煎服。

功用:清火解毒,消肿止痛,杀虫止痒。

主治:毒虫、野兽咬伤;疔疮肿毒;黄水疮,带状疱疹,过敏性皮炎,湿疹顽癣,瘙痒溃烂。

雅喃菲埋喃皇罗巴呢(烧烫伤液)
(《档哈雅贺埋》)

组成:楠夯泵(橄榄树皮)200g,楠过缅(多依树皮)200g,楠楞嘎(千张纸树皮)200g,雅郎(芦荟)6g,咪火哇(山大黄)200g,滇娜(冰片)20g。

用法:水煎煮,浓缩备用。清洁创面后,取药液涂搽或湿敷患处。

功用:清火解毒,敛疮生肌。

主治:水火烫伤。

雅菲埋喃皇罗(千张烫伤散)
(《西双版纳古傣医验方注释》)

组成:楠楞嘎(千张纸树皮)1000g。

用法:碾细粉,取药粉适量撒于患处。

功用:清火解毒,敛疮止痛。

主治:水火烫伤。

菲埋喃皇罗(千余烫伤散)
(西双版纳傣族自治州傣医院经验方)

组成:楠楞嘎(千张纸树皮)30g,夯板(余甘子树皮)30g,楠果缅(多依树皮)30g。

用法:碾细粉,撒于患处;或煎汤浸泡外洗,涂搽患处;也可煎膏外敷。

功用:清火解毒,敛疮止痒,利湿退黄,接骨续筋。

主治:水火烫伤;疔疮肿毒,湿疹顽癣,瘙痒溃烂;急性肝炎、慢性肝炎;咽喉肿痛,口舌生疮;咳嗽咽痛,痰稠色黄;跌打损伤,骨折;风湿病,肢体关节疼痛。

雅补勒蓬贺杆(薇子乌发方)
(《档哈雅龙》)

组成:抱冬电(薇籽),哈勒景(聚果榕根)各适量。
用法:上药舂细,加黑芝麻油,加热后涂搽头发。
功用:补益水土,除风乌发。
主治:须发早白,脱发。

雅蓬崩(五月茶生发方)
(《档哈雅龙》)

组成:哟毛毫山(五月茶嫩尖)适量。
用法:舂细,加淘米水混匀洗头。
功用:除风止痒,养发固发。
主治:脱发。

雅沙蓬轮(麻蒙固发汤)
(《档哈雅龙》)

组成:内檬巴(杧果子)、夯板(余甘子)各适量。
用法:舂细,洗头。
功用:补益水土,养发固发。
主治:发枯脱落。

雅货烘蓬轮(禾节脱发方)
(《档哈雅龙》)

组成:成熟的禾节(小野黄茄)、麻禾巴(白花曼陀罗)各等量。
用法:共舂细取汁1盅,加芝麻油1盅,混合拌匀,外搽。
功用:杀虫止痒,除风固发。
主治:头痒脱发。

雅蓬杆(毫命荣发方)
(《档哈雅龙》)

组成:毫命(姜黄)、皇旧(旱莲草)、杆麻抱(椰子壳)各适量。
用法:共舂细,取药液经常外搽头部。
功用:补水清火,除风止痒,活血解毒,生发固发。
主治:头发稀少,脱发。

雅扰山龙(阴肿消散)
(《西双版纳古傣医验方注释》)

组成:帕吻牧(苦藤汁)150g,朋腥(樟脑)16g。
用法:共碾细粉,取药液涂搽患处,每日3~4次。
功用:清火解毒,消肿止痛。
主治:睾丸、阴茎肿痛。

雅办该(脾肿消散)
(《西双版纳古傣医验方注释》)

组成:景郎(黑种草子)10g,反帕嘎(苦菜籽)10g。

用法:共碾细粉,取本品加开水拌匀,揉搽脾部,每日4~6次。

功用:清火解毒,消肿止痛。

主治:脾肿大。

二、五官科病症常用外用方

雅沙龙说兰(哈扁口溃汤)
(《档哈雅龙》)

组成:哈扁(三叶五加根)30g,哈罗埋亮龙(朱槿树根)20g,楠解罕干(黄球花树皮)10g。

用法:煎汤,口含漱。

功用:清火解毒,补水消疮。

主治:拢沙龙接说(口腔溃疡、口腔炎、牙龈炎)引起的口腔、牙龈红肿疼痛,甚至局部溃烂,疼痛较甚,口气热臭,渴喜冷饮,小便黄少,大便干结,舌质红,舌边尖起芒刺,苔黄燥干,脉行快。

雅说兵洞(口疮散)
(《档哈雅塔都档细》)

组成:芽莪烂龙(大黄)30g,摆娜龙(冰片叶)3g,英宋(枯矾)10g,西泻(儿茶膏)0.5g,咪火哇(山大黄炭)30g。

用法:共碾细粉,外用,取药粉撒于患处,每日数次。

功用:清火解毒,敛疮止痛。

主治:口腔溃疡,疔疮肿毒,烧烫伤。

雅侯利(护牙固齿汤)

(《档哈雅龙》)

组成:哈管底(蔓荆根)、哈芽夯燕(马鞭草根)、哈宋拜(蛇藤根)、更便(松树心)各适量。

用法:切细,放入新鲜竹筒内煎煮,含漱。

功用:清火解毒,护牙固齿。

主治:拢沙龙接喉(急性牙龈炎)引起的牙龈红肿,灼热疼痛,牙龈出血,血色鲜红,口气臭秽,渴喜冷饮,小便短赤,大便干结,舌质红,苔黄燥干,脉行快。

雅波罕(二叶清耳汤)

(《档哈雅龙》)

组成:摆帕嘎(苦菜叶)、摆帕贡(树头菜叶)各等量。

用法:共舂细,取汁滴耳。

功用:清火解毒,消肿止痛。

主治:乎兵波罕(化脓性中耳炎)引起的耳内疼痛,甚至耳中流出黄水脓液,发热,舌红苔黄干,脉行快。

三、骨伤科病症常用外用方

雅阻伤多路(续筋接骨方)

(《档哈雅龙》)

组成:芽沙板(除风草)、帕崩板(平卧土三七)、毫命(姜黄)、补累(野姜)、芽嫩(狗牙根)各等量。

用法:捣烂,加淘米水或猪油炒热外包。

功用:活血化瘀,消肿止痛,续筋接骨。

主治:阻伤、路哈(跌打损伤,骨折,颈椎、腰椎骨质增生症)、拢梅兰申(风湿病)、拢呆坟(卒中偏瘫后遗症)引起的肢体疼痛,麻木不仁,活动不灵。

劳雅足伤打(跌打外擦药酒)
(《档哈雅阿努满》)

组成:更方(苏木)2000g,怀咪王(钩藤)500g,光冒呆(黑皮跌打)2000g,邓嘿罕(定心藤)500g,比比蒿(白花丹)1000g,罗罕(红花)500g,碗盖丕(姜三七)500g,妹滇(鱼子兰)1000g,代盾(大麻疙瘩)1000g,故罕(当归藤)500g,芽干壮(重楼)1000g。

用法:共碾粗粉,加酒10倍,浸泡1个月备用;外用,取适量揉搓患处,每日2~4次。

功用:活血化瘀,消肿止痛。

主治:跌打损伤,骨折,瘀血肿痛。

雅喃满啊(四巴止痛麻油)
(《档哈雅勐傣》)

组成:哈麻汉(巴豆根)、哈沙更(卵叶巴豆根)、保囡(中华巴豆根)、保龙(光叶巴豆根)、乱令(嘉兰)、比比亮(红花丹)、娜罕(羊耳菊)、乎梦、办藤(野苎麻)各等量。

用法:共碾粗粉,浸泡于芝麻油中备用;外用,取适量揉搓患处。

功用:活血化瘀,消肿止痛,除风散寒。

主治:跌打损伤,瘀血肿痛,风湿骨痛,肢体关节肌肉酸痛。

雅多路(接骨散)
(《档哈雅勐傣》)

组成:喃过兔(多依树皮)、摆芽转水(山香橼叶)、代盾(大麻疙瘩)、摆芽三英(毛叶三条筋)、摆故罕(当归藤叶)、妹滇(鱼子兰)各等量。

用法:共碾细粉,外用,按部位大小取药粉加开水调成糊状,敷于患处,隔日 1 次。

功用:活血化瘀,消肿止痛,接骨续筋。

主治:跌打损伤,骨折,瘀血肿痛。

雅多路(接骨散)
(《档哈雅勐傣》)

组成:光三哈(三台红花)100g,光冒呆(黑皮跌打)100g,妹滇(鱼子兰)100g,摆莫哈跌(小叶驳骨丹)100g,莫哈蒿(鸭嘴花)100g,摆莫哈郎(大叶驳骨丹)100g,芽三英囡(毛叶三条筋)100g,芽沙板(血满草)100g,里罗(文殊兰)100g,芽英忍(车前草)100g,抱冬电(薇籽叶)100g,保龙(光叶巴豆)100g,帕崩板(平卧土三七)100g,保囡(中华巴豆)100g,摆亨(川楝叶)100g,芽化水(羽萼)200g,雅鲁哈咪卖(白鹤灵芝)200g,故罕(当归藤)200g,代盾(大麻疙瘩)200g,晚害闹(莪术)200g,毫命(姜黄)200g,摆端亨(大叶火桐树叶)100g。

用法:共碾细粉,外用,取药粉适量,加水或药酒炒热,外敷患处;也可取鲜品捣烂,调酒炒热外敷,每日换 1 次。

功用:活血化瘀,消肿止痛,接骨续筋。

主治:跌打损伤,骨折,瘀血肿痛。

四、内科病症常用外用方

雅帕腊西哈顿(五味神药散)
(《竹楼医述》)

组成:锅拢良(腊肠树)15g,内管底(蔓荆子)15g,哈芽旧压(含羞云实根)15g,竹扎令(宽筋藤)10g,哈锅罕郎(长序岩豆树根)10g。

用法:共切细泡水一天一夜,取汁煎熬晒干后研粉,取黑种草子、蜜蜂花子、小茴香子、萝卜子、红前草子各50g,研粉与前药粉混匀备用,以酒或童便调外搽。

功用:调平四塔,清火解毒,除风止痛。

主治:拢沙候、拢阿麻巴(急性风湿热、痛风、类风湿性关节炎)引起的周身肢体、关节、肌肉、筋骨红肿热痛、周身不适。

雅烘雅阿阿麻巴沙侯(热风关熏洗汤)
(《档哈雅扎雅尚嘎哈》)

组成:皇曼(马蓝叶)30g,摆拢良(腊肠树叶)30g,吻牧(苦藤)20g,摆管底(蔓荆叶)20g,摆娜龙(冰片叶)20g,嘿罕盖(云南五味子藤)30g,娜罕(羊耳菊)30g,宾蒿(白花臭牡丹叶)30g,沙保拢囡(清明花)30g,沙保拢龙(大花清明花)30g,摆过缅(多依叶)30g,抱冬电(薇籽叶)30g,光冒呆(黑皮跌打)30g,比郎(五叶山小橘)30g,保龙(光叶巴豆叶)30g,摆帕九(小绿刺叶)30g,沙板嘎(夜花藤)30g。

用法:外用,水煎煮,取药液浸泡外洗。

功用:清火解毒,活血消肿,除风止痛。

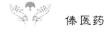

傣 医 药

主治:拢沙候、拢阿麻巴(急性风湿热、痛风、类风湿性关节炎)引起的周身肢体、关节、肌肉、筋骨红肿热痛或痉挛刺痛。

雅烘阿麻巴沙候(热风关熏洗汤)
(《档哈雅扎雅尚嘎哈》)

组成:皇曼(马蓝叶)40g,皇丈(火焰花)40g,皇旧(旱莲草)40g,哈莫蒿(鸭嘴花)40g,莫哈郎(大叶驳骨丹)40g,沙保拢图(小清明花)40g,保龙(光叶巴豆叶)40g,比郎(五味山小橘)40g,抱冬电(薇籽)40g。

用法:外用,水煎煮,熏蒸或外洗,1日1次或隔日1次。

功用:清火解毒,活血消肿,除风止痛。

主治:拢沙候、拢阿麻巴(急性风湿热、痛风、类风湿性关节炎)引起的周身肢体、关节、肌肉、筋骨红肿热痛或痉挛刺痛。

雅烘拢梅兰申(冷风湿熏蒸方)
(《档哈雅扎雅商嘎哈》)

组成:摆拢良(腊肠树叶)30g,娜罕(羊耳菊)30g,毫命(姜黄)30g,贺哈南(长序岩豆树)30g,莫哈蒿(鸭嘴花)30g,沙梅(香茅草)30g,嘿罕盖(云南五味子藤)30g,光冒呆(黑皮跌打)30g,些嫡(桂枝)30g,摆娜龙(冰片叶)30g。

用法:外用,煎煮熏蒸,1日1次或隔日1次。

功用:温通气血,活血消肿,除风止痛。

主治:拢梅兰申(风湿病)引起的周身肢体、肌肉、筋骨酸麻胀痛或痉挛剧痛。

雅阿拢梅(冷风关外洗方)
(《档哈雅召书婉娜》)

组成:摆保龙(光叶巴豆叶)40g,保囡(中华巴豆)40g,抱冬电(薇籽)40g,摆习列(黑心树叶)40g,摆档朵(七叶莲)40g,摆档烂(鸭脚木)40g,档盖(鹅掌柴)40g,档共(刺蕊木)40g,光三哈(三台红花)40g,麻三端(萝芙木)40g,返嘎兰40g,莫哈郎(大叶驳骨丹)40g,莫哈蒿(鸭嘴花)40g,莫哈跌(小叶驳骨丹)40g,档闷(刺木通)40g,档短(通草)40g。

用法:水煎煮,取药液浸泡外洗,每日1次。

功用:温经散寒,除风止痛。

主治:拢梅兰申(风湿病)引起的周身肢体、肌肉、筋骨酸麻胀痛或痉挛剧痛。

雅阿烘拢阿麻巴(十六味痹痛熏洗方)
(《档哈雅龙》)

组成:沙海(香茅草)30g,嘿罕盖(云南五味子藤)30g,毫命(姜黄)30g,补累(野姜)30g,些嫡(桂枝)30g,嘿麻柳糯(飞龙掌血)30g,宾蒿(白花臭牡丹)30g,宾亮(红花臭牡丹)30g,罕好喃(水菖蒲)15g,芽竹毫(射干)30g,摆娜龙(冰片叶)5g,贺哈南(长序岩豆根)15g,代盾(大麻疙瘩)30g,摆拢良(腊肠树叶)15g,莫哈蒿(鸭嘴花)15g,莫哈郎(大叶驳骨丹)15g。

用法:外用,水煎煮,熏蒸或外洗,1日1次或隔日1次。

功用:活血通经,除风止痛。

主治:拢梅兰申(风湿病)引起的周身肢体、肌肉、筋骨酸麻胀痛或痉挛剧痛,活动不灵。

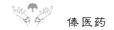
雅拢恒拦火想(除风颈痛方)
(《档哈雅龙》)

组成:哟沙梗(卵叶巴豆鲜叶)10g,匹囡(胡椒)5g,辛蒋(小姜)5g,红糖20g。

用法:外用,共舂细,取药揉搓或包于患处。

功用:温通气血,除风止痛。

主治:拢梅兰申(风湿病)引起的颈腰椎疼痛,兵哇嘎(冷季感冒)引起的颈项强痛。

雅暖拢滚梅(风湿病睡药方)
(《档哈雅贺埋》)

组成:摆档朵(七叶莲)300g,摆习列(黑心树叶)300g,摆过缅(多依树叶)300g,摆拢良(腊肠树叶)300g,摆嘎沙乱(姊妹树叶)300g,摆抱图(中华巴豆叶)300g,摆保龙(光叶巴豆叶)300g,摆抱冬电(薇籽叶)300g,摆沙板嘎(夜花叶)300g,摆蒙巴(森林杧果叶)300g,摆麻广(布楂叶)300g,皇旧(旱莲草)300g,摆娜龙(冰片叶)300g,摆比郎(五叶山小橘叶)300g,摆莫哈蒿(鸭嘴花叶)300g,莫哈郎(大叶驳骨丹)300g,宾蒿(白花臭牡丹)300g,沙保拢龙(大花清明花)300g,贺哈南(长序岩豆根)300g,娜罕(羊耳菊)300g,娜妞(臭灵丹叶)300g,沙板(血满草)300g,比比亮(红花丹)100g,比比蒿(白花丹)100g,摆麻喝(假烟叶)300g,摆沙拉(狭叶巴豆叶)300g,摆捧辛(香樟叶)300g。

用法:取上述诸热药,平铺于睡药床上,让患者直接睡在药上,周身覆盖热药,再用布包裹全身,盖上被褥。

功用:除风活血,温通气血,消肿止痛。

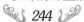

主治:拢梅兰申(风湿病)引起的周身肢体、肌肉、筋骨酸麻胀痛或痉挛剧痛;拢沙候、拢阿麻巴(急性风湿热、痛风、类风湿性关节炎)引起的红肿热痛,屈伸不利,周身不适;拢呆坟(卒中偏瘫后遗症)出现手足肢体麻木不仁,口眼㖞斜或瘫痪不起。

<h3 style="text-align:center">雅暖拢滚梅(风湿病睡药方)
(《档哈雅贺埋》)</h3>

组成:摆管底(蔓荆叶)500～1000g,里罗(文殊兰)500～1000g,里罗囡(紫花文殊兰)500～1000g,罕好喃(水菖蒲)500～1000g,摆保龙(光叶巴豆叶)500～1000g,摆保囡(中华巴豆叶)500～1000g,牙罕怀(山麻豆)500～1000g,法嘎兰500～1000g,光三哈(三台红花)500～1000g,抱冬电(薇籽)500～1000g,摆娜龙(冰片叶)100g,摆莫哈郎(大叶驳骨丹叶)500～1000g,摆莫哈蒿(鸭嘴花叶)500～1000g,摆习列(黑心树叶)500～1000g。

用法:取上述诸热药,平铺于睡药床上,洒上药酒,让患者直接睡在药上,周身覆盖热药,再用布包裹全身,盖上被褥。

功用:除风活血,消肿止痛。

主治:拢梅兰申(风湿病)引起的周身肢体、肌肉、筋骨酸麻胀痛或痉挛剧痛;拢沙候、拢阿麻巴(急性风湿热、痛风、类风湿性关节炎)引起的红肿热痛,屈伸不利,周身不适;拢呆坟(卒中偏瘫后遗症)出现手足肢体麻木不仁,口眼㖞斜或瘫痪不起。

<h3 style="text-align:center">雅借劳接路多火当(双丹风湿骨痛酒)
(《档哈雅贺埋》)</h3>

组成:更习列(黑心树)30g,埋外仗(幌伞树根)30g,哈比比亮(红花丹根)30g,哈比比蒿(白花丹根)30g,补累(野姜)30g,罕好

喃(水菖蒲)30g,嘿柯罗(青牛胆)30g,竹扎令(宽筋藤)30g,哈沙更(卵叶巴豆根)30g,管底(蔓荆)30g,妹滇(鱼子兰)30g,沙干(青藤)30g,代盾(大麻疙瘩)30g,更方(苏木)30g,罗罕(红花)10g。

用法:诸药加酒 10 倍,浸泡 20 天后备用;口服,每次 5 ~ 10mL,每日 3 次。

功用:除风活血,祛湿止痛。

主治:拢梅兰申(风湿病)引起的周身肢体、肌肉、筋骨酸麻胀痛或痉挛剧痛;拢沙候、拢阿麻巴(急性风湿热、痛风、类风湿性关节炎)引起的红肿热痛,屈伸不利,周身不适。

雅拢阿麻巴(痹痛散)
(《档哈雅召书婉娜》)

组成:毫命(姜黄)500g,补累(野姜)500g,匹囡(胡椒)100g,辛蒋(小姜)500g,贺欢(蒜)100g,比比亮(红花丹)300g,管底(蔓荆)500g,喃满啊(芝麻油)适量。

用法:共碾细粉,用芝麻油浸泡 30 天后备用;外用,取药涂搽患处,每日 3 次。

功用:祛湿活血,除风止痛。

主治:拢梅兰申(风湿病)引起的周身肢体、肌肉、筋骨酸麻胀痛或痉挛剧痛;拢沙候、拢阿麻巴(急性风湿热、痛风、类风湿性关节炎)引起的红肿热痛,屈伸不利,周身不适;疔疮顽癣,无名肿毒,麻风等。

劳雅打拢梅兰申(外用追风镇痛酒)
(西双版纳傣族自治州傣医院经验方)

组成:嘿麻柳糯(飞龙掌血)30g,竹扎令(宽筋藤)30g,档剁(七叶莲)30g,代盾(大麻疙瘩)30g,妹滇(鱼子兰)30g,毫命(姜

黄)30g,更方(苏木)30g,皇曼(马蓝)30g,皇丈(火焰花)30g,皇旧
(旱莲草)30g。

用法:泡酒外搽。

功用:除风活血,解痉止痛。

主治:拢呆坟(卒中偏瘫后遗症)出现手足肢体麻木不仁,口
眼㖞斜或瘫痪不起;拢梅兰申(风湿病)引起的周身肢体、肌肉、筋
骨酸麻胀痛或痉挛剧痛;拢沙候、拢阿麻巴(急性风湿热、痛风、类
风湿性关节炎)引起的周身疼痛,屈伸不利。

雅暖龙兰申(三蔻除风止痛睡药方)

(《档哈雅龙》)

组成:贺姑(九翅豆蔻)、贺嘎(草豆蔻)、贺哈(红豆蔻)、辛
(姜)、毫命(姜黄)各20g,补累(野姜)、呆亨(姜花)、比比亮(红花
丹)、比比蒿(白花丹)、莫哈郎(大叶驳骨丹)、莫哈蒿(鸭嘴花)、
锅罕郎(长序岩豆根)、竹扎令(宽筋藤)、摆蜜爹(波罗蜜树根)、
摆贵沙保布(公木瓜树叶)、摆宾蒿(白花臭牡丹根)、摆拢良(腊肠
树叶)、保龙(光叶巴豆)、保囡(中华巴豆)、管底(蔓荆)、摆麻景
丈(柚子叶)、摆麻祝(橘子叶)、摆麻庄(酸橘叶)、摆麻威(佛手
叶)、摆麻脑(柠檬叶)、摆麻溜(大柠檬叶)、摆麻忍(香橼叶)、皇
旧(旱莲草)、皇曼(马蓝)、皇丈(火焰花)各500g。

用法:共拌匀,放入锅内,加水适量炒 15～20 分钟后取出,铺
于睡药床上,让患者直接睡在药床上,再用热药包敷全身,盖上被
褥 30～60 分钟。

功用:除风活血,安神醒脑,补气健胃。

主治:拢呆坟(卒中偏瘫后遗症)出现手足肢体麻木不仁,口
眼㖞斜或瘫痪不起;拢梅兰申(风湿病)引起的周身肢体、肌肉、筋
骨酸麻胀痛或痉挛剧痛;拢沙候、拢阿麻巴(急性风湿热、痛风、类

风湿性关节炎)引起的周身疼痛,屈伸不利;斤劳来多温兰申(酒精中毒)引起的肢体麻木,萎废失用。

雅拢呆坟(偏瘫洗液)
(《档哈雅贺埋》)

组成:摆管底(蔓荆叶)50g,档朵(七叶莲)50g,吻牧(苦藤)30g,档嘿(木通)50g,波波罕(山乌龟)30g,摆麻广(布楂叶)30g,摆拢良(腊肠树叶)100g,嘿罕盖(通血香)100g,些婻(桂枝)50g,摆保囡(中华巴豆叶)30g,摆保龙(光叶巴豆叶)30g,蒙嘿(密脂藤)50g,沙海(香茅根)30g,摆娜龙(冰片叶)10g。

用法:水煎煮,浓缩备用。外用时取本药液加5倍温水浸泡外洗。

功用:除风活血,解痉止痛。

主治:拢呆坟(卒中偏瘫后遗症)出现手足肢体麻木不仁,口眼㖞斜,瘫痪不起。

雅龙嘎短嘎崩(除寒消胀散)
(《西双版纳古傣医验方注释》)

组成:沙海(香茅草)、摆帕贡(树头菜叶)、摆嘿多吗(鸡矢藤叶)各30g。

用法:共碾细粉;外用:取本品适量加酒炒热,外敷腰部盖好被子至发汗为度;口服:每次3~6g,每日3次。

功用:除风散寒,行气消胀。

主治:脘腹胀痛,畏寒怕冷。

雅拢赶短兵内（肿痛消）

（《档哈雅龙》）

组成：里罗罕（紫文殊兰）、南端亮（刺桐树皮）、嘿摆（芦子叶）各等量。

用法：各药捣烂加蜂蜜炒热外包。

功用：除风止痛，活血消肿。

主治：拢赶短兵内（肝、脾肿大，腹腔肿瘤）引起的两胁胀痛，腹部肿大，摸之有块，质地坚硬，脘腹胀痛，食少纳差，形体消瘦，面色萎黄，气短乏力，心悸不安，小便清长，大便稀溏，舌淡苔白厚腻，脉行慢而无力。

嘎贵吻鹿喃（嘎贵吻消肿方）

（《档哈雅龙》）

组成：贺嘎贵吻（象腿蕉鳞茎）15g，嘿罕（无根藤）15g，摆帕崩板（平卧土三七）15g，倒（青苔）少量。

用法：煎汤内服少许，外洗周身。

功用：调补四塔，利水消肿，清火解毒。

主治：拢泵（水肿病）引起的头面、眼睑、腹部、四肢甚至全身浮肿，小便不利或点滴不出，气短乏力，发热，口渴，咽痛。

雅烘兵哇（感冒熏蒸方）

（《档哈雅贺埋》）

组成：沙海（香茅草）30g，娜罕（羊耳菊）30g，嘿罕盖（云南五味子藤）40g，摆宾蒿（白花臭牡丹）30g，芽贺拎（山芝麻）30g，辛

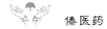

（姜）50g,荒嫩（薄荷）30g,广锅（荆芥）30g,芽洞迈（绣球防风）50g,些婻（桂枝）50g,罕好（菖蒲）30g,沙勐三（藿香）30g,叫哈荒（生藤）20g。

用法:外用,熏蒸或外洗。

功用:除风清热,行气止痛。

主治:兵哇（感冒）早期。

雅旧皇（除风解痉方）
（《档哈雅龙》）

组成:摆皇丈（火焰花叶）15g,摆习列（黑心树叶）15g,摆亨龙（大叶火桐树叶）15g,摆扎勒（假聚果榕叶）15g。

用法:取鲜品捣烂外包。

功用:除风止痛,清火解毒。

主治:拢沙力坝皇（伤寒、疟疾、流感等传染病）引起的发热胸闷,项背强直,筋肉挛缩,四肢僵硬,小便黄少,舌苔黄腻。

雅喃解皇（退热液）
（《档哈雅贺埋》）

组成:皇曼（马蓝）、芽摆修龙（大青叶）、皇丈（火焰花）、奔怕（石膏）、摆娜龙（冰片叶）、荒嫩（薄荷）、芽应热（车前草）各等量,滇娜（冰片）适量。

用法:外用,水煎煮,以布蘸取适量的药液,涂搽腋窝、腹股沟、额头、颈部、胸窝、手、足等部位及周身。

功用:清火解毒,熄风止痉,除风退热。

主治:拢沙力坝皇（伤寒、疟疾、流感等传染病）引起的高热不退,抽搐。

雅阿匹巴母(癫痫外洗方)
(《档哈雅龙》)

组成:摆莫哈蒿(鸭嘴花叶)30g,摆管底(蔓荆叶)30g,晚菲(落地生根)30g,帕糯章(大马金蹄)10g,沙海(香茅草)30g,内芽依秀母(香附子)20g,拎的罕母(猪尾巴的黏土)30g。

用法:水煎服3口后,其余药物外洗全身。

功用:除风止痛,清火化痰,开窍止痛。

主治:拢匹巴母(癫痫)引起的突然昏倒,不省人事,面红目赤,口眼㖞斜,口吐白沫,四肢抽搐,双拳紧握,口中发出类似猪羊叫声,醒后如常人,反复发作,舌红苔黄腻,脉行快而有力。

雅拢匹坝母(癫痫膏)
(《档哈雅贺埋》)

组成:吻牧(苦藤)300g,莫哈郎(大叶驳骨丹)300g,莫哈蒿(鸭嘴花)300g,故季马(大莲座蕨)300g,晚害闹(莪术)300g,哈娜龙(艾纳香根)适量。

用法:诸药共碾细粉,用旱莲草汁调成稠膏,贴敷于手足、心、胸口处。

功用:除风活血,行气化痰,开窍止痛。

主治:用于治疗或预防癫痫发作,也可用于治疗各种疼痛。

雅烘罕帕娜(熏蒸保健方)
(《档哈雅贺埋》)

组成:比比亮(红花丹)30g,摆嘎沙乱(姊妹树叶)30g,比比蒿

（白花丹）20g,摆习列（黑心树叶）30g,抱冬电（薇籽）30g,摆拢良（腊肠树叶）30g,摆麻广（布楂叶）30g,摆管底（蔓荆子）30g,摆沙海藤（木姜子叶）30g,摆沙板嘎（夜花叶）30g,芽沙板（血满草）30g,莫哈蒿（鸭嘴花）30g,摆麻嘿（假烟叶）30g,莫哈郎（大叶驳骨丹）30g,摆习列（黑心树叶）30g,摆扁少贺（粗木树叶）30g,摆罗比（火烧花叶）30g,摆娜龙（冰片叶）30g,沙海（香茅草）30g,叫哈欢（生藤）30g。

用法:外用,熏蒸。

功用:除风止痛,温通气血。

主治:用于机体保健、减肥消脂、延缓衰老、缓解疲劳等。

五、妇科病症常用外用方

雅匹勒多接（双姜止痛方）
（《档哈雅龙》）

组成:毫命（姜黄）10g,补累（野姜）10g,娜龙（艾纳香）10g,景郎（黑种草子）5g。

用法:外用捣烂,加酒外搽周身或外包手足心。

功用:除风止痛,行气活血,芳香化湿,清脑醒神。

主治:拢匹勒（月子病）出现周身酸痛,脘腹胀痛;接崩短嘎（急慢性胃炎）、咪免改泵（胆囊炎）引起的脘腹胀痛或刺痛。

雅匹勒害买（产热汤）
（《傣医临床学》）

组成:哟帕崩板（平卧土三七嫩叶）、哟麻沙（毛瓣无患子嫩叶）、帕嘎喝（老苦菜）各等量。

用法:各取 3 种药物鲜品的嫩尖 3 枝,捣烂取汁,涂搽胸部及四肢,每日 1 次。

功用:清火解毒,活血化瘀,退热止痛。

主治:匹勒害买(产褥热)引起的产后寒热往来,恶露不下或下之很少,色紫暗有块,小腹刺痛,疼痛拒按,口气臭秽,口干不欲饮水,舌紫暗有瘀斑,苔薄白,脉行涩而不畅。

雅啊烘勒匹勒(妇安熏洗汤)
(《档哈雅贺埋》)

组成:摆埋借些(亚罗轻)30g,皇丈(火焰花)30g,邓嘿罕(定心藤)30g,摆管底(蔓荆叶)30g,摆习列(黑心树叶)30g,摆拢良(腊肠树叶)50g,摆沙板嘎(夜花叶)30g,摆嘎沙乱(姊妹树叶)20g,摆保龙(光叶巴豆叶)30g,摆保囡(中华巴豆叶)30g,摆抱冬电(薇籽叶)30g,摆埋烘(苦竹叶)20g,摆埋弯(甜竹叶)20g,沙海(香茅草)30g,嘿罕盖(通血香)30g,摆娜龙(冰片叶)30g,摆宾(白花臭牡丹叶)30g,楠些(肉桂皮)20g,摆么滚(人字树叶)30g,叫哈欢(生藤)30g,荒嫩(薄荷)10g,解哈烘(苦参)20g,贺哦兰龙(大黄)30g。

用法:煎煮浓液备用;外用,取本药液加温开水 3 ~ 5 倍稀释后浸泡外洗,也可用本药液加入熏蒸锅内熏蒸。

功用:除风活血,行气止痛。

主治:用于妇女产后保健或月子病的治疗。

雅难晒滚缅(烘亮回肛汤)
(《档哈雅龙》)

组成:比比亮(红花丹)5g,哈麻烘些亮(红蓖麻根)10g,鲁里

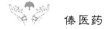

顿(灯笼草)15g,鲁里嘿(藤灯笼草)15g。

用法:煎汤坐浴。

功用:调补塔都,补气固脱。

主治:拢沙龙燕塞滚缅(子宫脱垂、脱肛)引起的形体消瘦,气短懒言,神疲乏力,小腹坠胀疼痛。

雅混趙(芽呼光固脱方)
(《档哈雅龙》)

组成:摆勒景(对叶榕树)20g,牙呼光(老母猪挂面)20g。

用法:共碾细炒热,坐于药上,每日1次。也可取药根15g,水煎服。

功用:补气固脱,清火解毒。

主治:拢沙龙燕塞滚缅(子宫脱垂、脱肛)感染后引起的红肿热痛。

雅农内(乳结消)
(《档哈雅塔都档细》)

组成:晚害闹(莪术)1500g,摆埋丁别(灯台叶)1000g,芽赶庄(重楼)1000g,借蒿(芒硝)1000g,摆娜龙(冰片叶)500g,贺哦兰龙(大黄)1500g。

用法:共碾细粉,熬成膏剂。外用,取适量,用开水调敷患处,每日1次。

功用:清火解毒,软坚散结,消肿止痛。

主治:乳腺炎,乳房包块;腮腺炎;疔疮肿毒;风湿病肢体关节肿痛。

第二节　傣医常用内用方

一、内科病症常用内用方

1.消化系统病症常用内用方

雅塔档细罕禾(四平汤)
(《竹楼医述》)

组成:糯尖(公丁香)10g,内尖白豆蔻10g,匹囡(胡椒)5g,里逼(荜茇)10g,景郎(黑种草子)15g,景亮(蜜蜂花子)15g,景几(小茴香子)15g,景毫白(萝卜子)10g,景给(红前草子)15g,解哈干(缅甸帮根)15g,鳝鱼血15g,南埋嘎筛(血竭)5g,黄狗鞭15g。

用法:共碾细粉,口服,每次3~5g,每日3次,温开水送服。

功用:调平四塔,补土健脾,通气活血,清火解毒,补水润肤。

主治:四塔不调,胃脘胀痛,气虚血少,面色萎黄,肢体酸痛,月经失调,崩中漏下,二便不调。

雅沙把拢乃短(调气平胃散)
(《竹楼医述》)

组成:崩命(刺猪胃)1个,麻娘(缩砂仁)150g,哈麻娘(缩砂仁根)100g,喃咪怀(水牛胆)1个,哈麻喝布(刺黄茄根)150g。

用法:切细晒干碾粉,用旱莲草汁调匀,搓成小丸药备用。口服,每次3~5g,每日3次,开水或米汤或酒调服。

功用:调平四塔,补土中之气,健脾消胀,通气止痛,清火解毒。

255

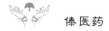

主治:接崩短嘎、崩哦勒(急、慢性胃炎,消化性溃疡)引起的胃痛,胃胀,嗳气吞酸,消化不良。

雅菲端冒想(补火消胀方)
(《傣族传统医药方剂》)

组成:波丢么(茴香豆蔻根)25g,麻娘(缩砂仁)15g,麻喝冷(野黄茄)15g。

用法:水煎服。

功用:补土健胃,补火消食,通气止痛。

主治:接崩短嘎(急、慢性胃炎)引起的胃脘胀痛,食少纳差,恶心呕吐,嗳气吞酸,腹痛泄泻,形体消瘦,神疲乏力,脉行无力。

雅冒害亚毫(开胃健胃汤)
(《傣族传统医药方剂》)

组成:么滚(人字树)15g,波丢么(茴香豆蔻根)20g,哈风沙门(海南狗牙花根)20g,罕好喃(水菖蒲)15g。

用法:水煎服。

功用:补土健胃,开胃消食,通气除胀。

主治:接崩短嘎(急、慢性胃炎)引起的胃脘胀痛,食少纳差,恶心呕吐,嗳气吞酸,腹痛泄泻。

雅拢赶接内(麻点止痛丸)
(《档哈雅龙》)

组成:楠麻点(滇刺枣树皮)30g,楠拢良(腊肠树皮)30g,楠埋怀(鹊肾树皮)30g。

用法:水煎服。

功用:除风止痛,行气消胀。

主治:接崩短嘎(急、慢性胃炎)、咪免改泵(胆囊炎)引起的胃痛,胃胀,嗳腐吞酸,恶心呕吐,食积不化,腹痛泄泻。

雅帕顿(九味肿痛散)
(《档哈雅比咱给》)

组成:贺姑(九翅豆蔻根)15g,贺嘎(草豆蔻根)15g,贺哈(高良姜根)15g,辛(姜)15g,毫命(姜黄)15g,补累(野姜)15g,罕好喃(水菖蒲)15g,晚害闹(莪术)15g,竹扎令(姜黄)10g,哈抱冬电(薇籽根)15g。

用法:共碾细粉,口服,每次3~5g,每日3次,温开水送服。

功用:补土健胃,除风止痛,行气消胀。

主治:接崩短嘎(急、慢性胃炎)、咪免改泵(胆囊炎)引起的胃脘胀痛,嗳腐吞酸,恶心呕吐,不思饮食,胁肋疼痛。

雅短嘎(补累通气散)
(《档哈雅龙》)

组成:补累(野姜)30g,贺哈(红豆蔻)30g,嘿多吗(鸡矢藤)15g,罕好喃(水菖蒲)10g。

用法:水煎服。

功用:调补土塔,除风止痛,健胃消食。

主治:接崩短嘎(急、慢性胃炎)、咪免改泵(胆囊炎)引起的胃脘满闷,胁肋胀痛,嗳腐吞酸,恶心呕吐,食少纳差,腹痛泄泻。

雅接短(腹痛散)
(《档哈雅龙》)

组成:比比亮(红花丹)5g,毫命(姜黄)15g,补累(野姜)15g,辛(姜)10g。

用法:碾细粉,口服,每次3～6g,每日3次,开水冲服,也可水煎服。

功用:补土健胃,行气消胀,活血止痛。

主治:接崩短嘎(急、慢性胃炎)引起的胃脘胀痛,食少纳差,腹痛泄泻,形体消瘦,面色无华,畏寒肢冷,小便清长,脉行深而慢。

雅罕盖短嘎接(罕盖腹痛方)
(《档哈雅龙》)

组成:嘿罕盖(通血香)30g,哈怀免王(钩藤根)15g,哈哈(白茅根)30g。

用法:水煎服。

功用:行气消胀,清胃止痛。

主治:接崩短嘎(急、慢性胃炎)、崩哦勒(消化性溃疡)引起的胃脘灼痛,食后加剧,嗳腐吞酸,呃逆频频,口干口苦,心烦不安,舌红苔薄黄,脉行快。

雅想朋(比比冬电增力散)
(《档哈雅龙》)

组成:竹扎令(宽筋藤)15g,匹囡(胡椒)5g,比比亮(红花丹)5g。

用法:碾细粉,口服,每次3～6g,每日3次,开水送服。

功用:补益土塔,健脾开胃。

主治:接崩短嘎(急、慢性胃炎)引起的胃脘隐痛,食少纳差,神疲乏力,倦怠懒言,面色无华,大便稀溏,舌淡苔白,脉深而无力。

雅杆朗勒哈(比比增力散)

(《档哈雅龙》)

组成:比比亮(红花丹)5g,沙干(辣藤)10g,补领(芦子藤)10g,匹囡(胡椒)5g,辛蒋(小姜)10g。

用法:碾细粉,口服,每次 3~6g,每日 3 次,开水送服。

功用:补益土塔,健脾开胃。

主治:接崩短嘎(急、慢性胃炎)引起的胃脘隐痛,食少纳差,神疲乏力,倦怠懒言,面色无华,大便稀溏,舌淡苔白,脉深而无力。

雅接崩短皇(清胃止痛汤)

(《傣医临床学》)

组成:哈麻王(刺天茄根)、南该龙(石斛)、哈禾节(小野黄茄根)、哈罕满龙(大拔毒散根)、哈芽拉勐囡(草决明根)、哈锅沙(构树根)、哈哈(白茅根)各等量。

用法:水煎服。

功用:补水清火,清胃止痛。

主治:接崩短嘎(急、慢性胃炎)、咪免改泵(胆囊炎)引起的胃脘灼热,胁肋胀痛,嗳腐吞酸,食少纳差,口苦咽干,心烦不安,小便短赤,大便干结,舌红苔黄而干,脉行深而快。

雅接崩短皇(吻牧胃痛汤)

(《傣医临床学》)

组成:吻牧(苦藤)15g,哈禾节(小野黄茄根)30g,哈罕满龙

（大败毒散根）30g,毫命（姜黄）15g,文尚海（百样解）15g,先勒（十大功劳）15g,咪火哇（山大黄）15g,嘿柯罗（青牛胆）10g。

用法:水煎服。

功用:补水清火,清胃止痛,泻下通便。

主治:接崩短皇（热性、慢性胃炎）引起的胃脘灼痛,撑胀不适,消谷善饥,胃中嘈杂,恶心呕吐,嗳腐吞酸,口干口苦,渴喜冷饮,心烦不安,空腹痛剧,大便干结,小便短赤,舌红苔黄而干,脉行快。

雅拢恒崩接（红花降气止痛散）

组成:降香10g,嘿罕盖（通血香）15g,罕好喃（水菖蒲）10g,毫命（姜黄）15g,贺罗呆亨（黄姜）15g,罗罕（红花）5g,雅解先打（傣百解）15g,沙英（甘草）5g。

用法:水煎服。

功用:活血行气,降逆止通。

主治:接崩短嘎（急、慢性胃炎）、咪免改泵（胆囊炎）引起的脘腹胀痛或刺痛,嗳腐吞酸,恶心呕吐,食少纳差,大便溏薄,舌质紫暗,边有瘀斑,脉行涩。

雅拢比（通气消肿方）
（《档哈雅龙》）

组成:文尚海（百样解）15g,尖亮（降香黄檀）15g,嘿罕盖（通血香）30g。

用法:水煎服。

功用:清火解毒,行气止痛,散结消肿。

主治:接崩短嘎（急、慢性胃炎）引起的胃脘胀痛或痉挛剧痛,胁肋胀痛,脘腹包块肿痛,食少纳差,形体消瘦,神疲乏力。

雅叫帕中补(亚洲宝丸)
(西双版纳傣族自治州傣医院经验方)

组成:毫命(姜黄)15g,贺罗呆亨(黄姜)15g,罕好喃(水菖蒲)15g,抱冬电(薇籽)15g,竹扎令(宽筋藤)15g,嘿柯罗(青牛胆)10g,比比亮(红花丹)10g,晚害闹(莪术)15g。

用法:口服,每次3~6g,每日3次,温开水冲服。

功用:调补土塔,行气消胀,活血化瘀,除风止痛。

主治:接崩短嘎(急、慢性胃炎)、崩哦勒(消化性溃疡)、鲁短(慢性肠炎、慢性结肠炎)、咪免改泵(胆囊炎)引起的胃脘胀痛,嗳气吞酸,恶心呕吐,不思饮食,胁肋疼痛,腹中有块,刺痛拒按,心悸气短,发热不适,形体消瘦;拢梅兰申(风湿病)引起的肢体关节肿痛;阻伤(跌打损伤)等。

雅朋勒(黄药散)
(《古傣医验方译释》)

组成:毫命(姜黄)、补累(野姜)、罕好喃(水菖蒲)、咪火哇(山大黄)、芽敏(艾叶)各等量。

用法:诸药混合舂成细粉,过筛拌匀备用。口服,每次1~3g,每日3次,用温开水送服。

功用:补土健胃,行气消胀,消食止泻。

主治:接崩短嘎(急、慢性胃炎)、崩哦勒(消化性溃疡)引起的胃脘胀痛,嗳气吞酸,恶心呕吐,不思饮食,胁肋刺痛,腹痛泄泻。

雅朋勒(黄药散)
(《档哈雅龙》)

组成:贺姑(九翅豆蔻根)30g,贺嘎(草豆蔻块根)30g,贺哈(红豆蔻块根)30g,辛(姜)30g,毫命(姜黄)30g,补累(野姜)15g,沙干(青藤)15g,嘿柯罗(青牛胆)15g,竹扎令(宽筋藤)15g,加景郎(黑种草子)10g,景亮(蜜蜂花子)10g,景几(茴香子)10g,景丁洪(红前草子)10g,景毫白(萝卜子)10g。

用法:碾细粉,口服,每次3~5g,每日3次,开水送服。

功用:补土健胃,行气消胀,消食化积。

主治:接崩短嘎(急、慢性胃炎)、崩哦勒(消化性溃疡)引起的胃脘胀痛,嗳气吞酸,恶心呕吐,不思饮食,胁肋刺痛,大便溏薄,形体消瘦。

雅朋勒(黄药散)
(西双版纳傣族自治州傣医院经验方)

组成:毫命(姜黄)15g,麻娘(缩砂仁)10g,贺罗呆亨(黄姜)15g,贺姑(九翅豆蔻根)15g,贺嘎(草豆蔻块根)15g,贺哈(红豆蔻块根)15g,罕好喃(水菖蒲)15g,咪火哇(山大黄)15g,波波罕(山乌龟)10g,嘿多吗(鸡矢藤)10g,更哟克(金刚篡树根)10g。

用法:碾细粉,口服,每次3~6g,每日3次,开水冲服。

功用:调补土塔,行气消胀,安蛔止痛,健脾止泻。

主治:接崩短嘎(急、慢性胃炎)、崩哦勒(消化性溃疡),鲁短(慢性肠炎、慢性结肠炎),晒恩兵洞(阑尾炎),案答勒(黄疸病)、案答蒿(白疸病),拢蒙沙嘿档龙(细菌性痢疾、急性肠炎),兵多短(蛔虫病)引起的胃脘胀痛,嗳气吞酸,恶心呕吐,不思饮食,胁肋疼痛,大便溏薄,形体消瘦。

雅朋郎(黑药散)
(《档哈雅龙》)

组成:崩命(刺猪胃)1 个,景郎(黑种草子)、匹囡(胡椒)、辛蒋(小姜)各 6g,咪火哇(山大黄)、嘿柯罗(青牛胆)、哈帕利(旋花茄根)、哈麻嘿(洗碗叶根)、飞拢(松萝)各 10g。

用法:碾细粉,口服,每次 3~6g,每日 3 次。

功用:调补风塔,利胆退黄,利尿消肿,解热止痛。

主治:拢旧短嘎(急、慢性胃炎),斤匹北(食物中毒),拢旧斤喝栽(冠心病),拢泵(水肿病),案答勒(黄疸病),拢沙力巴拢恒(高热抽搐、神昏谵语),拢阿麻巴(热痹证),拢梅兰申(风湿病)。

雅拢旧接短(拢凉散风汤)
(《傣医临床学》)

组成:摆拢良(腊肠树皮)15g,吻牧(苦藤)15g,习列(黑心树)15g。

用法:水煎服。

功用:清火解毒,除风止痛,行气止痛。

主治:拢旧短嘎(急、慢性胃炎)引起的胃脘痉挛剧痛,心胸胀痛或刺痛,气短乏力,唇甲青紫,舌质紫暗,脉行涩。

雅哈尚(补中止呕方)
(《档哈雅龙》)

组成:哈糯(鸡嗉子榕树根)10g,嘿景(油瓜藤)10g,楠埋闪(五桠果树皮)10g,楠埋过沙(梨树皮)10g,贺贵的罕(粉芭蕉根)15g。

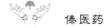

用法:碾细粉,开水泡服,每次 3～6g,每日 3 次;若吐泻重者还可加米汤为引服之;也可水煎服。

功用:调补中盘,补土健胃,止呕止泻。

主治:接崩短嘎(急、慢性胃炎)引起的胃脘胀痛,上吐下泻,食少纳差,面色萎黄,头晕心悸,形体消瘦,神疲乏力,脉行无力。

雅几度勐拉(除风通气定心散)
(《档哈雅龙》)

组成:抱冬电(薇籽)30g,比比亮(红花丹)10g,罕好喃(水菖蒲)10g,辛蒋(小姜)10g。

用法:共碾细粉,口服,每次 3～5g,每日 3 次;外用适量。

功用:除风止痛,行气止呕,定心安神。

主治:接崩短嘎(急、慢性胃炎)引起的胃脘冷痛,恶心呕吐,头晕目眩,心悸不安,失眠多梦,肢体疼痛。

雅沙呃嘎(温中降气散)
(《傣医临床学》)

组成:芽依秀母(香附子)15g,比比亮(红花丹)5g。

用法:口服,每次 3～6g,每日 3 次,温开水送服。

功用:补土健胃,温中行气,降逆止呃。

主治:接崩短嘎(急、慢性胃炎)引起的胃脘冷痛,嗳气呃逆,面色无华,形体消瘦,少气懒言,舌淡苔白,脉行弱而无力。

雅罕哈(苦藤止呕方)
(《档哈雅龙》)

组成:吻牧(苦藤)30g,竹扎令(宽筋藤)15g,匹囡(胡椒)3g,辛蒋(小姜)10g。

用法:碾细粉,口服,每次3~6g,每日3次,温开水送服。

功用:清火解毒,健胃止呕,散寒止痛。

主治:接崩短嘎(急、慢性胃炎)引起的胃脘热痛,嗳气吞酸,恶心呕吐,脘腹胀痛,不思饮食,口干口苦,舌边尖红,苔黄厚腻,脉行快。

雅斤毫哈(决明止吐方)
(《档哈雅龙》)

组成:哟芽拉勐图(草决明嫩叶)、哟罕满(拔毒散嫩叶)、哟管底(蔓荆嫩叶)各3尖。

用法:以上3药鲜品嫩尖各3枝,水煎服。

功用:清火解毒,除风止呕。

主治:接崩短嘎(急、慢性胃炎)等中盘疾病引起的胃脘胀痛,嗳气吞酸,恶心呕吐,或食则呕吐频频。

雅沙呃(降气止逆散)
(《傣医临床学》)

组成:贺哈(红豆蔻根)30g,罕好喃(水菖蒲)10g,辛蒋(小姜)10g,哈牙英转干亮(长管假茉莉根)30g,晚荒(山奈)10g。

用法:碾细粉,口服,每次3~6g,温开水送服。

功用:补土健胃,行气降逆。

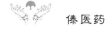

主治:接崩短嘎(急、慢性胃炎)引起的胃脘胀痛,食则加剧,呃逆频频,嗳气吞酸,口干口苦,或胃脘隐痛,遇寒加剧,舌苔白腻,脉行慢。

雅崩接旧嘎(补土温胃汤)
(《傣医临床学》)

组成:央别(松脂)5g,内帕板(芫荽子)15g,哈麻王喝(刺天茄根)15g,哈麻克夯麻(茄子根)30g。

用法:水煎服。

功用:补土健胃,温中行气,降逆止痛。

主治:接崩短嘎(急、慢性胃炎)引起的胃脘冷痛,或隐隐作痛,口泛清水,恶心呕吐,食少纳差,口淡无味,舌淡苔白,脉行弱而无力。

雅罕鲁短沙把(楠帕贡止泻丸)
(《档哈雅龙》)

组成:楠帕贡(树头菜皮)15g,抱勒(金花果)10g,楠更方(苏树皮)15g,楠麻过(槟榔青树皮)15g,锅拢良(腊肠树)15g。

用法:碾细粉,加喃皇旧(旱莲草汁)适量,拌匀,搓成小丸药如内帕利(大苦凉菜果)大小,烘干备用。每次服3丸,每日3次,温开水送服。

功用:补土健胃,涩肠止泻。

主治:接崩短嘎(急、慢性胃炎)引起的胃痛,胃胀,嗳气吞酸,消化不良,腹痛泄泻,呈水样便。

雅崩哦勒(补土止血方)
(《傣医临床学》)

组成:麻娘(缩砂仁)10g,哈扎满亮(使君子根)15g,摆埋嘎筛(龙血树叶)15g,黑亮浪(大血藤)15g,先勒(十大功劳)15g,哈芽竹麻(朱蕉根)15g,哈宾亮(赪桐根)15g,哈罗埋亮龙(朱槿根)15g。

用法:水煎服。

功用:补益四塔,活血止痛,化瘀止血。

主治:接崩短嘎(急、慢性胃炎)、崩哦勒(消化性溃疡)引起的胃脘隐痛或刺痛,嗳气吞酸,呕血吐血,大便出血,色黑如柏油,面色苍白,形体消瘦,神疲乏力,少气懒言,舌淡苔白,脉行深而细弱无力。

雅接崩短嘎哦勒(三姜止血汤)
(《傣医临床学》)

组成:毫命(姜黄)10g,贺罗呆亨(黄姜)10g,补累(野姜)10g,摆埋嘎筛(龙血树叶)30g,黑亮浪(大血藤)15g,罕好喃(水菖蒲)10g,波波罕(山乌龟)10g。

用法:水煎服。

功用:调补四塔,温补中盘,化瘀止血。

主治:接崩短嘎(急、慢性胃炎)、崩哦勒(消化性溃疡)引起的胃脘冷痛,呕血吐血,大便出血,色黑如柏油,面色苍白,或胃中嘈杂,灼热疼痛,嗳腐吞酸,口干口苦,形体消瘦,神疲乏力,少气懒言,舌淡苔白,脉行深而细弱无力。

雅解勒(血竭止血方)
(《档哈雅龙》)

组成:南埋嘎筛(血竭粉)10g,咪火哇(山大黄)30g,先勒(十大功劳)30g。

用法:水煎服。

功用:调补四塔,止痛止血。

主治:崩哦勒(消化性溃疡)引起的胃脘隐痛或胀痛或刺痛,呈饥饿痛,周期性发作,食后胃脘撑胀作痛,呕逆吞酸,嗳气频频,呕血吐血,呈咖啡样,大便出血,色黑如柏油,脉行深而细弱无力。

雅习哈双龙(双尖消食方)
(《档哈雅龙》)

组成:尖亮(降香黄檀)15g,尖蒿(檀香)15g。

用法:磨汁送服煮焖的饭晒干后磨成的粉。

功用:补土健胃,消食化积。

主治:习哈双鲁(急性胃肠炎)引起的胃脘胀痛,来势较急,恶心呕吐,嗳腐吞酸,肠鸣泄泻,泻下腐臭未化之物,周身不适,头痛昏蒙,怕冷发热,舌苔白厚腻,脉行慢。

雅秀母罕哈(秀母补土止呕汤)
(《档哈雅龙》)

组成:芽依秀母(香附子)20g,嘿罕盖(通血草)30g,哈沙海(香茅草根)10g,罕好喃(水菖蒲)10g,哈芽拉勐囡(草决明根)30g,哈罕满(拔毒散根)30g。

用法:水煎服。

功用:补土健胃,行气止痛,解毒止呕。

主治:习哈双鲁(急性胃肠炎)引起的胃脘胀痛,来势较急,呕吐嗳气,气味热臭或酸腐,舌红苔黄,脉行快。

雅罕鲁短皇(热泻方)
(《傣医临床学》)

组成:先勒(十大功劳)30g,白头翁15g,芽英热(大车前)15g,抱勒(金花果)5g。

用法:水煎服。

功用:清火解毒,除痛止泻。

主治:习哈双鲁短皇(热性、急性胃肠炎)引起的腹痛泄泻,痛则即泻,便色黄褐,酸腐恶臭,肛门灼热,心烦不安,口渴喜饮,舌苔黄厚腻,脉行快。

雅罕鲁短嘎(寒泻方)
(《傣医临床学》)

组成:藿香15g,茴香缩砂仁根30g,沙腊比罕(台乌)15g,辛(姜)15g,抱勒(金花果)15g,先勒(十大功劳)30g。

用法:水煎服。

功用:除寒补火,健胃消食,除痛止泻。

主治:习哈双鲁短嘎(寒性、急性胃肠炎)引起的胃脘胀痛,来势较急,恶心呕吐,嗳腐吞酸,肠鸣泄泻,暴注下泻,泻下腐臭未化之物,周身不适,头痛昏蒙,舌苔白厚腻,脉行慢。

雅补塔拎(补土通气汤)

(《档哈雅龙》)

组成:嘿多吗(鸡矢藤)30g,板木(木香)10g,哈波丢么(茴香豆蔻根)30g,草果仁5g,罕好喃(水菖蒲)15g。

用法:水煎服。

功用:补土健胃,行气止痛。

主治:拢旧短嘎(急、慢性胃肠炎)引起的脘腹胀满,攻撑作痛,牵引两胁,嗳气频繁,大便不畅。

雅拢赶短(散消汤)

(《档哈雅龙》)

组成:文尚海(百样解)30g,雅解先打(傣百解)15g,光三哈(三台红花)5g,嘿罕盖(通血香)30g,毫命(姜黄)15g,芽敏龙(益母草)30g,芽依秀母(香附子)20g,哈贺嘎(草豆蔻根)30g。

用法:水煎服。

功用:除风消肿,清火止痛,活血化瘀,行气散结。

主治:拢旧短嘎(急、慢性胃肠炎)引起的脘腹胀满或硬满疼痛,摸之有块,时聚时散,或伴月经失调、痛经、闭经,腰腹疼痛,心烦易怒,烦躁不安,舌质淡红或紫暗,苔白厚腻或黄厚腻,脉行深而涩。

雅沙答本(砂贵丸)

(《档哈雅龙》)

组成:麻娘(缩砂仁)10g,毫命(姜黄)15g,嘿多吗(鸡矢藤)10g,哟麻贵香拉(番石榴嫩尖)10g,抱勒(金花果)5g。

用法:共碾细粉为丸,每次服 3～6g,每日 3 次,温开水送服,或水煎服。

功用:调补胃火,补土和胃,清火解毒,消食止泻。

主治:鲁短(慢性肠炎、慢性结肠炎)引起的脘腹胀痛,嗳气呃逆,恶心呕吐,食少纳差,口淡无味,腹痛泄泻,粪便稀薄如水样,空腹或饭后或遇寒热则症状加剧,形体消瘦。

雅鲁短(腹泻汤)

(《傣族传统医药方剂》)

组成:麻娘(缩砂仁)10g,内尖(白豆蔻)15g,故季马(大莲座蕨)20g,抱勒(金花果)10g,嘿亮兰(鸡血藤)20g。

用法:水煎服。

功用:调补胃火,清火解毒,涩肠止泻。

主治:鲁短(慢性肠炎、慢性结肠炎)、晒兵飞桑龙(结肠癌、直肠癌)引起的腹泻来势急暴,肠鸣腹痛,或稀薄如水,周身不适,头痛昏蒙;拢蒙沙嘿档龙(细菌性痢疾)引起的腹痛泄泻,里急后重,下痢脓血,白多赤少,日行十余次,肛门坠胀,小便浑浊,恶寒发热,口黏不爽,苔白厚腻,脉行慢。

雅鲁短蒙沙嘿(腹痛泻痢方)

(《傣族传统医药方剂》)

组成:抱勒(金花果)15g,楠麻过(槟榔青树皮)15g,楠端亮(刺梧桐皮)15g,几补(老虎楝)15g。

用法:水煎服。

功用:清火解毒,涩肠止泻,凉血止痢。

主治:拢旧短嘎(急、慢性胃肠炎)引起的腹泻来势急暴,肠鸣

271

腹痛,痛则即泻,便下黄褐,酸腐恶臭,肛门灼热,心烦口渴,小便短赤;拢蒙沙嘿档龙(细菌性痢疾)引起的腹痛泄泻,里急后重,下痢脓血,赤多白少,日行十余次,肛门坠胀,苔黄厚腻,脉行快。

雅沙地尾巴罗嘎答都当借(七味通经泻利丸)
(《档哈雅龙》)

组成:匹囡(胡椒)、辛蒋(小姜)、里逼(荜茇)、摆习列(黑心树叶)15g,毫命(姜黄)30g,比郎(五叶山小橘)、芽依秀母(香附子)各45g。

用法:共碾细粉,搓成小丸,口服,每次1~3丸,每日3次。外用适量。

功用:清火解毒,止泻止痛,止血调经,活血下胎。

主治:拢旧短嘎(急、慢性胃肠炎)引起的腹痛腹泻;拢蒙沙嘿档龙(细菌性痢疾)引起的腹痛泄泻,里急后重,下痢脓血,阿麻巴(全身酸痛),头痛咽干,心悸不安,胸闷憋痛;兵章火(尿崩症);兵来兵亮(崩漏);胎死腹中,胞衣不下;毒疮肿痛。

雅补菲短(健胃补火汤)
(《档哈雅龙》)

组成:比比亮(红花丹)5g,景郎(黑种草子)5g,楠拢良(腊肠树皮)15g,哈帕喃(滑板菜根)15g。

用法:碾粉撒于鸡肉或猪肉上蒸熟食之。

功用:补火健胃,除风止泻。

主治:鲁短(慢性肠炎、慢性结肠炎)引起的脘腹冷痛,痛则腹泻,便质稀薄,夹杂少量白色黏液,左下腹摸之有条索状物,形体消瘦,面色萎黄,神疲乏力,舌淡苔白厚腻,脉行缓慢无力。

雅补领菲想(芦子辣藤汤)

(《档哈雅龙》)

组成:补领(芦子藤)10g,砂干(辣藤)10g,比比亮(红花丹)5g,竹扎令(宽筋藤)15g。

用法:碾细粉用冷水调匀,将石头烧红浸入药液后,服用药液。

功用:补火健胃,温通止痛。

主治:鲁短(慢性肠炎、慢性结肠炎)引起的脘腹冷痛,遇寒加重,喜温喜按,喜热饮,食少纳差,口淡乏味,恶心呕吐,形体消瘦,面色萎黄,神疲乏力,舌淡苔白厚腻,脉行缓慢无力。

雅鲁短滩(宋拜久泻方)

(《档哈雅龙》)

组成:哟宋拜(蛇藤嫩尖)15g,鸡胸肉(去皮)300g。

用法:将鸡肉煎煮熟后加入蛇藤嫩尖,喝汤吃肉,隔日1剂。

功用:补土健胃,止泻止痛。

主治:鲁短(慢性肠炎、慢性结肠炎)引起的脘腹隐痛,大便溏薄,久泻不愈,形体消瘦,面色无华,神疲乏力,少气懒言,舌淡苔白厚腻,脉行慢。

雅排勒(哈利止泻汤)

(《档哈雅龙》)

组成:匹囡(胡椒)5g,辛蒋(小姜)10g,黑鸡蛋3个,哈帕利(旋花茄根)10g。

用法:将旋花茄根、小姜切成碎片,加胡椒晒干,捣细混合过

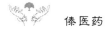

筛,加黑鸡蛋 3 个拌匀蒸,内服,每日 1 次,7 天为 1 个疗程,连服
1～3 个疗程。

功用:补土健胃,止泻止痛,清火解毒。

主治:鲁短(慢性肠炎、慢性结肠炎)引起的脘腹隐痛,大便溏
薄,久泻不愈,或泻下红白黏液,形体消瘦,面色无华,神疲乏力,少
气懒言,舌淡苔白厚腻。

<h2 style="text-align:center">雅沙嘿暖(整肠止痢方)</h2>
(《档哈雅龙》)

组成:哈贵沙保布(公番木瓜根)30g,哈麻贵香拉(番石榴
根)15g。

用法:水煎服。

功用:清火解毒,止痢止泻。

主治:拢蒙沙嘿档龙(细菌性痢疾、急性肠炎)引起的腹痛泄
泻,里急后重,下痢脓血,肛门坠胀。

<h2 style="text-align:center">雅鲁短(泻痢灵)</h2>
(《档哈雅召傣当来》)

组成:楠秀(白花树皮)2000g,故季马(大莲座蕨)2000g,先勒
(十大功劳)2000g,抱勒(金花果)1000g,嘿亮郎(铁藤)15g。

用法:共碾细粉或压片备用,口服,每次 3～4g,每日 3 次;小
儿酌减。

功用:清火解毒,止痢止泻。

主治:拢蒙沙嘿档龙(细菌性痢疾、急性肠炎)引起的腹痛泄
泻,里急后重,下痢脓血,肛门坠胀,胃脘胀痛。

雅罕鲁短(泻痢灵胶囊)
(西双版纳傣族自治州傣医院经验方)

组成:先勒(十大功劳)30g,抱勒(金花果)10g,故季马(大莲座蕨)15g,嘿亮郎(铁藤)15g。

用法:制成胶囊,口服,每次2～4粒,每日3次;也可水煎服。

功用:清火解毒,止痢止泻。

主治:拢蒙沙嘿档龙(细菌性痢疾、急性肠炎)引起的腹痛泄泻,里急后重,下痢脓血,肛门坠胀。

雅鲁短排蒙排勒(腹痛血痢方)
(《档哈雅召书婉娜》)

组成:哈贵的(粉芭蕉根)、楠过(嘎哩罗树皮)、楠麻勐龙(杜果树皮)、楠埋哈(羊屎果树皮)各等量,西泻(儿茶膏)适量。

用法:共碾细粉,拌匀后用西泻(儿茶膏)适量调制泛丸,每丸重约1g;口服,每次1～3丸,每日3次。

功用:除风解毒,止痢止泻。

主治:拢蒙沙嘿档龙(细菌性痢疾、急性肠炎)引起的腹痛泄泻,里急后重,下痢脓血。

雅蒙沙嘿档龙(楠秀泻痢汤)
(《档哈雅龙》)

组成:楠秀(白花树皮)15g,抱勒(金花果)10g,故季马(大莲座蕨)15g,嘿亮郎(铁藤)15g,几补(老虎楝)15g。

用法:水煎服;也可碾成细粉,温开水送服,每次3～6g,每日3次。

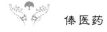

功用:清火解毒,涩肠止痢。

主治:拢蒙沙嘿档龙(慢性细菌性痢疾、慢性肠炎)引起的腹痛泄泻,里急后重,下痢脓血,肛门坠胀。

雅蒙答嘿龙少(腹痛止痢方)
(《档哈雅龙》)

组成:邓嘿罕(定心藤)30g,芽温西(苍耳子)10g,楠嘎沙乱(姊妹树皮)30g,哈发嘿(老棉树根)30g,哈累牛(野芦谷根)30g。

用法:水煎服。

功用:清火解毒,止痢止泻,利尿排脓。

主治:拢蒙沙嘿档龙(慢性细菌性痢疾、慢性肠炎、尿路感染)引起的腹痛泄泻,里急后重,下痢脓血,尿频、尿急、尿痛、尿血、脓尿。

雅罕鲁短亨遥(久泻方)
(《档哈雅龙》)

组成:沙干(辣藤)10g,补领(芦子藤)15g,芽依秀母(香附子)20g,比比亮(红花丹)5g,更拢良(腊肠树心)30g。

用法:水煎服或碾粉内服。

功用:补土健胃,补火止泻。

主治:拢蒙沙嘿档龙(慢性细菌性痢疾、慢性肠炎)引起的腹痛泄泻,食后即泻,畏寒肢冷,恶心欲呕,口泛清水,形体消瘦,或下痢脓血,白多赤少,舌苔白厚腻,脉行深弱慢而无力。

雅勒拢软短嘎(补血消食散)
(西双版纳傣族自治州傣医院经验方)

组成:嘿亮兰(鸡血藤)15g,结盖板(白鸡内金)15g(烤黄碾粉),辛(姜)5g,匹囡(胡椒)7粒。

用法:盐少许为引,水煎服。

功用:补土健胃,调补水火,消食止痛。

主治:勒拢软(气血不足型消化不良)引起的食少纳差,神疲乏力,面色无华,形体消瘦,腹凹如舟,睡眠露睛,口燥咽干,发育迟缓,舌淡苔薄白,脉行细弱无力。

雅习更(通便方)
(《傣族传统医药方剂》)

组成:嘿柯罗(青牛胆)10g,哈麻烘些亮(红蓖麻根)15g,辛蒋(小姜)10g。

用法:水煎服。

功用:清火解毒,润肠通便。

主治:火热内盛,大便秘结,数日不行,脘腹胀痛,或便行艰难,燥结坚硬,面色红赤,身热不适,口燥咽干,口气臭秽,小便黄少,舌红苔黄干,脉行快。

雅龙短(通便汤)
(《档哈雅龙》)

组成:哈麻烘些亮(红蓖麻根)15g,嘿柯罗(青牛胆)10g,内帕板(芜菁子)10g,辛(姜)10g。

用法:水煎服。

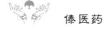

功用:清火解毒,润肠通便。

主治:火热内盛,大便秘结,数日不行或便行艰难,燥结坚硬,面色红赤,身热不适,口燥咽干,心烦易怒,脘腹胀痛,小便短赤,舌红苔黄干,脉行快。

雅沙龙习更(热结便秘方)
(《傣族传统医药方剂》)

组成:歪些(金刚纂叶)10g,哈麻烘些亮(红蓖麻根)15g,毫命(姜黄)15g,贺罗呆亨(黄姜)15g,贺贵的罕(粉芭蕉根)15g。

用法:水煎服。

功用:清火解毒,润肠通便。

主治:沙龙习更(热结便秘)引起的大便秘结,数日不行或便行艰难,燥结坚硬,脘腹胀痛,疼痛拒按,摸之有块,或发热惊厥,面色红赤,抽搐癫痫,神昏谵语,小便短赤,舌红苔黄干或黄厚腻,脉行快。

雅胖腊里谢儿(麻点胸痛方)
(《档哈雅龙》)

组成:楠拢良(腊肠树皮)15g,楠埋怀(鹊肾树皮)15g,楠麻点(滇刺枣树皮)15g。

用法:水煎服。

功用:除风止痛,清火解毒,行气通便。

主治:拢胖腊里皇(热性便秘)引起的胸腹胀痛或刺痛,大便秘结,燥结坚硬,无矢气,右下腹部有块状或条索状物,面色红赤,渴喜冷饮,舌红苔黄厚干,脉行快。

雅拢胖腊里皇(热秘汤)
(《傣医临床学》)

组成:咪火哇(山大黄)15g,嘛夯宋(酸角)30g。

用法:水煎服。

功用:清火解毒,泻下通便。

主治:拢胖腊里皇(热性便秘)引起的大便秘结,数日不行或便行艰难,燥结坚硬,面色红赤,身热不适,口气臭秽,咽干喜饮,心烦易怒,脘腹胀痛,小便短赤,舌红苔黄厚干,脉行快。

雅拢胖腊里嘎(寒秘汤)
(《傣医临床学》)

组成:哈麻喝布(刺黄茄根)30g,灶心灰3g,雅叫哈顿(五宝药散)5g。

用法:水煎服。

功用:温补四塔,泻下通便。

主治:拢胖腊里嘎(寒性便秘)引起的大便秘结,数日不行或便行艰难,硬如羊屎,胃脘冷痛,口吐清水,腹部胀满,矢气频频,畏寒肢冷,舌质淡,苔白厚腻而干,脉行慢。

雅拢胖腊里巴(行气通便汤)
(《傣医临床学》)

组成:芽依秀母(香附子)15g,嘿罕盖(通血香)30g,嘿多吗(鸡矢藤)15g,大黄15g(后下)。

用法:水煎服。

功用:行气通滞,泻下通便。

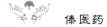

主治:拢胖腊里巴(气滞型便秘)引起的大便秘结,数日不行或便行艰难,燥结坚硬,面色红赤,身热不适,口气臭秽,咽干喜饮,心烦易怒,脘腹胀痛,小便短赤,食少纳差,胸胁痞满,得矢气稍缓,舌红苔黄厚干,脉行快而涩。

雅拢胖腊里勒软(补血润肠汤)
(《傣医临床学》)

组成:嘿亮浪(铁藤)30g,生首乌30g,阿罗郎(黑芝麻)30g,阿郎(紫苏子)30g,内帕北(莱菔子)30g,蜂蜜适量。

用法:水煎服。

功用:补水养血,润肠通便。

主治:拢胖腊里勒软(水血不足型便秘)引起的大便秘结,燥结硬如羊屎,脘腹胀痛,饮食不行,面色无华,倦怠乏力,形体消瘦,舌淡苔薄白,脉行细弱无力。

雅哦案(功劳急黄汤)
(西双版纳傣族自治州傣医院经验方)

组成:先勒(十大功劳)30g,哈先飞(香根)30g,邓嘿罕(定心藤)30g,埋闪罕(黄金间碧竹)30g,贺南该龙(石斛块根)30g,楠檬巴(杜果树皮)30g,娜罕(羊耳菊)30g。

用法:水煎服。

功用:清火解毒,利胆退黄。

主治:案答勒(黄疸病)引起的身体皮肤、眼睛发黄,黄而鲜明如橘色,周身不适,困倦乏力,心烦呕吐,不思饮食,厌食油腻,脘腹胀满,胁肋疼痛,头重昏蒙,小便短赤,大便溏泻或干结,舌质红,苔黄厚腻或白厚腻,脉行快或深细无力。

雅答沙撤(八味消黄丸)
(《档哈雅龙》)

组成:摆管底(蔓荆叶)、摆习列(黑心树叶)、摆景丈(柚子叶)、摆补(芦子叶)各90g,摆保囡(中华巴豆叶)、摆保龙(光叶巴豆叶)各15g,比比亮(红花丹)、比比蒿(白花丹)各10g。

用法:共碾细粉,用喃皇旧(旱莲草汁)调匀搓成小丸;口服,每次3~6丸,每日3次。

功用:清火解毒,利胆退黄。

主治:案答勒(黄疸病)引起的身体皮肤、眼睛发黄,周身不适,困倦乏力,心烦呕吐,不思饮食,厌食油腻,脘腹胀满,胁肋疼痛,头重昏蒙。

雅文苏提(清黄丸)
(《档哈雅龙》)

组成:摆蒙爹(小杧果叶)、沙板嘎(夜花)、皇旧(旱莲草)、补领(芦子藤)、摆九(小绿刺)、锅拢良(腊肠树)、摆汉(巴豆叶)、管底(蔓荆)、习列(黑心树叶)、保囡(中华巴豆叶)、沙更(卵叶巴豆叶)、嘿柯罗(青牛胆)各等量。

用法:共碾细粉,用甑脚水调匀搓成小丸;口服,每次3~6丸,每日3次。

功用:清火解毒,利胆退黄。

主治:案答勒(黄疸病)引起的身体皮肤、眼睛发黄,周身不适。

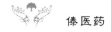

雅案答勒(黄疸汤)
(《傣族传统医药方剂》)

组成:先勒(十大功劳)30g,邓嘿罕(定心藤)30g,沙腊比罕(台乌)15g,嘿涛罕(大黄藤)15g,哈沙海(香茅草根)15g,哈累牛(野芦谷根)30g。

用法:水煎服。

功用:清火解毒,利胆退黄。

主治:案答勒(黄疸病)引起的身体皮肤、眼睛发黄,黄而鲜明如橘色,周身不适,困倦乏力,心烦呕吐,食少纳差,脘腹胀满,胁肋疼痛,头重昏蒙,小便短赤,大便溏泻或干结,舌质红,苔黄厚腻或白厚腻,脉行深快或慢或细弱无力。

雅案答蒿(白疸汤)
(《傣族传统医药方剂》)

组成:毫命(姜黄)20g,贺罗呆亨(黄姜)20g,辛(姜)10g,先勒(十大功劳)20g,摆些(金刚纂叶)10g。

用法:水煎服。

功用:补益四塔,利胆退黄。

主治:案答蒿(白疸病)引起的身体皮肤、眼睛发黄色淡,困倦乏力,心烦呕吐,食少纳差,脘腹、胁肋隐隐作痛,少气懒言,小便短赤,大便溏泻,舌质淡,苔白厚腻,脉行深弱无力。

雅巴帕哇利(金刚双姜止痛丸)
(《档哈雅板咱那里》)

组成:锅些(金刚纂树)450g,辛蒋(小姜)450g,补累(野姜)450g。

用法:共碾细粉,用喃皇旧(旱莲草汁)拌匀留3夜后,搓成胡椒大小的丸药;口服,每次3~6丸,每日3次。外用适量。

功用:利湿退黄,除风止痛,补土健胃。

主治:案答蒿(白疸病)引起的身体皮肤、眼睛发黄色淡,困倦乏力,呕吐纳差,脘腹绞痛,胁肋疼痛,头痛欲裂,肢体浮肿,少气懒言。

雅办该(丹余肿痛汤)

(《档哈雅龙》)

组成:比比亮(红花丹)5g,哈夯板(余甘子根)10g。

用法:磨于酒中内服。

功用:调补四塔,通气散结,活血止痛。

主治:办答泵接(肝、脾肿大)引起的两胁肋下胀痛,摸之有块,质地坚硬,疼痛拒按,日久不愈,脘腹胀痛,食少纳差,形体消瘦,面色萎黄,气短乏力,小便清长,大便稀溏,舌淡苔白厚腻,脉行慢而无力。

雅办答接改泵(补累肿痛方)

(《傣医临床学》)

组成:补累(野姜)25g,罕好喃(水菖蒲)30g。

用法:水煎服;也可取鲜品捣烂加水,将生铁烧红浸入药液后,取药液内服。

功用:调补四塔,通气除胀,活血止痛。

主治:办答泵接(肝、脾肿大)引起的两胁肋下胀痛,摸之有块,质地坚硬,脘腹胀痛,食少纳差,形体消瘦,面色萎黄,气短乏

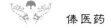

力,小便清长,大便稀溏,舌淡苔白厚腻,脉行慢而无力。

2.心血管系统病症常用内用方

雅拢旧斤货栽(二蔻通气止痛汤)

(《档哈雅龙》)

组成:贺姑(九翅豆蔻根)30g,贺嘎(草豆蔻根)30g,吻牧(苦藤)15g。

用法:水煎服。

功用:补土健胃,除风止痛,行气活血,清火解毒。

主治:拢旧斤喝栽(冠心病)、拢嘎栽(高血压心脏病)、拢接拿厄(风湿性心脏病)引起的心悸气短,心胸闷胀或刺痛,面色苍白,唇周青紫,神疲乏力,舌质紫暗或有瘀斑,脉行不畅。

雅接纳厄(贺哈胸痛方)

(《档哈雅龙》)

组成:贺哈(红豆蔻)舂细取汁10mL,喃辛(姜汁)10mL,喃毫命(姜黄汁)10mL,喃补累(野姜汁)10mL,匹囡(胡椒)3粒,分因(阿魏)1g,喃管底(蔓荆汁)10mL。

用法:水煎服。

功用:调补中上盘火,除风止痛,活血行气。

主治:拢旧斤喝栽(冠心病)引起的心悸气短,心胸闷胀,绞痛难忍,面色苍白,唇周青紫,畏寒肢冷,舌质紫暗或有瘀斑,脉行缓慢无力;接崩短嘎(急、慢性胃炎)引起的胃脘隐痛,嗳气呕吐,口淡乏味,食少纳差,形体消瘦。咪免改泵(胆囊炎)引起的右胁下突然剧痛,呕吐黄绿苦水。

雅拢旧嘎栽(补火温心汤)
(《档哈雅龙》)

组成:路吗(狗骨头)30g,哈比多楠(花叶假杜鹃)10g,贺帕顿(滴水芋)30g。

用法:磨水内服或水煎服。

功用:补火利水,除风止痛。

主治:拢旧斤喝栽(冠心病)引起的心悸气短,心胸闷胀,绞痛难忍,面色苍白,唇周青紫,肢体浮肿,舌质紫暗或有瘀斑,脉行缓慢无力。

雅拢旧嘎栽线(匹龙平心汤)
(《档哈雅龙》)

组成:哈匹龙(大辣椒根)15g,锅捧先(香樟树)15g,的哇拉呆沙(蜘蛛干壳)5g。

用法:水煎服。

功用:补火通气,除风止痛。

主治:拢旧斤喝栽(冠心病)引起的心悸气短,心胸闷胀,胸腹冷痛,面色无华,唇周青紫,肢体浮肿,舌质紫暗或有瘀斑,脉行不畅。

雅喃软勒拢松(补水降压汤)
(《傣医临床学》)

组成:更拢良(腊肠树心)30g,嘿亮兰(鸡血藤)30g,故罕(当归藤)15g,邓嘿罕(定心藤)30g,怀兔王(光钩藤)15g,嘿柯罗(青牛胆)10g。

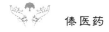

用法:水煎服。

功用:补水清火,除风降压。

主治:勒拢恒松(水血不足型高血压病)引起的头目胀痛,眩晕耳鸣,心悸失眠,腰膝酸软,口干口苦,形体消瘦,小便短赤,大便干结,舌边尖红,少苔或苔薄黄,脉行快而细。

雅西里勐嘎叫(除风定心丸)
(《档哈雅维些》)

组成:分因(阿魏)1g,内管底(蔓荆子)30g,哈沙更(卵叶巴豆根)30g,乃麻哇(榼藤子仁)30g(烤熟)。

用法:诸药共碾细粉,用喃皇旧(旱莲草汁)拌匀,搓成小丸;口服,每次1~3丸,每日3次。

功用:清火解毒,除风祛邪。

主治:心悸不安,大汗淋漓,发热发冷。

雅勐国桑敏(七味清心安神丸)
(《档哈雅龙》)

组成:三转(硼砂)10g,糯尖(公丁香)10g,内尖(肉豆蔻)10g,勒些(犀牛血)、蜂蜜、甘蔗汁、毫刹电(米花)各适量。

用法:共碾细粉,搓成小丸;口服,每次3~6丸,每日早晚各1次。

功用:清心安神。

主治:心悸心慌,烦躁不安。

3.呼吸系统病症常用内用方

雅叫帕中补(亚洲宝丸)

(《傣族传统医药方剂》)

组成:哈罕满龙(黄花稔根)30g,哈娜龙(艾纳香根)15g,哈娜妞(臭灵丹根)15g,哈哈(白茅根)15g。

用法:水煎服。

功用:除风补气,清热解毒,止咳利咽。

主治:兵哇皇(风热感冒)引起的发热恶寒,头身疼痛,口燥咽干,周身无力,鼻塞流涕,咳嗽痰稠,不思饮食,舌苔薄白而干,脉行快而无力。

兵哇唉嘎(麻威冷咳汤)

(西双版纳傣族自治州傣医院经验方)

组成:哈麻威(佛手根)15g,匹囡(胡椒)1g,辛蒋(小姜)5g,哈莫哈郎(大叶驳骨丹根)15g,哈莫哈蒿(鸭嘴花根)15g。

用法:水煎服。

功用:温通散寒,化痰止咳,除风止痛。

主治:兵哇嘎(风寒感冒)引起的恶寒怕冷,头身疼痛,胸闷气紧,咳嗽咽痒,痰清色白,鼻流清涕,声音闷重,舌淡苔白,脉行缓慢。

雅先讲(秀母亮嗓汤)

(《档哈雅龙》)

组成:辛蒋(小姜)10g,芽依秀母(香附子)15g,匹囡(胡椒)3g。

用法:水煎服,或碾细粉,加蜂蜜调匀内服。

功用:调补火塔,温通气血,利咽开音。

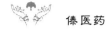

主治:兵哇嘎(风寒感冒)引起的失音失语,声音嘶哑,恶寒怕冷,头身疼痛,鼻流清涕,咳嗽,痰清稀或咯吐白色泡沫痰,舌淡红苔薄白,脉浅不快。

雅唉喃火烘(棉榔青止咳糖浆)
(《档哈雅召傣当来》)

组成:楠牛(木棉树皮)2000g,楠过(嘎哩罗树皮)2000g,帕蒿短(鱼腥草)2000g,摆埋丁别(灯台叶)2000g,宋庄(柠檬膏)120g。

用法:水煎煮,口服,每次10mL,每日3次;小儿酌减。

功用:止咳化痰,清肺利咽。

主治:兵哇唉习火(感冒,急、慢性支气管炎,支气管哮喘)引起的咽喉肿痛,咳嗽痰多,胸闷气紧,周身不适,短气乏力。

雅拢响唉想(除风止咳汤)
(《档哈雅龙》)

组成:吻牧(苦藤)10g,更习列(黑心树心)30g,更拢良(腊肠树心)30g。

用法:水煎服。

功用:除风止咳,清热化痰,凉血止血。

主治:兵哇唉习火(感冒,急、慢性支气管炎,支气管哮喘)引起的周身不适,咳嗽咯血,痰稠色黄,胸闷气紧,短气乏力。

雅巴塔维巴爬底滚(仙人补土散)
(《档哈雅比咱那里》)

组成:嘿柯罗(青牛胆)、摆嘿吻牧(苦藤叶)各等量。

用法:共碾细粉,每次3g,每日3次。

功用:清火解毒,除风解痉。

主治:兵哇唉习火(感冒,急、慢性支气管炎,支气管哮喘)引起的周身不适,咳嗽痰稠色黄,胸闷气紧;咽喉肿痛;风火牙痛;发热惊厥;小便短赤,尿中带有沙石。

雅罕唉喃(灯台叶止咳合剂)
(《档哈雅勐傣》)

组成:摆埋丁别(灯台树叶)400g,嘿麻电(圆锥南蛇藤)400g,嘿介(贸翼核果藤)400g,哈解罗说(黄芩)400g,沙英(甘草)400g,帕蒿短(鱼腥草)400g。

用法:水煎煮,口服,每次30~50mL,每日3次;小儿酌减。

功用:清火润肺,利咽止咳。

主治:兵哇唉习火(感冒,急、慢性支气管炎,支气管哮喘)引起的咳嗽咽痛,干咳无痰;急、慢性咽喉炎。

雅勐答嘎西拉(千金丸)
(《档哈雅龙》)

组成:更习列(黑心树心)、邓嘿罕(定心藤)、更埋波(盐肤木树心)、更埋哈(羊屎果树心)、雅解劳(解酒毒类)、皇旧(旱莲草)各1000g,匹囡(胡椒)、辛蒋(小姜)、景郎(黑种草子)、景亮(蜜蜂花子)、景几(茴香子)、景丁洪(红前草子)、景毫白(萝卜子)各90g。

用法:诸药共碾细粉,用喃蓬(蜂蜜)调匀,置于瓶内,埋于谷仓3个月加3天后取出,搓成小丸;口服,每次3~6丸,每日3次。

功用:清火解毒,润肺化痰,行气止痛。

主治:咳嗽,咯痰不爽;浮肿;沙龙、麻想乎(热风病);沙喉(痛

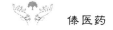

风、类风湿性关节炎)引起的肢体关节疼痛;腹痛;头痛昏蒙。

雅哈拢麻贺接占波(七味止咳定喘丸)
(《档哈雅龙》)

组成:比比亮(红花丹)、沙干(青藤)、嘿柯罗(青牛胆)、补领(芦子藤)、吻牧(苦藤)、柏团(苏子)各15g,辛蒋(小姜)175g。

用法:诸药共碾细粉,用酸橘汁调匀后搓成小丸;口服,每次1~3丸,每日早晚各1次。

功用:止咳定喘,行气活血。

主治:麻贺(寒热喘咳病)。

雅片领苏(五子咳喘丸)
(《档哈雅龙》)

组成:景郎(黑种草子)、景亮(蜜蜂花子)、景几(茴香子)、景丁洪(红前草子)、景毫白(萝卜子)、内乃嘎扎郎(紫花曼陀罗仁)、比比亮(红花丹)、辛蒋(小姜)、匹囤(胡椒)各25g。

用法:诸药共碾细粉,用喃皇旧(旱莲草汁)调匀后搓成小丸药;口服,每次3~6丸,每日3次;外用适量。

功用:除风行气,温肺化痰,止咳定喘,利尿止血,解毒止痛。

主治:麻贺电(重度喘咳病),痰涎上壅;耳痛、牙痛、外伤肿痛;沙龙燕(子宫脱垂);性欲减退;尿血,小便不利。

雅唉亨(久咳汤)
(《档哈雅龙》)

组成:文尚海(百样解)15g,发麻飞(木奶果寄生)15g,叫哈荒

(生藤)15g。

用法:水煎服。

功用:补气解毒,止咳化痰。

主治:唉亨遥(慢性支气管炎)、拨想(肺结核)引起的久咳不愈,形体消瘦;咳吐痰涎或干咳无痰,痰中带血。

雅拨想菲想(哈郎凉血止咳汤)
(《傣医临床学》)

组成:哈莫哈郎(大叶驳骨丹根)30g,皇旧(旱莲草)30g。

用法:水煎服。

功用:补水清火,止咳化痰,凉血止血。

主治:拨想(肺结核)出现干咳少痰或痰中带血丝,手足心热,午后潮热,两颧潮红,口燥咽干,倦怠乏力,舌边尖红,脉行弱,无力而快。

雅拨想多温(驳骨旱莲汤)
(《傣医临床学》)

组成:哈莫哈郎(大叶驳骨丹根)30g,哈皇旧(旱莲草根)30g,哈哈(白茅根)30g,黄芪30g,芽楠嫩(荷包山桂花)30g。

用法:水煎服。

功用:补水清火,止咳化痰,凉血止血。

主治:拨想(肺结核)出现干咳少痰或痰中带血丝或大量咯血,血色鲜红,喘息不眠,手足心热,午后潮热,面色苍白或两颧潮红,口燥咽干,倦怠乏力,舌红少苔或苔薄黄,脉行弱而无力。

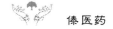

4. 泌尿系统病症常用内用方

雅泵崩（亮逗消肿汤）

（西双版纳傣族自治州傣医院经验方）

组成：比比亮（红花丹）5g，哈沙梗（卵叶巴豆根）3g，哈法便（假烟叶树根）20g，帕糯（马蹄金）20g。

用法：上药舂细，加喃皇旧（旱莲草汁）拌匀，搓成小丸内服；若病从小腹上行胸部，用姜汤送服。

功用：调补四塔，补火利水，消肿止痛。

主治：拢泵麻叫兵亨遥（慢性肾炎、肾病综合征）引起的面目浮肿，逐渐发展到四肢，甚至全身浮肿；或浮肿从足部或腹部开始，逐渐遍及四肢或全身。皮肤鲜泽而薄，或毫无光泽，按之凹陷不起，小便不利，畏寒怕冷，腰膝酸痛，舌淡苔白，脉行深而无力。

雅拢泵（利水消肿汤）

（《傣医临床学》）

组成：嘿盖贯（倒心盾翅藤）15g，芽糯妙（肾茶）15g，粉桐叶（水红木）30g，淡竹叶10g，哈累牛（野芦谷）15g，哈哈（白茅根）30g。

用法：碾细粉，加喃皇旧（旱莲草汁）调匀搓成小丸内服，每次3～6丸，每日3次；也可水煎服。

功用：调补四塔，利水消肿，清火解毒。

主治：拢泵（水肿病）引起的头面、眼睑、腹部、四肢甚至全身浮肿，发热恶风，腰膝酸痛，舌红苔薄白，脉行快。

雅麻凹鹿喃(麻凹消肿汤)
(《档哈雅龙》)

组成:麻凹(酸木瓜)15g,杆帕顿(滴水芋杆)30g。

用法:水煎服。

功用:除风清热,利水消肿。

主治:拢泵(水肿病)引起的眼睑浮肿,继则四肢及全身浮肿,来势较快,肢体酸重,无汗,小便不利,舌红苔白厚腻,脉行快。

雅拢良鹿喃(拢良利水方)
(《嘎比迪沙迪巴尼》)

组成:更拢良(腊肠树心)15g,嘿盖贯(倒心盾翅藤)15g,哈累牛(野芦谷根)15g,哈波丢么(茴香豆蔻根)30g。

用法:水煎服。

功用:补土健胃,利水消肿。

主治:拢泵(水肿病)引起的头面、眼睑、腹部、四肢甚至全身浮肿,腰以下为重,小便不利,面色萎黄,倦怠乏力,食少纳差,脘腹胀满,大便溏薄。

雅泵喃(亨章水肿汤)
(《档哈雅龙》)

组成:亨章(大狗响铃)15g,拉连贵的罕(粉芭蕉干叶)30g,比贵宾(长在大树上的芭蕉花)30g,抱冬电(薇籽)15g,鲁里顿(灯笼草)15g,鲁里嘿(藤灯笼草)15g,当剁(七叶莲)15g,哈哦(蛇蜕)15g。

用法:水煎服。

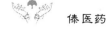

功用:清火解毒,利水消肿。

主治:拢泵(水肿病)引起的头面、眼睑、腹部、四肢甚至全身浮肿,按之凹陷不起,腰以下为重,或腹部肿胀,有振水音,恶心呕吐,小便不利,面色萎黄,倦怠乏力,口干咽红,手足心热,头重昏蒙。

雅拢牛接腰(黄白解毒利尿汤)

(《档哈雅龙》)

组成:咪火哇(山大黄)15g,哈哈(白茅根)30g,哈涛修(大绿藤根)10g,哈外郎(黑甘蔗根)30g,给麻抱(椰子皮)30g。

用法:水煎服。

功用:清火解毒,利尿止痛。

主治:拢牛哈货波(急慢性肾炎、肾盂肾炎、膀胱炎、尿道炎、尿路结石)引起的腰痛、尿频、尿急、尿痛、血尿、尿中夹沙石。

雅喃满的(神药油)

(《档哈雅龙》)

组成:摆帕些(藤甜菜叶)、摆管底(蔓荆叶)、摆莫哈蒿(鸭嘴花叶)各等量。

用法:诸药捣烂,取汁各1盅,芝麻油6盅,共熬至火烧不炸,装瓶备用;口服,每次5~10mL,每日2~3次;外用适量。

功用:清火解毒,利尿通淋,消肿止痛,止吐止泻。

主治:拢牛哈货波(急慢性肾炎、肾盂肾炎、膀胱炎、尿道炎、尿路结石)引起的腰痛、尿频、尿急、尿痛、血尿、尿中夹沙石;脘腹绞痛,上吐下泻;肝脾肿大,呕血吐血;跌打损伤;睾丸肿痛;牙痛、耳痛、咽喉肿痛;毒疮痈疡。

雅苏塔片领囡(十味除风增力丸)
(《档哈雅龙》)

组成:反帕嘎(苦菜籽)、内噶扎郎(紫花曼陀罗果)各50g(烧熟),比比亮(红花丹)、匹囡(胡椒)、辛蒋(小姜)、景郎(黑种草子)、景亮(蜜蜂花子)、景几(茴香子)、景丁洪(红前草子)、景毫白(萝卜子)各25g。

用法:诸药共碾细粉,用喃皇旧(旱莲草汁)调匀,搓成旋花茄果大小的小丸药;口服,每次1~3丸,每日3次;外用适量。

功用:清火解毒,利尿通淋,除风止痛,止吐止血,补火增力。

主治:拢牛哈货波(急慢性肾炎、肾盂肾炎、膀胱炎、尿道炎、尿路结石)引起的腰痛,尿频、尿急、尿痛,血尿,尿中夹沙石;脘腹绞痛,上吐下泻;牙痛、耳痛、咽喉肿痛;性欲减退。

雅尤赶(尿通方)
(《档哈雅龙》)

组成:哟芽拉勐囡(草决明嫩叶)、哟罕满(拔毒散嫩叶)、哟管底(蔓荆嫩尖)各3尖。

用法:取上药鲜皮各3枝,捣烂取汁内服。

功用:调补塔拢,清火解毒,利尿止痛。

主治:尤赶(膀胱炎、尿道炎、尿路结石、前列腺炎、泌尿系统癌肿所致的尿闭)引起的尿频、尿急、尿痛,点滴难下,甚或尿闭,或尿血,腰腹疼痛,舌红苔白厚腻或黄厚腻,脉行涩。

雅牛暖(脓尿消)
(《档哈雅龙》)

组成:嘿涛罕(大黄藤)30g,芽糯妙(肾茶)30g,粉桐叶(水红

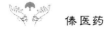

木)30g,哈累牛(野芦谷根)30g,牙黄热(车前草)30g。

用法:水煎服。

功用:清火解毒,利尿排脓。

主治:牛暖(脓尿)引起的小便脓血而下,尿频、尿急、尿痛,小腹拘急坠胀疼痛,发热腰痛,困倦乏力,舌红苔黄腻,脉行快。

雅拢牛哈占波(五淋化石胶囊)
(西双版纳傣族自治州傣医院经验方)

组成:嘿盖贯(倒心盾翅藤)15g,哈累牛(野芦谷根)15g,结盖板(白鸡内金)30g,芽糯妙(肾茶)15g,咪火哇(山大黄)15g。

用法:口服,每次3~6粒,每日3次;也可水煎服。

功用:清火解毒,利尿化石。

主治:拢牛哈占波(尿路感染、尿路结石)引起的尿频、尿急、尿痛,淋沥不畅,点滴而出,小腹拘急疼痛,小便色黄,或血尿,尿如膏脂,尿中夹沙石,腰腹疼痛,口燥咽干,舌红苔黄厚腻,脉行快。

雅牛斤(血尿清)
(《档哈雅龙》)

组成:哈麻莫(栀子花根)15g,贺呆亨(姜花根)15g,哈吻牧(苦藤根)15g,内发(棉花子)15g。

用法:水煎服。

功用:清火解毒,利尿化石,止血止痛。

主治:拢牛哈占波(尿路感染、尿路结石)引起的尿频、尿急、尿痛,淋沥不畅,小腹拘急疼痛,或血尿,或尿中夹沙石,小便不畅,腰腹疼痛,舌红苔黄厚腻,脉行快。

雅麻哈栽雅领赶(养肾利尿化石丸)
(《档哈雅龙》)

组成:怀哼哈(臭野猫鞭)、怀哼拢(风猴鞭)、怀崩(豪猪鞭)、怀光(马鹿鞭)、怀咪(熊鞭)、雅桑西双哈(地胆头)、哈麻(槟榔根)(剖开3份)、哈良王(短柄萍婆根)、哈莫滇(鱼子兰根)各等量。

用法:诸药共碾细粉,搓成小丸;口服,每次1~3丸,每日3次;共磨于柠檬汁,另取麻别(小海贝)1粒泡于药液中至溶解后内服。

功用:利尿化石,补肾止痛。

主治:拢牛哈占波(尿路感染、尿路结石)引起的尿频、尿急、尿痛,淋沥不畅,小腹拘急疼痛,或血尿,或尿中夹沙石,小便不畅,腰腹疼痛。

雅拢牛哈占波(五淋化石散)
(《档哈雅塔都档细》)

组成:嘿盖贯(倒心盾翅藤)500g,埋过干呆(灰灰叶树心)500g,哈累牛(野芦谷根)500g,帕哈喃(虾蟆花)150g,沙英(甘草)100g。

用法:共碾细粉,口服,每次3~6g,每日3次;儿童每次1.5~3g,每日3次;也可水煎服。

功用:清火解毒,利尿化石。

主治:拢牛哈占波(尿路感染、尿路结石)引起的尿频、尿急、尿痛,淋沥不畅,小腹拘急疼痛,或血尿,或尿中夹沙石,小便不畅。

雅拢牛哈占波(五淋化石散)
(《嘎比迪沙迪巴尼》)

组成:摆发很(老草棉叶)、摆莫哈郎(大叶驳骨丹叶)、摆麻脑龙(大柠檬叶)、摆麻柳(柠檬叶)、大沙海(香茅草)、摆埋勇龙(大椿树叶)各等量。

用法:共碾细粉,口服,每次3~6g,每日3次;加匹囡(胡椒)、辛蒋(小姜)、哥(盐)为引。

功用:清火解毒,利尿化石,除水消肿,凉血止血。

主治:拢牛亨牛晒(尿路结石)引起的尿频、尿急、尿痛,淋沥不畅,小腹拘急疼痛,或血尿,或尿中夹沙石,小便不畅。

雅牛内(千张化石汤)
(《档哈雅龙》)

组成:哈楞嘎(千张纸根)20g,哈牙憨火(牛尾巴蒿根)20g,哈亨章(大狗响铃)15g。

用法:水煎服。

功用:清火解毒,利尿化石。

主治:拢牛亨牛晒(尿路结石)引起的尿频、尿急、尿痛,血尿,尿中夹沙石,小腹拘急坠胀,发热腰痛,困倦乏力,舌红苔黄,脉行快。

雅牛亨(石得化)
(《档哈雅龙》)

组成:哈扁(三叶五加根)20g,哈累牛(野芦谷根)20g,哈芽对约(含羞草根)15g。

用法:水煎服。

功用:补气止痛,清火解毒,利尿化石。

主治:拢牛亨牛晒(尿路结石)引起的尿频、尿急、尿痛,血尿,尿中夹沙石,小腹拘急坠胀,发热腰痛,困倦乏力,舌淡苔白或黄白相兼,脉行深而慢。

雅沙把拢牛(通淋化石方)
(《档哈雅召书婉娜》)

组成:嘿盖贯(倒心盾翅藤)500g,埋过干呆(灰灰叶)500g,哈累牛(野芦谷根)500g,嘿磨电(圆锥南蛇藤)500g,沙英(甘草)100g。

用法:水煎服;每日 1 剂,分 3 次服,7 天为 1 个疗程,连服 1 ~ 3 个疗程。

功用:清火解毒,利尿化石。

主治:拢牛亨牛晒(尿路结石)引起的尿频、尿急、尿痛,血尿,尿中夹沙石,小腹拘急坠胀,发热腰痛,困倦乏力,舌淡苔白或黄白相兼,脉行深而慢。

雅叫帕郎嘎(除风利尿退黄丸)
(《档哈雅龙》)

组成:保囡(中华巴豆叶)10g,保龙(光叶巴豆叶)10g,抱冬电(薇籽)10g,更习列(黑心树心)30g,更拢良(腊肠树心)30g,比比亮(红花丹)10g,比比蒿(白花丹)10g,沙更(卵叶巴豆叶)10g,哈管底(蔓荆根)30g,竹扎令(宽筋藤)10g,嘿柯罗(青牛胆)10g,沙板嘎(夜花)15g,摆九(小绿刺)30g,补领(芦子藤)10g,摆汉(巴豆叶)10g。

用法:诸药共碾细粉,用喃皇旧(旱莲草汁)拌匀后搓成小丸;口服,每次 3 ~ 6 丸,每日 3 次。

功用:除风解毒,利尿化石,活血止痛,利胆退黄。

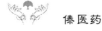

主治:拢牛亨牛晒(尿路结石)引起的尿频、尿急、尿痛,血尿,尿中夹沙石,小腹拘急坠胀,发热腰痛;水肿;攀勒(形体消瘦,面色萎黄);头痛昏蒙,心悸不安,脘腹绞痛;食物中毒;牙痛;肢体关节酸痛麻木。

雅领改(冷嘎肿痛方)
(《档哈雅龙》)

组成:锅楞嘎(千张纸)15g,吻牧(苦藤)15g,匹囡(胡椒)3g,辛蒋(小姜)5g。

用法:水煎服。

功用:清火解毒,利水消肿。

主治:领改泵接纳(尿路感染、过敏)引起的阴茎胀痛欲裂或阴茎、睾丸红肿疼痛或溃烂,神疲乏力,低热心烦,口燥咽干,小便短赤,大便干结,舌红苔黄,脉行快。

雅牛崩(尿清汤)
(《档哈雅龙》)

组成:嘿盖贯(倒心盾翅藤)30g,芽糯妙(肾茶)15g,芽黄热(车前草)30g,粉桐叶(水红木)30g,哈累牛(野芦谷根)15g,芽夯燕(马鞭草)15g,帕利(大苦凉菜根)15g。

用法:水煎服。

功用:调补四塔,清火利尿。

主治:牛崩(乳糜尿)引起的尿色灰白或色如米汤,点滴而下,烦躁不安,舌淡苔白,脉行弱而无力。

5.风湿性病症常用内用方

雅拢旧哈哦(痉痛汤)
(《傣族传统医药方剂》)

组成:皇曼(马蓝)15g,皇丈(火焰花)15g,皇旧(旱莲草)15g,哈管底(蔓荆根)15g,哈娜龙(艾纳香根)15g,芽夯燕(马鞭草)15g,摆麻夯(酸角叶)15g,摆抱冬电(薇籽叶)15g,摆帕贡(树头菜叶)15g,莫哈蒿(鸭嘴花)15g,比比亮(红花丹)15g,景郎(黑种草子)10g,景亮(蜜蜂花子)10g,景丁红(红前草子)10g,景毫白(萝卜子)10g。

用法:碾细粉,口服,每次 3~5g,每日 3 次,温开水送服或水煎服。

功用:清火解毒,除风解痉,活血止痛。

主治:拢梅兰申(风湿病),拢沙候、拢阿麻巴(急性风湿热、痛风、类风湿性关节炎)引起的周身肢体、关节、肌肉、筋骨红肿热痛。

雅拢梅(消风止痛散)
(《档哈雅召傣当来》)

组成:哈香帕(泽兰根)150g,哈曼(拔毒散根)150g,哈芽敏(艾叶根)100g,罗罕(红花)50g,代盾(大麻疙瘩)100g,毫命(姜黄)100g。

用法:共碾细粉,口服,每次 3~6g,每日 3 次。

功用:除风止痛,活血消肿。

主治:拢梅兰申(风湿病),拢沙候、拢阿麻巴(急性风湿热、痛风、类风湿性关节炎)引起的周身肢体、关节、肌肉、筋骨红肿热痛。

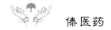

雅尖达书婉娜(金姜除风止痛丸)
(《档哈雅沙巴帕雅》)

组成:哟些贡(金刚纂嫩叶)75g,辛(姜)75g,补累(野姜)75g,景郎(黑种草子)15g。

用法:共碾细粉,加入旱莲草汁拌匀后用水泛丸,每丸重约1g;口服,每次 3~5 丸,每日 3 次,温开水或酒送服。

功用:除风止痛,活血消肿。

主治:拢梅兰申(风湿病),拢沙候、拢阿麻巴(急性风湿热、痛风、类风湿性关节炎)引起的周身肢体、关节、肌肉、筋骨红肿热痛。

雅帕腊西哈顿(五味除风丸)
(《档哈雅塔都档细》)

组成:拢良(腊肠树)、管底(蔓荆)、芽旧压(含羞云实)、路婻尼(猿猴骨)、竹扎令(宽筋藤)、贺罕郎(葛根跌打)各等量。

用法:诸药切碎浸泡 1 天,取滤液熬成稠膏,药渣晒干,取景郎(黑种草子)、景亮(蜜蜂花子)、景丁洪(红前草子)、景毫白(萝卜子)、景儿(小茴香子)各 30g 碾成细粉,加入药膏内拌匀搓成小丸。口服,每次 3~6 丸,每日 3 次,温开水或酒送服。

功用:清火解毒,除风止痛,活血消肿。

主治:拢梅兰申(风湿病),拢沙候、拢阿麻巴(急性风湿热、痛风、类风湿性关节炎)引起的周身肢体、关节、肌肉、筋骨红肿热痛。

雅比咱哈龙(比咱给除风圣药丸)
(《档哈雅沙巴帕雅》)

组成:比比亮(红花丹)、比比蒿(白花丹)、保囡(中华巴豆)、保龙(光叶巴豆)、抱冬电(薇籽)、莫哈郎(大叶驳骨丹)、莫哈蒿(鸭嘴花)、娜龙(艾纳香)、娜罕(羊耳菊)、嘿柯罗(青牛胆)、沙更(卵叶巴豆)、补领(芦子藤)、补累(野姜)、沙板嘎(夜花)、嘎沙乱(姊妹树)、皇旧(旱莲草)、旧卡(松风草)、摆麻溜(大酸橘叶)、摆麻威(佛手叶)、摆麻忍(香橼叶)、摆管底(蔓荆叶)、摆麻汉(巴豆叶)、竹扎令(宽筋藤)、办藤(野苎麻)、吻牧(苦藤)、摆比郎(五叶山小橘叶)、贺罕郎(长序岩豆根)、摆嘿巴(白花曼陀罗)、摆习列(黑心树叶)、拢良(腊肠树)、沙保拢(清明花)各等量。

用法:上诸药(均用药叶)切碎浸泡 7 天后,取滤液熬成药膏,另取景郎(黑种草子)、景亮(蜜蜂花子)、景几(茴香子)、景丁洪(红前草子)、景毫白(萝卜子)、分因(阿魏)、辛蒋(小姜)、匹囡(胡椒)、里逼(荜茇)各 25g,共碾细粉,加雅叫哈顿(五宝药散)125g,全部加入药膏中拌匀搓成小丸;口服,每次 1～3 丸,每日 3 次;外用,取适量用劳(酒)调本品搽揉患处。

功用:除风止痛,活血消肿。

主治:拢梅兰申(风湿病),拢沙候、拢阿麻巴(急性风湿热、痛风、类风湿性关节炎)引起的周身肢体、关节、肌肉、筋骨酸痛、麻木、刺痛,脘腹胀满,不思饮食,心悸失眠。

雅比咱哈囡(比咱给除风散)
(《档哈雅沙巴帕雅》)

组成:沙更(卵叶巴豆)、比比亮(红花丹)、抱冬电(薇籽)、些拎(金刚篆)、拢良(腊肠树)、习列(黑心树)、嘿柯罗(青牛胆)各

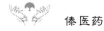

等量。

  用法:共碾细粉,口服,每次 3～5g,每日 3 次,用温开水送服。

  功用:除风止痛,活血消肿,补土健胃。

  主治:拢梅兰申(风湿病)、拢沙候、拢阿麻巴(急性风湿热、痛风、类风湿性关节炎)引起的周身肢体、关节、肌肉、筋骨酸痛、麻木;胁肋刺痛,全身微黄,倦怠乏力,食少纳差;七窍出血;尿频、尿急、尿血。

雅害埋(热速消)
(《傣族传统医药方剂》)

  组成:哈习列(黑心树根)20g,哈管底(蔓荆根)20g,哈牙英转干亮(长管假茉莉根)15g,哈皮房(亚罗青根)15g。

  用法:水煎服。

  功用:清火解毒,消肿止痛,补水除风。

  主治:拢沙候、拢阿麻巴(急性风湿热、痛风、类风湿性关节炎)引起的周身肢体、关节、肌肉、筋骨红肿热痛,得冷痛减,遇热加重,活动不灵,面色红赤,口燥咽干,渴喜冷饮,烦躁不安,失眠多梦,舌红苔黄厚腻或黄燥,脉行快。

雅尾些沙朗干(沙朗干清热止痛丸)
(《档哈雅维些》)

  组成:晚荒(山奈)70g,内管底(三叶蔓荆子)70g,反帕嘎(苦菜籽)70g,罕好喃(水菖蒲)70g,贺荒(大蒜)70g,内帕板(芫荽子)70g,补累(野姜)100g。

  用法:诸药共碾细粉,加蜂蜜拌匀搓成小丸;口服,每次3～5丸,每日 3 次。

功用:清火解毒,除风止痛,补土健胃。

主治:拢沙候、拢阿麻巴(急性风湿热、痛风、类风湿性关节炎)引起的周身肢体、关节、肌肉、筋骨红肿热痛,得冷痛减,遇热加重,活动不灵,面色红赤,口燥咽干,渴喜冷饮,脘腹灼热疼痛。

<h3>雅拢档勐(拢档勐除风清热止痛丸)
(《档哈雅拢档来》)</h3>

组成:摆沙更(卵叶巴豆叶)、摆沙板嘎(夜花叶)、摆管底(蔓荆叶)、毫命(姜黄)、补累(野姜)、摆帕九(小绿刺叶)、摆习列(黑心树叶)、摆拢良(腊肠树叶)、皇旧(旱莲草)各等量,乃麻哇(槌藤子仁)1枚(烤熟)。

用法:诸药共碾细粉,用喃皇旧(旱莲草汁)拌匀后搓成小丸;口服,每次3~6丸,每日3次。

功用:清火解毒,除风止痛。

主治:拢沙候、拢阿麻巴(急性风湿热、痛风、类风湿性关节炎)引起的周身肢体、关节、肌肉、筋骨红肿热痛,得冷痛减,遇热加重,活动不灵;拢梅丁么(手足酸软);攀勒(形体消瘦、面色萎黄)。

<h3>雅哈答嘎拢巴沙哈阿麻巴(七味清热除风止痛丸)
(《档哈雅龙》)</h3>

组成:沙板嘎(夜花藤)30g,哈管底(蔓荆根)30g,皇旧(旱莲草)30g,哈习列(黑心树根)30g,更拢良(腊肠树心)30g,补领(芦子藤)15g,哈沙更(卵叶巴豆根)10g。

用法:共碾细粉,用喃皇旧(旱莲草汁)拌匀后搓成小丸。口服,每次3~6丸,每日3次。

功用:清火解毒,除风止痛,活血消肿,利胆退黄,利尿化石,清

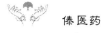

心安神。

主治:拢沙候、拢阿麻巴(急性风湿热、痛风、类风湿性关节炎)引起的周身肢体、关节、肌肉、筋骨红肿热痛;胸胁刺痛,身目发黄,不思饮食,小便短赤,大便秘结;小便短赤涩痛,尿中夹有沙石;口燥咽干,头痛昏蒙,心烦不安,失眠多梦;脘腹绞痛,上吐下泻;睾丸肿痛。

雅沙大腊盼档借(七味定心止痛散)
(《档哈雅龙》)

组成:蒿火(黄牛角)、蒿怀(水牛角)、蒿光(鹿角)、蒿反(麂子角)、蒿火把(野牛角)、蒿忍(苏门答腊羚羊角)、蒿别(山羊角)、朋涌(乱发)、混命(刺猪毛)各等量。

用法:诸药共烧焦,加景郎(黑种草子)、反帕嘎(苦菜籽)、贺荒(大蒜)少许为引烧焦,共碾粉;口服,每次3~6g,每日3次。外用适量。

功用:清火解毒,除风止痛,补血调经,补土健胃,养心安神,止咳化痰。

主治:拢沙候、拢阿麻巴(急性风湿热、痛风、类风湿性关节炎)引起的周身肢体、关节、肌肉、筋骨红肿热痛,痛有定处;头晕头痛,恶心呕吐;月经失调;咳嗽痰稠;心悸烦躁。

雅叫哈遮(五宝丸)
(《档哈雅龙》)

组成:保囡(中华巴豆叶)、罕好喃(水菖蒲)、嘿柯罗(青牛胆)、比比亮(红花丹)、辛蒋(小姜)各等量。

用法:共碾细粉,用喃蓬(蜂蜜)拌匀后搓成小丸;口服,每次

3~6丸,每日3次。

功用:清火解毒,除风止痛,行气活血,健体养颜。

主治:拢沙候、拢阿麻巴(急性风湿热、痛风、类风湿性关节炎)引起的周身肢体、关节、肌肉、筋骨红肿热痛;拢呆坟(卒中偏瘫后遗症)出现手足肢体麻木不仁,口眼喎斜,瘫痪不起;咳喘病;头晕目眩,双目发黑,面色无华,体弱多病。

劳雅拢梅今(祛风除湿酒)
(《档哈雅召傣当来》)

组成:光冒呆(黑皮跌打)1000g,怀咪王(钩藤)1000g,更埋蜜(树菠萝树心)1000g,邓嘿罕(定心藤)1000g,更方(苏木)1000g,比比蒿(白花丹)200g,比比亮(红花丹)200g,哈管底(蔓荆根)1000g,哈比郎(五叶山小橘根)1000g,沙干(青藤)1000g,沙腊比罕(台乌)1000g,更拢良(腊肠树心)1000g,嘿柯罗(青牛胆)600g,些媚(桂枝)1000g,代盾(大麻疙瘩)500g,故罕(当归藤)2000g,嘿涛勒(鸡血藤)1000g,波丢勒(茴香豆蔻)1000g,罗罕(红花)300g,更习列(黑心树心)1000g。

用法:共碾细粉,加酒10倍,浸泡30天后备用;口服,每次10~30mL,每日3次。外用适量。

功用:活血消肿,除风止痛。

主治:拢梅兰申(风湿病)引起的周身肢体、肌肉、筋骨酸麻胀痛或痉挛剧痛。

雅嫡麻挪拉(公主除风丸)
(《档哈雅龙》)

组成:楠沙烘(苦的毛瓣无患子树皮)10g,楠麻苗(红毛丹树

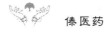

皮)15g,匹囡(胡椒)3g,辛蒋(小姜)10g。

用法:诸药共碾细粉,搓成小丸;口服,每次 3 ~ 6 丸,每日 3 次。

功用:除风止痛,活血行气。

主治:拢梅兰申(风湿病)引起的周身肢体、肌肉、筋骨酸麻胀痛或痉挛剧痛,活动不灵。

雅哈拢(三味祛风丸)
(《档哈雅龙》)

组成:景郎(黑种草子)5g,文尚海(百样解)15g,咪火哇(山大黄)15g。

用法:诸药共碾细粉,用喃皇旧(旱莲草汁)调匀后搓成小丸;口服,每次 3 ~ 6 丸,每日 3 次。

功用:除风止痛,调补气血。

主治:拢梅兰申(风湿病)引起的周身肢体、肌肉、筋骨酸麻胀痛或痉挛剧痛,活动不灵。

雅拢痿(帕曼痿痹方)
(《傣族传统医药方剂》)

组成:哈芽敏(艾叶根)15g,哈香帕曼(泽兰根)15g,罗罕(红花)5g,哈罕满囡(小拔毒散根)15g。

用法:水煎服。

功用:补火散寒,温通气血,消肿止痛。

主治:拢梅兰申(风湿病)引起的周身肢体、关节、肌肉、筋骨冷痛,痿软无力,麻木不仁,活动不灵,屈伸不利。

劳雅今拢梅(祛风除湿液)
(西双版纳傣族自治州傣医院经验方)

组成:光冒呆(黑皮跌打)15g,更方(苏木)15g,罗罕(红花)15g,怀免王(钩藤)15g,故罕(当归藤)15g,嘿柯罗(青牛胆)15g,更拢良(腊肠树心)15g,桂枝15g,代盾(大麻疙瘩)15g,劳蒿(白酒)1.5kg。

用法:泡酒服,每次10~15mL,每日2次。

功用:除风活血,温经行气,消肿止痛。

主治:拢梅兰申(风湿病),拢沙候、拢阿麻巴(急性风湿热、痛风、类风湿性关节炎)引起的周身肢体、肌肉、筋骨酸麻胀痛或痉挛剧痛;拢呆坟(卒中偏瘫后遗症)出现手足肢体麻木不仁,口眼㖞斜或瘫痪不起。

雅接腰(痹痛汤)
(《档哈雅阿努满》)

组成:哈孩嫩(水杨柳树根)30g,哈法扁(洗碗叶根)30g,哈烘亮(红蓖麻根)15g,匹囡(胡椒)3g,辛蒋(小姜)5g。

用法:水煎服。

功用:补火散寒,温通气血,活血止痛。

主治:拢梅兰申(风湿病)、路恩接腰(腰椎骨质增生)引起的周身肢体、关节、肌肉、筋骨冷痛,痿软无力,麻木不仁,或腰膝冷痛,沉重不利,遇寒加重,喜温喜按,反复发作,日久不愈,面色无华,舌淡苔白腻,脉行细弱无力。

雅攀勒(补益止痛散)
(《档哈雅沙巴帕雅》)

组成:毫杆(紫米)75g,辛蒋(小姜)75g,补累(野姜)45g。

用法:共碾细粉,口服,每次 3~6g,每日 3 次,温开水送服。

功用:补益气血,除风止痛,活血消肿。

主治:接拢滚梅申(风湿骨痛)引起的周身肢体、关节、肌肉、筋骨酸痛、麻木;拢巴沙哈阿麻巴(周身刺痛);攀勒(形体消瘦,面色萎黄);栽线(心脏病)。

雅菲勒哈(补火除寒散)
(《档哈雅龙》)

组成:比比亮(红花丹)、沙更(毛豆巴豆根)、管底(蔓荆根)、抱冬电(薇籽)、嘿柯罗(青牛胆)各等量。

用法:共碾细粉,口服,每次 3~6g,每日 3 次,用酒或温开水送服。

功用:除风止痛,活血祛湿。

主治:拢旧(痉挛病)。

雅腰接(四亮腰痛汤)
(《档哈雅龙》)

组成:比比亮(红花丹)10g,哈罗埋亮龙(朱槿根)30g,哈宾亮(桐根)30g,罗来亮(红鸡冠花)30g,内罗罕(红花子)10g。

用法:水煎服或泡酒服。

功用:除风止痛,活血温通。

主治:阻伤接腰(外伤腰痛)、路恩接腰(腰椎骨质增生)、拢梅兰申接腰(风湿性腰痛)引起的腰部刺痛,固定不移,俯仰不利,或腰膝冷痛,沉重不利,遇寒加重,喜温喜按,反复发作,日久不愈,面色无华,舌淡苔白腻,脉行细弱无力。

雅温梅(乃麻巴强体散)

(《档哈雅龙》)

组成:乃麻哇(榼藤子仁)、麻禾巴(白花曼陀罗根)、辛蒋(小姜)、麻和节(小野黄茄)、哈管底(蔓荆根)、竹扎令(宽筋藤)各等量。

用法:碾细粉,泡酒内服。

功用:补益气血,强身健体,除风止痛。

主治:接路(骨质疏松症)、拢梅兰申(风湿病)。

雅阿入仁(管底益寿方)

(《档哈雅龙》)

组成:内管底(蔓荆子)、哈娜罕(羊耳菊)、南端亮(刺桐树皮)、楠嘎沙乱(姊妹花树皮)各150g。

用法:碾细粉,加冷水浸泡7~8天后,蒸热内服,每次3~6g,每日3次。

功用:调补四塔,除风解毒,延年益寿,强身健体。

主治:拢梅兰申(风湿病)、兵哇(感冒)引起的肢体关节疼痛,活动不利。

雅召苏雅咩答腊西(康康散)

(《竹楼医述》)

组成:分因(阿魏)5g,匹因(胡椒)25g,麻摆喃(没食子)50g,

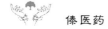

罕好喃(水菖蒲)50g,当归50g,辛蒋(小姜)50g。

用法:碾细粉,口服,每次 3 ~ 6g,每日 3 次。

功用:调平四塔,除风止痛,强身健体。

主治:拢梅兰申(风湿病),拢沙候、拢阿麻巴(急性风湿热、痛风、类风湿性关节炎、骨关节炎),兵哇(感冒)引起的肢体、关节、肌肉、筋骨红肿热痛、周身不适,头痛昏蒙。

雅接讷梅亨(祛风散)
(《档哈雅维些》)

组成:哈哈(白茅根)90g,嘿柯罗(青牛胆)90g,毫命(姜黄)90g,补累(野姜)90g,罕好喃(水菖蒲)90g,辛(姜)90g,贺哈(红豆蔻根)90g,贺姑(九翅豆蔻根)90g,哈管底(蔓荆根)90g,楠麻尚(毛瓣无患子树皮)90g,楠拢良(腊肠树皮)90g,哈芽旧压(含羞云实根)90g,哈比比亮(红花丹根)90g,哈比比蒿(白花丹根)90g,哈沙更(卵叶巴豆根)90g,楠埋丁别(灯台树皮)90g,沙干(青藤)90g。

用法:诸药共碾细粉,口服,每次 3 ~ 5g,每日 3 次;用喃满啊(芝麻油)、喃磨能(瓩脚水)或劳(酒)送服本品,腹痛用喃蓬(蜂蜜)、喃歪(糖水)送服本品。

功用:清火解毒,除风止痛,补土健胃。

主治:拢梅兰申(风湿病),拢沙候、拢阿麻巴(急性风湿热、痛风、类风湿性关节炎),兵哇(感冒)引起的肢体、关节、肌肉、筋骨红肿热痛,脘腹胀痛,腹内肿块,周身不适。

雅先拢赶(千风消散)
(《档哈雅龙》)

组成:沙更(卵叶巴豆)、沙板嘎(夜花)、管底(蔓荆)、嘿柯罗

（青牛胆）、补领（芦子藤）、麻汉（巴豆）、拢良（腊肠树）、保囡（中华巴豆）、保龙（光叶巴豆）、皇旧（旱莲草）、帕九（小绿刺）、习列（黑心树）均取药叶等量。

用法：诸药共碾细粉；口服，每次 3～6g，每日 3 次，用温开水、劳（酒）或喃磨能（甑脚水）调匀送服；外用适量，揉搓或包敷患处。

功用：除风消肿，活血止痛。

主治：拢梅兰申（风湿病），拢沙候、拢阿麻巴（急性风湿热、痛风、类风湿性关节炎），兵哇（感冒）引起的肢体、关节、肌肉、筋骨红肿热痛或酸麻冷痛；拢呆坟（卒中偏瘫后遗症）出现手足肢体麻木不仁，口眼㖞斜，瘫痪不起；小儿麻痹后遗症；酒后肢体萎软。

<h3 style="text-align:center">雅帕达嘎（帕达嘎除风止痛散）
（《档哈雅拢档来》）</h3>

组成：摆管底（蔓荆叶）、摆习列（黑心树叶）、摆拢良（腊肠树叶）、嘿柯罗（青牛胆）、补领（芦子藤）、摆沙更（卵叶巴豆叶）、摆麻汉（巴豆叶）、皇旧（旱莲草）、摆沙板嘎（夜花叶）、摆帕九（小绿刺叶）各等量。

用法：诸药共碾细粉，口服，每次 3～6g，每日 3 次。

功用：调补四塔，清火解毒，除风止痛，降逆止呕，利尿止痛。

主治：拢梅兰申（风湿病），拢沙候、拢阿麻巴（急性风湿热、痛风、类风湿性关节炎、骨关节炎），兵哇（感冒）引起的肢体、关节、肌肉、筋骨红肿热痛；梅丁乞（手足酸软）；攀勒（形体消瘦、面色萎黄）；栽线（心慌心悸）；习哈双龙（上吐下泻）；拢盼腊里（便秘腹痛）；拢牛（尿频、尿急、尿痛）；赶崩（瘰疬）。

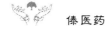

雅满帕雅（三味除风止痛散）
（《档哈雅扎雅尚嘎哈》）

组成：哈抱冬电（薇籽根）、罕好喃（水菖蒲）、比比亮（红花丹）各等量。

用法：共碾细粉，口服，每次 3～5g，每日 3 次；外用适量。

功用：除风止痛，清火解毒，利水消肿。

主治：拢梅兰申（风湿病），拢沙候、拢阿麻巴（急性风湿热、痛风、类风湿性关节炎、骨关节炎），兵哇（感冒）引起的肢体、关节、肌肉、筋骨酸痛、周身不适，头痛发热，畏寒怕冷，头痛昏蒙，精神萎靡，不思饮食，心胸憋闷，脘腹绞痛，水肿，二便不利。

雅拢（风痹丸）
（《档哈雅勐傣》）

组成：沙更（卵叶巴豆）、摆管底（蔓荆叶）、摆麻汉（巴豆叶）、摆帕九（小绿刺叶）、沙板嘎（夜花）、摆保囡（中华巴豆叶）、摆保龙（光叶巴豆叶）、摆比郎（五叶山小橘叶）、摆拢良（腊肠树叶）、皇旧（旱莲草）、摆嘿柯罗（青牛胆叶）各等量。

用法：共碾粗粉，用旱莲草汁制成丸剂，每丸重约 1g；口服，每次 3～5 丸，每日 3 次。外用适量。

功用：除风活血，消肿止痛。

主治：拢梅兰申（风湿病），拢沙候、拢阿麻巴（急性风湿热、痛风、类风湿性关节炎、骨关节炎），兵哇（感冒）引起的肢体、关节、肌肉、筋骨红肿热痛、周身不适；拢牛亨牛晒（尿路结石）；拢点些（腹部绞痛）。

雅帕几拢嘎(祛风散)

(《档哈雅勐傣》)

组成:锅些拎(金刚纂树)、辛蒋(小姜)、补累(野姜)各等量。

用法:共碾粗粉,口服,每次3~6g,每日3次;外用适量。

功用:除风活血,行气止痛,利湿退黄,凉血止血。

主治:拢梅兰申(风湿病),拢沙候、拢阿麻巴(急性风湿热、痛风、类风湿性关节炎),兵哇(感冒)引起的肢体、关节、肌肉、筋骨红肿热痛、周身不适;哦案(黄疸);耳聋;心悸失眠,烦躁不安,胸闷憋痛;腹部绞痛;手足痉挛抽搐;晒想(肢体震颤);难产,胞衣不下。

6.神经精神性病症常用内用方

贺接嘎(罕盖头痛汤)

(西双版纳傣族自治州傣医院经验方)

组成:嘿罕盖(通血香)30g,哈沙海(香茅草根)15g,麻三端(云南萝芙木根)30g。

用法:水煎服或取叶煎水洗头。

功用:补火除寒,活血止痛。

主治:贺接办留(偏头痛),出现单侧或双侧头痛,冷痛难忍,遇寒加重,得温痛减,反复发作,时轻时重,日久不愈,肩背酸痛,倦怠乏力,精神不振,面色无华,食少纳差,小便清长,大便溏薄,舌淡苔白厚腻,脉行细弱无力。

雅贺接黄(山竹泻火汤)

(《档哈雅龙》)

组成:咪火哇(山大黄)、文尚海(百样解)、沙腊比罕(台乌)各等量。

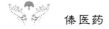

用法:水煎服或磨于开水内服。

功用:清火解毒,除风止痛。

主治:兵哇接贺(外感头痛)、拢恒接贺(血管神经性头痛)以及各种热病出现头昏头痛,头痛剧烈,遇热加重,反复发作,日久不愈,情绪激动,面色红赤,口燥咽干,渴喜冷饮,口气臭秽,烦躁不安,失眠多梦,舌红苔黄厚腻或黄燥,脉行快。

雅喃喷(止痛蜜丸)
(《档哈雅扎雅尚嘎哈》)

组成:抱冬电(薇籽)、罕好喃(水菖蒲)、嘿柯罗(青牛胆)、哈比比亮(红花丹根)、辛蒋(小姜)各等量。

用法:共碾细粉,用蜂蜜拌匀后制成丸药,每丸重约1g;口服,每次2~5丸,每日3次。

功用:清火解毒,除风止痛,健胃消食。

主治:兵哇接贺(外感头痛),以及各种热病出现头昏头痛,头痛剧烈,遇热加重,面色红赤,口燥咽干,渴喜冷饮,发热烦躁,不思饮食,舌红苔黄厚腻或黄燥,脉行快。

雅贺接(头痛散)
(《档哈雅扎雅尚嘎哈》)

组成:楠过(嘎哩罗树皮)3000g,嘿柯罗(青牛胆)1500g,哈比比亮(红花丹根)750g。

用法:共碾细粉,口服,每次3~6g,每日3次。

功用:清火除风,活血止痛。

主治:顽固性头痛,如头风、瘀血头痛、外伤后遗症头痛、寒热头痛。

雅拢章说标(风痹口斜散)
(《西双版纳古傣医验方注释》)

组成:乃麻哇(榼藤子仁)10g,匹囡(胡椒)10g,辛(姜)10g。

用法:先取乃麻哇(榼藤子仁)炒微黄致熟,然后取上诸药混合碾细粉;口服,每次3g,每日3次,用开水送服。

功用:除风通脉,活血止痛。

主治:拢呆坟(卒中偏瘫后遗症)出现手足肢体麻木不仁,口眼㖞斜,瘫痪不起。

雅拢呆坟(三皇卒中汤)
(《傣族传统医药方剂》)

组成:皇曼(马蓝)15g,皇丈(火焰花)15g,皇旧(旱莲草)15g,景郎(黑种草子)5g,景亮(蜜蜂花)5g,景几(小茴香)5g,景丁洪(红前草)5g,景毫白(萝卜子)5g,辛蒋(小姜)5g,匹囡(胡椒)5g。

用法:水煎服。

功用:除风活血,清热止痛,安神醒脑。

主治:拢呆坟(卒中偏瘫后遗症)出现手足肢体麻木不仁,口眼㖞斜,瘫痪不起;拢梅兰申(风湿病),拢沙候、拢阿麻巴(急性风湿热、痛风、类风湿性关节炎)引起的周身肢体、肌肉、筋骨酸麻胀痛或痉挛剧痛。

雅拢呆坟(偏瘫丸)
(《档哈雅比咱给》)

组成:比比亮(红花丹)、沙更(卵叶巴豆)、拢良(腊肠树)、保囡(中华巴豆)、飞拢(松萝)、保龙(光叶巴豆)、抱冬电(薇籽)各等量。

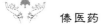

用法:诸药共泡水3天,取出药渣晒干碾细粉,药水煎煮浓缩,加入药粉内拌匀,搓成小丸备用;口服,每次1~3丸,每日3次,用嗝磨能(甑脚水)或白酒送服;外用适量,每日3次,用酒调匀外搽。

功用:除风活血,解痉止痛,安神醒脑。

主治:拢呆坟(卒中偏瘫后遗症)出现手足肢体麻木不仁,口眼喎斜,瘫痪不起;拢梅兰申(风湿病),拢沙候、拢阿麻巴(急性风湿热、痛风、类风湿性关节炎)引起的周身肢体、肌肉、筋骨酸麻胀痛或痉挛剧痛。

<h3 style="text-align:center">雅叫嘎罕囡(金骨虎宝散)
(《档哈雅勐傣》)</h3>

组成:摆些楞(金刚纂叶)、竹扎令(宽筋藤)、补累(野姜)各等量。

用法:共碾粗粉,口服,每次3~5g,每日3次。外用适量。

功用:活血化瘀,消肿止痛。

主治:拢呆坟(卒中偏瘫后遗症)出现手足肢体麻木不仁,口眼喎斜,瘫痪不起;风湿骨痛,肢体关节肌肉酸痛;头痛;咽喉肿痛;水肿;难产。

<h3 style="text-align:center">雅解占拉(除风通血化石散)
(《档哈雅龙》)</h3>

组成:毫命(姜黄)75g,补累(野姜)75g,景郎(黑种草子)25g,辛蒋(小姜)25g。

用法:共碾细粉,口服,每次3~5g,每日3次。

功用:除风活血,行气止痛,利尿通淋。

主治:拢呆坟(卒中偏瘫后遗症)出现手足肢体麻木不仁,口眼㖞斜,瘫痪不起;心胸疼痛;面色萎黄,形体消瘦,脘腹胀痛;尿频、尿急、尿痛,尿中夹有沙石。

雅拢匹巴母(二蒜癫痫丸)
(《档哈雅龙》)

组成:贺荒(大蒜)10g,贺波亮(小红蒜)10g,摆补(芦子叶)10g。

用法:取上诸药等量,捣细粉,加房屋瓦上的火烟灰的浸液,调入前药粉,搓成小丸备用,发病时用童便调服。

功用:行气活血,清火止痛,醒神开窍。

主治:拢匹巴母(癫痫)引起的突然昏倒,不省人事,四肢抽搐,双拳紧握,口吐白沫,口中发出类似猪羊叫声,醒后如常人,反复发作,面色萎黄,形体消瘦,精神不振,畏寒怕冷。

雅沙力坝冒(开窍震天散)
(《档哈雅阿努满》)

组成:哈满图(小拔毒散)200g,咪火哇(山大黄)200g,文尚海(百样解)300g,邓嘿罕(定心藤)300g,先勒(十大功劳)300g。

用法:共碾细粉,口服,每次2~5g,每日3次。

功用:清心开窍,镇惊安神。

主治:拢匹巴母(癫痫)引起的突然昏倒,不省人事,四肢抽搐,双拳紧握,口吐白沫,口中发出类似猪羊叫声,醒后如常人,反复发作,舌红苔黄,脉行快。

雅逼线(楠利茅根汤)
(《档哈雅龙》)

组成:楠麻过(槟榔青树皮)15g,哈帕利(旋花茄根)15g,哈哈(白茅根)15g。

用法:水煎服,也可泡水服或磨汁服。

功用:调补四塔,止汗固脱。

主治:兵害皇拢恒喝来(伤寒、疟疾、流脑、流感等)引起的高热头痛,惊厥抽搐,肢体震颤,大汗淋漓。

雅拢沙力坝冒(哈满镇癫汤)
(《竹楼医述》)

组成:哈罕满囡(小拔毒散根)20g,咪火哇(山大黄)15g,文尚海(百样解)15g,生饭米50g。

用法:水煎服。

功用:清火解毒,镇心安神。

主治:拢沙力坝冒(精神分裂症、躁狂症)引起的胡言乱语,双目怒视,吐舌翻目,乱咬手足,不避亲疏,打人毁物,舌红脉快。

雅孩拎(除风解热止惊丸)
(《档哈雅龙》)

组成:哈景哈布(藤苦参根)30g,景郎(黑种草子)30g,喃皇旧(旱莲草汁)适量。

用法:共碾细粉,加雅叫哈顿(五宝药散)少许,用喃皇旧(旱莲草汁)调匀搓成小丸;口服,每次3~6丸,每日3次。

功用:清火解毒,除风止惊,镇心安神。

主治:拢沙力坝冒(精神分裂症、躁狂症)引起的胡言乱语,乱脱衣裤,不避亲疏,哭闹不休,打人毁物;沙力坝皇(急惊风)引起的高热惊厥,手足抽搐,头重昏蒙。

雅拉利(补血安神汤)
(《傣医临床学》)

组成:嘿亮兰(鸡血藤)30g,麦冬15g,内罕盖(五味子)10g,哈芽拉勐囡(草决明根)30g,波波罕(山乌龟)5g。

用法:水煎服。

功用:补水清火,补血安神。

主治:暖冒拉(水血不足型失眠)引起的失眠多梦,心悸气短,面色无华,倦怠乏力,舌淡苔薄白,脉行细而无力。

召帕亚雅帕拢(天神祛风丸)
(《档哈雅龙》)

组成:景郎(黑种草子)10g,景亮(蜜蜂花子)10g,景几(茴香子)10g,景丁(红前草子)10g,景毫白(萝卜子)10g,匹囡(胡椒)3g,罗尖(丁香)5g,笨想(干石灰)3g,哥腊(坨盐)10g,嘿柯罗(青牛胆)15g,保勒(金花果)10g。

用法:诸药碾粉,满(硫黄)少许为引,用蟒蛇胆汁共拌匀后搓成小丸药;口服,每次3~6丸,每日3次。

功用:清热解毒,除风通闭,开窍醒神。

主治:各种疾病所致的神志不清,昏迷不醒而尚有体温。

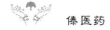

7. 血液系统病症常用内用方

雅勒拢软(生血汤)
(《傣医临床学》)

组成:芽楠嫩(荷包山桂花)30g,故罕(当归藤)15g,嘿亮兰(鸡血藤)30g,邓嘿罕(定心藤)30g,文尚海(百样解)30g,竹茹10g,沙英(甘草)5g。

用法:水煎服。

功用:补水生血,清心安神。

主治:勒拢软(气血不足型贫血)引起的头晕目眩,面色苍白,爪甲无华,唇口色淡,少气懒言,倦怠乏力,心悸失眠,或见口燥咽干,五心烦热,面足浮肿,舌淡苔薄白,脉行细而无力。

雅解嘎罕(解毒养颜胶囊)
(《档哈雅龙》)

组成:比比亮(红花丹)、比比蒿(白花丹)、里逼(荜茇)、贺荒(大蒜)、补领(芦子藤)、景郎(黑种草子)、景毫白(萝卜子)各10g,罕好喃(水菖蒲)15g,竹扎令(宽筋藤)、嘿柯罗(青牛胆)各25g。

用法:口服,每次3~6粒,每日3次。

功用:调平四塔,除风止痛,解毒养颜。

主治:勒拢软(贫血)引起的少气懒言,语声低微,形体消瘦,发育迟缓,面色苍白,未老先衰。

雅嫩多丽(麻哇还童方)
(《档哈雅龙》)

组成:麻哇(楹藤子仁)450g(烧熟),哈管底(蔓荆根)750g,比郎(五叶山小桔)750g,酒5kg。

用法:取上药加酒浸泡1个月后内服药酒,每次30mL,睡前服用;也可水煎服,或碾细粉服,每次3～5g,每日2次。

功用:调补四塔,行气活血,强身健体。

主治:勒拢软(贫血)引起的少气懒言,语声低微,形体消瘦,发育迟缓,面色苍白,未老先衰。

雅娴农补勒(娴农补血汤)
(西双版纳傣族自治州傣医院经验方)

组成:雅娴嫩(荷包山桂花)30g,嘿亮浪(铁藤)15g。

用法:水煎服。

功用:调补气血,活血调经。

主治:勒拢软(贫血)引起的面色苍白,少气懒言,语声低微,形体消瘦,发育迟缓,体弱多病;拢梅兰申(风湿病)引起的肢体关节疼痛。

雅勒真(荒嫩养颜散)
(《档哈雅龙》)

组成:荒嫩(水薄荷)、娜罕(羊耳菊)、哈管底(蔓荆根)、哈沙梗(卵叶巴豆根)、竹扎令(宽筋藤)、比比亮(红花丹)、摆麻丙罕(印度枳叶)、摆匹囡(胡椒叶)各等量。

用法:碾细粉,每次3～6g,每日3次,用蜂蜜水送服。

功用:调补气血,养颜润肤。

主治:勒拢软(贫血)引起的面色无华,肌肤粗糙,少气懒言,语声低微,形体消瘦,倦怠乏力,舌淡苔白,脉深弱无力。

雅补漂(大力丸)
(《档哈雅龙》)

组成:哈嘎沙乱(姊妹树根)、竹扎令(宽筋藤)、哈外郎(黑甘蔗根)、贺贵的罕(粉芭蕉根)各等量。

用法:泡酒内服。

功用:调补塔都,强身增力。

主治:勒拢软(贫血)、腊嘎温(性功能障碍)引起的面色无华,少气懒言,语声低微,形体消瘦,倦怠乏力,舌淡苔白,脉深弱无力。

雅占如利(三亮补益汤)
(《档哈雅龙》)

组成:哈宾亮(赪桐根)30g,哈罗来亮(红鸡冠花根)15g,哈罗埋亮龙(朱槿根)15g。

用法:水煎服。

功用:补益四塔,活血止痛,健体养颜。

主治:勒拢软(贫血)引起的腰膝酸痛,少气懒言,面色苍白,月经失调,经期延后,量少色淡,痛经。

雅裁线(安心汤)
(《档哈雅龙》)

组成:叫哈蒿(弯管花)15g,答外郎(黑甘蔗芽)30g,沙腊比罕(台乌)15g,哈芽拉勐图(草决明根)15g。

用法:水煎服。

功用:补益气血,清火解毒,除风安神。

主治:勒拢软(贫血)、拢旧斤喝栽(冠心病)、帕雅涛给帮干

(更年期综合征)引起的心悸不安,失眠多梦,头目眩晕,少气懒言,面色苍白,月经失调。

雅栽线(清心安神丸)
(《档哈雅贺埋》)

组成:雅解哈干(缅甸邦根)50g,解龙勐腊(勐腊大解药)200g,叫勐远(长柱山丹)200g,文尚海(百样解)200g,果迫100g,摸贺(山竹)100g,米汤适量。

用法:共碾细粉,制成丸剂;口服,每次1~3丸,每日3次。

功用:补水清火,滋养安神。

主治:勒拢软(贫血)引起的头晕目眩,面色苍白,心悸失眠,倦怠乏力,形体消瘦。

雅栽线吧昵(补血养心汤)
(《档哈雅贺埋》)

组成:邓嘿罕(定心藤)300g,嘿涛勒(鸡血藤)300g,雅叫哈顿(五宝药散)100g,喃蓬(蜂蜜)300g。

用法:水煎服。

功用:补水养血,镇心安神。

主治:勒拢软(贫血)引起的头晕目眩,面色苍白,心悸失眠,倦怠乏力,形体消瘦,自汗盗汗。

雅勒多(麻电凉血止血汤)
(《傣族传统医药方剂》)

组成:嘿麻电(圆锥南蛇藤)20g,哈罗来罕盖(鸡冠花树根)

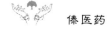

15g,哈麻洪亮(佛肚树根)20g,哈罗埋亮龙(朱槿树根)15g。

用法:水煎服。

功用:清火解毒,凉血止血。

主治:沙把哦勒(尿血、便血、吐血、咯血、鼻衄、舌衄等各种出血症),出血量多,血色鲜红,或夹血块,口干咽燥,渴喜冷饮,小便黄少,大便干结,舌红苔黄,脉行快。

<h3 style="text-align:center">雅旧勒(止血散)</h3>
<h4 style="text-align:center">(《档哈雅塔都档细》)</h4>

组成:皇丈(火焰花)1000g,皇曼(马蓝)1000g,摆娜龙(冰片叶)1000g,芽敏(艾叶)1000g,皇旧(旱莲草)1000g,帕糯(马蹄金)1000g,宋香嘎(酸浆草)1000g,景郎(黑种草子)30g。

用法:共碾细粉,口服,每次3~6g,每日3次,开水送服。

功用:清火解毒,凉血止血。

主治:沙把哦勒(尿血、便血、吐血、咯血、鼻衄、崩漏等各种出血症)。

<h3 style="text-align:center">雅朋拢旧勒(三皇凉血止血散)</h3>
<h4 style="text-align:center">(《西双版纳古傣医验方注释》)</h4>

组成:摆皇旧(旱莲草)、摆皇丈(弯管花焰爵床叶)、摆皇曼(马蓝)、宋香嘎(酢浆草)全草、帕糯(马蹄金)全草、摆芽敏(艾叶)各500g。

用法:诸药切碎晒干,舂细后混合过筛;口服,每次3~5g,每日3次,用温开水送服。

功用:清火解毒,凉血止血,调经止痛。

主治:咳嗽咯血,呕血吐血,月经过多,经行腹痛。

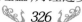

雅拢沙龙勒多（凉血止血丸）
（《档哈雅扎雅尚嘎哈》）

组成：哈罗外亮（紫茉莉根）、哈宾亮（赪桐皮）、哈罗埋亮（朱槿根）、哈罗莱欢盖（鸡冠花根）、嘿亮兰（铁藤）、哈哈（白茅根）、芽竹麻（株蕉）各等量。

用法：共碾细粉，用米汤水调匀后搓成小丸药备用；口服，每次3丸，每日3次。

功用：清火解毒，凉血止血。

主治：火毒内盛之鼻衄、牙龈出血。

8. 内分泌及代谢性病症常用内用方

雅占火（尿崩方）
（《档哈雅龙》）

组成：比比亮（红花丹）15g，匹囡（胡椒）15g，辛蒋（小姜）15g，贺荒（大蒜）15g，芽几作龙（大篱兰网）15g。

用法：碾细粉，口服，每次3~6g，每日3次。

功用：补火固水，缩尿止崩。

主治：拢占火（火塔衰败型糖尿病）所致的形体消瘦，多尿多汗，腰膝酸冷，四肢不温，失眠多梦，倦怠乏力，大便溏薄，舌淡苔白厚腻，脉行慢。

雅宁（赪桐消甲方）
（《档哈雅龙》）

组成：哈宾亮（赪桐根）30g，哈娜龙（艾纳香根）15g。

用法:加白糖适量,水煎服。

功用:除风解毒,行气消肿。

主治:帕雅宁(甲亢、甲状腺肿)所致的双目突出,咽喉干痛,消谷善饥,形体消瘦。

二、男科病症常用内用方

雅啊入仁龙(习列益寿汤)
(《档哈雅龙》)

组成:更方(苏木)15g,更习列(黑心树心)15g,更埋沙(柚木树心)15g,更拢良(腊肠树心)15g,更埋嘎(绒毛番龙眼树心)15g,更蜜爹(波罗蜜树心)15g,贺哈(红豆蔻根)15g。

用法:水煎服。

功用:调补塔都,补火增力。

主治:腊嘎温(性功能障碍)引起的阳痿滑精,腰膝酸软,头目眩晕,神疲乏力,面色无华;拢梅兰申(风湿病)引起的肢体关节、腰膝酸软疼痛。

雅咪漂(补火健身汤)
(《傣族传统医药方剂》)

组成:芽楠坝(锅铲叶)30g,芽楠光(大百部)15g,嘿麻电(圆锥南蛇藤)20g。

用法:水煎服。

功用:调补四塔,补火增力。

主治:腊嘎温(性功能障碍)引起的阳痿滑精,腰膝酸软,神疲乏力,虚咳久喘,肢体浮肿。

雅补塔菲(比比亮补火汤)
(《档哈雅龙》)

组成:比比亮(红花丹)10g,哈芽旧压(含羞云实根)30g,哈管底(蔓荆根)30g,哈娜罕(羊耳菊根)30g。

用法:水煎服。

功用:补火增力,健体强身。

主治:腊嘎温(性功能障碍)引起的男子阳痿滑精,腰膝酸软,神疲乏力,虚咳久喘,精冷不育;女子性欲冷淡,月经失调,经少闭经,小腹疼痛,宫冷不孕,舌质黯淡,脉行缓慢无力;亦可用于日常保健,抗衰防老。

雅杆朗(功红补火散)
(《档哈雅龙》)

组成:比比亮(红花丹)10g,比邻(鹿仙草)30g,哈夯板(余甘子根)30g,先勒(十大功劳)30g,娜罕(羊耳菊)30g。

用法:碾细粉,口服,每次 3～5g,用蜂蜜调服,或水煎服、泡酒服。

功用:调补四塔,补火增力,活血强身。

主治:腊嘎温(性功能障碍)引起的阳痿滑精,腰膝酸软,精冷不育,神疲乏力,失眠多梦,畏寒怕冷,体弱多病,易于感冒,舌淡苔白,脉行缓慢无力。

雅杆朗(增力酒)
(《档哈雅贺埋》)

组成:芽嫩坝(锅铲叶)30g,比比亮(红花丹)10g,莫郎(黑蚂

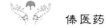

蚁)10g,勒盖柱(雄鸡血)100g。

用法:共碾细粉,加酒 10 倍,浸泡 30 天后备用;口服,每次10~30mL,早晚各 1 次。

功用:调补四塔,补火增力,益寿养颜。

主治:腊嘎温(性功能障碍)引起的阳痿滑精,腰膝酸软,精冷不育,神疲乏力,失眠多梦,畏寒怕冷,体弱多病,舌淡苔白,脉行缓慢无力。

雅朗嘎温(旧压补火汤)
(《傣医临床学》)

组成:芽旧压(含羞云实)30g,占电拎(大尖叶木)30g,比比亮(红花丹)10g,哈管底(蔓荆根)30g,以不烈(距叶山麻黄根)30g。

用法:煎汤或泡酒服。

功用:补火益气,健肾强身,补水生精。

主治:腊嘎温(性功能障碍)引起的阳痿早泄,腰膝酸软,面色无华,神疲乏力,畏寒肢冷,舌淡苔白,脉行细弱无力。

雅补菲(丹干补火汤)
(《傣医临床学》)

组成:比比亮(红花丹)5g,沙干(辣藤)10g,补领(芦子藤)10g,匹囡(胡椒)5g,辛蒋(小姜)10g。

用法:水煎服,每次 1g,每日 3 次。

功用:补火增力,健肾壮腰。

主治:腊嘎温(性功能障碍)引起的阳痿早泄,腰膝酸软,面色无华,神疲乏力,四肢不温,脉行细弱无力。

雅杆朗想(楠嫩补火汤)

(《傣医临床学》)

组成:芽楠嫩(荷包山桂花)30g,比比亮(红花丹)5g,覆盆子30g,益智仁30g,内罕盖(五味子)10g,芽旧压(含羞云实)30g,哈芽拉勐囡(决明根)15g。

用法:水煎服。

功用:补火益气,补水生精,涩精止遗。

主治:腊嘎温(性功能障碍)引起的阳痿遗精,腰膝酸软,面色苍白,少气懒言,畏寒肢冷,心悸失眠,食少纳差,口淡乏味,舌淡苔薄白,脉行细弱无力。

三、妇科病症常用内用方

雅旧勒(旧曼调经汤)

(西双版纳傣族自治州傣医院经验方)

组成:皇旧(旱莲草)15g,摆皇曼(马蓝叶)15g,芽敏龙(益母草)20g,宋香嘎(酢浆草)15g,帕糯(马蹄金)20g。

用法:水煎服。

功用:清火解毒,除风凉血,活血调经。

主治:纳勒冒沙么(月经失调)、纳勒麻栽给(痛经)引起的月经先期,或先后不定期,量多如涌,血色红紫,质地黏稠,或经行腹痛,量多色红,烦躁易怒,乳房胀痛,小便短赤,大便干结,舌红苔薄黄,脉行快而有力。

雅栽线塔喃软(补血养心汤)
(《傣医临床学》)

组成:邓嘿罕(定心藤)30g,哈芽拉勐图(草决明根)20g,波波罕(山乌龟)5g,内罕盖(五味子)10g,芽把路(麦冬)15g,沙英(甘草)5g。

用法:水煎服。

功用:补水清火,补血养心。

主治:纳勒冒沙么(月经失调)、拢匹勒勒软(产后贫血)、帕雅涛给帮干(更年期综合征)、拢旧斤喝栽(冠心病)引起的心悸失眠,面色无华,胸闷气短,神疲乏力,舌淡苔薄白,脉行细而无力。

雅勒拢软旧短(补血痛经方)
(《傣医临床学》)

组成:哈罗埋亮龙(朱槿根)30g,故罕(当归藤)30g,嘿罕盖(通血香)30g,更方(苏木)15g,罗罕(红花)5g。

用法:水煎服。

功用:补水养血,调经止痛。

主治:拢旧勒接短囡勒拢软(气血不足型痛经)引起的经期或行经后小腹绵绵作痛,喜温喜按,面色无华,头晕目眩,心悸失眠,神疲乏力,舌淡苔薄白,脉行细弱无力。

雅勒软纳勒冒麻(补血通经汤)
(《傣医临床学》)

组成:嘿亮兰(鸡血藤)15g,哈沙梗(卵叶巴豆根)10g,哈抱龙(光叶巴豆根)10g,哈端话(大叶木兰根)15g,沙腊比罕(台乌)10g。

用法:水煎服。

功用:补益四塔,补血通经。

主治:勒拢软纳勒冒麻(气血不足型闭经)引起的经期逐渐延后,量少色淡,继而闭经,面色苍白,头晕目眩,心悸失眠,神疲乏力,食少纳差,肌肤不润,大便溏薄,舌淡苔薄白,脉行细弱无力。

<h2 style="text-align:center">雅匹勒(四味通经丸)</h2>
(《西双版纳古傣医验方注释》)

组成:楠章巴蝶(鸡蛋花树皮)1000g,匹囡(胡椒)15g,辛(姜)15g,罗尖(丁香)15g。

用法:先取楠章巴蝶(鸡蛋花树皮)切碎,加水煎煮3次,煎煮浓缩至稠状;另取匹囡(胡椒)、辛(姜)、罗尖(丁香)混合春成细粉,过筛后加入上述浓缩液中,调和均匀制成小丸药;口服,每次3~5g,每日3次,用开水送服。

功用:活血通经,行气除胀。

主治:妇女闭经,痛经,经行小腹胀痛或有肿块,肿胀多年未消。

<h2 style="text-align:center">雅那勒冒沙么(益母调经散)</h2>
(《档哈雅阿努满》)

组成:芽敏龙(益母草)200g,芽依秀母(香附子)150g,罗罕(红花)50g,麻娘(砂仁)100g,哈罗埋亮(大红花根)200g。

用法:共碾细粉,口服,每次3~5g,每日3次,开水送服。

功用:活血调经,行气止痛。

主治:月经失调,经期延后,量少色黑,痛经,闭经。

雅泵筛鲁（决明补益汤）
（《档哈雅龙》）

组成：哈芽拉勐囡（草决明根）30g，哈罕满（拔毒散根）30g，谷子15g，芽撇（狗牙根）30g，答外郎（黑甘蔗芽）30g，埋便（松树）30g，莫哈蒿（鸭嘴花）30g。

用法：水煎服。

功用：补益气血，补土健脾，利水消肿。

主治：泵筛鲁（妊娠高血压）引起的胸闷气短，头目眩晕，全身浮肿，四肢无力，面色萎黄，食少纳差，舌淡苔白，脉行慢而无力。

雅摆丁别泵筛鲁（灯台消肿方）
（《档哈雅龙》）

组成：更埋丁别（灯台树心）15g，吻牧（苦藤）15g，哦罗（小芦苇）15g，埋习列（黑心树）15g。

用法：水煎服。

功用：补气除风，利水消肿。

主治：泵筛鲁（妊娠高血压）引起的颜面、四肢浮肿，甚或全身浮肿，按之凹陷不起，肤色苍白，皮薄而光亮，头目眩晕，胸闷气短，倦怠乏力，食少纳差，口淡无味，四肢不温，大便溏薄，舌淡苔薄白，舌体胖大，边有齿痕，脉行慢而无力。

雅鲁对（益气安胎汤）
（《档哈雅龙》）

组成：更埋丁别（灯台树心）15g，哈芽拉勐囡（草决明根）15g，哈罕满（拔毒散根）15g，文尚海（百样解）15g。

用法:水煎服。

功用:调平四塔,清火解毒,益气安胎。

主治:害鲁(孕期)出现腹痛,胎动不安,气短乏力,心悸烦闷,失眠多梦,心烦呕吐,口干口苦,大便干结,舌红苔干,脉行快。

雅尖达兰西(香明药丸)
(《档哈雅勐傣》)

组成:楠蒙巴(森林杞果)、尖埋沙(柚木树心)各等量。

用法:上二味药砍细加水浸泡7天,取出滤渣煎煮浓缩至干,加阿魏15g、坨盐15g,调匀后泛丸备用,每丸重约0.5g;口服,每次1~5丸,每日3次;难产、胎盘不下者,取3~5丸,用喃麻威(佛手汁)送服。

功用:补气下胎,清热解毒,利胆退黄,通便止痛。

主治:难产,胎盘不下;黄疸;便秘。

雅解匹勒(妇安解毒丸)
(《竹楼医述》)

组成:哈宾蒿(白花臭牡丹叶)15g,宾修(大叶臭牡丹叶)15g,哈宾亮(红花臭牡丹)15g,梅子寄生30g,邓嘿罕(定心藤)30g,雅叫哈顿散15g。

用法:碾细粉,加入浓米汤拌匀,搓成小丸备用;每次3~6g,每日3次,温开水送服。

功用:补益气血,除风解毒,养颜美容,活血止痛,安神定志。

主治:拢匹勒(月子病),妇女产后气血大伤,调养不当,加之复感外邪引起的风湿病,或贫血,胃病,或月经失调,闭经,痛经,带下病;症见形体消瘦,神疲乏力,面色无华,心悸胸痛,胃脘胀痛,食少纳差,腹痛泄泻,肢体肿痛,舌淡苔白或黄厚腻,脉深弱而无力。

雅解匹勒(产康解毒液)

(《档哈雅塔都档细》)

组成:叫勐远(长柱山丹)150g,么滚(人字树)150g,文尚海(百样解)150g,邓嘿罕(定心藤)100g,扁少火(粗叶木)150g。

用法:诸药加水 5 倍煎煮,浓缩至 1000mL 备用;口服,每次20mL,每日 3 次。

功用:补益气血,活血止痛,健体强身。

主治:拢匹勒(月子病)引起的形体消瘦,神疲乏力,面色无华。

匹勒裁线(皇旧补心汤)

(《档哈雅龙》)

组成:哈皇旧(旱莲草根)30g,帕崩板(平卧土三七)15g,哈宾在(圣诞树根)15g。

用法:水煎服。

功用:补血养心,活血除风。

主治:拢匹勒(月子病)、勒拢软(贫血)、拢旧斤喝栽(冠心病)、帕雅涛给帮干(更年期综合征)引起的心悸不安,心胸烦躁,胸闷心痛,面色无华。

雅更方漂胖婉娜(苏木润肤方)

(《档哈雅龙》)

组成:更方(苏木),加害盖(鸡蛋)1枚,生蜂蜜2调羹。

用法:苏木煎汤后倒于碗中,加鸡蛋1枚,生蜂蜜2调羹后内服,每日服1次,连服7～10日为1个疗程。

功用:补益气血,强身健体,润肤美颜。

主治:拢匹勒(月子病)、勒拢软(贫血)引起的形体消瘦,倦怠乏力,面色无华,肌肤粗糙。

雅匹勒多温(蒿喃补益汤)

(《档哈雅龙》)

组成:涛喃(三开瓢)10g,贺宋些(白粉藤根)10g。

用法:水煎服。

功用:调补塔都,除风解痉。

主治:拢匹勒兵哇勒软(产后感冒、贫血)引起的困软乏力,酸痛不适,面色无华,肢体震颤,痿软无力。

雅解拢勒(苎麻止带方)

(《档哈雅龙》)

组成:哈办藤(苎麻根)30g,盖兰(黑母鸡)1只。

用法:鸡杀后洗净与药炖服。

功用:补气止带,清火解毒。

主治:拢匹勒勒软(产后贫血)引起的气短乏力,形体消瘦,面色无华,腰腹冷痛,带下清稀。

雅拢匹勒卧勒(产血宁丸)
(《档哈雅勐傣》)

组成:雅解哈干(缅甸帮根)50g,麻摆楠(没食子)100g,嘿亮兰(止血藤)200g,嘿涛勒(鸡血藤)200g,埋嘎筛(血竭粉)100g。

用法:共碾细粉,用喃皇旧(旱莲草汁)调匀搓成小丸;口服,每次3~5丸,每日3次。

功用:清火解毒,凉血止血。

主治:产后血热,出血不止,崩漏。

雅米喃农(补血通乳方)
(《傣医临床学》)

组成:哈拢浪(望江南根)50g,麻蜜囡(波罗蜜嫩果)1个,盖兰(黑母鸡)1只。

用法:煎汤,喝汤食肉。

功用:补益气血,通经下乳。

主治:产后缺乳,乳汁不下或乳汁清稀量少,面色苍白,头晕目眩,心悸失眠,神疲乏力,食少纳差,肌肤不润,爪甲无泽,大便溏薄,舌淡红,少苔或无苔,脉行细弱无力。

雅米鲁(秀母益孕汤)
(《档哈雅龙》)

组成:内芽依秀母(香附子)15g,哈禾节(小野黄芪根)15g,哈莫哈郎(大驳骨丹根)15g,匹囡(胡椒)3g,辛(姜)3g,嘿柯罗(青牛胆)10g。

用法:水煎服。

功用:调补四塔,补气活血,除寒暖宫。

主治:冒米鲁(不孕症)、勒软(贫血)出现气短乏力,形体消瘦,痛经,小腹冷痛,得温痛减,经色暗黑,量少有块,宫寒不孕。

<h3 style="text-align:center">雅麻贺龙(毒邪内消汤)
(《档哈雅龙》)</h3>

组成:哈罕满(拔毒散根)30g,哈芽拉勐囡(草决明根)30g,哈迪告(藏药木根)15g,怀哦囡(牛膝)15g,怀哦龙(土牛膝)15g。

用法:水煎服。

功用:清火解毒,利水止痛,凉血止血。

主治:拢麻贺领哟免(尿道炎)出现外阴部或阴道内瘙痒,痒痛难忍,时流黄水,白带量多,质稠色黄,口苦黏腻,食少纳差,或尿频尿急,量少色黄,尿时疼痛,舌红苔黄,脉行快。

<h3 style="text-align:center">雅拢牛勒牛暖(阴毒净)
(《档哈雅龙》)</h3>

组成:哈丹(糖棕根)30g,哈榄(贝叶棕根)30g,哈更方(苏木根)30g,罗罕(红花)5g。

用法:水煎服。

功用:清火解毒,利水排脓,凉血活血。

主治:哟免(阴道炎)引起的外阴部或阴道内瘙痒,痒痛难忍,白带量多,质稠色黄,流出脓血,腰腹疼痛,或拢牛(尿频、尿急、尿痛)引起的尿频尿急,尿痛尿血,小腹拘急坠胀,口苦黏腻,舌红苔黄腻,脉行快。

雅目达哈(淋得净)
(《档哈雅龙》)

组成:哈雅亮(草烟根)15g,哈扎满亮(使君子根)15g。

用法:水煎服。

功用:清火解毒,敛疮排脓。

主治:目达哈(宫颈炎)引起的外阴部或阴道内流脓流血,瘙痒灼疼痛,尿频尿急,尿痛腰痛,或高热尿血,小腹拘急坠胀,口苦黏腻,舌红苔黄腻,脉行快。

雅拢沙龙燕(缩宫补血液)
(《档哈雅贺埋》)

组成:哈良王(短柄萍婆根)200g,哈嘿么莱(栝楼根)200g,哈罗埋亮(朱槿根)200g。

用法:水煎服,每次30~60mL,每日3次。

功用:补气养血,固脱止痛。

主治:拢沙龙燕塞滚缩(子宫脱垂、脱肛)或合并感染。

混烫晒滚缩(固宫回肛汤)
(《档哈雅龙》)

组成:哈先飞(香根)15g,哈埋漂(刺竹根)15g,哈多吗(鸡矢藤根)10g,哈发嘿(老棉树根)30g,楠麻过(槟榔青树根)10g。

用法:水煎服。

功用:调补四塔,补气固脱。

主治:拢沙龙燕塞滚缩(子宫脱垂、脱肛)。

雅晒滚缅(补累回肛汤)
(《档哈雅龙》)

组成:补累(野姜)15g,哈帕利(旋花茄根)10g,哈吐崩(四棱豆根)30g。

用法:水煎服。

功用:调补塔都,补气固脱,除风止痛。

主治:拢沙龙燕塞滚缅(子宫脱垂、脱肛)引起的形体消瘦,气短懒言,神疲乏力,小腹坠胀疼痛,舌苔淡白,脉行深而无力。

雅晒滚缅(固脱止痛方)
(《档哈雅龙》)

组成:几龙累(滇天冬)15g,哈芽沙板(除风草根)15g,麻三端(云南萝芙木)15g。

用法:水煎服。

功用:补气固脱,清火解毒,消肿止痛。

主治:拢沙龙燕塞滚缅(子宫脱垂、脱肛)感染后引起的红肿热痛,溃烂流脓流血,带下量多,色黄臭秽,发热口渴,小便短赤,舌苔黄腻,脉行快。

四、儿科病症常用内用方

雅补喃退卖(补水退热方)
(《傣医临床学》)

组成:皇旧(旱莲草)20g,贺麻亚毫(掌叶榕根)10g,贺贵的罕

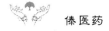

(粉芭蕉根)15g,哈哈(香茅草)15g。

用法:水煎服。

功用:补水清火,除风止痉。

主治:鲁旺拢恒(小儿惊风)引起的高热头痛,烦躁不安,口燥咽干,神昏谵语,惊厥抽搐,口舌生疮,目赤肿痛,或神倦多寐,头痛头昏,鼻塞流涕,咳嗽痰多,舌红苔薄黄,脉行快而有力。

雅害令(景皇惊风丸)
(《档哈雅龙》)

组成:皇旧(旱莲草)20g,景郎(黑种草子)5g,麻新哈布(马连鞍)15g,雅叫哈顿散(五宝药散)15g。

用法:取前3味药共碾细末,与五宝药散混合均匀,再取喃皇旧(旱莲草汁)拌匀搓成小丸,每丸重1g,每次服2丸,每日服3次。

功用:清火泄热,熄风止痉,镇惊除风。

主治:拢沙力坝皇(急惊风)、拢匹巴母(癫痫)引起的高热头痛,烦躁不安,口燥咽干,神昏谵语,惊厥抽搐,口舌生疮,目赤肿痛,舌红苔黄,脉行快。

雅班扎拿里转(双丹镇惊丸)
(《档哈雅板咱那里》)

组成:哈比比蒿(白花丹根)、哈比比亮(红花丹根)、抱冬电(薇籽)、竹扎令(宽筋藤)、罕好喃(水菖蒲)各等量。

用法:诸药共碾细粉,用蜜拌匀搓成小丸,每丸重1g,每次服3~6丸,每日服3次。

功用:清火泄热,熄风止痉,止痛止泻。

主治:拢沙力坝皇(急惊风)引起的高热头痛,烦躁不安,口燥咽干,神昏谵语,惊厥抽搐,腹痛泄泻,舌红苔黄,脉行快。

雅寨(除风退热止痛丸)
(《档哈雅阿努满》)

组成:内管底(蔓荆子)、沙更(卵叶巴豆)、乃麻哇(榼藤子仁)各等量。

用法:上药烤熟,共碾细粉,加喃皇旧(旱莲草汁)拌匀,制成丸剂,口服。

功用:清火解毒,除风定惊。

主治:拢沙力坝皇(急惊风)引起的高热寒战,神昏谵语,惊厥抽搐,舌红苔黄,脉行快。

雅答腊帕雅(五味除风解毒丸)
(《档哈雅龙》)

组成:摆沙更(卵叶巴豆叶)125g,摆管底(蔓荆叶)150g,摆拢良(腊肠树叶)150g,摆抱囡(中华巴豆叶)150g,摆补领(芦子叶)15g。

用法:共碾细粉,用喃皇旧(旱莲草汁)调匀,留置1夜后,搓成小丸;口服,每次1~3丸,每日3次;外用适量。

功用:清火解毒,除风定惊,消肿止痛,杀虫止痒,利水通淋。

主治:拢沙力坝皇(急惊风)引起的高热寒战,神昏谵语,惊厥抽搐;拢阿麻巴(热痹证);毒疮肿痛,疥癣瘙痒;小便短赤涩痛,尿中夹有沙石;全身刺痛,不思饮食,食则欲吐,昏蒙嗜睡;晒泵(水肿);晒想(口燥咽干);晒(全身皮肤肿胀);食物中毒。

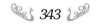

雅苏答片领龙(十四味除风解毒平喘丸)
(《档哈雅龙》)

组成:沙更(卵叶巴豆)、沙干(青藤)、沙板嘎(夜花)、管底(蔓荆)、嘿柯罗(青牛胆)、补领(芦子藤)、哈麻汉(巴豆根)、哈抱囡(中华巴豆根)、哈保龙(光叶巴豆根)、拢良(腊肠树心)、帕九(小绿刺)、习列(黑心树根)、比比亮(红花丹)各150g,匹囡(胡椒)25g。

用法:共碾细粉,用甑脚水调匀搓成小丸;口服,每次3~6丸,每日3次;外用适量。

功用:清火解毒,除风定惊,消肿止痛,利胆退黄,止咳平喘,补土健胃。

主治:拢沙力坝皇(急惊风)引起的高热寒战,神昏谵语,惊厥抽搐;心悸惊惕,烦躁不安;胸胁刺痛,身目发黄,不思饮食,小便短赤,大便秘结;咳喘不宁,痰中带血;食物中毒。

雅哈拢麻贺接占波(七味止咳定喘丸)
(《档哈雅龙》)

组成:咪火哇(山大黄)、景郎(黑种草子)各等量。

用法:诸药共碾细粉,用喃皇旧(旱莲草汁)调匀搓成小丸;口服,每次1~3丸,每日3次;也可用本品加雅叫哈顿(五宝药散)5g同服。

功用:清火解毒,除风定惊。

主治:拢沙力坝皇(急惊风)引起的高热寒战,神昏谵语,惊厥抽搐;拢沙入(突然昏仆,双目发黑,牙关紧闭);麻想乎(热风病)。

雅帕拢(七味祛风散)

(《档哈雅龙》)

组成:习列(黑心树)、沙板嘎(夜花)、拢良(腊肠树)、管底(蔓荆)、沙更(卵叶巴豆)、保囡(中华巴豆)、补领(芦子藤)、皇旧(旱莲草)各等量。

用法:共碾细粉,口服,每次 3～6g,每日 3 次;外用适量。

功用:清火解毒,除风定惊,消肿止痛,利尿排石,补土健胃。

主治:沙力坝(热风病);拢点栽(心胸刺痛);肢体浮肿;结石病;脘腹绞痛,上吐下泻。

雅喃栽海(回神散)

(《档哈雅龙》)

组成:乃麻哇(榼藤子仁)(烤熟)、内管底(蔓荆子)、摆些(金刚纂叶)生熟各半。

用法:共碾细粉,口服,每次 3～5g,每日 3 次;外用适量。

功用:清火解毒,除风定惊,消肿止痛。

主治:沙力坝(热风病);脘腹绞痛或刺痛,包块肿痛;头痛昏蒙;呃逆不止。

雅西里勐腊嘎罕囡(除风解毒小丸药)

(《档哈雅龙》)

组成:乃麻哇(榼藤子仁)25g(烤熟),沙更(卵叶巴豆叶)10g,管底(蔓荆叶)30g,匹囡(胡椒)5g。

用法:共碾细粉,用喃皇旧(旱莲草汁)调匀搓成小丸;口服,每次 3～6 丸,每日 3 次;外用适量。

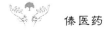

功用:清火解毒,除风定惊,开窍安神。

主治:沙力坝(热风病)引起的头晕目眩,面红目赤,头痛欲裂,手足震颤,肢体抽搐;拢呆坟(卒中偏瘫后遗症)引起的突然昏仆,不省人事;心悸不安,烦躁易怒;咳嗽。

<h3 style="text-align:center">雅沙力坝档孟(除风圣药丸)
(《档哈雅阿努满》)</h3>

组成:摆管底(蔓荆叶)10g,摆沙更(卵叶巴豆叶)10g,乃麻哇(榼藤子仁)5g(烤黄),匹囡(胡椒)3g。

用法:共碾细粉,制成丸剂;口服,每次1~3丸,每日3次。

功用:清火解毒,除风定惊,止痉安神。

主治:害沙力坝达亮、把冒兵干(高热、神昏、谵语),沙力坝达冷、达些(高热、目赤、身黄)。

五、五官科病症常用内用方

<h3 style="text-align:center">雅麻想乎接火(巴闷烘咽痛散)
(《档哈雅龙》)</h3>

组成:哈巴闷烘(苦冬瓜根)15g,文尚海(百样解)15g,广好修(青竹标)15g,咪火哇(山大黄)15g,哈景哈布(马连鞍根)10g。

用法:碾细粉,口服,每次3~5g,每日3次,开水送服或水煎服。

功用:清火解毒,消肿止痛。

主治:拢麻想乎接火(急、慢性咽喉炎),说兵洞(口腔炎),哇唉(急、慢性支气管炎)。

雅沙龙接火(四棱咽痛方)
(《傣族传统医药方剂》)

组成:哈土崩(四棱豆根)20g,哈帕弯(甜菜根)20g,尖号龙(玉米轴)20g,毫干(紫米)20g。

用法:水煎服。

功用:清火解毒,补水润喉,消肿止痛。

主治:拢沙龙接说搞喉(急慢性咽喉炎、扁桃体炎、口腔炎、舌炎、唇炎、牙龈炎)引起的口腔、舌、唇、牙龈、咽喉红肿疼痛,口气臭秽,渴喜冷饮,发热心烦,小便黄少,大便干结,舌质红,舌边尖起芒刺,苔黄燥干,脉行快。

雅沙龙接火(苦藤利咽汤)
(《档哈雅龙》)

组成:嘿吻牧(苦藤)、更习列(黑心树心)各等量。

用法:水煎服。

功用:清火解毒,利咽消肿。

主治:急性咽喉炎、急性扁桃体炎引起的咽喉红肿疼痛,表面有黄白色脓点,或腐烂脓肿,吞咽困难,口气臭秽,渴喜冷饮,小便短赤,大便干结,舌质红,舌边尖起芒刺,脉行快,有力而大。

雅补塔喃火中(补水滋润汤)
(《档哈雅龙》)

组成:楠楞嘎(千张纸树皮)15g,哈帕利(旋花茄根)15g,哈帕弯(甜菜根)15g,哈麻烘些亮(红蓖麻根)15g。

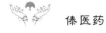

用法:水煎服。

功用:清火解毒,利咽消肿,润喉止咳。

主治:拢沙龙接火(急、慢性咽喉炎)、唉哇(急。慢性气管炎,支气管炎)、拨想(肺结核)所致的咽喉肿痛,咳嗽痰多色黄,或干咳无痰,或痰带血丝,口燥咽干,五心烦热,盗汗,小便短赤,大便干结,舌红苔黄干,脉行深快而细。

雅帕顿火中(贺帕顿润咽汤)
(《档哈雅龙》)

组成:贺帕顿(滴水芋根)10g,咪火哇(山大黄)10g,雅解先打(傣百解)10g。

用法:煎汤或磨汁服。

功用:补水清火,利咽止痛。

主治:拢沙龙接火(急、慢性咽喉炎)、唉哇(急、慢性气管炎,支气管炎)、拨想(肺结核)所致的咽喉肿痛,口燥咽干,咳嗽痰少,舌红苔黄干,脉行快而细。

雅沙龙接火(喉舒宝含片)
(《档哈雅勐傣》)

组成:解先打(傣百解)200g,沙英(甘草)100g,解哈烘(苦参)200g,雅火接(玄参)200g,雅唉弯火接(罗汉果)200g。

用法:共碾细粉,压制成片;含服,每次1片,每日3~6次,连服1周。

功用:清火解毒,利咽止痛,化痰止咳,降逆行气。

主治:拢沙龙接火(急、慢性咽喉炎)、唉哇(急、慢性气管炎,支气管炎)所致的咽喉肿痛,咳吐浓痰,心烦易怒,烦躁不安,嗳腐呃逆,舌红苔黄干,脉行快。

雅麻纳哇(麻纳哇清热利咽丸)
(《档哈雅拢档来》)

组成:沙干(辣藤)90g,莫哈郎(大驳骨丹)90g,莫哈蒿(鸭嘴花)90g,麻丙罕(印度枳)90g,匹囡(胡椒)10g。

用法:诸药共碾细粉,用皇旧(旱莲草)和米汤水各等量,拌匀后制成丸剂;口服,每次1~3丸,每日3次。

功用:清火解毒,利咽止痛,利尿通淋,除风止痒。

主治:拢沙龙接火(急、慢性咽喉炎)引起的咽喉肿痛,咳嗽咯痰,烦躁不安,舌红苔黄干,脉行快;攀勒(形体消瘦、面色萎黄);拢牛(尿频、尿急、尿痛);旧接短(腹部绞痛);洞烘(皮肤瘙痒);害(易患诸疾)。

雅巴他文巴帕底滚(二味苦胆散)
(《档哈雅勐傣》)

组成:嘿吻牧(苦藤)、嘿柯罗(青牛胆)各等量。

用法:共碾粗粉,口服,每次3~6g,每日3次;外用适量。

功用:清火解毒,除风活血,利尿通淋,利胆退黄。

主治:拢沙龙接说搞喉(急慢性咽喉炎、扁桃体炎、口腔炎、舌炎、唇炎、牙龈炎)引起的口腔、舌、唇、牙龈、咽喉红肿疼痛;风火牙痛;耳道流脓;外感发热或寒热往来,或热病经久不愈,遍身疼痛;拢阿麻巴(热痹证);尿频、尿急、尿痛,尿中夹有沙石;黄疸;外伤肿痛;沙龙菲(皮肤红肿热痛);兵捧(脓性指头炎)。

雅说宾洞(二茄口溃方)
(《档哈雅龙》)

组成:哈王火(水茄根)15g,哈禾节(小野黄茄根)15g,西泻(儿茶)5g。

用法:水煎服。

功用:清火解毒,收敛止痛。

主治:拢沙龙接喉(口腔溃疡、口腔炎、牙龈炎、咽喉炎)引起的口腔、舌、牙龈、咽喉红肿疼痛,甚至局部溃烂,或溃破处有黄白腐肉,进食困难,口气热臭,渴喜冷饮,小便黄少,大便干结,舌质红,舌边尖起芒刺,苔黄燥干,脉行快。

雅沙龙接喉(哈哈牙痛方)
(《档哈雅龙》)

组成:哈喃活(两面针根)15g,咪火哇(山大黄)15g,哈芽旧压(含羞云实根)15g。

用法:水煎服或置于竹筒内烧热含漱。

功用:清火解毒,消肿止痛。

主治:沙龙接喉(牙龈炎)、接火接说(口腔炎、咽喉炎)引起的牙龈、口腔、咽喉红肿疼痛或溃烂,口气热臭,渴喜冷饮,小便黄少,大便干结,舌质红,舌边尖起芒刺,苔黄燥干,脉行快。

雅呼糯(拢良耳通汤)
(《档哈雅龙》)

组成:哈拢良(腊肠树根)15g,哈芽拉勐图(草决明根)、尖蒿(檀香)各等量。

用法:水煎服或磨水滴耳。

功用:清火解毒,除风开窍。

主治:呼糯(神经性耳聋)引起的头晕目眩,耳鸣,耳聋。

雅沙巴拢麻想呼(亮眼散)
(《档哈雅比咱给》)

组成:锅故满(山蕨菜)、嘿柯罗(青牛胆)、秀母(香附子)、哈哈(白茅根)、摆哈(高良姜叶)、摆帕利(旋花茄叶)、抱冬电(薇籽)、摆沙腊比罕(滇南木姜子叶)、摆法便(假烟叶)、摆莫哈蒿(鸭嘴花叶)、摆莫哈郎(大叶驳骨叶)各500g。

用法:上诸药共碾细粉备用;口服,每次 2～3g,每日 3 次,开水送服或调酒服;也可外用,加酒炒热,涂搽患处。

功用:清火解毒,除风明目。

主治:上盘热盛,眼目昏花,视物不清,入夜尤甚。

雅沙巴拢麻想呼(亮眼散)
(《古傣医验方评释》)

组成:锅故满(山蕨菜)500g,嘿柯罗(青牛胆)500g,秀母(香附子)500g,哈哈(白茅根)500g,摆帕利(旋花茄叶)500g,抱冬电(薇籽)500g,摆沙腊比罕(滇南木姜子叶)500g,摆麻喝(假烟叶),莫哈郎(大叶驳骨)500g。

用法:上诸药混合春成细粉,过筛拌匀,装好备用;口服,每次10g,每日 3 次,开水送服。

功用:清火解毒,除风明目。

主治:上盘热盛,眼目昏花,痒痛流泪,视物不清,目生翳障。

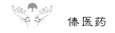

六、皮肤科病症常用内用方

雅洞烘(肤痒方)
(《傣族医药传统方剂》)

组成:麻补罗(泰国大风子)10g,蒿莫(大节株)30g,嘿麻电(圆锥南蛇藤)30g。

用法:水煎服。

功用:除风止痒,清火解毒。

主治:兵习亨、洞烘(癣,疥,脚气,湿疹,荨麻疹,接触性皮炎)引起的皮肤瘙痒;习都(麻风)引起的溃烂。

雅拢勒软洞烘(补水消风止痒方)
(《傣医临床学》)

组成:文尚海(百样解)15g,牙黄热(车前草)15g,咪火哇(山大黄)15g,大苦凉菜根 30g,哈罕满(拔毒散根)30g,哈宾蒿(白花臭牡丹根)30g。

用法:水煎服。

功用:补火清水,除风止痒,活血化瘀。

主治:拢洞烘(过敏性皮炎)引起的皮肤剧烈瘙痒、增厚、粗糙、脱屑、苔藓样变,皮疹暗红,色素加深,舌暗红或淡红,苔薄白,脉行深而无力。

雅泵(旧压麻烘利水汤)
(《档哈雅龙》)

组成:芽旧压(含羞云实)15g,哈麻烘(苦果树根)15g。

用法:水煎服。

功用:清火解毒,除风止痒,活血凉血。

主治:拢沙龙纳答改泵(皮肤过敏性疾病)引起的局部或全身浮肿,皮肤发热,红色丘疹或红斑,周围皮肤潮红、肿胀、瘙痒或伴见溃疡。

雅拢告占波(驱九风药丸)

(《档哈雅龙》)

组成:雅给哈干(缅甸邦根)、麻三端(云南萝芙木)各12g,匹囡(胡椒)、里逼(荜芨)、尖儿(公丁香)、尖曼、内尖(肉豆蔻)、景郎(黑种草子)、景亮(蜜蜂花子)、景儿(茴香子)、景丁洪(红前草子)、景毫白(萝卜子)、罕好喃(水菖蒲)各12g,毫命(姜黄)9g。

用法:共碾细粉,用喃皇旧(旱莲草汁)调匀搓成小丸。口服,每次1~3丸,每日3次;外用适量。

功用:清火解毒,消肿止痛。

主治:疥疮、顽癣;肝脾肿大,周身不适,身目发黄;胸闷气促。

雅漂胖婉娜(滇冬养颜丸)

(《档哈雅龙》)

组成:几龙累(滇天冬)20g,吻牧(苦藤)20g,沙干(辣藤)20g,匹囡(胡椒)、辛蒋(小姜)、哥腊(岩盐)各1g。

用法:碾细粉,用柠檬汁调匀,搓成小丸,每丸重1g,每次3~6丸,每日3次,温开水送服;也可水煎服。

功用:调平四塔,清火解毒,养颜润肤。

主治:皮肤皲裂,干燥无华,容颜失润,疖肿痤疮,形体消瘦,倦怠乏力。

雅罕好漂丽(罕好喃养荣方)
(《档哈雅龙》)

组成:罕好喃(水菖蒲)10g,竹扎令(宽筋藤)10g。

用法:碾细粉,用蜂蜜调服,连服 1 个月为一疗程。

功用:养颜美容。

主治:容颜无华,肌肤粗糙。

雅帕然兵比河(虚汗停)
(《西双版纳古傣医验方注释》)

组成:哈宾亮(赪桐根)、嘿盖贯(倒心盾翅藤)、嘿麻电(圆锥南蛇藤)各 5 ~ 15g。

用法:诸药共碾细粉,口服,每次 3 ~ 5g,每日 3 次,用米汤调服。

功用:补益四塔,固表止汗。

主治:久病多汗。

七、骨伤科病症常用内用方

雅阻伤(化瘀消肿汤)
(《档哈雅龙》)

组成:哈帕崩板(平卧土三七根)15g,更方(苏木)15g,哈麻王(刺天茄根)30g。

用法:水煎服。

功用:活血化瘀,消肿止痛。

主治:阻伤、路哈(跌打损伤,骨折,颈、腰椎骨质增生症)引起的疼痛。

雅麻哈戛仑纳(仙人活命丸)
(《档哈雅阿努满》)

组成:埋沙(柚木)103.40g,更沙腊(狭叶巴戟树心)103.40g,更拢良(腊肠树心)103.40g,更埋勇很(香椿树心)103.40g,更习列(黑心树心)103.40g,埋说(石梓树)103.40g,莫哈郎(大叶驳骨丹)、莫哈蒿(鸭嘴花)、保囡(中华巴豆)、保龙(光叶巴豆)、抱冬电(薇籽)、怀哦囡(牛膝)、怀哦龙(土牛膝)、晚害闹(莪术)、毫命(姜黄)、补累(野姜)、皇旧(旱莲草)各78.13g。

用法:诸药混合舂烂,加适量水泡3天,取泡液煮沸浓缩,加景郎(黑种草子)、景亮(蜜蜂花子)、景几(小茴香)、景丁烘(红前草子)、景毫白(萝卜子)、分因(阿魏)、哥(盐),混合调匀后泛丸,每丸重约1g;口服,每次2~5丸,每日3次。

功用:活血化瘀,接骨续筋,消肿止痛,健体增力。

主治:骨折,下肢疼痛。

八、补益强身常用内用方

雅温多软(竹扎令增力散)
(《档哈雅龙》)

组成:竹扎令(宽筋藤)15g,匹囡(胡椒)5g,比比亮(红花丹)5g。

用法:碾细粉,口服,每次3~6g,每日3次,用蜂蜜水调服。

功用:补益气血,强身健体。

主治:四塔不足,或大病、久病调养不当,土塔大伤,症见形体

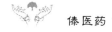

消瘦,倦怠乏力,食少纳差,筋骨痿软。

雅补塔都(习列健身方)
(《档哈雅龙》)

组成:哈习列(黑心树根)15g,占电拎(大剑叶木)15g,比比亮(红花丹)15g,比比蒿(白花丹)15g,毫命(姜黄)10g,补累(野姜)10g,罕好喃(水菖蒲)15g,哈管底(蔓荆根)15g,沙干(辣藤)15g,嘿柯罗(青牛胆)10g,竹扎令(宽筋藤)15g。

用法:泡酒服。

功用:调平四塔,补益气血,强身健体,延年益寿。

主治:大病、久病后的调治,疾病预防,保健等。

雅补答贺沙撤沙扎(四味调节丸)
(《档哈雅龙》)

组成:麻纳(大果嘎哩罗)、夯板(余甘子)、北麻先(红木树皮)、各等量。

用法:共碾细粉,取麻威(佛手)剖开捣烂取汁,置留8日后制成丸剂晒干,包成小包(每包内3~6丸),置于土锅内留于谷仓中满1个月后服用;口服,每次1包,每日1次,开水送服。

功用:调补四塔,补益气血,强身健体,养颜美肤。

主治:形体消瘦,面色无华,神疲乏力,腰膝酸软。

雅想朋(比比冬电增力散)
(《档哈雅龙》)

组成:比比亮(红花丹)、抱冬电(薇籽)、罕好喃(水菖蒲)各等量,辛(姜)5g。

用法:碾细粉,口服,每次 3 ~ 6g,每日 3 次;开水送服。

功用:补火除风,行气利水,强身健体。

主治:四塔不足,火衰气虚,倦怠乏力,心悸气短,失眠多梦,四肢肿胀;亦可用于保健。

雅布涛拉丈(六味增力散)
(《档哈雅比咱给》)

组成:匹囡(胡椒)、辛蒋(小姜)、沙干(青藤)、麻禾节(小野黄茄)、比比亮(红花丹)各25g,楠嘎沙乱(姊妹树皮)5g。

用法:共碾细粉后拌匀,加盐适量备用;口服,每次 3 ~ 6g,每日 3 次,加贺荒(大蒜)、蜂蜜为引内服。

功用:调补四塔,养颜抗皱,强身健体。

主治:四塔不足;也可用于保健,防治疾病,延年益寿。

雅阿塔拿来(阿塔拿来丸)
(《档哈雅比咱那里》)

组成:嘿吻牧(苦藤)、波波罕(山乌龟)、沙更(卵叶巴豆)、沙干(辣藤)、比比亮(红花丹)、保龙(光叶巴豆)、嘿蒿烘(通光散)、嘿柯罗(青牛胆)各等量。

用法:诸药混合舂成细粉,加水适量煎煮至稠,调制泛丸,焙干备用,每丸重约1g;口服,每次 1 ~ 3 丸,每日 3 次。

功用:调补四塔,养心安神,消肿止痛。

主治:久病不愈,心悸失眠,心胸闷痛,头晕目眩,腹痛便血。

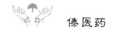
九、解药方

雅解沙把(百解胶囊)

(西双版纳傣族自治州傣医院经验方)

组成:哈嘿别(葛根)30g,文尚海(百样解)15g,雅解先打(傣百解)15g,嘿涛罕(大黄藤)15g,邓嘿罕(定心藤)30g,叫解龙勐腊(奶子藤)10g,宾蒿(白花臭牡丹根)15g,沙英(甘草)10g。

用法:制成胶囊,口服;成人每次4~8粒,每日3次;儿童每次1~3粒,每日3次;也可水煎服。

功用:调补四塔,清火解毒。

主治:解各种食物、药物毒和热毒。用于治疗酒精性及药物性肝损伤,急、慢性咽喉炎,口腔炎,疗疮疖肿,便秘等。

雅解先霍(麻电解毒方)

(《档哈雅龙》)

组成:嘿麻电(圆锥南蛇藤根)30g,楠母贝(山玉兰皮)30g,咪火哇(山大黄)20g。

用法:碾细粉,用嗬咪怀(水牛胆汁)调匀,搓成小丸,晒干备用;每次3~6丸,每日3次,温开水送服;也可水煎服。

功用:清火解毒,消肿止痛,收敛止泻,止咳化痰。

主治:毒虫、猛兽咬伤所致的肿痛;误食有毒食物、药物引起的腹痛吐泻,下痢赤白,咳嗽有痰,咽喉肿痛,小便短赤;肢体关节肿痛,跌打损伤等。

雅补提先召（补提先召除风解毒丸）
（《档哈雅龙》）

组成：拎办汤（蚁巢土）、毫命（姜黄）、贺哈（红豆蔻根）各等量。

用法：共碾细粉，用喃麻脑（柠檬汁）调匀，搓成小丸；每次 1～3 丸，每日 3 次；外用适量。

功用：除风解毒，消肿止痛。

主治：毒虫、猛兽咬伤所致的肿痛；误食有毒食物、药物引起的腹痛吐泻，咽喉肿痛，口舌生疮；视物不清，目赤肿痛，夜盲症等。

雅解皇（西嘎解毒汤）
（《档哈雅龙》）

组成：嘿麻西嘎（大叶木鳖子藤）30g，楠楞嘎（千张纸树皮）30g。

用法：水煎服或煎汤外洗。

功用：清火解毒，消肿止痛，利水退黄，敛疮生肌，除风止痒。

主治：高热惊厥，湿疹顽癣，瘙痒溃烂，带状疱疹，口舌生疮，水肿，黄疸，水火烫伤。

雅解烘泵（毫命解毒汤）
（《档哈雅龙》）

组成：毫命（姜黄）15g，补累（野姜）15g，罕好喃（水菖蒲）15g，哈管底（蔓荆根）30g。

用法：水煎服；也可碾细粉用酒调服，每次 3～5g。

功用：清火解毒，补土健胃，行气消积，活血止痛。

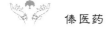

主治:疮疖肿痛,毒虫叮咬;风湿疼痛,肢体不利;跌打损伤;肝脾肿大,胸腹胀痛,食积不消,恶心呕吐,头痛昏蒙,失眠多梦;月经失调,痛经,闭经等。

雅解(百解散)
(《档哈雅勐傣》)

组成:邓嘿罕(定心藤)、文尚海(百样解)、咪火哇(山大黄)、麻摆南(没食子)、沙腊比罕(台乌)、雅解哈干(缅甸邦根)、解烘罕(大黄藤)、广蒿修(蓬莱葛)、贺比罕(树萝卜)、嘿涛罕(古山龙)、解龙勐腊(勐腊大解药)各等量。

用法:共碾细粉,口服,每次3~5g,每日3次。

功用:调补四塔、五蕴,解除人体毒素。

主治:食物中毒、药物毒、酒毒、虫蛇毒以及各种毒素,清除人体内脏各种毒素而预防疾病。

雅解斤匹(解毒正气汤)
(西双版纳傣族自治州傣医院经验方)

组成:哈文尚海(百样解根),麻摆南(没食子)。

用法:水煎服;也可磨于冷开水中取汁服。

功用:调补四塔,解食物毒。

主治:毒菌中毒引起的恶心呕吐,头痛昏蒙,幻觉复视,心悸胸闷,周身冷汗,气短乏力。

雅解双龙(赛盖解毒汤)
(《档哈雅龙》)

组成:哈赛盖(青仔藤根)30g,文尚海(百样解)30g。

用法:水煎服或磨汁服。

功用:清火解毒,补益气血,利湿退黄,除风止痛。

主治:斤档匹(食物中毒)引起的脘腹疼痛,恶心呕吐,头痛昏蒙;拢牛(尿频、尿急、尿痛)引起的尿频、尿急、尿痛、尿血;拢匹勒(月子病)引起的头晕目眩,酸软无力,形体消瘦;案达勒(急性黄疸型肝炎);拢蒙沙嘿档龙(细菌性痢疾、急性肠炎)引起的腹痛泄泻,下痢赤白,痔疮出血等。

雅解匹(三味解药汤)
(《档哈雅龙》)

组成:哈补累(野姜根)15g,哈帕利(旋花茄根)15g,哈帕弯(甜菜根)30g。

用法:水煎服;也可碾细粉,温开水送服。

功用:除风解毒,健胃补土,消肿止痛。

主治:斤档匹(食物中毒)引起的脘腹疼痛,上吐下泻,头晕目眩,心悸不安;兵哇(感冒发热)引起的头痛;接崩短嘎(急、慢性胃炎)引起的胃脘疼痛,恶心呕吐。

雅西里勐腊嘎罕(万应美颜胶囊)
(西双版纳傣族自治州傣医院经验方)

组成:哈嘿别(葛根)30g,文尚海(百样解)15g,雅解先打(傣百解)15g,咪火哇(山大黄)10g,哈宾蒿(白花臭牡丹根)15g,宾亮(赪桐皮)15g,叫解龙勐腊(奶子藤)15g。

用法:制成胶囊,口服,每次4~8粒,每日3次;也可水煎服。

功用:调补塔都,清火解毒,活血除风。

主治:休章、兵洞飞暖、拢洞烘(疮疡疔疖、斑疹);拢沙龙接火

（口腔溃疡、口腔炎、牙龈炎、咽喉炎）；拢盼腊里（便秘）；酒精性及药物性肝损伤等。

雅解劳（葛兰解酒汤）
（西双版纳傣族自治州傣医院经验方）

组成：哈嘿别（葛根）15g,文尚海（百样解）15g,雅解先打（傣百解）15g。

用法：水煎服；也可碾细粉，泡水当茶或磨水内服。

功用：清火解毒，解酒保肝。

主治：酒精性及药物性肝损伤；急、慢性咽喉炎，口腔炎；面部疔疖，斑疹等。

雅解答利（保肝解毒汤）
（《档哈雅龙》）

组成：文尚海（百样解）20g,嘿罕盖（通血香）30g,先勒（十大功劳）15g。

用法：水煎服。

功用：补土健胃，保肝利胆，活血止痛。

主治：案达勒（急性黄疸型肝炎）引起的恶心呕吐，身体皮肤、眼睛发黄，胁肋疼痛，不思饮食，神疲乏力，小便短赤。

雅解唉（喃晚解烟汤）
（西双版纳傣族自治州傣医院经验方）

组成：喃晚龙（大三叉苦计）15g,喃晚囡（小三叉苦计）15g,哈愣嘎（千张纸树根）15g。

用法:水煎服。

功用:清火解毒,除风利咽,止咳化痰。

主治:烟毒呛咳,急、慢性咽喉炎,气管炎、支气管炎以及感冒引起的咽喉肿痛,咳嗽痰多。

雅叫哈顿(五宝药散)

(《档哈雅龙》)

组成:内管底(蔓荆子)15g,麻新哈布(马莲鞍)15g,麻巴闷烘(苦冬瓜)15g,几龙累(滇天冬)15g,娜罕(羊耳菊)15g。

用法:共碾细粉,口服,每次3~5g,每日3次,温开水送服。

功用:调平四塔,清火解毒,除风止痛,凉血止血,补血养颜。

主治:四塔不调。感冒发热,咽喉肿痛,咳嗽咯血;贫血心悸;月经失调,产后流血不止;容颜不华,黑褐色斑。

雅罗勐朋(勐捧解毒丸)

(《档哈雅比咱那里》)

组成:哈景哈布(藤苦参根)。

用法:藤苦参根碾粉一份,另取一份浓汤煎至总量的1/3后与药粉拌匀,搓成小丸备用;口服,每次2丸,每日3次;外用适量。

功用:清火解毒,除风通脉,活血止痛,利湿退黄。

主治:药食中毒,手足疼痛,屈伸不利,头痛欲裂,脘腹胀痛,咽痛吐血,大汗淋漓;虫兽咬伤,面红目赤;阴疮顽癣;黄疸;烧伤烫伤等。

雅叫尾先啊郎干(八味解毒丸)
(《档哈雅扎雅尚嘎哈》)

组成:晚荒(山奈)、贺波亮(小红蒜)、反帕嘎(苦菜籽)、内管底(蔓荆子)、罕好喃(水菖蒲)、贺荒(大蒜)各等量,补累(野姜)适量。

用法:共碾细粉,用蜂蜜拌匀后搓成小丸,每丸重约1g;口服,每次3~6丸,每日3次;外用适量。

功用:清火解毒,消肿止痛。

主治:心胸烦闷,脘腹胀痛;阴疮溃烂;硬结包块,头晕目眩,周身不适,动则尤甚;水肿;呕吐;咽干口燥;久病不愈。

雅解囡(小解药)
(《档哈雅扎雅尚嘎哈》)

组成:摆沙更(卵叶巴豆叶)90g,景郎(黑种草子)30g,摆管底(蔓荆叶)90g,摆麻汉(巴豆叶)30g。

用法:共碾细粉,用喃皇旧(旱莲草汁)调匀后搓成小丸,每丸重约1g;口服,每次3~6丸,每日3次;外用适量。

功用:清火解毒,补土健胃,利湿退黄,除风止痛。

主治:目赤身黄,形体消瘦,神疲乏力,周身酸痛,不思饮食,恶心呕吐,大便稀溏,周身酸痛;尿频、尿急、尿痛、尿中夹有沙石;黄水疮;崩漏、便血;痰涎壅盛等。

雅朋蒿(白药散)
(《档哈雅龙》)

组成:蒿嫩(三开瓢藤)、贺沙么扁(光叶菝葜)、哈麻过(嘎哩罗根)各等量。

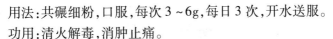

用法:共碾细粉,口服,每次 3～6g,每日 3 次,开水送服。

功用:清火解毒,消肿止痛。

主治:冷风头痛;腹内毒疮;腰膝酸痛,肢体肿痛;全身、腹部刺痛。

<h2>雅朋蒿(白药散)</h2>
<h2>(《档哈雅勐傣》)</h2>

组成:嘿蒿莫(滑叶藤仲)、嘿赛仗(大叶羊蹄甲藤)、嘿罕盖(五味子藤)、比比蒿(白花丹)、比比亮(红花丹)、抱冬电(薇籽)、罕好(菖蒲)各等量。

用法:共碾细粉,口服,每次 3～5g,每日 3 次;外用适量。

功用:除风解毒,活血止痛。

主治:四塔罕喝(风、火、水、土)过盛而引起的各种疾病。

<h2>雅苏咩塔腊西(四味解毒止痛散)</h2>
<h2>(《档哈雅龙》)</h2>

组成:罕好喃(水菖蒲)、比叫(鸡爪木)、比告(藏药木)、比郎(五叶山小橘)、辛蒋(小姜)各等量,分因(阿魏)适量。

用法:共碾细粉,口服,每次 3～5g,每日 3 次。

功用:补益四塔,除风解毒,利水消肿,活血止痛,健体强身,养颜美肤。

主治:滚纳(风湿病肢体、关节、筋骨、肌肉疼痛麻木)、暖(病毒邪气)所致的各种风病,水肿,形体消瘦,心悸不安,面色无华,倦怠乏力。

参 考 文 献

［1］ 林艳芳,赵应红,岩罕单,等.《中国傣医传统经方》整理研究［M］.昆明:云南民族出版社,2013.

［2］ 贾克琳,赵应红.傣医方剂学［M］.北京:中国中医药出版社,2007.

［3］ 林艳芳,张超,叶建州.傣医临床学［M］.北京:中国中医药出版社,2007.

［4］ 倪凯.傣医外治法常用药与经验方［M］.上海:上海科学技术出版社,2015.

［5］ 施剑平,郑进.《傣医方剂学》编写方歌的可行性初探［J］.中国民族医药杂志,2012(11):49-51.

［6］ 胥筱云,林艳芳,刘虹,等.傣医方剂"药引子"研究［J］.中国民族医药杂志,2007(10):48-49.

第五章　傣药资源

第一节　傣药的生长环境

傣药资源分布在我国云南西部和南部,集中在南部的西双版纳傣族自治州、德宏傣族景颇族自治州及金沙江、红河沿岸的38个县(市),也分布在泰国、缅甸、老挝、柬埔寨、越南、印度等国家和地区。

云南地处低纬度、高原及高海拔区。境内受多山地的地理环境和季风的影响,大部分地区形成四季不明、干湿明显、冬暖夏凉,但垂直变化大,局部地区温差悬殊的气候特征,形成极复杂的立体型地方气候。云南全年风向基本稳定,冬春季节主要受来自西部低纬度大陆暖气流的控制,北方寒潮被高山阻挡不易南下;夏秋半年受西南季风的影响,形成显著的海陆季风气候。傣族居住在海拔500~1300m的地区,大多属热带、亚热带地区,具有雨量充沛、高温、湿润、静风之特点,年平均温度21℃左右,土地肥沃,森林茂密,草木葱茏,四季不明,只有冷季、热季、雨季之分。因此,适宜于各种生物生长繁殖,其中西双版纳是我国热带植物(含傣药)最集中的地区,拥有大量珍贵、稀有的物种,傣药资源极为丰富。据普查,西双版纳有药材种类1776种,其中植物药1715种,动物药47种,矿物药14种。植物药分属189科,其中,真菌4个科,17种;苔藓植物门4个科,10种;蕨类植物门25个科,60种;裸子植物门7个科,15种;被子植物门149个科,1674种,全国中药资源普查的395个重点品种,仅西双版纳就有208个,占52.66%。名贵、珍稀药材17种。民族药800余种,民间傣药有228科,372属,1300多个品种,曾用植物药1858种。这些动物、植物、矿物药分布在西双版纳所辖的景洪、勐海、勐腊三县(市)的40个乡镇的山区、半山区和坝区。

傣医认为药物的疗效和其生长环境关系密切,生长环境不同,药效也不同。凡生长在悬崖陡壁和带肿节的药物,大都有续筋接骨、消肿止痛之功效,可治疗骨折、跌打损伤等病症;凡生长在深山野沟的药物,大都有清热解毒、消肿止痛之功效,可用于治疗风热湿痹等病症;凡生长在树上的寄生物大都有治疗结石、节育、抗过敏和补肾等作用;凡生长在湖泊、沟塘水边、田边地角的药物大都有清火解毒、利水消肿之功效,可用于治疗风湿麻木、肢体疼痛、水肿等病症;凡开红花、带红色的药物多可作为补益气血、止血、调经止痛之品;凡开白花、流白浆的药物,多可用来镇静安神、镇痛、解毒、消肿;凡是带黄色的药物,多具有清火解毒、调补气血之作用,用来治疗肝炎和热病等。

第二节　傣药常用药

一、调风塔药

傣医认为,"风"主食物的受纳,水谷的消化吸收,代谢产物的排泄,人体的生长、发育、传导与反射等,具有支持资助的作用。生理上泛指各脏器的功能活动,是生命活动的外之表现。凡人体内具有"动"的特征的皆属塔拢(风、气)所管,因此,傣医有风致百病的理论。

凡以入风塔药物为主,针对自然界或人体内的塔拢(风)的异常变化而致的,具有补气、理气、降气、除风,调整人体各器官、脏腑的功能活动,调节人体风塔偏盛偏衰,使人体各脏腑的功能趋于正常的药物,称为调瓦约塔(风)药。

(一)植物药

紫花曼陀罗

【傣名】　嘎扎郎。

【来源】　为茄科植物曼陀罗 *Datura tatula* Linn. 的根、叶、果实。

【形态特征】　草本或半灌木状,高 0.5~1.5m,全体近于平滑或在幼嫩部分被短柔毛。茎粗壮,圆柱状,淡绿色或带紫色,下部木质化。叶广卵形。花单生于枝杈间或叶腋,直立,有短梗;花萼筒状。蒴果直立生,卵状表面生有坚硬针刺或有时无刺而近平滑,成熟后淡黄色,规则 4 瓣裂。种子卵圆形,稍扁黑色。

【分布】　全国各省区均有分布和栽培。生于路边、荒地。

【采集与炮制】　全年可采,用鲜品。

【性味与入塔】　根:苦,热;入风塔。叶:苦、涩,热;入风、水塔。果实:苦、涩,热;入风塔。

【功能与主治】　除风散寒,消肿止痛,敛疮排脓,杀虫止痒。

【用法与用量】　根,0.9~1.5g,煎汤;外用适量,磨水擦。鲜叶适量,捣敷,或烘热外敷。鲜果,加火药熔化后取药液外擦。

大蓟

【傣名】　芽先剁。

【别名】　鸡足刺、鸡刺根。

【来源】　为菊科植物大蓟 *Cirsium japonicum* Fisch. ex DC. 的全草、根。

【形态特征】　茎呈圆柱形,基部直径可达 1.2cm;表面绿褐色或棕褐色,有数条纵棱,被丝状毛;断面灰白色,髓部疏松或中空。叶皱缩,多破碎,完整叶片展平后呈倒披针形或倒卵状椭圆形,羽状深裂,边缘具不等长的针刺;上表面灰绿色或黄棕色,下表面色较浅,两面均具灰白色丝状毛。头状花序顶生,球形或椭圆形,总苞黄褐色,羽状冠毛灰白色。气微,味淡。

【分布】 全国大部分地区分布。生长于山野、路旁。

【采集与炮制】 全草于夏秋两季当花盛开时采割,除去老茎,晒干,以秋季采者为佳;根于8—10月采挖,除去泥土残茎,洗净,晒干。

【性味与入塔】 香,甜,温。入风、火、水、土塔。

【功能与主治】 补益四塔,强身健体。主治体弱多病,气血虚,腰膝冷痛酸软,性欲冷淡,乏力气短,阳痿遗精。

【用法与用量】 30~50g,煎汤服,或炖鸡服,泡酒服。

七叶莲

【傣名】 档多。

【来源】 为五加科植物红花鹅掌柴 *Schefflera rubriflora* Tsang et Hoo 的茎、叶。

【形态特征】 有小叶7~8片,无毛;小叶片纸质,长圆状披针形,中央的较大,两侧的较小,其余介于两者之间,先端尾状渐尖,略呈镰刀状。圆锥花序顶生,伞形花序总状排列在分枝上,直径2cm,有花10~20朵;通常在中部有苞片2个。花淡红黄色,干时棕红色;萼倒圆锥形,花瓣5片,长三角形,雄蕊5,比花瓣稍长,花柱合生成短柱,柱头不明显。果实球形,有宿存花柱。

【分布】 分布于云南省西双版纳地区。生长于海拔1000m左右的山谷雨林中。

【采集与炮制】 全年可采,多用鲜品。

【性味与入塔】 淡、苦,平,有小毒。入风、水塔。

【功能与主治】 清火解毒,利胆退黄,除风止痛。主治妇女月子病致头昏目眩,周身酸痛麻木,各种黄疸病,四肢关节酸痛,屈伸不利,腰痛,跌打损伤,骨折。

【用法与用量】　5~10g,煎汤服。外用鲜品 30~50g,与其他傣药相配舂细外敷患处。

大叶斑鸠菊

【傣名】　丹毫温。

【来源】　为菊科植物大叶斑鸠菊 *Vernonia volkameriifolia* (Wall.) DC. 的根、叶。

【形态特征】　小乔木,高 5~8m。叶大,具短柄,倒卵形或倒卵状楔形,稀长圆状倒披针形,长 15~40cm,宽 4~15cm,顶端短尖或钝,基部楔状渐狭,边缘深波状或具疏粗齿,稀近全缘,侧脉 12~17 对,弧状向边缘,细脉网状,叶脉在下面凸起,上面无毛或仅中脉被疏柔毛,下面沿脉被柔毛,具腺点,叶柄短宽,基部常扩大而成鞘状,密被绒毛。头状花序多数,具 10~12 朵小花,在茎枝顶端排列成长 20~30cm 无叶的大复圆锥花序,下部分枝的圆锥花序长 8~10cm,花序轴被黄褐色密绒毛,无或有花序梗;总苞圆柱状狭钟形,总苞片约 5 层,覆瓦状,淡褐色或上端紫色,卵形或卵状长圆形,渐尖。花托平,具窝孔;花淡红色或淡红紫色,花冠管状,上端有 5 个线状披针形裂片,裂片顶端外面有腺;瘦果长圆状圆柱形,长 3~4mm,具 10 肋,肋间具腺或多少被微毛;冠毛淡白色或污白色,外层短,内层糙毛状,长 8~9mm。花期 10 月至翌年 4 月。

【分布】　分布于贵州、广西、云南和西藏等省(区)。生长于海拔 800~1600m 的疏林灌草丛中。

【采集与炮制】　叶用鲜品,随用随采。根于秋冬季采收,切片,晒干。

【性味与入塔】　叶:涩,凉;入风、水塔。根:淡,微涩,温;入风、水塔。

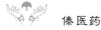

【功能与主治】 叶,舒筋活血,祛风止痛。根,除风补水(血),利水化石。主治尿路结石、尿频、尿急、尿痛,产后体弱、头晕头痛,风湿热痹,关节红肿疼痛、活动受限,风寒湿痹,四肢关节酸痛、重着麻木、屈伸不利。

【用法与用量】 10～20g,煎汤服;外用鲜叶适量捣烂外敷。

老鼠黄瓜

【傣名】 麻弄火。

【别名】 茅瓜、小鸡黄瓜、老鼠黄瓜根、狗屎瓜、老鼠冬瓜。

【来源】 为葫芦科植物茅瓜 *Solena amplexicaulis*(Lam.)Ganclhi 的根。

【形态特征】 攀缘草本,块根纺锤状,径粗 1.5～2cm。茎、枝柔弱,无毛,具沟纹。叶柄纤细、短,叶片薄革质,多型,变异极大,上面深绿色,稍粗糙,脉上有微柔毛,背面灰绿色,叶脉凸起。卷须纤细,不分歧。雌雄异株。雄花:呈伞房状花序,10～20 朵生于花序梗顶端,花极小,花萼筒钟状,花冠黄色,外面被短柔毛;雄蕊 3,分离,着生在花萼筒基部,花丝纤细,无毛。雌花:单生于叶腋;子房卵形,柱头 3。果实红褐色,长圆状或近球形,表面近平滑。种子数枚,灰白色,近圆球形或倒卵形。

【分布】 分布于福建、广东、广西、台湾、云南等省(区)。生长于海拔 500～2700m 的旷野荒草、灌木丛中。

【采集与炮制】 秋冬季挖取根,洗净,晒干;鲜品随用随采。

【性味与入塔】 腥,苦,凉。入风、水塔。

【功能与主治】 清火解毒,止咳,消肿止痛,凉血止血。主治感冒咳嗽,热风咽喉肿痛,吐血,湿疹瘙痒,疥疮。

【用法与用量】 10～15g,煎汤服;外用适量,捣烂敷。

通血香

【傣名】 盖嘿。

【别名】　大饭团、梅花钻、风藤、吹风散、大钻骨风、绣球香。

【来源】　为五味子科植物异形南五味子 *Kadsura heteroclita* (Roxb.) Craib 的藤茎。

【形态特征】　常绿木质大藤本,无毛;小枝褐色,干时黑色,有明显深入的纵条纹,具椭圆形点状皮孔,老茎木栓层厚,块状纵裂。叶卵状椭圆形至阔椭圆形,先端渐尖或急尖,基部阔楔形或近圆钝,全缘或上半部边缘有疏离的小锯齿,网脉明显;花单生于叶腋,雌雄异株,花被片白色或浅黄色,11～15 片;雄花:花托椭圆体形,顶端伸长圆柱状,圆锥状凸出于雄蕊群外;雌花:雌蕊群近球形,花柱顶端具盾状的柱头冠。聚合果近球形,种子长圆状肾形。

【分布】　分布于湖北、广西、四川、贵州和云南等省(区)。生长于海拔 1100～2100m 的林缘灌丛中。

【采集与炮制】　秋冬季采收,切片,晒干。

【性味与入塔】　香,微苦、涩、温;入风、土、水塔。

【功能与主治】　除风通血,行气止痛。主治风湿骨痛、跌打损伤,胃脘胀满、胁肋作痛。

【用法与用量】　15～30g,煎汤服,或泡酒服。

香茅草

【傣名】　沙海。

【别名】　包茅,柠檬草。

【来源】　为禾本科植物香茅 *Cymbopogon citratus* (DC.) Stapf 的全草。香茅在印度和马来西亚已有很久的栽培历史。荷兰人把香茅用于鱼料理的调味品。一般可作为腌菜的调料和做咖喱果子露、汤、甜酒的配香。也可代替茶喝,香茅草还可提炼柠檬草油、皂用香精。香茅草是生长在亚热带的一种茅草香料,天然含柠檬香味,有和胃通气、醒脑催情的功效。

【形态特征】　全草长 40～110cm,茎秆丛生,细弱,外表灰绿色至深绿色,有时带紫色,节部膨大。叶片狭条形,长 25 ~ 70cm,宽 1 ~ 6mm,边缘有时外卷,两面均无毛,被白粉;叶鞘无毛,基部常破碎而内卷,内面浅红色;叶舌钝圆,膜质,先端多不规则破裂。具特异香气,味辛辣,嚼时有清凉麻舌感。以色灰绿、粗壮、叶多、香气浓烈者佳。

【分布】 分布于云南、贵州、四川、广西、广东、海南、福建、台湾等省(区)。多为人工栽培。

【采集与炮制】 全年可采,晒干;鲜品随用随采。

【性味与入塔】 香,微辣,热。入风、水、土塔。

【功能与主治】 除风止痛,续筋接骨,健骨消食。主治感冒、头晕头痛,腹部胀痛不适、不思饮食,跌打损伤、骨折。

【用法与用量】 15 ~ 30g,煎汤服;外用鲜品适量,捣烂外敷,或炒热外包患处。

马齿苋

【傣名】 帕拔凉。

【别名】 马苋,五行草,长命菜,五方草,瓜子菜。

【来源】 为马齿苋科植物马齿苋 *Portulaca oleracea* Linn. 的全草。

【形态特征】 一年生草本,全株无毛。茎平卧或斜倚,伏地铺散,多分枝,圆柱形,淡绿色或带暗红色。叶互生,有时近对生,叶片扁平,肥厚,倒卵形,似马齿状,顶端圆钝或平截,有时微凹,基部楔形,全缘,上面暗绿色,下面淡绿色或带暗红色,中脉微隆起;叶柄粗短。花无梗,常 3 ~ 5 朵簇生枝端,午时盛开;苞片 2 ~ 6 枚,叶状,膜质,近轮生;萼片 2,对生,绿色,盔形,左右压扁,顶端急尖,背部具龙骨状凸起,基部合生;花瓣 5,稀 4,黄色,倒卵形,顶端微凹,基部合生。蒴果卵球形,种子细小,多数偏斜球形,黑褐色,有光泽,具小疣状凸起。

【分布】　全国各省区均有分布。生长于路旁、田间、苗圃等向阳地。

【采集与炮制】　全年可采,连根拔起,洗净泥沙,晒干;鲜品随用随采。

【性味与入塔】　酸,凉。入风塔。

【功能与主治】　清解热毒,除风止痛,止咳,止痢,利尿。主治肺结核、百日咳、心慌心跳、胸闷气短,跌打损伤,刀伤出血,疔疮肿疖。种子明目;还可作兽药和农药;嫩茎叶可作蔬菜,味酸,也是很好的饲料。

【用法与用量】　15～50g,煎汤服,或鲜汁10～15mL,内服;外用鲜品适量,捣烂外敷。

黑皮跌打

【傣名】　光冒呆。

【别名】　野辣椒,埋罕,麻哈哈,通气香。

【来源】　为番荔枝科植物黑风藤 *Fissistigma polyanthum* (Hool. f. et Thoms)的藤茎,叶。茎皮含单宁,其纤维坚韧,民间有用来编绳索。

【形态特征】　攀缘灌木,长达8m。根黑色,撕裂有强烈香气。枝条灰黑色或褐色,被短柔毛,老渐无毛。叶近革质,长圆形或倒卵状长圆形,有时椭圆形,顶端急尖或圆形,有时微凹,叶面无毛,叶背被短柔毛。花小,花蕾圆锥状,顶端急尖,通常3～7朵集成密伞花序,花序广布于小枝上,腋生、与叶对生或腋外生,被黄色柔毛;萼片阔三角形,被柔毛;外轮花瓣卵状长圆形,外面密被黄褐色短柔毛,内面无毛,内轮花瓣长圆形,顶端渐尖。果圆球状,被黄色短柔毛;种子椭圆形,扁平,红褐色;果柄柔弱,长达2.5cm。

本种叶形有较大的变化,有长圆形、倒卵状长圆形,有时椭圆形,其顶端急尖、圆形或微凹,即使在同一张标本上,都有这种情况。

【分布】 分布于云南、贵州、四川等省。生长于海拔 500 ~ 1200m 的山谷,路旁林下。

【采集与炮制】 秋冬季采收,切片,晒干;鲜品随用随采。

【性味与入塔】 香,微涩,平。入风、土、水塔。

【功能与主治】 接骨续筋,除风,活血止痛。主治跌打损伤、骨折,风湿痹证、肢体关节疼痛,颈椎、腰椎骨质增生,腰腿酸麻胀痛,风湿性关节炎,小儿麻痹后遗症等。叶可治哮喘、疮疥等。

【用法与用量】 20 ~ 30g,煎汤服或泡酒服;外用 30 ~ 100g,捣烂外敷,或泡酒外擦。

白鹤灵芝

【傣名】 雅鲁哈咪卖。

【别名】 癣草。

【来源】 为爵床科植物白鹤灵芝 *Rhinacanthus nasutus*(L.)Kurz 的根、叶。

【形态特征】 多年生、直立草本或亚灌木;茎稍粗壮,密被短柔毛,干时黄绿色。叶椭圆形或卵状椭圆形,稀披针形,顶端短渐尖或急尖,纸质,上面被疏柔毛或近无毛,背面被密柔毛;主茎上叶较大,分枝上叶较小。圆锥花序由小聚伞花序组成,顶生或有时腋生;花冠白色,被柔毛,上唇线状披针形,蒴果长椭圆形。

【分布】 分布于广东、广西、云南等省(区)。栽培或野生。

【采集与炮制】 全年可采,叶多为鲜用,随用随采,根切片晒干。

【性味与入塔】 淡,平。入风、火、水、土塔。

【功能与主治】 祛风通血止痛,续筋接骨。主治跌打损伤、骨折。

【用法与用量】 根,10 ~ 15g,煎汤服;外用鲜叶适量,捣烂外敷。

三叶蔓荆

【傣名】　管底。

【别名】　小刀豆藤、白背风、白背草。

【来源】　为马鞭草科三叶蔓荆 *Vitex trifolia* Linn. 的叶、果实、根。

【形态特征】　直立灌木,高达 5m,有显著基干,具香味;小枝四棱形,被灰白色平贴微柔毛。小叶 3 枚或在花序下部或新条基部退化为 1 枚小叶;小叶无柄,倒卵形至长圆形或披针形。圆锥花序顶生,全部被灰白色毡状绒毛;萼钟形,顶近平截;花冠蓝紫色;花柱无毛,子房无毛。核果近圆形,红色。

【分布】　分布于云南、广西、广东、福建、台湾等省(区)。生长于海拔 300～1600m 的江边、河边、村寨附近灌木丛中。

【采集与炮制】　叶,全年可采,晒干;鲜品,随用随采。根,秋冬季采收,切片,晒干。果实,秋季成熟时采收,晒干。

【性味与入塔】　叶:臭,微苦,温;入风、水塔。果实:淡,苦,凉;入风、水塔。根:苦,凉;入风、水、土塔。

【功能与主治】　清火解毒,消肿止痛,除湿止痒,强筋健骨。主治头昏目眩,偏瘫,肢体关节红肿热痛,全身肌肉筋骨疼痛、四肢痉挛疼痛。

【用法与用量】　果实,10～15g,煎汤服;根,15～30g,泡酒或煎汤服;叶,10～15g,煎汤服;外用鲜品适量,捣烂外敷,或煎汤外洗。

飞龙掌血

【傣名】　嘿麻柳糯。

【别名】　走筋买、黄大金根、见血飞、筋钩。

【来源】　为芸香科植物飞龙掌血 *Toddalia asiatica* Lam. 的

藤茎。

【形态特征】 老茎干有较厚的木栓层及黄灰色、纵向细裂且凸起的皮孔,三四年生枝上的皮孔圆形而细小,茎枝及叶轴有甚多向下弯钩的锐刺,当年生嫩枝的顶部有褐或红锈色甚短的细毛,或密被灰白色短毛。小叶无柄,对光透视可见密生的透明油点,揉之有类似柑橘叶的香气,卵形、倒卵形、椭圆形或倒卵状椭圆形,顶部尾状长尖或急尖而钝头,有时微凹缺,叶缘有细裂齿,侧脉甚多而纤细。花梗甚短,基部有极小的鳞片状苞片,花淡黄白色;萼片长不及1mm;雄花序为伞房状圆锥花序;雌花序呈聚伞圆锥花序。果橙红色或朱红色,有4~8条纵向浅沟纹,干后甚明显;种子种皮褐黑色,有极细小的窝点。

【分布】 云南省大部分地区有分布。生长于山坡灌木丛或疏林中。

【采集与炮制】 秋冬季采收,切片,晒干。

【性味与入塔】 臭,苦,热,有毒。入风、土塔。

【功能与主治】 除风通血止痛。主治肢体关节、肌肉、筋骨酸麻胀痛,活动不灵,屈伸不利。

【用法与用量】 5~10g,煎汤服;外用适量,泡酒外擦患处。

两面针

【傣名】 嘿喃活。

【别名】 干杂捣。

【来源】 为芸香科植物两面针 *Zanthoxylum nitidum*(Roxb.)DC. 的根、茎。

【形态特征】 茎、枝、叶轴下面和小叶中脉两面均着生钩状皮刺。单数羽状复叶,对生,革质,卵形至卵状矩圆形,无毛,上面稍有光泽,伞房、状圆锥花序,腋生;花4数;花瓣淡黄绿色,萼片宽卵形。蓇葖果成熟时紫红色,种子圆珠状,3—5月开花,9—11月结果。

【分布】 分布于云南、广西、广东、湖南、海南、台湾等省（区）。生长于海拔 200～1100m 的根、茎。

【采集与炮制】 秋冬季采收,洗净,切片,晒干。

【性味与入塔】 苦、麻、凉。入风、水塔。

【功能与主治】 祛风利水,活血散瘀,解毒消肿。主治风塔不足所致的体瘦体弱乏力,跌打损伤,周身关节疼痛,胃痛、胃溃疡。

【用法与用量】 根、茎,10～20g,煎汤服;或每次 0.5～1g,碾粉服;外用适量,泡酒涂擦。

卵叶巴豆

【傣名】 沙梗。

【来源】 为大戟科植物卵叶巴豆 *Croton caudatus* Geisel. 的全株。

【形态特征】 攀缘灌木,嫩枝、叶柄、花序和果均密被星状糙硬毛;枝条近无毛叶纸质,卵圆形,总状花序顶生,花瓣长圆形,雌花萼片卵形,子房密被星状糙硬毛,果近圆球状,密被黄棕色星状糙硬毛。

【分布】 分布于云南省西南部。生长于海拔 500～600m 的山坡杂木林下或溪谷边。

【采集与炮制】 全年可采。切片晒干。

【性味与入塔】 辣、微酸,热。入风塔。有小毒。

【功能与主治】 除风止痛,退热镇静,通气活血。主治肢体关节红肿酸麻疼痛、屈伸不利,高热惊厥,胸胁满闷,便秘。

【用法与用量】 1～3g,煎汤服;外用鲜品适量,捣烂炒热,包敷患部,或取鲜品捣汁外擦,或根适量,磨水外擦。

冰片叶

【傣名】 摆娜龙。

【别名】 真金草、大风艾、牛耳艾、大风叶、紫再枫、再风艾、大艾。

【来源】 为菊科植物艾纳香 *Blumea balsamifera* (Linn.) DC. 的叶、嫩枝、根。

【形态特征】 多年生草本或亚灌木。茎粗壮,直立,茎皮灰褐色,有纵条棱,木质部松软,白色,有直径约 12mm 的髓部。下部叶宽椭圆形或长圆状披针形,基部渐狭,具柄,柄两侧有 3～5 对狭线形的附属物,顶端短尖或钝,边缘有细锯齿,上面被柔毛,下面被淡褐色或黄白色密绢状棉毛,中脉在下面凸起,侧脉 10～15 对,弧状上升,不抵边缘,有不明显的网脉;上部叶长圆状披针形或卵状披针形,基部略尖,无柄或有短柄,柄的两侧常有 1～3 对狭线形的附属物,顶端渐尖,全缘、具细锯齿或羽状齿裂,侧脉斜上升,通常与中脉成锐角。头状花序多数,排列成开展具叶的大圆锥花序;被黄褐色密柔毛;总苞钟形,稍长于花盘;总苞片约 6 层,草质。花黄色,雌花多数,花冠细管状,两性花较少数,与雌花几等长,花冠管状,向上渐宽。瘦果圆柱形,被密柔毛。冠毛红褐色,糙毛状。

【分布】 分布于广西、广东、海南、贵州、云南、福建、台湾等省(区)。生长于海拔 180～1180m 的林缘、林下、河床谷地或草地上。

【采集与炮制】 夏秋季采收,晒干或鲜用。

【性味与入塔】 叶、嫩枝:臭,微苦,凉;入风塔。根:微苦,凉;入风、水塔。

【功能与主治】 除风解毒止痒,通气消胀止痛。主治皮肤瘙痒,疗疮斑疹,热痱子,奶疹,感冒,脘腹胀痛。

【用法与用量】 根或叶,15～30g,煎汤服或煎汤外洗。外用鲜叶适量,捣烂敷。

木奶果

【傣名】　锅麻飞。

【别名】　白皮、山萝葡、野黄皮树、山豆、木荔枝。

【来源】　为大戟科植物木奶果 Baccaurea ramiflora Lour. 的树皮、果实、树叶。

【形态特征】　常绿乔木;树皮灰褐色;小枝被糙硬毛。叶片纸质,倒卵状长圆形、倒披针形或长圆形,顶端短渐尖至急尖,基部楔形,全缘或浅波状,上面绿色,下面黄绿色,两面均无毛;侧脉每边 5 ~ 7 条,上面扁平,下面凸起。花小,雌雄异株,无花瓣;总状圆锥花序腋生或茎生,被疏短柔毛,雄花序长达 15cm,雌花序长达 30cm;苞片卵形或卵状披针形,棕黄色;雄花:萼片 4 ~ 5,长圆形,外面被疏短柔毛;雄蕊 4 ~ 8;退化雌蕊圆柱状,2 深裂;雌花:萼片 4 ~ 6,长圆状披针形,外面被短柔毛;子房卵形或圆球形,密被锈色糙伏毛,花柱极短或无,柱头扁平,2 裂。浆果状、蒴果卵状或近圆球状,黄色后变紫红色,不开裂,内有种子 1 ~ 3 颗;种子扁椭圆形或近圆形。

【分布】　分布于云南省景洪、勐腊、河口、耿马等地区。生长于海拔 100 ~ 1300m 的山坡、沟谷雨林中。

【采集与炮制】　叶、树皮全年可采,切片晒干;鲜品随用随采。果实成熟时采摘,捣烂熬成膏。

【性味与入塔】　树皮:微涩,凉,入风、水、土塔。果:酸,凉,入风、水、火塔。叶:微涩,凉,入风、水塔。

【功能与主治】　树皮,清火解毒,杀虫止痒,涩肠止泻。果,清火解毒,杀虫止痒。叶,清火解毒。主治小儿高热惊厥、脚癣、脚气,过敏性皮炎、皮肤瘙痒,腹痛、腹泻、泻下红白,食物中毒、蕈子中毒。

【用法与用量】　树皮,20g,煎汤服。叶,适量,煎汤外洗或烘

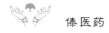

干后浸泡外擦。果实,适量,熬膏擦。

石柑子

【傣名】 歪拎。

【别名】 螳螂跌打、硬骨散。

【来源】 为天南星科植物螳螂跌打 *Pothos scandens* Linn. 的全株。

【形态特征】 附生藤本,茎圆柱形,具细条纹。老枝节上常有气生根;花枝多披散。叶形多变。叶片纸质,表面绿色,背面淡绿色,有时在小枝下部退化为长度仅 1~2mm 的小尖头;基出脉 3 对。叶柄楔形,先端截平或微下凹。花序小,单生叶腋。基部苞片 6~8 枚,绿色,覆瓦状排列。佛焰苞极小,紫色,舟状。肉穗花序淡绿色、淡黄色至黄色,近圆球形或椭圆形;蕾时直立,花时从梗基部作 180° 的内折或扭转 270°,因而佛焰苞直立,而肉穗花序下垂或扭向一侧。浆果绿色,成熟时红色或黄色,长圆状卵形。花果期四季。

【分布】 分布于云南南部、东南部。生长于海拔 200~1000m 的山坡、平坝,雨林及季雨林。

【采集与炮制】 全年可采,切段,晒干;鲜品随用随采。

【性味与入塔】 味苦、微辣、有香气,性温。入风塔。

【功能与主治】 清火解毒,消肿止痛、理气、通气活血。主治尿频、尿急、尿痛,尿中有砂石,肢体关节酸痛重着、屈伸不利,热风咽喉肿痛,腹胀腹痛,呃逆。嗳气,红白下痢。

【用法与用量】 10~15g,煎汤服;外用适量,鲜品捣烂外敷,或干品适量,烤后鼻嗅。

头花蓼

【傣名】 芽宋别。

【别名】 红酸杆、太阳草、石头菜。

【来源】　为蓼科植物头花蓼 *Polygonum capitatum* Buch. Ham. Ex D. Don 的全草。

【形态特征】　多年生披散草本,高 20cm 左右。茎伏生,节上生根,多分枝。单叶互生,卵圆形至椭圆形,长 1～3cm,宽 0.5～1.5cm,先端钝或急尖,基部宽楔形,全缘,上面绿色,有人字形红晕,背面紫红色,侧脉 3～4 对,叶柄短或近于无柄,托叶膜质,呈鞘状抱茎。夏季开花,顶生或腋生头状花序,花粉红色。瘦果卵状三角形。

【分布】　分布于云南红河、普洱、西双版纳等地。生长于海拔 600～2800m 的路边、草丛中。

【采集与炮制】　夏秋季采收,切碎,晒干备用或鲜用。

【性味与入塔】　味腥、微辣,性微温。入风、水塔。

【功能与主治】　清热解毒,利尿消肿。主治肺结核,咳嗽咯血,产后腹痛,肾炎水肿,膀胱炎,尿道感染。

【用法与用量】　内服:10～15g,煎汤服。外用:适量,煎汤外洗。

闭鞘姜

【傣名】　恩倒。

【别名】　广商陆、水蕉花。

【来源】　为姜科植物闭鞘姜 *Costus speciosus*(Koen.)Smith 的根茎。

【形态特征】　多年生草本,株高 1～3m,基部近木质,顶部常分枝,旋卷。叶片长圆形或披针形,顶端渐尖或尾状渐尖,基部近圆形,叶背密被绢毛。穗状花序顶生,椭圆形或卵形;苞片卵形,革质,红色被短柔毛,具增厚及稍锐利的短尖头;小苞片淡红色;花萼革质,红色,3 裂,嫩时被绒毛;花冠管短,裂片长圆状椭圆形,白色或顶部红色;唇瓣宽喇叭形,纯白色,顶端具裂齿及皱波状;雄蕊花瓣状,上面被短柔毛,白色,基部橙黄。蒴果稍木质,红色;种子黑色,光亮。

【分布】 分布于云南、广西、广东等省(区)。生长于山谷林下潮湿地,或溪边灌木、草丛中。

【采集与炮制】 鲜用,随用随采,去须根、茎叶,洗净泥沙即可。

【性味与入塔】 微涩,平。入风塔。

【功能与主治】 清火解毒,除风,消肿止痛。主治热风咽喉肿痛,腮腺、颌下淋巴结肿痛,化脓性中耳炎,冷风湿关节疼痛,屈伸不利,肢体关节红肿疼痛。

【用法与用量】 15~30g,煎汤服或捣烂压取汁服;外用适量,捣烂外敷或压汁,滴耳。

红蓖麻

【傣名】 麻烘些亮。

【别名】 大麻子、老麻子、草麻。

【来源】 为大戟科植物红蓖麻 *Ricinus communis* Linn. Var. sanguineus J. B. B. 的种子、叶、根。

【形态特征】 一年生草本。全株光滑、紫红色,上被蜡粉;茎圆形中空,有分枝;叶互生较大,掌状分裂;圆锥花序,单性花无花瓣,雌花着生在花序上部,淡红色花柱,雄花在花序的下部,淡黄色;蒴果有刺或无刺;椭圆形种子,种皮硬,有光泽并有黑、白、棕色斑纹。

【分布】 分布于云南省红河、普洱、玉溪等地。生长于海拔800~2000m的向阳坡地、村寨边。

【采集与炮制】 春夏季采叶,秋季采种子,秋冬季采根。

【性味与入塔】 味苦,性凉。入风、水、土、火塔。

【功能与主治】 叶:清火解毒,除风止痒,消肿拔毒,灭蛆、杀子了;主治疮疡肿毒、湿疹。根:祛风活血,止痛镇静;主治风湿病肢体关节疼痛、破伤风。

【用法与用量】 内服:根,10~15g,煎汤服。外用:叶,煎汤外洗或捣敷。

【使用注意】 本品剧毒,禁内服。

羊耳菊

【傣名】 娜罕。

【别名】 猪耳风。

【来源】 为菊科植物羊耳菊 *Inula cappa* (Buch.-Ham.) DC. 的根。

【形态特征】 亚灌木;根状茎粗壮,多分枝。茎直立,粗壮,全部被乌白色或浅褐色绢状或棉状密茸毛,上部或从中部起有分枝,全部有多少密生的叶;下部叶在花期脱落后留有被白色或乌白色棉毛的腋芽。叶多少开展,长圆形或长圆状披针形;上部叶渐小近无柄;全部叶基部圆形或近楔形,顶端钝或急尖,边缘有小尖头状细齿或浅齿,上面被基部疣状的密糙毛,沿中脉被较密的毛,下面被白色或乌白色绢状厚茸毛;中脉和 10~12 对侧脉在下面高起,网脉明显。头状花序倒卵圆形,多数密集于茎和枝端成聚伞圆锥花序;被绢状密茸毛。有线形的苞叶。总苞近钟形,总苞片约5层,线状披针形,外面被乌白色或带褐色绢状茸毛。边缘的小花舌片短小,有 3~4 裂片;中央的小花管状,上部有三角卵圆形裂片;冠毛乌白色,约与管状花花冠同长。瘦果长圆柱形,被白色长绢毛。

【分布】 分布于江西、福建、湖南、四川、广东、海南、广西和云南等省(区),生长于海拔 300~2600m 的阔叶林下,向阳山坡、草地或灌木丛中。

【采集与炮制】 春、秋季挖根,洗净鲜用或晒干。

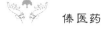

【性味与入塔】 臭,微苦、辛辣,平。入风、水、火、土塔。

【功能与主治】 除风散寒,行气止呕,止痛止泻,调补气血。

【用法与用量】 10～20g,煎汤服或磨汁服。

羽萼

【傣名】 芽化水。

【别名】 化水顿、羽萼木、黑羊巴巴、野山茶、马垮皮。

【来源】 为唇形科植物羽萼木 *Colebrookea oppositifolia* Smith 的叶。

【形态特征】 直立灌木,多分枝。茎、枝密被绵状绒毛,不明显四棱形,褐黄色。茎叶对生或三叶轮生,长圆状椭圆形,先端长渐尖,基部宽楔形至近圆形,边缘具小圆齿状锯齿,微皱,上面绿色,下面灰白色;花序最下一对苞叶与茎叶同形,但较小而狭,近于无柄,上部的苞叶呈苞片状,毛被均同茎叶。圆锥花序着生于枝顶,乃由穗状的分枝所组成,密被绒毛或绵状绒毛,具总梗,穗状分枝由具 10～18 花密集小轮伞花序组成,轮伞花序无梗,球形,其下方具多数小苞片;小苞片线形。花细小,白色,雌花及两性花异株。雌花花萼钟形,萼筒极短,萼筒外面具贴生柔毛及腺点,明显具棱及沟,花柱明显伸长,长几乎达花冠长的一倍。两性花花萼微小,冠檐明显二唇形,花柱直伸,略超出或几乎不超出花冠。小坚果倒卵珠形,黄褐色,顶端具柔毛,基部具一小白痕。

【分布】 分布于云南省中部、南部和西南地区。生长于海拔 200～2200m 的疏林缘、路旁灌木丛中。

【采集与炮制】 全年可采。鲜品,随用随采。

【性味与入塔】 臭,微辣,平。入风、水塔。

【功能与主治】 除风散寒,消肿止痛。主治关节肿痛,腰痛,跌打损伤、骨折。

【用法与用量】 外用适量,捣烂炒热包敷。

含羞草

【傣名】 芽对约。

【别名】 芽呆冷。

【来源】 为豆科植物含羞草 *Mimosa pudica* Linn. 的全草。

【形态特征】 为豆科多年生草本或亚灌木,由于叶子会对热和光产生反应,受到外力触碰会立即闭合,所以得名含羞草。大约在盛夏以后开花,头状花序长圆形,2~3个生于叶腋。花为白色、粉红色,形状似绒球,花萼钟状。开花后结荚果,果实呈扁圆形。叶为羽毛状复叶互生,呈掌状排列。

【分布】 分布于云南、广西、广东、湖南、海南、台湾等省(区)。生长于低山平坝、灌木丛中。亦有栽培作观赏植物。

【采集与炮制】 全年可采,洗净,切段,晒干。

【性味与入塔】 微苦,凉。入风、水塔。

【功能与主治】 清火解毒,利水消肿,定心安神。主治小儿高热,水肿病,失眠多梦,周身乏力。

【用法与用量】 5~10g,煎水服;外用适量,煎汤熏洗。

波罗蜜

【傣名】 埋蜜。

【别名】 麻蜜。

【来源】 为桑科植物木波罗 *Artocarpus heterophyllus* Lam. 的树体乳汁、幼果或叶。

【形态特征】 常绿乔木,高10~20m;老树常有板状根;树皮厚,黑褐色;托叶抱茎环状,遗痕明显。叶革质、螺旋状排列,椭圆形或倒卵形,先端钝或渐尖,基部楔形,成熟之叶全缘,中脉在背面显著凸起。花雌雄同株,花序生老茎或短枝上,雄花序有时着生于枝端叶腋或短枝叶腋,圆柱形或棒状椭圆形,花多数,其中有些花不发育;雄花、雌花花被管状。聚花果椭圆形至球形,或不规则形状,幼时浅黄色,成熟时黄褐色,表面有坚硬六角形瘤状凸体和粗毛;核果长椭圆形。

【分布】 分布于广东、海南、广西、台湾等省(区),云南南部地区有栽培。生长于热带地区。

【采集与炮制】 用鲜品,随用随采。

【性味与入塔】 果:甜,温;树汁、叶:淡,平。入风、水、土塔。

【功能与主治】 调补四塔,下乳,消肿止痛。主治产妇缺乳或乳汁不通,眼睛昏花,疮疡肿毒,跌打损伤。

【用法与用量】 30~50g,炖汤服;外用嫩叶适量,煎煮熏蒸,或树汁适量,外擦患处。

鱼子兰

【傣名】 妹滇。

【别名】 叶枝兰、小疙瘩、野珠兰、靛叶黑节草、石风节。

【来源】 为金粟兰科植物金粟兰 *Chloranthus spicatus* (Thunb.) Makino 的根、叶。

【形态特征】 半灌木,直立或稍平卧;茎圆柱形。叶对生,厚纸质,椭圆形或倒卵状椭圆形,顶端急尖或钝,基部楔形,边缘具圆齿状锯齿,齿端有一腺体,腹面深绿色,光亮,背面淡黄绿色,侧脉6~8对,两面稍凸起。穗状花序排列成圆锥花序状,通常顶生,少有腋生;苞片三角形;花小,黄绿色,极芳香。

【分布】 分布于云南、广西、广东、四川、福建等省(区)。生长于林下、溪边潮湿地,亦有栽培。

【采集与炮制】 全年可采,洗净,切段,晒干;鲜品随用随采。

【性味与入塔】 甘、微涩,温;入风塔。

【功能与主治】 祛风除湿,活血化瘀,消肿止痛。主治风湿关节疼痛,跌打损伤,腰腿痛,骨折,月经失调。

【用法与用量】 根,20~30g,煎汤服或泡酒;鲜叶,适量捣烂外敷。

思茅松

【傣名】　埋别。

【别名】　松树。

【来源】　为松科植物思茅松 *Pinus kesiya* Royte Gord var. lang-bianensis(A. Chev.)Gaussen 的松节、尖、叶、皮、松香。

【形态特征】　乔木,高达 30m,胸径 1m;树皮褐色,裂成龟甲状薄片剥落。枝条每年生长 2 至数轮,树冠广圆形,1 年生枝淡褐色或黄色,有光泽。冬芽红褐色,圆锥形,微被树脂。针叶 3 针 1 束,长 10~22cm,径 1mm 以内,细柔,边缘有细齿,树脂道 3~6,边生。球果成熟后宿存树上多年不落,卵圆形,长 5~6cm,基部稍偏斜,鳞盾斜方形,稍肥厚隆起,或显著隆起呈锥状,横脊显著,间或有纵脊,鳞脐小,稍突起,有短刺,种子椭圆形,长 5~6mm,连翅长 1.7~2cm。

【分布】　分布于云南普洱、红河、西双版纳、临沧等地。生长于海拔 700~1800m 的松林和针阔混交林中。

【采集与炮制】　松节、尖、叶、皮:各季节可采;松香:旱季采收。

【性味与入塔】　微味甜、苦、涩,性温。入风、土、水、火塔。

【功能与主治】　松节:除风解毒,活血止痛,散瘀消肿;主治风湿腰腿痛,带下病。松针:主治肾炎,关节炎;预防流感,流脑。松尖:主治跌打损伤,膀胱炎、尿道炎。皮:治疗湿热腹泻,荨麻疹。嫩松球:主治跌打损伤,骨折。花粉:中耳炎,鼻炎,外伤出血,湿疹,皮肤溃疡。

【用法与用量】　内服:15~30g,煎汤服。外用:适量。

钩藤

【傣名】　怀兔王。

【别名】 大钩丁,双钩藤。

【来源】 为茜草科植物大叶钩藤 *Uncaria macrophylla* Wall.、白钩藤 *Uncaria sessilifructus* Roxb. 或光钩藤 *Uncaria laevigata* Wall. 的粗壮藤茎、叶。

【形态特征】 大叶钩藤:攀缘状大藤本,高 12～15m。小枝压扁,有褐色疏粗毛,每一节上有双钩,钩幼时亦有疏粗毛。叶革质,宽椭圆形或长椭圆形,先端锐尖,基部圆形或心形,上面近光滑,下面有褐黄色粗毛;托叶 2 裂。头状花序圆球形,单生叶腋,花淡黄色,萼管长,5 裂;花冠管状漏斗形,5 裂。裂片覆瓦状排列;雄蕊 5;子房下位,纺锤形,2 室。蒴果有长柄,纺锤形,有粗毛。花期夏季。

白钩藤:小枝四棱柱形,节上有毛;叶腋有钩状变态枝,幼时被毛,老时光滑。单叶对生,薄革质,椭圆形,下面稍带粉白色。头状花序生于叶腋或枝顶,总花梗中部或中部以下着生 4～6 枚苞片;花 5 数,花冠白色或淡黄色。蒴果纺锤形。

【分布】 分布于广东、广西、海南及云南等省(区)。生于海拔 600～1500m 的路边、丛林中。

【采集与炮制】 茎秋冬采收,切片,晒干;叶随用随采。

【性味与入塔】 苦、微涩,凉;入风、水塔。

【功能与主治】 清火解毒,消肿止痛,祛风通血。

【用法与用量】 10～30g,煎汤或泡酒服。叶,鲜品适量,捣烂外敷或煎水熏洗患部。

宽筋藤

【傣名】 竹扎令。

【来源】 为防己科植物中华青牛胆 *Tinospora sinensis* (Lour.) Merr. 的藤茎。

【形态特征】 藤本,长可达 20m 以上;枝稍肉质,嫩枝绿色,有条纹,被柔毛,老枝肥壮,具褐色、膜质、通常无毛的表皮,散生疣突状皮孔。叶纸质,阔卵状近圆形,很少阔卵形,顶端近骤尖;掌状脉5条,最外侧的一对常近基部二叉分枝,在背面微凸起;叶柄被短柔毛。总状花序先叶抽出,雄花序单生或有时几个簇生;雌花序单生。核果红色,近球形。

【分布】　分布于云南南部、广东、海南、广西等省(区)。生长于海拔500～900m的疏林中。

【采集与炮制】　秋、冬季采收,切片,晒干;鲜品随用随采。

【性味与入塔】　苦,凉。入风、水塔。

【功能与主治】　调补气血,舒筋活络,镇心安神。主治气血不足、体弱无力、心慌心跳、风湿肢体关节疼痛、跌打损伤。

【用法与用量】　50～100g,泡酒服或碾粉温开水送服;外用适量,舂细炒热,包敷患处。

黄花稔

【傣名】　罕满龙。

【来源】　为锦葵科植物黄花稔 *Sida acuta* Burm. f. 的根、叶。

【形态特征】　直立亚灌木状草本,叶互生;托叶线形,与叶柄近等长,常宿存;叶披针形,先端短尖或渐尖。花单朵或成对生于叶腋;萼浅杯状;花黄色,蒴果近圆球形,先端具2短芒,果皮具网状皱纹。

【分布】　分布于福建、台湾、广东、海南、广西、云南等省(区)。生长于海拔200～1400m的山坡灌木丛、路边。

【采集与炮制】　全年可采,挖取根洗净,切片,晒干;鲜叶随用随采。

【性味与入塔】　甘,温。入风、水、土塔。

【功能与主治】　清火解毒,调补气血,健胃消食。主治黄疸病,体弱无力、面黄肌瘦、食欲不振、月经过多,疮疡肿毒。

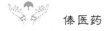

【用法与用量】　根,15～20g,煎汤服;叶,外用适量,外擦。

腊肠树

【傣名】　锅拢良。

【别名】　阿勃勒,牛角树,波斯皂荚。

【来源】　为豆科植物腊肠树 *Cassia fistula* Linn. 的果实、根、叶、树皮。

【形态特征】　落叶小乔木或中等乔木;树皮幼时光滑,灰色,老时粗糙,暗褐色。小叶对生,薄革质,有小叶 3～4 对,在叶轴和叶柄上无翅亦无腺体;总状花序疏散,下垂;花与叶同时开放;萼片长卵形,开花时向后反折;花瓣黄色,倒卵形;雄蕊高出于花瓣,具阔大的花药。荚果圆柱形,黑褐色,不开裂。

【分布】　分布于云南、广西、广东等省(区)。生长于海拔500～1600m 的村边或低山坡上。也有人工栽培。

【采集与炮制】　秋季采集成熟果实和根,晒干。树皮、叶用鲜品,随用随采。

【性味与入塔】　果实:苦、涩,凉,入风、水塔。根:微苦,凉,入风、水、土塔。树皮,叶:苦、涩,凉,入风、水塔。

【功能与主治】　根可清火解毒,利水化石,消肿止痛,除风止痛。果实可润肠通便,清火解毒。树皮、叶可消肿止痛,除风止痛。主治腹胀便秘,尿痛,尿中有沙石,小便热涩疼痛,热风所致咽喉肿痛、口舌生疮、无名肿毒、便秘、头昏头痛、目眩。

【用法与用量】　根、叶、树皮,10～30g,煎汤服;果仁,1～2 粒嚼服,或磨水服。

槟榔青

【傣名】　锅麻过。

【来源】　为漆科植物槟榔青 *Spondias pinnata* (Linn. f.) 的树皮。

【形态特征】　落叶乔木,小枝粗壮,黄褐色,具小皮孔。叶互生,奇数羽状复叶,小叶对生,薄纸质。圆锥花序顶生花小,白色;无梗或近无梗,基部具苞片和小苞片;花萼无毛,花瓣卵状长圆形,先端急尖,内卷;雄蕊10,比花瓣短;花盘大。核果椭圆形或椭圆状卵形,成熟时黄褐色,无刺状突起,里层木质坚硬,有5个薄壁组织消失后的大空腔,每室具1种子,通常仅2~3颗种子成熟。

【分布】　分布于云南省西双版纳地区。海南、广西亦有分布。生长于海拔300~1200m的低山或沟谷林中。

【采集与炮制】　树皮全年可采,切片,晒干。

【性味与入塔】　酸涩,凉;入风、水塔。

【功能与主治】　清火解毒,消肿止痛,止咳化痰。主治心慌气短,咳嗽、哮喘、百日咳,睾丸肿痛,皮癣。

【用法与用量】　15~30g,煎汤服或泡水服;外用适量,捣烂外敷。

泰国大风子

【傣名】　麻补罗勐泰。

【别名】　大枫子、麻风子、驱虫大风子。

【来源】　为大风子科植物大风子 *Hydnocarpus anthelmintica* Pierre 的成熟种子。

【形态特征】　常绿乔木。树干直立,枝伸长。叶革质互生;叶柄长0.6~3cm;叶片长椭圆形或椭圆状披针形,长10~30cm,宽3~7cm,先端钝尖,基部钝圆,全缘,两面无毛;侧脉8~10对,网脉明显。花杂性或单性,1至数朵簇生,花径约2cm,花梗长1~4cm;雄花萼片5,卵形;花瓣5,卵形,黄绿色,能育雄蕊5个,花丝短而肥厚,外轮雄蕊通常退化成鳞片状,着生瓣基,中央有退化子房;雌花的退化雄蕊合生成纺锤状体,子房卵形,被长硬毛,花柱粗短,被柔毛,柱头5裂,常成冠状反卷。浆果球形,直径6~12cm,

果皮坚硬。种子30～50颗,卵形,略呈多角体状,外种皮角质,胚乳丰富。

【分布】 云南、广西、广东、台湾等省(区)有栽培。

【采集与炮制】 果实成熟时采收,晒干。

【性味与入塔】 咸,热。入风、火塔。

【功能与主治】 祛风解毒,杀虫止痒。主治湿疹,荨麻疹,皮肤过敏,疔疮肿毒,麻风病。

【用法与用量】 外用适量,捣细,酒调外搽,或磨水外擦。

嘉兰

【傣名】 雅果牙、何发来。

【别名】 变色兰。

【来源】 为百合科植物嘉兰 *Gloriosa superba* Linn. 的鳞茎。

【形态特征】 攀缘植物;根状茎块状、肉质,常分叉,粗约1cm。茎长2～3m或更长。叶通常互生,有时兼有对生的,披针形,长7～13cm,先端尾状并延伸成很长的卷须(最下部的叶例外),基部有短柄。花美丽,单生于上部叶腋或叶腋附近,有时在枝的末端近伞房状排列;花梗长10～15cm;花被片条状披针形,长4.5～5cm,宽约8mm,反折,由于花俯垂而向上举,基部收狭而多少呈柄状,边缘皱波状,上半部亮红色,下半部黄色,宿存;花丝长3～4cm,花药条形,长约1cm;花柱丝状,与花丝近等长,分裂部分长6～7mm。

【分布】 分布于云南省西双版纳地区。生长于600～1500m的密林、草丛中。

【采集与炮制】 秋、冬季采收,挖取鳞茎,切片,晒干;鲜品随用随采。

【性味与入塔】 麻,寒,有剧毒。入风塔。

【功能与主治】 祛风除湿,消肿止痛。主治风湿关节肿痛,肢体麻木,偏瘫。

【用法与用量】 3～5g,煎煮2小时后服。

贝叶棕根

【傣名】 哈榄。

【别名】 长叶棕树。

【来源】 为棕榈科植物贝叶棕 *Corypha umbraculifera* Linn. 的根。

【形态特征】 植株高大粗壮,乔木状,高18～25m,直径50～60cm,最大可达90cm,具较密的环状叶痕。叶大型,呈扇状深裂,形成近半月形,叶片长1.5～2m,宽2.5～3.5m,裂片80～100,裂至中部,剑形,先端浅2裂,长60～100cm,裂片宽7～9cm;叶柄长2.5～3m,粗壮,宽7～10cm,上面有沟槽,边缘具短齿,顶端延伸成下弯的中肋状叶轴,长70～90cm。花序顶生、大型、直立,圆锥形,高4～5m或更高,序轴上由多数佛焰苞所包被,起初为纺锤形,后裂开,分枝花序即从裂缝中抽出,有30～35个分枝花序,由下而上渐短,下部分枝长约3.5m,上部长约1m,4级分枝,最末一级分枝上螺旋状着生几个长15～20cm的小花枝,上面着生花;花小,两性,乳白色,有臭味。果实球形,直径3.2～3.5cm,干时果皮产生龟裂纹;种子近球形或卵球形,直径1.8～2.0cm;胚顶生。只开花结果一次后即死去,其生命周期有35～60年。

【分布】 云南南部地区有栽培。

【采集与炮制】 全年可采,用鲜品。

【性味与入塔】 微甜,热。入风、水塔。

【功能与主治】 通气活血,除风止痛。主治风湿痹证所致的周身关节酸麻胀痛,屈伸不利,或全身疼痛,活动受限。

【用法与用量】 10～20g,泡酒服。

夜花

【傣名】 沙板嘎。

【别名】 麻鸦亮。

【来源】 为马鞭草科植物夜花 *Nyctanthes arbortristis* Linn. 的茎叶。

【形态特征】 小乔木,高可达 10m。小枝黑灰色、褐色或淡褐色,四棱形,被糙硬毛。叶片革质,卵形或长卵形,长 3 ~ 16cm,宽 2 ~ 7.5cm,先端锐尖至渐尖,基部圆形或微心形,枝上部叶为楔形,全缘或具几枚不整齐的齿,叶缘反卷,两面被糙硬毛,侧脉 3 ~ 5 对,在上面平或微凸起,下面明显凸起;叶柄长 0.4 ~ 2cm,上面具沟,被短柔毛。头状花序有花 3 ~ 5 朵,通常再排列成聚伞花序,顶生或腋生;苞片卵形、倒卵形或近圆形;无花梗;花芳香,小;花萼管状,外被柔毛,长 5 ~ 9mm,先端 5 浅裂或几近截形、花冠黄色,高脚碟状,花冠管长 7 ~ 10mm,裂片 4 ~ 8 枚,长 5 ~ 7mm,宽 3 ~ 5mm,先端 2 裂;雄蕊几无花丝,花药内藏;花柱与花冠管近等长,柱头状,常 2 裂。果压扁,倒心形或椭圆形,有时近圆形,长 1.5 ~ 2cm,宽 1.2 ~ 1.9cm,先端具短尖头,中间具一条纵肋,黑色,成熟时开裂成 2 片,每室具种子 1 枚;种子宽卵形,长约 9mm,宽约 7mm。

【分布】 云南景洪、勐腊等地有栽培。

【采集与炮制】 全年可采,茎切段,晒干;鲜品随用随采。

【性味与入塔】 微甘,凉。入风、水、土塔。

【功能与主治】 除风,通利水血,消肿止痛。主治胸腹疼痛,全身酸痛,风湿痛,水肿,妇女产后消瘦、恶露不尽,毒虫咬伤。

【用法与用量】 10 ~ 15g,煎汤服或磨水服;外用适量,煎汤洗或磨水擦。

（二）动物药

水牛角

【傣名】 蒿怀。

【来源】 为牛科动物水牛 *Bubalus bubalis* Linn. 的角。

【采集与炮制】 屠宰后把角砍下。

【性味与入塔】 腥，微苦，寒。入风、水塔。

【功能与主治】 清火退热，凉血止血，除风镇惊，定心安神。主治高热惊厥，神昏，吐血，鼻出血，斑疹，紫癜，突然昏仆，四肢抽搐，口吐白沫，不省人事，头昏头痛。

【用法与用量】 20～30g，煎汤服，或火烤舂成细粉，泡水服50g；外用适量，磨水外擦，或火烤后舂成细粉，泡酒外搽。

乌鸦

【傣名】 戛朗。

【别名】 黑老鸦、大嘴鸟。

【来源】 为鸦科动物大嘴乌鸦 *Corvusmacrorhynchus* Wagler 的肉、骨、羽毛。

【采集与炮制】 全年可采，焙干或鲜用。

【性味与入塔】 腥，咸，温。入风、土、水、火塔。

【功能与主治】 除风清热，补土健胃。主治头风眩晕，小儿皮肤疔疮，肺结核引起的咳嗽、吐血等。

【用法与用量】 5～20g，焙黄冲水服或磨水服。

家猫

【傣名】 妙。

【别名】 家猫、家狸。

【来源】 为猫科动物猫 *Felis domestica* Brisson. 的骨、肉、血、胎盘、肝。

【采集与炮制】　全年可采,焙干或鲜用。

【性味与入塔】　腥,咸,温。入风、火、水、土塔。

【功能与主治】　补水清火,除风解毒。主治血小板减少性紫癜,淋巴结核,肺结核引起的形瘦体弱、咳嗽吐血,风湿病引起的肢体关节麻木疼痛,胃溃疡,水火烫伤。

【用法与用量】　10 ~ 50g,炖服或泡酒。

水蛭

【傣名】　兵。

【别名】　蚂蟥。

【来源】　为水蛭科动物蚂蟥 *Whitmania pigra* Whitman 的全体。

【采集与炮制】　全年可采,烫死,晒干或焙干;鲜品全年可采。

【性味与入塔】　腥,淡,寒。入风、水、土、火塔。

【功能与主治】　破血通经,消积散瘀,消肿解毒。主治经闭腹痛,产后恶露不尽,跌打损伤,无名肿毒,肝硬化,疔,疮痛毒肿,丹毒。

【用法与用量】　0.5 ~ 1.5g,焙干研末外敷或滴眼。

蛇胆

【傣名】　咪哦。

【来源】　为蟒科动物蟒蛇 *Pythonmolurus* bivittatus Schlegel 的胆囊。

【采集与炮制】　全年可采,取胆囊阴干。

【性味与入塔】　腥,苦,咸,寒。入风、火、水、土塔。

【功能与主治】　除风清热、补水明目。主治小儿肺炎,百日咳,咳嗽痰喘,痰热惊厥,急性风湿性关节炎。

【用法与用量】　5 ~ 10g,开水调服或泡酒服;外用适量调搽患部。

二、调火塔药

傣医所指的火,实为体内能量(热能),它是人体生命的根本和维持生命活动的物质要素,是机体生长发育的本源之一。凡体内具有"热"性质的皆属火所管,具有温煦肌体之功,是生命活动的根本。人体内存在着 4 种火,它不断地燃烧,受后天的水谷化生的火所补充,这 4 种火是"温哈革""巴基革""基纳革""基腊纳革"。"温哈革",可以温化腐熟人体所摄取的一切水谷,能化生气血,产生热能,在先天之火及风、水、土的支持、资助之下完成整个消化过程,吸收各种营养物质,濡养机体,以推动人体的各种功能活动,达到身强力壮;"巴基革",在体内散发热量,能促进人体生长发育,增强机体的各种抗病能力,使人的形体健壮,智力聪慧敏捷;"基纳革",是体内一切热量的根本,是促进人体生命活动的"动力",能增强机体的免疫和抗病能力,使体魄壮实,精神爽朗,生机勃勃;"基腊纳革",由父母先天所给,能维持人体的正常体温,使人体所摄取的各种物质能正常地吸收、分泌和排泄。因此,凡以入火塔为主的药物,针对自然界或体内的火的异常变化而致的,具有补火强身、清火解毒作用,能调节火塔偏盛偏衰的一类药物,称为调雅塔菲(火塔)药。

(一)植物药

大百部

【**傣名**】　贺芽楠光。

【**别名**】　野天门冬根、山百部。

【**来源**】　为百部科植物对叶百部 *Stemona tuberosa* Lour. 的块根。

【**形态特征**】　多年生攀缘草本,茎上部缠绕,分枝表面具纵槽。叶通常对生或轮生,先端锐尖或渐尖,基部浅心形,全缘或微波状。花单生或 2~3 朵排成总状花序,生于叶腋或偶尔贴生于叶柄上;花下具一披针形的小苞片;花被片 4,黄绿色,有紫色脉纹,雄蕊紫红色,短于或几乎等长于花被。蒴果倒卵形而扁。块根通常纺锤状。

【分布】　分布于福建、台湾、江西、湖北、湖南、广东、广西、四川、贵州和云南等省(区)。生长于海拔 400~2200m 的林缘灌木丛中。

【采集与炮制】　全年可采挖,洗净切片,晒干;或用鲜品。

【性味与入塔】　苦,凉。入火、水、风塔。

【功能与主治】　清火解毒,补水润肺,化痰止咳。主治哮喘、咳嗽、结核病,头癣,疮疡脓肿,带状疱疹,湿疹,脚癣,脚臭。

【用法与用量】　10~15g,煎汤服;外用适量,煎汤清洗患处。

灯台树

【傣名】　锅埋丁别。

【别名】　象皮树、灯架树、黑板树、乳木、魔神树等。

【来源】　为夹竹桃科植物糖胶树 Alstonia scholaris (Linn.) R. Br. 的叶、树心。

【形态特征】　乔木,高达 20m,直径约 60cm(在国外有记载高可达 40m,直径 1.25m);枝轮生,具乳汁,无毛。叶 3~8 片轮生,倒卵状长圆形、倒披针形或匙形。花白色,多朵组成稠密的聚伞花序,顶生;花冠高脚碟状,中部以上膨大,内面被柔毛,裂片在花蕾时或裂片基部向左覆盖;雄蕊长圆形,着生在花冠筒膨大处,内藏;子房由 2 枚离生心皮组成,密被柔毛,花柱丝状,柱头棍棒状,顶端 2 深裂;花盘环状,蓇葖 2,细长,线形,外果皮近革质,灰白色;种子长圆形,红棕色。

【分布】　分布于广西南部、西部,云南南部有野生;湖南、广东、台湾有栽培。生长于海拔 700m 以下的丘陵山地疏林中、水沟边。

【采集与炮制】　秋冬季采茎木,切片,晒干。叶随用随采,鲜用或晒干炒黄。

【性味与入塔】　苦、微涩,寒。入火、水塔。

【功能与主治】　清火解毒,消肿止痛,止咳化痰。主治颌下淋巴结肿大,乳腺炎、乳腺肿痛,腮腺肿大,肺热咳嗽痰多,疮疡疖肿。

【用法与用量】　10～30g,煎汤服;外用适量,捣烂外敷或碾末调擦。

千张纸树皮

【傣名】　楠楞嘎。

【别名】　木蝴蝶。

【来源】　为紫葳科植物木蝴蝶 *Oroxylum indicuum* (Linn.) Kurz 的树皮、种子及根。

【形态特征】　直立小乔木,高6～10m,树皮灰褐色。大型奇数2～3(4)回羽状复叶,着生于茎干近顶端;小叶三角状卵形,顶端短渐尖,基部近圆形或心形,偏斜,两面无毛,全缘,叶片干后发蓝色。总状聚伞花序顶生,粗壮;花大、紫红色。花萼钟状,紫色,膜质,果期近木质。花冠肉质;檐部下唇3裂,上唇2裂,裂片微反折。雄蕊插生于花冠筒中部,花丝长4cm,微伸出花冠外,花丝基部被绵毛,花药椭圆形。花盘大,肉质。花柱长5～7cm,柱头2片开裂。蒴果木质,常悬垂于树梢,果瓣具有中肋,边缘肋状凸起。种子多数,圆形,周翅薄如纸。

【分布】　分布于福建、台湾、海南、广东、广西、贵州和云南等省(区)。生长于海拔500～1000m的江边、箐沟、干河谷次生阔叶林中。

【采集与炮制】　秋冬季采收,切片,晒干;鲜品随用随采。

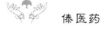

【性味与入塔】 苦,凉。入火、水、风塔。

【功能与主治】 清火解毒,敛疮止痒,利水退黄,润肠通便。主治各种疮疖溃烂,口舌生疮,各型肝炎,黄疸病,头晕、头痛,咳嗽,便秘,四肢关节红肿疼痛,屈伸不利,遇热加剧,水火烫伤。

【用法与用量】 10～30g,煎汤服或开水冲服;外用鲜品适量,捣烂外敷,或煎汤外洗。

马蓝

【傣名】 皇曼。

【别名】 板蓝根。

【来源】 为爵床科植物马蓝 *Baphicacanthus cusia* (Nees) Bremek 的全株。

【形态特征】 草本,多年生。茎直立或基部外倾,通常成对分枝,幼嫩部分和花序均被锈色鳞片状毛。叶椭圆形或卵形,两面无毛,侧脉每边约8条,在两面凸起;花无梗,对生,组成腋生或顶生的穗状花序;苞片对生,叶状,最下部的比花萼长。最下部小苞片比花萼稍短;花萼不等5深裂,裂片线形,后裂片较大;花冠堇、玫瑰红或白色,花冠圆筒形,顶端内弯,喉部扩大呈窄钟形,稍弯曲,不扭弯,花冠筒短圆柱形,喉窄钟形,长为花冠筒的两倍;雄蕊2长2短,内藏。蒴果棒状,上端稍大,稍具4棱。种子每室2粒,卵圆形。

【分布】 南方各省(区)均有分布。野生或栽培。生长于山坡、路边、草丛较潮湿的地方。

【采集与炮制】 每年12月采挖全株,洗净切为细段,晒干;鲜品随用随采。

【性味与入塔】 苦,凉。入火、水塔。

【功能与主治】 清火退热,凉血解毒。主治高热不退,腮腺、颌下淋巴肿痛,热风毒邪所致的咽喉肿痛、水食不下、痔疮出血、痔核脱出等。

【用法与用量】　10～20g,煎汤服或泡服;外用适量,捣敷患处。

芦子

【傣名】　嘿摆。

【别名】　蒟酱、枸酱、蒟子、大荜茇、青蒌、香茗、大芦子。

【来源】　为胡椒科植物蒟酱 *Piper betle* Linn. 的茎、叶和果实。

【形态特征】　藤本,长达数米。枝梢近木质,茎无毛,常绿,攀缘,节上常生根。叶互生,大而厚,纸质至近革质,背面及嫩叶脉上有密细腺点;叶片阔卵形至卵状长圆形,上部的有时为椭圆形,先端渐尖。花单性,雌雄异株,聚集成与叶对生的穗状花序;雄花序开花时几乎与叶片等长;总花梗与叶柄近等长,花序轴被短柔毛;苞片圆形或近圆形,稀倒卵形,近无柄,盾状;雌花序长 3～5cm,于果期延长,花序轴密被毛,苞片与雄花序的相同。浆果,先端稍凸,有绒毛,下部与花轴合生成为一柱状、肉质、带红色果穗。

【分布】　台湾、广东、广西和云南等省(区)均有栽培。生长于海拔 1600～2000m 的林缘、河边、溪边阴湿处。

【采集与炮制】　全年可采,切片晒干;鲜品随用随采。

【性味与入塔】　清香,麻、辣,热。入火、风塔。

【功能与主治】　调补四塔,通气血,止痛,杀虫止痒,提神醒脑。主治头痛,心慌心跳,皮肤瘙痒,牙痛、牙根松动,头昏目眩。

【用法与用量】　果实 5～10g,茎 15～20g,煎汤服或碾粉,每次服 3g;鲜叶适量,嚼服或煎汤外洗。

红花丹

【傣名】　比比亮。

【别名】　谢三娘、红谢三娘、银丝矮陀陀、小散血、紫花蕨、红

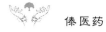

地三娘。

【来源】 为蓝雪科植物紫雪花 *Plumbago indica* Linn. 的全草。

【形态特征】 直立或攀缘状亚灌木。根圆柱状,稍肉质,灰褐色。除萼具腺体外,全株无毛。枝圆柱形,有纵棱。叶纸质,长卵形或长圆状卵形,全缘,先端短尖或钝,基部阔楔形,渐狭而成短柄;叶柄基部抱茎,但不成耳形。穗状花序顶生,常不分枝,花序轴无毛,具纵棱;花冠红色,檐部广展,裂片卵形,具刺毛状短尖头;雄蕊长达花冠管喉部。蒴果。

【分布】 分布于福建、广东、广西和云南等省(区)。庭园有栽培。生长于海拔 200～2000m 的次生林中。

【采集与炮制】 全年可采,洗净,切段,晒干;或用鲜品。

【性味与入塔】 麻、辣、微甜,大热。入火、风、水塔。

【功能与主治】 除风补火,通气血,消肿止痛,强身健体。主治冷风湿关节疼痛,月经失调,痛经,咳嗽,哮喘,肢体酸软,阳痿。

【用法与用量】 3～10g,煎汤服,或 30～50g,泡酒 1000mL,1个月后服用,每次 10～20mL。

锅铲叶

【傣名】 芽楠坝。

【别名】 铲叶西番莲,半截叶,半截观音。

【来源】 为西番莲科植物镰叶西番莲 *Passiflora wilsonii* Hemsl. 的全草。

【形态特征】 草质藤本,茎被稀疏柔毛。叶纸质,先端截形,基部宽圆形至近心形,无毛。花序近无柄,在卷须两侧对生,有2～15朵花,无毛或微被疏柔毛;花白色,萼片 5 枚,外面顶端不具角状附属器,无毛;外副花冠裂片 1 轮,丝状,内副花冠褶状,长约2mm;花盘高 2～3mm;雌雄蕊柄长 6～10mm;雄蕊 5 枚,花丝长

4～6mm,分离;花柱3枚,分离,长3～5mm。浆果近球形,初被白粉,熟时紫黑色;种子多数,椭圆形,暗黄色,顶端具尖头。

【分布】　分布于云南省东南至西南部地区。生长于海拔1000～2500m的疏林灌丛中。

【采集与炮制】　全年可采,洗净,切段,晒干;鲜品随用随采。

【性味与入塔】　苦,平。入火、风、水塔。

【功能与主治】　调补气血,除湿止痛,强身健体。主治月经失调,产后胎衣不下,腰膝冷痛,阳痿。

【用法与用量】　根20g,叶10～20g,煎汤服;或叶50～100g,泡酒1000mL,1周后服用,每次10～20mL,早晚各服1次。

白花丹

【傣名】　比比蒿。

【别名】　白雪花、白皂药、山波苓、一见消。

【来源】　为蓝雪科植物白花丹 *Plumbago zeylanica* Linn. 的全株。

【形态特征】　多年生蔓生亚灌木状草本,高2～3m。茎细弱,基部木质,分枝多,光滑无毛,有棱槽,绿色。单叶互生;叶片卵圆形至卵状椭圆形,先端尖,全缘,基部阔楔形,渐狭而成一短柄;叶柄基部扩大而抱茎。穗状花序顶生或腋生,苞片短于萼,边缘为干膜质;花萼管状,绿色,上部5裂,具5棱,棱间干膜质,外被腺毛;花冠白色或白而略染蓝,高脚碟状,管狭而长;雄蕊5,生于喉处;蒴果膜质。

【分布】　分布于云南、贵州、四川、广西、广东、海南、福建、台湾省(区)。生长于海拔100～1600m的村边、路边旷野、沟边。

【采集与炮制】　全年可采。根洗净,切段,晒干;叶多用鲜品,随用随采。

【性味与入塔】　辣、微甜,热。有小毒。入火、风塔。

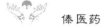

【功能与主治】 除风通血止痛,补火强身壮体,消肿散瘀,接骨续筋。主治肢体关节酸痛重着、屈伸不利、卒中偏瘫,性冷、阳痿、腰膝冷痛、月经失调、痛经、闭经、产后胎衣不下、恶露不绝、腹痛及死胎、堕胎,肢体关节痉挛剧痛,如痛风、类风湿病、心绞痛,跌打损伤、骨折,各种头痛,如血管神经性头痛、高血压头痛、脑震荡后遗症头痛。

【用法与用量】 3~6g,煎汤服或泡酒服;外用根、茎、叶舂细外包患处,每次 10~30g,若入洗药或睡药中可适当加量,泡酒每次剂量应为所有药物总量的 1/10。

大黑附子

【傣名】 坡扣。

【来源】 为天南星科植物大黑附子 *Homalonema gigantean* Engl. 的根茎。

【形态特征】 多年生草本。根茎匍匐,肉质根圆柱形,密被淡褐色短绒毛,须根稀少,纤维状。常具高 30~50cm 的直立的地上茎。鳞叶线状披针形,向上渐狭,锐尖。叶片膜质至纸质,箭状心形至心形,有时更大,先端骤狭渐尖;花序 1~3,生鳞叶之腋,序柄短于叶柄。佛焰苞绿白色,长圆形至椭圆形,花前席卷成纺锤形,盛花时上部略展开成短舟状。肉穗花序具短梗,种子褐色,长圆形。

【分布】 云南省各地有分布。

【采集与炮制】 全年可采。切片水浸 7 天,每日换水 1 次,取出晒干用或火灰炮熟,洗净去皮切片晒干。

【性味与入塔】 麻,温。有毒。入火、风、土塔。

【功能与主治】 润肺止咳,退热,祛风湿,止血。主治高热,肺结核,咯血,气管、支气管炎,流感,风湿性心脏病,风湿骨痛,痈疮疖肿。

【用法与用量】 3～8g,煎汤服,外用鲜品捣敷。孕妇忌服。

大麻疙瘩

【傣名】 代盾。

【别名】 麻疙瘩、野胡椒、叶子兰、九眼独活。

【来源】 为胡椒科植物大麻疙瘩 *Piper boehmreifolium* Wall. 的根。

【形态特征】 直立亚灌木;枝通常无毛,干时有纵棱和疣状凸起。叶薄纸质,有密细腺点,形状多变异,长椭圆形、长圆形或长圆状披针形,顶端渐尖至长渐尖,基部偏斜不等,一侧圆,另一侧狭短尖,腹面无毛,背面沿脉上或在脉的基部被疏毛,间有两面均无毛者;花单性,雌雄异株,聚集成与叶对生的穗状花序。雄花序短于叶片,总花梗远长于叶柄,雌花序总花梗与雄花序的相同。浆果近球形,离生,密集成长的柱状体。

【分布】 分布于玉溪、思茅、西双版纳、德宏、临沧、保山等地,生长于海拔1200～1800m的林缘、沟边、山箐阴湿处。

【采集与炮制】 全年可采,切段,晒干。

【性味与入塔】 腥,微麻,热。入火、风、水、土塔。

【功能与主治】 祛风除湿,活血化瘀,消肿止痛,拔毒收敛生肌,止咳化痰。主治冷、热风湿病,咳嗽,气管炎,肺炎,跌打损伤瘀血疼痛,骨折,疔疮脓肿,疮疡肿痛。

【用法与用量】 30～50g,煎汤或泡酒服。

山大黄

【傣名】 咪火哇。

【别名】 老虎花、老虎须、大水田七、萄葫薯、大叶屈头鸡、黑蝙蝠花。

【来源】 为蒟蒻薯科植物箭根薯 *Tacca chantrieri* Andre 的根茎、叶。

【形态特征】 多年生草本。根状茎粗壮,近圆柱形。叶片长圆形或长圆状椭圆形,顶端短尾尖,基部楔形或圆楔形,两侧稍不相等,无毛或背面有细柔毛;叶柄基部有鞘。花葶较长;总苞片4枚,暗紫色,外轮2枚卵状披针形,顶端渐尖,内轮2枚阔卵形;小苞片线形,长约10cm;伞形花序有花5~7(~18)朵;花被裂片6,紫褐色,外轮花被裂片披针形,内轮花被裂片较宽,顶端具小尖头。浆果肉质,椭圆形,具6棱,紫褐色,顶端有宿存的花被裂片;种子肾形,有条纹。

【分布】 分布于湖南南部、广东、海南、广西、贵州和云南等省(区)。生长于海拔200~1300m的林下阴湿处,丛生。

【采集与炮制】 秋冬季采收,切片,晒干;鲜品随用随采。

【性味与入塔】 苦,寒。入火、水、风塔。

【功能与主治】 清火解毒,消肿止痛,排脓生肌,止咳化痰。主治疮疡肿毒、腮腺炎、颌下淋巴结肿痛、乳腺肿痛,热风所致咽喉肿痛、咳嗽痰多,腹部刺痛、无名肿毒。

【用法与用量】 10~30g,煎服或适量磨水服;外用适量,捣烂外敷患处,或磨汁外擦。

水薄荷

【傣名】 荒嫩。

【别名】 野薄荷、夜息香。

【来源】 为唇形科植物薄荷 *Mentha canadaensis* Linn. 的全草。

【形态特征】 多年生草本。茎直立,下部数节具纤细的须根及水平匍匐根状茎,锐四棱形,具四槽,上部被倒向微柔毛,下部仅沿棱上被微柔毛,多分枝。叶片长圆状披针形,披针形,椭圆形或卵状披针形,稀长圆形,先端锐尖,基部楔形至近圆形,边缘在基部以上疏生粗大的牙齿状锯齿,侧脉5~6对,与中肋在上面微凹陷下面显著,上面绿色;沿脉上密生、余部疏生微柔毛,或除脉外余部近于无毛,上面淡绿色;叶柄腹凹背凸,被微柔毛。轮伞花序腋生,轮廓球形,具梗或无梗,被微柔毛;花萼管状钟形,花冠淡紫,外面略被微柔毛,内面在喉部以下被微柔毛。雄蕊4,前对较长,均伸出于花冠之外,花丝丝状,无毛。花柱略超出雄蕊。小坚果卵珠形,黄褐色,具小腺窝。

【分布】　分布于我国华北、华东、中南及西南各省(区)。生长于水边、沟边潮湿处,或栽培。

【采集与炮制】　全年可采,阴干,或用鲜品。

【性味与入塔】　清香,苦、微麻,凉。入火、风、水塔。

【功能与主治】　清火解毒,杀虫止痒。主治小儿高热惊厥,疥癣致皮肤瘙痒,热风咽喉肿痛。

【用法与用量】　5～15g,煎汤服;外用鲜品适量,捣烂外敷患处。

云南萝芙木

【傣名】　麻三端图。

【别名】　羊屎果、矮陀陀。

【来源】　为夹竹桃科植物云南萝芙木 *Rauvolfia yunnanensis* Tsiang 的根。

【形态特征】　直立灌木,具乳汁;茎有稀疏皮孔,无毛。叶对生至5叶轮生,膜质,椭圆形或椭圆状披针形,深绿色;侧脉弧曲上升。聚伞花序腋生,着花稠密,多达150朵,总花梗4～9条,柔弱;花萼5裂;花冠白色,高脚碟状,花冠筒中部膨大,内面密被长柔毛,花冠裂片5枚,宽卵形,长和宽约相等,向左覆盖;雄蕊5枚,着生于花冠筒中部;花盘环状,高达子房一半。核果椭圆形,红色。

【分布】　分布于广西、贵州和云南等省(区)。生长于海拔600～1300m的山林下、林缘灌丛中。

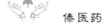

【采集与炮制】　野生品全年可采;栽培品于定植后 2～3 年,10～11 月采挖,将根挖出,洗净,砍成 3～5cm 段,晒干。

【性味与入塔】　苦,凉,有小毒。入火、水塔。

【功能与主治】　清火解毒,除风止痛。主治高血压引起的头昏头痛,胃脘腹部胀痛,腮腺、颌下淋巴结红肿疼痛,热风所致眼睛红肿疼痛,疔疮肿痛。

【用法与用量】　10～15g,煎汤服或适量磨水服;外用适量,磨水外擦。

三丫苦

【傣名】　楠晚。

【别名】　三桠苦,斑鸠花,小黄散,三岔叶。

【来源】　为芸香科植物三叉苦 *Evodia lepta* (Spreng) Merr. 的根、叶。

【形态特征】　乔木,高 2～8m,全株味苦。树皮灰白色,有长圆形皮孔。叶为三数复叶,对生;基部略胀大;小叶片长圆状披针形,纸质,先端钝尖,全缘或不规则浅波状,叶上面深绿色,下面黄绿色,有腺点,小叶柄短。伞房状圆锥花序腋生,花轴及花梗初时被短柔毛,花后渐脱落。花小,单性,黄白色,略芳香;萼深裂,广卵形;花瓣 4,卵圆形至长圆形,有腺点;雄花有雄蕊 4,较花瓣长,花丝线形,花药卵状长圆形,退化子房短小;雌花子房密被毛,退化雄蕊 4,较花瓣短,花药不育。蓇葖果常 2～3,稀 1 或 2,外果皮暗黄褐色至红褐色,有乳点;种子黑色有光泽,卵状球形。

【分布】　分布于江西、福建、台湾、广东、海南、四川、广西、贵州和云南等省(区)。生长于海拔 500～1800m 的疏林、灌木丛中。

【采集与炮制】　秋冬季采根,洗净切片,叶随用随采。

【性味与入塔】　清香,苦,凉。入火、水、土塔。

【功能与主治】　清热解毒,除风止痒,止痛。主治胃脘胀闷、灼热疼痛,口干舌燥、口臭,咽喉肿痛、口舌生疮,心胸发热、烦躁不安,小便热涩疼痛,妇女月经过多,产后出血不止、恶露不绝,周身皮肤起丘疹瘙痒难忍。

【用法与用量】　叶 10 ~ 20g,煎汤服;外用适量,煎汤外洗患处。

美登木

【傣名】　埋叮嚷。

【别名】　梅丹。

【来源】　为卫矛科植物美登木 *Maytenus hooderi* Loesen 的叶。

【形态特征】　灌木;植体高时小枝柔细稍呈藤本状,小枝通常少刺,老枝有明显疏刺。叶薄纸质或纸质,椭圆形或长方卵形,先端渐尖或长渐尖,基部楔形或阔楔形,边缘有浅锯齿,侧脉 5 ~ 8 对,较细,小脉网不甚明显。聚伞花序 1 ~ 6 丛生短枝上,花序多 2 ~ 4 次单歧分枝或第一次二歧分枝;花序梗细线状,有时无梗,或梗长至 10mm,小花梗细线状;花白绿色;花盘扁圆;雄蕊着生花盘外侧下面,花柱顶端有 2 裂柱头。蒴果扁,倒心状或倒卵状;果序梗短;种子长卵状,棕色;假种皮浅杯状,白色,干后黄色。

【分布】　分布于云南南部地区。生长于山地丛林及山谷密林中。

【采集与炮制】　全年可采,晒干。

【性味与入塔】　苦、涩,凉。入火、土塔。

【功能与主治】　清火解毒,消肿止痛。主治肝、肺、胃肠癌肿,肝硬化,咳嗽、吐黄痰、咽喉肿痛、口舌生疮,产后形瘦体弱,尿赤。

【用法与用量】　10 ~ 30g,煎汤服。

刺天茄

【傣名】　王喝。

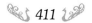

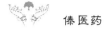

【别名】 麻王答盖。

【来源】 为茄科植物刺天茄 *Solanum indicum* Linn. 的根、果实。

【形态特征】 多枝灌木,小枝,叶下面,叶柄、花序均密被8~11分枝,长短不相等的具柄的星状绒毛。小枝褐色,密被尘土色渐老逐渐脱落的星状绒毛及基部宽扁的淡黄色钩刺,钩刺长4~7mm,基部宽1.5~7mm,基部被星状绒毛,先端弯曲,褐色。叶卵形,先端钝,基部心形,截形或不相等,边缘5~7深裂或成波状浅圆裂,裂片边缘有时又作波状浅裂,上面绿色,被具短柄的5~9(11)分枝的星状短绒毛,下面灰绿,密被星状长绒毛;中脉及侧脉常在两面具有长2~6mm米的钻形皮刺,侧脉每边3~4条。蝎尾状花序腋外生,花梗密被星状绒毛及钻形细直刺;花蓝紫色,或少为白色;萼杯状,先端5裂,裂片卵形,端尖,外面密被星状绒毛及细直刺,内面仅先端被星状毛;花冠辐状,筒部长约1.5mm,隐于萼内,外面密被分枝多具柄或无柄的星状绒毛,内面上部及中脉疏被分枝少无柄的星状绒毛,很少有与外面相同的星状毛;花药黄色,长约为花丝的7倍。浆果球形,光亮,成熟时橙红色,宿存萼反卷。种子淡黄色,近盘状。全年开花结果。

【分布】 分布于台湾、福建、广东、海南、广西、四川、贵州和云南等省(区)。生长于海拔200~2000m的平坝、荒地灌木丛中。

【采集与炮制】 根全年可采,洗净切片,晒干或鲜用。夏季采果实,多鲜用。

【性味与入塔】 苦,冷。入火、水塔。

【功能与主治】 清火解毒,凉血止血,利湿利黄,活血调经。主治咽喉肿痛、声音嘶哑、咳嗽、咯血、水肿、小便热痛、尿血、黄疸、月经失调、带下、产后恶露不尽。

【用法与用量】 果实5~10g,或根10~20g,煎汤服;外用果实适量,鲜品捣烂加酒擦。

鸡蛋花

【**傣名**】　章巴蝶。

【**别名**】　缅栀子。

【**来源**】　为夹竹桃科植物鸡蛋花 *Plumeria rubra* Linn. 的树皮、叶。

【**形态特征**】　落叶小乔木,高约 5m,最高可达 8.2m;枝条粗壮,带肉质,具丰富乳汁,绿色,无毛。叶厚纸质,长圆状倒披针形或长椭圆形,顶端短渐尖,基部狭楔形,叶面深绿色,叶背浅绿色,两面无毛;中脉在叶面凹入,在叶背略凸起,侧脉两面扁平。聚伞花序顶生;总花梗三歧,肉质,绿色;花梗,淡红色;花萼裂片小,卵圆形,顶端圆,不张开而压紧花冠筒;花冠外面白色,花冠筒外面及裂片外面左边略带淡红色斑纹,花冠内面黄色,花冠筒圆筒形,外面无毛,内面密被柔毛,喉部无鳞片;花冠裂片阔倒卵形,顶端圆,基部向左覆盖;雄蕊着生在花冠筒基部,花丝极短。蓇葖双生,广歧,圆筒形,向端部渐尖。

【**分布**】　福建、广东、海南、广西和云南等省(区)有栽培;在云南南部山中有野生。生长于海拔 100～1500m 的山谷、灌木丛中。

【**采集与炮制**】　树皮、树叶,全年可采,切片晒干;鲜品,用火灰炮炙用;花,夏、秋季采集,晒干。

【**性味与入塔**】　苦,凉。入火、水塔。

【**功能与主治**】　清火解毒,利水化石,利胆退黄,消肿止痛。主治小便热涩疼痛、尿路结石,腮腺、颌下淋巴结肿痛、乳痈,各种黄疸病。

【**用法与用量**】　10～20g,煎汤服;外用鲜叶适量,捣烂外敷或煎水外洗。

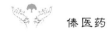

余甘子树

【傣名】 锅夯板。

【别名】 余甘树、油甘子、庵摩勒、橄榄、滇橄榄。

【来源】 为大戟科植物余甘子 *Phyllanthus emblica* Linn. 的叶、根、果实和树皮。

【形态特征】 乔木,树皮浅褐色;枝条具纵细条纹,被黄褐色短柔毛。叶片纸质至革质,线状长圆形,上面绿色,下面浅绿色,干后带红色或淡褐色,边缘略背卷,托叶三角形,褐红色,边缘有睫毛。多朵雄花和 1 朵雌花或全为雄花组成腋生的聚伞花序;萼片 6。蒴果呈核果状,圆球形,外果皮肉质,绿白色或淡黄白色,内果皮硬壳质;种子略带红色。

【分布】 分布于福建、广东、广西、四川、贵州和云南等省(区)。生于海拔 300～2300m 的次生杂木林中。

【采集与炮制】 全年可采,洗净,鲜用或晒干或浸渍用。

【性味与入塔】 酸、甜、涩,凉。入火、水、风塔。

【功能与主治】 清火解毒,止咳,涩肠止泻,敛疮生肌,除风止痒。主治咽喉肿痛、咳嗽、口舌生疮,腹泻呈水样便,皮肤瘙痒,水火烫伤,黄水疮。

【用法与用量】 10～15g,煎汤服,或鲜果适量,含服;外用叶和树皮适量,煎汤外洗或碾粉外撒患处。

青牛胆

【傣名】 嘿柯罗。

【来源】 为防己科植物波叶青叶胆 *Tinospora crispa*(Linn.) Hook. f. et Thoms 的藤茎、叶。

【形态特征】 稍肉质落叶藤本,常有多数细而长的气根;枝具薄膜状褐色表皮,光滑无毛,有许多小疣突状皮孔。叶稍肉质,干时膜质,阔卵状心形至心状近圆形,顶端短渐尖,两面无毛;掌状脉常 5 条;叶柄通常与叶片近等长或稍长。总状花序先叶抽出,萼片绿色,花瓣 3,黄色,倒卵状匙形,雌花和雌花序均未见,核果。

【分布】 分布于广东、广西等省(区)及云南省西双版纳地区。生长于海拔 200～1900m 的疏林、灌木丛中。

【采集与炮制】 秋季采收,多用鲜品,或切段晒干。

【性味与入塔】 苦,冷。入火、水、风塔。

【功能与主治】 利水消肿,除风止痛,舒筋活血。主治水肿,风湿关节疼痛,跌打损伤,腰痛,蚂蟥入鼻。

【用法与用量】 10～20g,煎汤服;外用适量,鲜叶捣烂加酒炒热外敷,或捣汁滴鼻。

鱼腥草

【傣名】 帕蒿短。

【别名】 鱼腥草、狗蝇草、臭菜。

【来源】 为三白草科植物蕺菜 *Houttuynia spicatus* Thunb. 的带根全草。

【形态特征】 腥臭草本,茎下部伏地,节上轮生小根,叶薄纸质,有腺点,背面尤甚,卵形或阔卵形,两面有时除叶脉被毛外余均无毛,背面常呈紫红色,托叶膜质,顶端钝,下部与叶柄合生而成长 8～20mm 的鞘,且常有缘毛,基部扩大,略抱茎。总苞片长圆形或倒卵形。蒴果,顶端有宿存的花柱。

【分布】 分布于我国西北、华北及长江流域以南地区。生长于阴湿地或水边。

【采集与炮制】 夏、秋季采收,将全草连根拔起,洗净,鲜用或晒干。

【性味与入塔】 腥,微甘,凉。入火、水塔。

【功能与主治】 清火解毒,凉血止血,止咳化痰,消肿止痛。主治感冒咳嗽、发热、咽喉肿痛,麻疹不透,外伤出血,鼻出血,蜈蚣咬伤。

【用法与用量】 15～30g,煎汤或开水泡服;外用鲜品适量,捣烂外敷。

除风草

【傣名】 芽沙板。

【别名】 接骨草、血满草、息风草。

【来源】 为忍冬科植物陆英 *Sambucus chinensis* Lindl. 的根、叶。

【形态特征】 灌水状草木,根茎横走,圆柱形,多弯曲,黄白色,节膨大,上生须根。茎直立,多分枝,褐绿色,具纵棱7～8条,有白色发达的髓部。叶大对生,奇数现状复叶,小叶5～9片,小叶片长椭圆状披针形,下面灰绿色,叶揉之有臭味。复伞形花序顶生,大而疏散,总花梗基部托以叶状总苞片;杯形不育性花不脱落,能育性花小,白色;花冠5裂,裂片椭圆形。浆果卵形,熟时红色或橙黄色。

【分布】 分布于我国中南、华东、西南及陕西、甘肃、西藏等省(区)。生长于海拔500～2700m的林缘、林中空地。

【采集与炮制】 秋季采收,切段,晒干;鲜品随用随采。

【性味与入塔】 臭、甘、淡、微苦,平。入火、土、水、风塔。

【功能与主治】 祛风除湿,活血散瘀,消肿止痛,消肿利尿。主治风湿关节疼痛,跌打损伤、骨折,腰腿酸痛,小便热涩疼痛、尿急、尿频、尿痛,小便点滴不尽。

【用法与用量】 20～40g,煎汤服;外用适量,捣烂外敷患处。

臭灵丹

【傣名】 娜妞。

【别名】 鹿耳林、大黑药。

【来源】 为菊科植物翼齿六棱菊 *Laggera pterodonta* (DC.)

Benth. 的全草。

【形态特征】　多年生草本,全株有强烈臭气。主根长柱形,有少数分枝,侧根多而细长。茎圆柱形,上部稍有分枝,茎枝均有羽状齿裂的翅,全株密被淡黄绿色腺毛和柔毛。叶互生,无柄;叶片椭圆状倒披针形或椭圆形,上部叶片较窄小,条状披针形、倒卵形或长圆形,头状花序多数,在茎枝顶端排列成总状或近伞房状的大型圆锥花序,总苞近钟状,内层上部有时紫红色,干膜质,线形,最内层极狭,通常丝状;雌花多数,两性花约与雌花等长,花管状,向上渐扩大。瘦果近纺锤形,被白色长柔毛,冠毛白色,易脱落。

【分布】　分布于四川、贵州及云南等省(区)。生长于林边、路旁、山坡荒地杂草中。

【采集与炮制】　夏、秋季采收,洗净,鲜用或晒干。

【性味与入塔】　臭,苦,寒。入火、水塔。

【功能与主治】　清火解毒,消肿排脓,通气止痛。

【用法与用量】　10~30g,煎汤服或泡水服;外用鲜叶适量,捣烂外敷,或煎汤外洗。

栘依

【傣名】　果缅。

【别名】　酸栘依、小木瓜。

【来源】　为蔷薇科植物栘依 *Docynia delavayi* (Franch.) Schneid 的果、皮、根、树心、叶。

【形态特征】　常绿乔木,小枝粗壮,幼时有黄白色绒毛,渐脱落,红褐色或紫褐色。叶片披针形或卵状披针形,先端急尖或渐尖,基部阔楔形或近圆形,全缘或稍有浅钝锯齿,下面密生黄白色绒毛。花 3~5 朵丛生于小枝顶端;花梗短粗或近于无梗,果期伸长,密生绒毛;花白色,萼筒钟状,外面密生黄白色绒毛。梨果。

【分布】　分布于云南普洱、西双版纳等地区。生长于海拔

400～1800m的山野、坡地向阳处。

【性味与入塔】 酸,凉。入火、水、土塔。

【功能与主治】 清热解毒,收敛治疮,消肿止痛。主治烧、烫伤,跌打损伤、骨折、风湿骨痛,疔疮脓肿、皮肤瘙痒,败血症。

【用法与用量】 根,15～30g,煎汤服或泡酒服;外用鲜叶适量,捣烂外敷;皮,煮水外洗;果皮熬膏,外敷患处。

蛇藤

【傣名】 宋拜。

【别名】 蛇藤、南蛇筋藤、臭菜藤、倒钩藤、红皮毒鱼藤、红藤。

【来源】 为豆科植物羽叶金合欢 *Acacia pennata* (Linn.) Willd. 的根、叶及果实。

【形态特征】 攀缘、多刺藤本;小枝和叶轴均被锈色短柔毛。小叶线形,彼此紧靠。头状花序圆球形,单生或2～3个聚生,排成腋生或顶生的圆锥花序;花萼近钟状,花冠长约2mm。果带状,边缘稍隆起,呈浅波状;种子长椭圆形而扁。

【分布】 分布于福建、广东、海南、广西和云南等省(区)。生长于海拔1000～2000m的疏林、灌丛中。

【采集与炮制】 根叶全年可采,根切片,晒干;鲜品随用随采。

【性味与入塔】 酸、苦,寒。入火、水、风、土塔。

【功能与主治】 清火解毒,消肿止痛,祛风除湿。主治腮腺、颌下淋巴结核,乳痈、疔疮、疱疹,风湿关节疼痛。

【用法与用量】 10～15g,煎汤服;外用适量,捣烂外敷患处。

黑心树

【傣名】 习列。

【别名】 孟买蔷薇木、黑心树。

【来源】 为豆科植物铁刀木 *Cassia siamea* Lam. 的心材、叶。

【形态特征】 乔木,树皮灰色,近光滑,稍纵裂。小叶对生,革质,长圆形或长圆状椭圆形,顶端圆钝,常微凹,有短尖头,基部圆形,上面光滑无毛,下面粉白色,边全缘;托叶线形,早落。总状花序生于枝条顶端的叶腋,并排成伞房花序状;苞片线形,萼片近圆形,花瓣黄色,阔倒卵形,荚果扁平,熟时带紫褐色。

【分布】 分布于云南、广东和广西等省(区)。生长于低海拔的山坡、村边,亦有栽培。

【采集与炮制】 全年可采,切片,晒干;鲜品随用随采。

【性味与入塔】 苦,寒。入火、风、水塔。

【功能与主治】 除风除湿,消肿止痛,杀虫止痒。主治风湿肢体关节疼痛,跌打损伤,皮肤瘙痒、热痱子,疮疡脓肿。

【用法与用量】 10~30g,煎汤服;外用叶30~50g,煎汤外洗患处,或外包患处。

落地生根

【傣名】 晚菲。

【别名】 不死鸟、墨西哥斗笠、灯笼花。

【来源】 为景天科植物落地生根 *Bryophyllum pinnatum*(Linn. f.) Oken. 的全株。

【形态特征】 多年生草本植物,茎有分枝。羽状复叶,小叶长圆形至椭圆形,先端钝,边缘有圆齿,圆齿底部容易生芽,芽长大后落地即成一新植物,圆锥花序顶生,花下垂,花萼圆柱形,花冠高脚碟形,基部稍膨大,向上成管状,卵状披针形,淡红色或紫红色;雄蕊着生花冠基部,花丝长。蓇葖果。

【分布】 分布于云南、福建、湖北、广西、广东、四川、海南、台湾等省(区)。庭院、温室有栽培。生长于海拔200~2300m的向阳、湿润河畔。

【采集与炮制】 全年可采,用鲜品。

【性味与入塔】 酸,寒。入火、水塔。

【功能与主治】 清火解毒,消肿止痛,敛疮收口。主治腹痛腹泻、下痢红白、肢体关节红肿热痛,水火烫伤,冰冻疮疡肿毒,跌打损伤、骨折。

【用法与用量】 30~40g,煎汤服;外用鲜品适量,捣烂外敷,或捣汁调擦。

大剑叶木

【傣名】 占电拎。

【别名】 竹节兰、点点领。

【来源】 为龙舌兰科大剑叶木 *Pleomele terniflora* (Roxb.) Merr. 的根

【形态特征】 常绿灌木,高达1m。根粗厚。茎多节,有疏的环状叶痕。单叶互生,通常4~6片叶聚生于茎上部;叶片长圆状披针形,长20~50cm,宽5~8cm,无毛,稍肉质。总状花序顶生,长约15cm;花小,淡黄色;花被片6,下部合生成短管。果序长约12cm,总梗长8~10cm,浆果椭圆球形,长约8mm,成熟时暗红色;种子长卵形,白色,光滑而坚硬。

【分布】 分布于云南省西双版纳热带密林中。

【采集与炮制】 秋冬季采收,洗净,切片,晒干。

【性味与入塔】 香,甜,温。入火、水、土、风塔。

【功能与主治】 调补四塔,补火壮骨,增性强身。主治火塔不足而致的腰膝酸软,性欲冷淡,阳痿遗精,早泄,精冷,宫寒不孕,四塔不足而致早衰、体弱多病。

【用法与用量】 15~30g,煎汤服或泡酒服,也可泡水当保健茶饮。

竹节黄

【傣名】 芽帕雅约。

【别名】　竹叶青、青竹蛇、柔刺草、拔弹藤、竹节王、小接骨。

【来源】　为爵床科植物扭序花 *Clinacanthus nutans*（Burm. f.）Lindau 的全草。

【形态特征】　纤细匍匐状草本，长 20~40cm。茎绿色，纤细，径约 2mm，具纵棱，有分枝。3 小叶聚生，有短柄，中间的叶片较大，柄亦较长；叶片卵形，长 5~10mm，宽 4~9mm，先端尖，基部圆形或阔楔形，边缘有粗锯齿。花小，长约 5mm，腋生，无柄；萼 5 裂，裂片近三角形，复 3 裂，基部与子房贴生；花冠白色，或淡紫色，5 裂，子房半下位。蒴果。

【分布】　分布于广东、广西和云南等省区。生长于海拔 500~700m 的灌木丛中。

【采集与炮制】　夏、秋季采收，切段，晒干；鲜品随用随采。

【性味与入塔】　甜，平。入火、水塔。

【功能与主治】　调补水火，强身健体，祛风除湿，续筋接骨。主治小儿软骨病，跌打损伤，冷、热风湿引起的关节肿痛，活动受限。

【用法与用量】　10~15g，煎汤服；外用鲜品适量，捣烂外敷患处。

椰子根

【傣名】　哈麻抱。

【别名】　可可椰子。

【来源】　为棕榈科植物椰子 *Cocos nucifera* Linn. 的须根。

【形态特征】　乔木，高 15~30m，茎粗壮，有环状叶痕，基部增粗，常有簇生小根。叶羽状全裂，长 3~4m；裂片多数，外向折叠，革质，线状披针形，长 65~100cm 或更长，宽 3~4cm，顶端渐尖；叶柄粗壮，长达 1m 以上。花序腋生，长 1.5~2m，多分枝；佛焰苞纺锤形，厚木质，最下部的长 60~100cm 或更长，老时脱落；雄花萼片 3 片,鳞片状,花瓣 3 枚,卵状长圆形,雄蕊 6 枚,花丝长 1mm;雌花基部有小苞片数枚;萼片阔圆形,宽约 2.5cm,花瓣与萼片相似,但较小。果卵球状或近球形,顶端微具三棱,长 15 ～ 25cm,外果皮薄,中果皮厚纤维质,内果皮木质坚硬,基部有 3 孔,其中的 1 孔与胚相对,萌发时即由此孔穿出,其余 2 孔坚实,果腔含有胚乳(即"果肉"或种仁),胚和汁液(椰子水)。花果期主要在秋季。

【分布】 分布于台湾、广东、海南、广西及云南南部地区。生长于热带沙地或气温较高的河流、溪谷两岸较湿润的平地。

【采集与炮制】 挖取须根洗净,切片晒干。

【性味与入塔】 淡,凉。入火、水、土、风塔。

【功能与主治】 补益四塔,强身健体,催乳,镇心安神。主治四塔功能低下引起的体弱乏力、心慌气短,腰膝酸软,产后无乳或乳汁清稀,失眠。

【用法与用量】 2 ～30g,煎汤服或炖肉服,也可泡酒服。

(二)动物药

瓦楞子

【傣名】 夺剥。

【别名】 瓦垄子。

【来源】 为蚶科动物毛蚶 *Arca subcrenata* Lischke 和泥蚶 *Arca granosa* Linn. 的壳。

【采集与炮制】 全年可采,烫死,除去肉质,壳洗净,晒干。

【性味与入塔】 腥,咸,寒。入火、风、水、土塔。

【功能与主治】 清火解毒,活血化瘀,制酸止痛,化痰散结。主治急、慢性扁桃体炎,慢性胃炎,胃、十二指肠溃疡引起的胃脘疼痛,反胃吞酸,腹腔包块。

【用法与用量】 3 ～5g,煎汤服或磨水服。

虾子

【傣名】　共。

【来源】　为长臂虾科动物青虾 *Macrobrachium nipponense*（de Haan）的全体。

【采集与炮制】　全年可采，多鲜用。

【性味与入塔】　腥，微咸，温。入火、风、土、水塔。

【功能与主治】　补火增性，通乳下乳，托毒生肌。主治性功能低下引起的腰膝酸软、阳痿遗精，产后乳汁清稀量小、乳汁不下，丹毒，痈疽疔疮等病症。

【用法与用量】　30~50g，煎汤服、炖服或泡酒服。

蛤蚧

【傣名】　打朵。

【别名】　仙蟾。

【来源】　为壁虎科动物蛤蚧 *Gekko gecko*（Linn.），除去内脏的干燥全体。

【采集与炮制】　全年可采，焙干或鲜用。

【性味与入塔】　腥，咸，热。入火、风、土、水塔。

【功能与主治】　调补水塔，补肺益肾，定喘止咳，补血止血，补火增性。主治肺结核，风湿病引起的肢体关节疼痛，跌打损伤，性功能减退引起的阳痿遗精，咳嗽哮喘，腹水。

【用法与用量】　10~30g，泡酒服或炖服。

鸭

【傣名】　别。

【别名】　家。

【来源】　为鸭科动物家鸭 *Anas domestica* Linn. 的血、肉、胆及蛋入药。

【采集与炮制】 全年可采,焙干或鲜用。

【性味与入塔】 腥,咸,温。入土、水、火、风塔。

【功能与主治】 调补四塔,补水养胃,利水消肿。鸭蛋补水润肺。鸭血补血、解毒。鸭胆清热解毒。主治肺结核引起的骨蒸、咳嗽、吐血,肾炎水肿,胃脘热痛,急生咽喉引起的咽喉肿痛、齿痛,泻痢,急性结膜炎引起的目赤肿痛初起。

【用法与用量】 10～30g,炖服或煎汤服;外用适量,调搽患部。

三、调水塔药

水是有形之物,是一种流体组织,遍布全身各处,是人体生命活动过程中重要而又不可缺少的物质本源,在人体内起滋润补益作用。

傣族医学认为,凡体内具有"湿"性特征的皆由塔喃(水)所管,广义的水包括血,狭义的水专指血管外具有湿性,色白质清的部分。塔喃(水、血)共包括 12 种:胆水(汁)、黏液、脓水、血、水、汗水、汗垢(脂肪溶解物)、泪水、唾液、渗出血清、清鼻涕、尿液。人体内的水(体液)正常时,可见皮肤、口唇等红润、有光泽、弹性好,精神饱满、精力充沛。在水塔中,除水、血外,其他 10 种水多数是在生理代谢过程中的情志变化以及病理状态下产生的。

因此,凡以入水塔为主的药物,针对自然界或体内的塔喃(水、血)的异常变化而致的具有"干""湿""肿"性质的疾病,具有滋阴养血、燥湿利水作用,用于调节水塔偏盛偏衰的一类药物,称为调雅嗒喃(水塔)药。

(一)植物药

大车前

【傣名】 芽英热。

【别名】　车前草。

【来源】　为车前草科植物大车前 *Plantagomajor* Linn. 的全草。

【形态特征】　多年生草本。根状茎短粗,具须根。基生叶直立,叶片卵形或宽卵形,顶端圆滑,边缘波状或不整齐锯齿;叶柄明显长于叶片。花茎直立,穗状花序占花茎的 1/3 ~ 1/2;花密生,苞片卵形,较萼裂片短,二者均有绿色龙骨状突起;花萼无柄,裂片椭圆形;花冠裂片椭圆形或卵形。蒴果椭圆形,种子棕色或棕褐色。

【分布】　全国大部分省区有分布,亦有栽培。生长于村前屋后、田野、路旁。

【采集与炮制】　秋季果实成熟时剪取果穗,晒干后打下种子,去净杂质。夏季开花前采集全草,晒干;鲜品随用随采。

【性味与入塔】　淡、微甘、微凉。入土塔。

【功能与主治】　利水退黄,解毒消肿。主治水肿病,各种原因引起的黄疸病,尿频、尿急、尿痛、小便热涩、淋漓难下,热风所致的咽喉红肿疼痛,跌打损伤、骨折。

【用法与用量】　鲜品 30 ~ 100g,种子 10 ~ 20g,煎汤服;外用鲜品适量,捣烂外敷。

大叶木鳖子

【傣名】　麻西嘎。

【别名】　糯饭果,老鼠拉冬瓜等。

【来源】　为葫芦科植物木鳖子 *Momordica cochin chinensis* (Lour.)Spreng 的藤茎、根、种子和果实。

【形态特征】　多年生草质藤木,具膨大的块状根。茎有纵棱;卷须粗壮,与叶对生,单一,不分枝。叶互生,圆形至阔卵形。花单性,雌雄同株。果实卵球形。

【分布】　分布于华东、华南、西南等地区。多生长于海拔

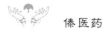

100～2000m 的土层深厚处,庭院有栽培。

【采集与炮制】 藤茎及根全年可采。果实秋季采摘,除鲜用外可晒干。

【性味与入塔】 苦,凉。入水、风塔。

【功能与主治】 利水消肿,杀虫止痒,镇静安神。主治全身水肿,各种顽癣,高热惊厥、四肢抽搐、不省人事,湿疹瘙痒、溃烂。

【用法与用量】 藤茎、根,15～30g,煎汤服。果实、根,1～2g,磨于水中,开水冲服。外用根、藤茎适量,煎汤外洗。果实和种子,火烘后外擦患处。

肾茶

【傣名】 猫须草。

【别名】 猫须草、猫须公、牙努秒。

【来源】 为唇形科植物肾茶 *Clerodendranthus spicatus*(Thunb.) C. Y. Wu 的全草。

【形态特征】 多年生草本。茎直立,四棱形,具浅槽及细条纹。叶卵形、菱状卵形或卵状长圆形,先端急尖,基部宽楔形至截状楔形,边缘具粗牙齿或疏圆齿,纸质,上面榄绿色,下面灰绿色,两面均被短柔毛及散布凹陷腺点。轮伞花序 6 花,在主茎及侧枝顶端组成具总梗长 8～12cm 的总状花序;苞片圆卵形,花萼卵珠形,花冠浅紫或白色,二唇形,花盘前方呈指状膨大。小坚果卵形,深褐色,具皱纹。

【分布】 栽培于各地。

【采集与炮制】 全年可采,切段,晒干。

【性味与入塔】 清香,苦,凉。入土、水塔。

【功能与主治】 清火解毒,利尿排石,凉血止血。主治热淋、石淋、血淋、膏淋、沙淋、水肿病。

【用法与用量】 30～60g,煎汤服或开水泡服。

大接骨丹

【傣名】　芽端项。

【别名】　攀缘耳草、凉喉草。

【来源】　为茜草科植物攀缘耳草 *Hedyotis scandens* Roxb. 的全株。

【形态特征】　草本、亚灌木或灌木,直立或攀缘;茎圆柱形或方柱形。叶对生,罕有轮生或丛生状;托叶分离或基部连合成鞘状。花序顶生或腋生,通常为聚伞花序或聚伞花序再复合成圆锥花序式、头状花序式、伞形花序式或伞房花序式,很少其他花序或简化为单花;花有或无苞片和小苞片,有或无花梗;萼管通常陀螺形,萼檐宿存,明显或不明显;花冠管状、漏斗状或辐状;果小,膜质、脆壳质,罕为革质。

【分布】　分布于广东和云南等省(区)。生长于海拔 1300 ~ 1800m 的向阳山坡、灌木丛中。

【采集与炮制】　四季可采,洗净切片晒干;鲜品随用随采。

【性味与入塔】　苦,凉。入水塔。

【功能与主治】　清火解毒,利水化石,消肿止痛。

【用法与用量】　15 ~ 30g,煎汤服;外用鲜品适量,捣烂外敷。

三台红花

【傣名】　光三哈。

【别名】　三台光、光三卡、齿叶赪桐、三台大药、三台红花。

【来源】　为马鞭草科植物三对节 *Clerodendrum serratum* (Linn.) Moon 的全株。

【形态特征】　灌木,小枝四棱形或略呈四棱形,幼枝密被土黄色短柔毛,尤以节上更密,老枝暗褐色或灰黄色,毛渐脱落,具皮孔;髓致密,干后不中空。叶片厚纸质,对生或三叶轮生,倒卵状长圆形或长椭圆形。聚伞花序组成直立、开展的圆锥花序,顶生;苞片叶状宿存,花序主轴上的苞片 2 ~ 3 轮生,卵圆形、宽卵形或卵形;小苞片较小,卵形或披针形;花萼钟状,花冠淡紫色,蓝色或白色,近于二唇形,花冠管较粗,核果近球形,绿色,后转黑色,宿存萼略增大。

【分布】 分布于云南、贵州、广西和西藏等省(区)。生长于海拔 210 ~ 2800m 的山坡疏林中,或谷地沟边灌木丛中。

【采集与炮制】 全年可采,洗净切段,晒干或鲜用。

【性味与入塔】 苦、微麻,平。入水塔。

【功能与主治】 调理水血,通气止痛,续筋接骨。主治妇女月经失调、痛经,腹痛腹泻、稀水样便,咽喉肿痛、腮腺炎,骨折、跌打损伤。

【用法与用量】 5 ~ 10g,煎汤服;外用鲜叶适量,捣烂外敷患处。

【使用注意】 本品有小毒,内服应慎用。

下果藤

【傣名】 芽崩波。

【别名】 亚奔波。

【来源】 为鼠李科植物咀签 *Gouania leptostochya* DC. 的茎、叶和根。

【形态特征】 攀缘灌木;当年生枝无毛或被疏短柔毛。叶互生,纸质,卵形或卵状矩圆形,顶端渐尖或短渐尖,基部心形,边缘具圆齿状锯齿,上面深绿色,下面浅绿。下面凸起基生侧脉,托叶披针形,脱落。花或单生,或数个簇生或具短总花梗的聚伞花序排成腋生的聚伞总状或顶生的聚伞圆锥花序,萼片卵状三角形,花瓣白色,倒卵圆形,基部具狭爪,花盘五角形,每角延伸成 1 个舌状附属物。蒴果。

【分布】 分布于广西南部、云南南部和西南部。生长于海拔

130～1200m 的林缘灌木丛中,攀缘于树上。

【采集与炮制】　全年可采,切片晒干或鲜用。

【性味与入塔】　辣、微麻,平。有毒。入水、风塔。

【功能与主治】　清火解毒,消肿止痛,祛风除湿。主治腮腺炎、颌下淋巴结炎、疮疡肿毒,水火烫伤,跌打损伤、肢关节红肿疼痛、活动不便。

【用法与用量】　根适量,磨水外擦;叶适量,煎汤外洗;茎适量,捣烂加酒,炒热外敷。

【使用注意】　本品有毒,不可过量。

小红蒜

【傣名】　贺波亮。

【别名】　红葱头。

【来源】　为鸢尾科植物红葱 *Eleutherine plicata* Herb. 的鳞茎。

【形态特征】　多年生草本。鳞茎卵圆形,肥厚,紫红色,无膜质包被。根柔嫩,黄褐色。叶宽披针形或宽条形,基部楔形,顶端渐尖,4～5 条纵脉平行而突出,使叶表面呈现明显的皱褶。花茎分枝处生有叶状的苞片;伞形花序状的聚伞花序生于花茎的顶端;花下苞片 2,卵圆形,膜质;花白色,无明显的花被管,花被片 6,2 轮排列,内、外花被片近于等大,倒披针形。

【分布】　原产西印度群岛。云南各地有栽培,常逸为半野生状态。

【采集与炮制】　秋冬季采收,晒干;鲜品随用随采。

【性味与入塔】　香,苦,凉。入水塔。

【功能与主治】　清火解毒,利尿除湿,消肿止痛。主治小便热涩疼痛、尿频、尿急,四肢关节红肿疼痛、活动受限、心慌、胸闷、头昏、呕吐、全身疲乏无力。

【用法与用量】　15g,煎汤服或鲜品捣烂,开水冲泡取汁服;

外用适量,捣烂外敷,或鲜品加酒炒热,外敷患处。

马鞭草

【傣名】 芽夯燕。

【别名】 紫顶龙芽草、野荆芥、龙芽草、凤颈草、蜻蜓草、退血草、燕尾草。

【来源】 为马鞭草科植物马鞭草 *Verbena officinalis* Linn. 的全草。

【形态特征】 多年生草本。茎四方形,近基部可为圆形,节和棱上有硬毛。叶片卵圆形至倒卵形或长圆状披针形,基生叶的边缘通常有粗锯齿和缺刻,茎生叶多数3深裂,裂片边缘有不整齐锯齿,两面均有硬毛,背面脉上尤多;穗状花序顶生和腋生,细弱;花冠淡紫色至蓝色;果长圆形。

【分布】 全国大部分地区有分布。生长于路边、山坡或林缘,亦有栽培。

【采集与炮制】 夏、冬季采收,晒干;或鲜用。

【性味与入塔】 苦、微甜,凉。入水塔。

【功能与主治】 清火解毒,通气血,利三盘,消水肿。主治感冒发热、咳嗽,咽喉红肿疼痛、水食不下,腮腺炎、颌下淋巴结红肿疼痛,失眠多梦、头昏目眩,胃脘胀痛,腹痛腹泻、赤白下痢,妇女产后尿频、尿急、尿痛、水肿。

【用法与用量】 15～20g,煎汤服;外用鲜叶适量,捣烂,包敷患处。

马蹄金

【傣名】 帕糯。

【别名】 小金钱草、荷苞草、金锁匙、铜钱草、小马蹄金、黄疸草。

【来源】 为旋花科植物马蹄金 *Dichondra repens* Forst. 的

全草。

【形态特征】 多年生匍匐小草本,茎细长,被灰色短柔毛,节上生根。叶肾形至圆形,先端宽圆形或微缺,基部阔心形,叶面微被毛,背面被贴生短柔毛,全缘。花单生叶腋,花冠钟状,较短至稍长于萼,黄色。蒴果近球形。

【分布】 分布于长江流域至南部、西南各省(区)。生长于田边、沟边湿润草地。

【采集与炮制】 全年可采,洗净,晒干,或鲜用。

【性味与入塔】 微苦甜,凉。入水、风、火塔。

【功能与主治】 清火解毒,利水退黄,通气血止痛。主治小便热涩疼痛、尿频、尿急,腹泻腹痛,泻下红白,黄疸型肝炎,高热不语,疟疾,热风所致的咽喉肿痛、牙龈出血、眼睛红肿疼痛、口舌生疮。

【用法与用量】 10~30g,煎汤服或捣烂开水冲服。

毛叶算盘子

【傣名】 丹约亮。

【别名】 厚叶算盘子、解哈焕。

【来源】 为大戟科植物厚叶算盘子 *Glochidion hirsutum* (Roxb.) Voigt 的根、叶。

【形态特征】 灌木或小乔木,小枝密被长柔毛。叶片革质,卵形、长卵形或长圆形,顶端钝或急尖,基部浅心形、截形或圆形,两侧偏斜;托叶披针形。聚伞花序通常腋上生。蒴果扁球状。

【分布】 分布于广西和云南等省(区)。生长于海拔 100~1600m 的沼泽地,次生林中。

【采集与炮制】 全年可采,洗净切片晒干;鲜品随用随采。

【性味与入塔】 清香,涩,凉。入水、风、火、土塔。

【功能与主治】 调补四塔,清火解毒,止咳祛痰,提气固脱。

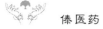

主治产后体虚多病、不思饮食,咳嗽痰多,胸闷,脱宫、脱肛,全身皮肤瘙痒、湿疹溃烂、荨麻疹、带状疱疹。

【用法与用量】 20～50g,煎汤服;外用鲜品适量,捣烂外敷或煎汤外洗。

葫芦茶

【傣名】 丹火马。

【别名】 牛虫草、迫颈草、田刀柄、咸鱼草、百劳舌。

【来源】 为豆科植物葫芦茶 *Tadehagi triquetrum* (Linn.) Ohashi 的全草。

【形态特征】 半灌木,高1m左右,直立、分枝。枝四棱,棱上被粗毛,后变秃净。单叶,互生,卵状矩圆形、矩圆形至披针形,长6～12cm,先端短尖,基部浑圆,上面秃净,下面主脉上被毛;叶柄长1～3cm,有阔翅,翅宽4～8mm,与叶同质;有小托叶2枚,披针形,长可达15mm,有线条,脱落。总状花序顶生或腋生,长15～30cm;苞片小,锥尖状;花多数,淡紫色,长约5mm;萼阔钟形,长约3mm,下面裂齿线形;花冠蝶形,旗瓣圆形,先端微凹,翼瓣贴生于龙骨瓣;雄蕊10;雌蕊1,花柱内弯。荚果,有荚节,秃净或被毛,荚节近四方形。

【分布】 分布于福建、台湾、江西、广东、广西、海南、贵州和云南等省(区)。生长于低山、平坝路边、灌木丛中。

【采集与炮制】 全年可采,切段,晒干。

【性味与入塔】 微苦、涩,凉。入水、风塔。

【功能与主治】 清热解毒,利水退黄,利水消肿,补风气固脱。主治水肿病、黄疸病,无黄疸型肝炎,热风所致的咳嗽、咽喉肿痛,产后气血两虚引起的体弱多病、面色苍白、脱宫。

【用法与用量】 50～100g,煎汤服;外用适量,煎汤外洗。

黑面神

【**傣名**】 帕弯藤。

【**别名**】 黑面叶,钟馗草,狗脚刺,鬼画符,青凡木、铁甲将军。

【**来源**】 为大戟科植物黑面神 *Breynia fruticosa*(Linn.)Hook. f. 的根、叶。

【**形态特征**】 灌木,高 1~3m;茎皮灰褐色;枝条上部常呈扁压状,紫红色;小枝绿色;全株均无毛。叶片革质,卵形、阔卵形或菱状卵形,两端钝或急尖,上面深绿色,下面粉绿色,干后变黑色,具有小斑点;托叶三角状披针形,长约 2mm。花小,单生或 2~4 朵簇生于叶腋内,雌花位于小枝的上部,雄花则位于小枝的下部,有时生于不同的小枝上;雄花花萼陀螺状,厚,顶端 6 齿裂;雄蕊 3,合生呈柱状;雌花花萼钟状,6 浅裂,萼片近相等,顶端近截形,中间有突尖,结果时约增大 1 倍,上部辐射张开呈盘状。蒴果圆球状,有宿存的花萼。

【**分布**】 分布于浙江、福建、广东、海南、广西、贵州及云南等省(区)。生长于山坡、林缘、灌木丛中。

【**采集与炮制**】 全年可采,洗净,切段,晒干;或用鲜品。

【**性味与入塔**】 苦,凉。入水塔。

【**功能与主治**】 调补水血,清火解热,消肿止痛。主治产后体弱多病、颜面浮肿,高热不退,疮疡肿毒。

【**用法与用量**】 根 20~30g,或叶 15~30g,煎汤服;外用鲜叶适量,捣烂外敷,或煎汤外洗,或研末外撒;或根适量,煎汤外洗,或捣烂外敷。

罗锅底

【**傣名**】 贺楠喃。

【**别名**】 金龟盆、金银盆、土马兜铃、小金瓜、野黄瓜、金吊嫩黄瓜等。

【来源】 为葫芦科植物山墩 *Thladiantha villosula* Cogn. 的块根。

【形态特征】 多年生攀缘草本;块根碗状扁圆形,上部凹陷;卷须多不分枝或顶端 2 裂。叶互生,鸟足状 5 ~ 9 小叶,小叶片披针形或狭披针形,中间者较长,边缘有锯齿;叶柄较长。花雌雄异株,3 ~ 5 朵组成腋生聚伞花序;花冠肉红色,5 裂,反折,内面有绒毛。蒴果宽卵形,顶端截形。

【分布】 云南省思茅、玉溪等地区均有分布。生长于海拔 1000 ~ 2500m 的山坡疏林中。

【采集与炮制】 全年可采,洗净,切片,晒干或研粉。

【性味与入塔】 苦、涩,寒。入水、土塔。

【功能与主治】 清热解毒,消炎。主治菌痢,肠炎,胃及十二指肠溃疡,上呼吸道感染。

【用法与用量】 5 ~ 8g,开水送服;外用鲜品适量,捣烂外敷。

苦荞

【傣名】 帕泵宋。

【别名】 帕崩;荞叶七、野兰荞、万年荞、菠麦、乌麦、花荞。

【来源】 为蓼科植物苦荞 *Tagopyrum tataricum*(Linn.) Gaertn 的全株。

【形态特征】 一年生草本。茎直立,高 30 ~ 70cm,分枝,绿色或微呈紫色,有细纵棱,一侧具乳头状突起,叶宽三角形,长 2 ~ 7cm,两面沿叶脉具乳头状突起,下部叶具长叶柄,上部叶较小具短柄;托叶鞘偏斜,膜质,黄褐色,长约 5mm。花序总状,顶生或腋生,花排列稀疏,苞片卵形,长 2 ~ 3mm,每苞内具 2 ~ 4 花,花梗中部具关节;花被 5 深裂,白色或淡红色,花被片椭圆形,长约 2mm;雄蕊 8,比花被短;花柱 3 短,柱头头状。瘦果长卵形,长 5 ~

6mm,具3棱及3条纵沟,上部棱角锐利,下部圆钝有时具波状齿,黑褐色,无光泽,比宿存花被长。

【分布】　分布于我国东北、西北、西南各省(区)。野生或栽培。生长于林边或山坡草丛。

【采集与炮制】　夏秋季可采,洗净,切段,晒干;鲜品随用随采。

【性味与入塔】　酸、苦、微甜,平。入水塔。

【功能与主治】　清火解毒,消肿止痛。主治咽喉肿痛、口腔溃疡,舌炎。

【用法与用量】　15～30g,煎汤服;外用全株20g,煎汤含漱。

团花树

【傣名】　埋嘎东。

【别名】　黄梁木;团花。

【来源】　为茜草科植物大叶黄梁木 Anthocephalus chinensis (Lam.) Rich. ex Walp 的茎皮和叶。

【形态特征】　大叶黄梁木,别名黄梁木、团花。为落叶大乔木,高达30m;树干通直,基部略有板状根;树皮薄,灰褐色,老时有裂隙且粗糙;枝平展,幼枝略扁,褐色,老枝圆柱形,灰色。叶对生,薄革质,椭圆形或长圆状椭圆形,长15～25cm,宽7～12cm,顶端短尖,基部圆形或截形,萌蘖枝的幼叶长50～60cm,宽15～30cm,基部浅心形,上面有光泽,下面无毛或被稠密短柔毛;叶柄长2～3cm,粗壮;托叶披针形,长约12mm,跨摺,脱落。头状花序单个顶生,不计花冠直径4～5cm,花序梗粗壮,长2～4cm;花萼管长1.5mm,无毛,萼裂片长圆形,长3～4mm,被毛;花冠黄白色,漏斗状,无毛,花冠裂片披针形,长2.5mm。果序直径3～4cm,成熟时黄绿色;种子近三棱形,无翅。花、果期6—11月。

【分布】　分布于广东、广西、台湾和云南等省(区)。生长于

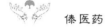

海拔 200 ~ 1400m 的沟谷林中,多在石灰岩地区。

【采集与炮制】 叶采后晒干;茎皮切片晒干;鲜品随用随采。

【性味与入塔】 苦,凉。入水、土塔。

【功能与主治】 补土健脾,利水消肿,除风止痛。主治急性黄疸型肝炎、胆囊炎,食欲不振、乏力,皮肤瘙痒。

【用法与用量】 15 ~ 20g,煎汤服;叶、茎皮鲜品适量,煎汤外洗。

对叶榕

【傣名】 麻勒办。

【别名】 牛奶树,牛奶子、多糯树、稳水冬瓜。

【来源】 为桑科植物对叶榕 *Ficus hispida* Linn. f. 的根、皮、叶、果实。

【形态特征】 灌木或小乔木,叶通常对生,厚纸质,卵状长椭圆形或倒卵状矩圆形,全缘或有钝齿,顶端急尖或短尖,基部圆形或近楔形,表面粗糙,托叶 2,卵状披针形,生无叶的果枝上,常 4 枚交互对生,榕果腋生或生于落叶枝上,或老茎发出的下垂枝上,陀螺形,成熟黄色,散生侧生苞片和粗毛。

【分布】 分布于福建、台湾、广东、广西、海南和云南等省(区)。生长于海拔 100 ~ 1600m 的低山次生林、溪边疏林中。

【采集与炮制】 根、皮、叶全年可采,切片,晒干;鲜品随用随采。果实 6—7 月采。

【性味与入塔】 苦、微涩,凉。入水塔。

【功能与主治】 清热解毒,退黄,补土健胃。主治各种黄疸病,全身水肿、尿路感染、泌尿系统结石,小便灼热疼痛,腹痛、腹泻不止,湿疹瘙痒溃烂、皮肤红疹,跌打损伤,风湿关节疼痛、屈伸不利,产后乳汁不下、无乳。

【用法与用量】 根 30 ~ 50g,煎汤服,果实、叶、树皮各 20g,泡水服,根汁5~7滴,开水冲服;外用鲜叶适量,捣烂外敷;根磨于米汤外擦。

龙葵

【傣名】 帕点郎。

【别名】 野茄秧、小果果、苦凉菜。

【来源】 为茄科植物龙葵 *Solanum nigrum* Linn. 的全草。

【形态特征】 一年生直立草本,茎无棱或棱不明显,绿色或紫色,近无毛或被微柔毛。叶卵形,先端短尖,基部楔形至阔楔形而下延至叶柄,全缘或每边具不规则的波状粗齿,光滑或两面均被稀疏短柔毛。蝎尾状花序腋外生;花冠白色,筒部隐于萼内。浆果球形,熟时黑色。种子多数,近卵形,两侧压扁。

【分布】 全国各地均有分布。生长于村边路旁、山坡、田边、草地。

【采集与炮制】 夏、秋季采收全草,晒干;鲜品随用随采。

【性味与入塔】 味苦,性寒。入水塔。有小毒。

【功能与主治】 清火解毒,消肿止痛。主治咽喉红肿疼痛,疔疮肿毒。

【用法与用量】 8~10g,煎汤服;外用鲜品适量,捣烂外敷。

龙血树

【傣名】 埋嘎筛。

【别名】 山海带。

【来源】 为龙舌兰科植物小花龙血树 *Dracaena cambodiana* Pierre ex Gagnep 的树脂、叶和根。

【形态特征】 单干乔木,具有灰白色的树皮,分枝多,叶剑形,狭长带状,深绿色,叶片集生于枝顶,厚纸质,下垂或半下垂。圆锥花序顶生,大型,由无数白色芳香的小花组成,浆果球形,成熟时橙黄色。分枝多,树冠卵形,树皮灰白色,光滑,老干树皮灰褐色,有细的纵裂纹,常呈片状剥离,木材受伤部位因树脂积累而至深红褐色,幼枝有明显的环状叶痕。叶丛生于枝顶,叶片薄革质,剑形,扁平,边缘膜质,光滑无毛,叶脉直出,叶片基部略扩大而抱茎,近叶基处有少量红色液汁溢出。圆锥花序顶生,松散,满布于整个花序分枝的上部,花序轴长达40cm,密被刚毛。果实为球形浆果,成熟时橘黄色。种子大如豌豆。

【分布】 分布于台湾、广东、广西、海南和云南等省(区)。生长于石灰山季雨林中。

【采集与炮制】 采集溢出树脂,或取含树脂部分茎以此榨取树脂,煎熬冷却得血红色块状物,称血竭。叶及根全年可采,切片鲜用或晒干。

【性味与入塔】 清香,淡、微涩,平。入水塔。

【功能与主治】 通气血止痛,续筋接骨。主治产后体虚、胃脘疼痛、心慌、心跳、蕈中毒,外伤出血,跌打损伤、骨折、风湿关节疼痛、腮腺炎、颌下淋巴肿大、乳房红肿疼痛。

【用法与用量】 10~20g,煎汤服;血竭粉1~3g;外用鲜叶适量,捣烂外敷或碾粉外撒,或加酒调擦。

朱槿

【傣名】 罗埋亮龙。

【别名】 扶桑、赤槿、佛桑、红木槿、桑槿、大红花、状元红。

【来源】 为锦葵科植物朱槿 *Hibiscus rosasinensis* Linn. 的叶和根。

【形态特征】 常绿灌木,小枝圆柱形,疏被星状柔毛。叶阔卵形或狭卵形,先端渐尖,基部圆形或楔形,边缘具粗齿或缺刻,两面除背面沿脉上有少许疏毛外均无毛;托叶线形。花单生于上部叶腋间,常下垂,花梗近端有节;小苞片线形,疏被星状柔毛,基部合生;花萼钟形,被星状柔毛;花冠漏斗形,玫瑰红色或淡红、淡黄等色,花瓣倒卵形,先端圆,外面疏被柔毛。蒴果卵形。

【分布】　分布于福建、台湾、广东、广西、四川和云南等省(区)。生长于海拔 100 ~ 2800m 的山地疏林中,亦有栽培。

【采集与炮制】　根,秋冬季采收,洗净切片晒干。叶全年可采。

【性味与入塔】　微甜,平。入水塔。

【功能与主治】　补血调经,收涩止泻,利水退黄。主治腹痛腹泻、红白下痢、呕血、吐血,月经失调、不孕症,湿热黄疸。

【用法与用量】　20 ~ 30g,煎汤服;外用适量,煎汤外洗患处。

佛肚树

【傣名】　麻烘亮。

【别名】　麻疯树、瓶子树、纺锤树、萝卜树、瓶杆树。

【来源】　为大戟科植物佛肚树 *Jatropha podagrica* HooK. 的根、茎。

【形态特征】　直立灌木,不分枝或少分枝,茎基部或下部通常膨大呈瓶状;枝条粗短,肉质,具散生突起皮孔,叶痕大且明显。叶盾状着生,轮廓近圆形至阔椭圆形,顶端圆钝,基部截形或钝圆,全缘或 2 ~ 6 浅裂,上面亮绿色,下面灰绿色,两面无毛;托叶分裂呈刺状,宿存。花序顶生,具长总梗,分枝短,红色;花瓣倒卵状长圆形,红色。蒴果椭圆状。

【分布】　广西、广东和云南等省(区)有栽培。

【采集与炮制】　全年可采,洗净,切片,晒干;或用鲜品。

【性味与入塔】　苦、涩,凉。入风、水、土塔。

【功能与主治】　调补血水,清火解毒,涩肠止泻,凉血止血。主治面色蜡黄、形瘦体弱、乏力、不思饮食,腹痛腹泻、红白下痢,小便热涩疼痛、尿血。

【用法与用量】　5 ~ 15g,煎汤服。

【使用注意】 浆液有毒,慎用。

鸡冠花

【傣名】 罗来皇盖。

【来源】 为苋科植物鸡冠花 *Celosia cristata* Linn. 的根、花序。

【分布】 全国各省均有栽培。

【采集与炮制】 根四季可采,洗净切片,晒干;或用鲜品。9—10月剪取花序,晒干。

【性味与入塔】 微甜而涩,平。入水、风、土塔。

【功能与主治】 清火解毒,凉血止血,消肿止痛,调补气血。主治咽喉、牙龈肿痛、口舌生疮、便血、尿血、吐血、腰痛,性功能低下,体质虚弱,早衰。

【用法与用量】 10~15g,煎汤服,或泡酒服。

苏木

【傣名】 更方。

【来源】 为豆科植物苏木 *Caesalpinia sappan* Linn. 的干燥心材和叶。

【形态特征】 小乔木,具疏刺,除老枝、叶下面和荚果外,多少被细柔毛;枝上的皮孔密而显著。二回羽状复叶,羽片7~13对,对生,小叶片纸质,长圆形至长圆状菱形。圆锥花序顶生或腋生,长约与叶相等;苞片大,披针形,早落;花托浅钟形;萼片5,稍不等,下面一片比其他的大,呈兜状;花瓣黄色,阔倒卵形,最上面一片基部带粉红色,具柄。荚果木质,稍压扁,近长圆形至长圆状倒卵形,基部稍狭,先端斜向截平,上角有外弯或上翘的硬喙,不开裂,红棕色,有光泽;种子3~4颗,长圆形,稍扁,浅褐色。

【分布】 分布于广东、广西、台湾、四川、贵州和云南等省(区)。生长于海拔900m以下的河边、江边、深谷。亦有栽培。

【采集与炮制】 全年可采。除去外皮及边材,取心材晒干;

鲜叶随用随采。

【性味与入塔】　微甜,平。入水、风塔。

【功能与主治】　通血散瘀,消肿止痛,强身健体,防衰老,养容颜。主治闭经、月经失调、痛经,跌打损伤,全身酸痛重着,早衰,性功能低下。

【用法与用量】　10～30g,煎汤服或泡酒服;外用鲜叶适量,捣烂外敷患处。

金刚纂

【傣名】　些拎。

【别名】　克楞、火秧、火殃。

【来源】　为大戟科植物金刚纂 *Euphorbia antiquorum* Linn. 的浆汁、叶、茎。

【形态特征】　半肉质灌木,全株有白色乳汁。枝圆柱状或有不明显的3～7棱,小枝肉质,绿色,扁平或有3～5条厚而作波浪形的翅,凹陷处有1对利刺。单叶由枝条翅边发出,肉质,倒卵形、卵状长圆形以至匙形,两面无毛;托叶皮刺状,宿存,坚硬。杯状花序簇生或单生,总花梗短而粗壮;总苞半球形,5浅裂,裂片边缘撕裂;总苞腺体4,二唇形,无花瓣状附属物,上唇大,宽倒卵形,向外反曲;子房3室,花柱3,基部合生,顶端不分裂。蒴果无毛,宽约1.2mm,分果扁状。

【分布】　分布于福建、广东、广西、贵州和云南等省(区)。生长于村舍附近,多种植作绿篱或盆栽。

【采集与炮制】　全年可采,晒干;鲜品随用随采。

【性味与入塔】　苦、微涩,冷。有小毒。入水塔。

【功能与主治】　清火解毒,消肿止痛,止咳,泻下通便。主治跌打损伤,疔疮脓肿,咳嗽,哮喘,便秘。

【用法与用量】　5～10g,入丸、散或将食物置金刚纂茎内烤

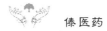

熟后,取食物服用;外用鲜品适量,捣敷。

柠檬

【傣名】 麻脑。

【别名】 柠果、洋柠檬、益母果、益母子。

【来源】 为芸香科植物柠檬 *Citrus limon* (Linn.) Burm. f. 的果实、根。

【形态特征】 小乔木。枝少刺或近于无刺,嫩叶及花芽暗紫红色,翼叶宽或狭,或仅具痕迹,叶片厚纸质,卵形或椭圆形,顶部通常短尖,边缘有明显钝裂齿。单花腋生或少花簇生;花萼杯状,4～5浅齿裂;花瓣外面淡紫红色,内面白色;常有单性花,即雄蕊发育,雌蕊退化。果椭圆形或卵形,两端狭,顶部通常较狭长并有乳头状突尖,果皮厚,通常粗糙,柠檬黄色,难剥离,富含柠檬香气的油点,瓤囊8～11瓣,汁胞淡黄色,果汁酸至甚酸,种子小,卵形,端尖;种皮平滑,子叶乳白色,通常单或兼有多胚。

【分布】 广东、广西和云南等省(区)有栽培。

【采集与炮制】 秋季采收成熟果实,鲜用;根随用随采。

【性味与入塔】 果酸,冷;根淡,冷。入水塔。

【功能与主治】 清火解毒,补水生津,润肺止咳。主治咳嗽、咽喉痛,牙痛,腮腺炎,乳腺炎,中暑。

【用法与用量】 10～15g,煎汤服,果汁5mL,冷开水冲服;外用果实适量,舂细外擦,或取汁熬膏外擦。

狭叶巴戟

【傣名】 沙腊。

【来源】 为茜草科植物狭叶巴戟 *Morinda angustifolia* Roxb. 的根皮和叶。

【形态特征】 小灌木,高约2m。根黄色。叶对生;叶片倒披针形,顶端渐尖,全缘,基部楔形,两面光滑,叶脉凸出;叶间托叶狭三角形。头状花序,与叶对生,花序梗长2~3cm,白色,花萼管状,花冠5裂,雄蕊5,花盘环状。果为一聚合果,由肉质扩大、合生的花萼组成,内含种子1粒。

【分布】 分布于云南西双版纳地区和西盟县。生长于海拔约500m的常绿阔叶林中。

【采集与炮制】 全年可采,用鲜品。

【性味与入塔】 苦,凉。入水、风塔。

【功能与主治】 清火解毒,利胆退黄,杀虫止痒,敛疮生肌。主治黄疸型肝炎,无黄疸型肝炎,胆结石,痈疖疮毒,皮肤瘙痒,漆树过敏,小儿疮疡,皮肤痒如蚁行。

【用法与用量】 30~60g,煎汤服;外用鲜叶适量,煎汤外洗,或干叶适量研粉,人乳调擦。

柚木

【傣名】 埋沙。

【别名】 胭脂树、紫柚木、血树。

【来源】 为马鞭草科植物柚木 *Tectona grandis* Linn. f. 的心材和叶。

【形态特征】 落叶或半落叶大乔木,干通直。树皮褐色或灰色,枝四棱形,被星状毛。叶对生,厚纸质,极大,卵形或椭圆形,背面密被灰黄色星状毛。圆锥花序顶生,花有香气,秋季开花,花白色,芳香,花萼钟状。核果球形。

【分布】 分布于云南南部,广东、广西和海南等省(区),有栽培。生长于海拔100~900m亚热带平坝地区。

【采集与炮制】 全年可采,切片晒干;鲜品随用随采。

【性味与入塔】 苦、凉。入水、风塔。

【功能与主治】 祛风通血,消肿止痛。主治风湿关节疼痛、跌打损伤、过敏性皮炎、皮肤瘙痒症。

【用法与用量】 15～30g,煎汤服或泡酒;外用鲜叶适量,煎汤外洗,或心材适量泡酒,外擦。

珍珠草

【傣名】 芽害巴。

【别名】 珠仔草、假油甘、潮汕、龙珠草、企枝叶下珠,碧凉草。

【来源】 为大戟科植物叶下珠 *Phyllanthus urinaria* Linn. 的全草。

【形态特征】 一年生草本,茎通常直立,基部多分枝,枝倾卧而后上升;枝具翅状纵棱,上部被纵列疏短柔毛。叶片纸质,因叶柄扭转而呈羽状排列,长圆形或倒卵形,顶端圆、钝或急尖而有小尖头,下面灰绿色,近边缘或边缘有1～3列短粗毛;侧脉每边4～5条,明显;叶柄极短;托叶卵状披针形。花雌雄同株,雄花:2～4朵簇生于叶腋,通常仅上面1朵开花,下面的很小;雌花:单生于小枝中下部的叶腋内;蒴果圆球状,红色,表面具小凸刺,有宿存的花柱和萼片,开裂后轴柱宿存;种子长1.2mm,橙黄色。

【分布】 分布于江苏、浙江、江西、福建、湖南、广东、广西和云南等省(区)。生长于海拔100～1900m的田边草丛、旷地、山坡路旁。

【采集与炮制】 夏、秋季采收全草,拣去杂质,晒干或鲜用。

【性味与入塔】 甘,冷。入水塔。

【功能与主治】 清火解毒,利尿通淋,凉血止血,收敛止泻,排石。

【用法与用量】 10～15g,煎汤服;外用鲜品适量,捣烂外敷。

倒叶盾翅藤

【傣名】 嘿盖贯。

【来源】 为金虎尾科植物倒心叶盾翅藤 *Aspidopterys obcorda-*

ta Hemsl. 的藤茎。

【形态特征】　木质藤本;枝条被黄褐色绒毛。叶片厚纸质或薄革质,扁圆状、圆状或倒卵状倒心形,先端有明显的心形凹陷,具三角状短尖头,基部圆形或浅心形,叶面无毛,背面被黄色绒毛;叶柄密被黄褐色绒毛。圆锥花序腋生,短于叶或与叶等长,密被黄褐色柔毛;花梗纤细,下部具关节;萼片5,长圆形,先端钝,有缘毛;花瓣5,白色或淡黄色,倒卵状长圆形,无毛;雄蕊10;子房3裂,无毛。翅果略呈长圆形或近圆形,侧翅顶端微凹,背翅稍明显。

【分布】　分布于云南普洱和西双版纳等地区。生长于海拔600~1600m的阔叶林、藤灌丛中。

【采集与炮制】　秋冬季采收,洗净切段晒干;鲜品随用随采。

【性味与入塔】　淡、微苦,寒。入水塔。

【功能与主治】　清火解毒,利水排石。主治水肿,小便热涩疼痛、尿中夹有砂石。

【用法与用量】　30~100g,煎汤服。

鸭嘴花

【傣名】　莫哈蒿。

【别名】　大驳骨、大驳骨消、龙头草、大叶驳骨兰、大接骨。

【来源】　为爵床科植物鸭嘴花 *Adhatoda vasica* Nees 的全株。

【形态特征】　大灌木,茎节膨大,幼枝有毛,叶对生,纸质,矩圆状披针形或矩圆状椭圆形,端尖,全缘,穗状花序顶生或腋生,苞片卵形,花冠唇形,白色,有紫色线条。蒴果近木质。

【分布】　分布于我国广东、广西和云南等省(区)。生长于海拔800~1800m的平坝、路边、灌木丛中,亦有栽培。

【采集与炮制】　全年可采,洗净,鲜用或晒干。

【性味与入塔】　腥,微苦,平。入水塔。

【功能与主治】　清水利水,消肿止痛,续筋接骨。主治小便热涩疼痛、小便不通,小腹冷痛、痛经,跌打瘀肿,风湿痹证肢体关节疼痛、骨折。

【用法与用量】 10~20g,煎汤服;外用鲜叶适量,捣烂加酒炒热外敷。

象腿蕉

【傣名】 贵吻。

【来源】 为芭蕉科植物象腿蕉 *Ensete glaucum*(Roxb.)Cheesman 的根、茎。

【形态特征】 多年生单茎草本,假茎单生,高可达5m,叶片长圆形,先端具尾尖,基部楔形,光滑无毛;叶柄短。花序初时如莲座状,长可达2.5m,下垂;苞片绿色,宿存,有花;离生花被片近圆形,先端微凹,浆果倒卵形,苍白色,先端粗而圆,果内具多数种子。种子平滑,黑色球形。

【分布】 云南南部及西部地区有栽培。生长于海拔800~1100m的平坝、山坡、沟谷。

【采集与炮制】 用鲜品,随用随采。

【性味与入塔】 苦、涩、寒。入水塔。

【功能与主治】 清火解毒,利水消肿,降血压。主治水肿病,小便热涩疼,高血压病。

【用法与用量】 根,20~30g,煎汤服;根、茎鲜汁,5~10mL,开水冲服;外用根皮适量,煎汤外洗。

紫茉莉

【傣名】 罗外亮。

【别名】 贺莫晚罕、野茉莉、粉豆花、丁香、粉孩儿。

【来源】 为紫茉莉科植物紫茉莉 *Mirabilis jalapa* Linn. 的块根和茎叶。

【形态特征】 草本,高可达1m。根肥粗,倒圆锥形,黑色或黑褐色。茎直立,圆柱形,多分枝,无毛或疏生细柔毛,节稍膨大。叶片卵形或卵状三角形,全缘,两面均无毛,脉隆起。花常数朵簇生枝端,总苞钟形,5 裂,裂片三角状卵形;花被紫红色、黄色、白色或杂色,高脚碟状;花午后开放,有香气,次日午前凋萎。瘦果球形,革质,黑色,表面具皱纹。

【分布】 分布于全国各省(区),或栽培。生长于向阳沙质土地。

【采集与炮制】 秋季采挖根,洗净,切片,晒干;茎叶多用鲜品,随用随采。

【性味与入塔】 涩,寒。入水塔。

【功能与主治】 清火解毒,消肿止痛,敛水止泻。主治腹痛腹泻、下痢红白,腮腺、颌下淋巴结肿痛。

【用法与用量】 10～20g,煎汤服。

虾子花根

【傣名】 哈埋洞荒。

【别名】 虾子木,虾米草,吴福花。

【来源】 为千屈菜科植物虾子花 *Woodfordia fruticosa*（L.）Kurz. 的根。

【形态特征】 灌木,高 3～5m,有长而披散的分枝;幼枝有短柔毛,后脱落。叶对生,近革质,披针形或卵状披针形,顶端渐尖,基部圆形或心形,上面通常无毛,下面被灰白色短柔毛,且具黑色腺点,有时全部无毛;无柄或近无柄。1～15 花组成短聚伞状圆锥花序,长约3cm,被短柔毛;萼筒花瓶状,鲜红色,长 9～15mm,裂片矩圆状卵形;花瓣小而薄,淡黄色,线状披针形,与花萼裂片等长,稀过;雄蕊 12,突出萼外;子房矩圆形,2 室,花柱细长,超过雄蕊。蒴果膜质,线状长椭圆形,长约7mm,开裂成 2 果瓣;种子甚小,卵状或圆锥形,红棕色。

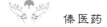

【分布】 分布于广东、海南、广西和云南等省(区)。生长于海拔 200~2000m 的河谷边缘、坡地、灌丛中。

【采集与炮制】 根全年可采,洗净,切片,晒干;花春、夏季采收,晒干。

【性味与入塔】 微苦,凉。入水塔。

【功能与主治】 清火解毒,涩肠止泻,凉血止血。主治小便热涩疼痛、腹痛腹泻,疮疡疖肿、皮肤溃烂,咯血、鼻出血、妇女血崩。

【用法与用量】 20~30g,煎汤服,花泡酒服;外用根适量,磨水外擦。

笔管草

【傣名】 芽棒吞。

【别名】 纤细木贼。

【来源】 为木贼科植物笔管草 *Hippochaete debilis*(Roxb.)Ching 的全草。

【形态特征】 总苞狭筒形,初被蛛丝状绵毛,后渐脱落,总苞片 5 层,覆瓦状排列,外层小,三角状卵形,先端锐尖,中层卵形或卵状披针形,长 1~1.5cm,宽 3~5mm,内层线状披针形,长达 4cm,宽 4mm,具宽膜质边;舌状花黄色,背面稍带淡紫色,超出总苞,先端 5 齿裂。瘦果无毛,黄褐色,圆柱形,长 2cm,具纵肋,先端渐狭成喙,稍弯;冠毛黄褐色,长 2cm。

【分布】 分布于我国中南和西南各省(区),生长于溪边,沟边,沙壤、黏土半阴湿地。

【采集与炮制】 秋季采收,切段晒干。

【性味与入塔】 微苦,凉。入水塔。

【功能与主治】 清火解毒,利水消肿,排石。主治水肿病,小便热涩疼痛,尿路结石。

【用法与用量】 10~15g,煎汤服或泡服。

狗牙花

【傣名】 风沙门。

【别名】 白狗牙、狮子花、豆腐花。

【来源】 为夹竹桃科植物狗牙花 *Ervatamia divaricata* (Linn.) Burk. 的根、叶。

【形态特征】 灌木,通常高达3m,除萼片有缘毛外,其余无毛;枝和小枝灰绿色,有皮孔,干时有纵裂条纹;节间长1.5～8cm。腋内假托叶卵圆形,基部扩大而合生,长约2mm。叶坚纸质,椭圆形或椭圆状长圆形,短渐尖,基部楔形,叶面深绿色,背面淡绿色;侧脉12对,在叶面扁平,在背面略为凸起。聚伞花序腋生,通常双生,近小枝端部集成假二歧状,着花6～10朵;总花梗长2.5～6cm;花梗长0.5～1cm;苞片和小苞片卵状披针形;花蕾端部长圆状急尖;花萼基部内面有腺体,萼片长圆形,边缘有缘毛;花冠白色,花冠筒长达2cm;雄蕊着生于花冠筒中部之下;花柱长11mm,柱头倒卵球形。蓇葖果极叉开或外弯;种子3～6个,长圆形。花冠重瓣。

【分布】 分布于广东和云南等省(区),亦有栽培。生长于干旱山坡、丘陵灌木丛中。

【采集与炮制】 全年可采,洗净,切片,晒干。

【性味与入塔】 苦,冷。入水、土塔。

【功能与主治】 调补水血,收敛止泻。主治产后体虚,头昏眼花、乳汁不下,恶露不尽,腹痛腹泻,红白下痢。

【用法与用量】 3～5g,煎汤服。

(二)动物药

青蛙

【傣名】 谢。

【别名】 田鸡。

【来源】 为蛙科动物泽蛙 *Rana limncharis Boie*、金线蛙 *R. Plancyi Lataste* 和黑斑蛙 *R. nigromaculata Hallowell* 的全体。分布于全国大部分省(区)。

【采集与炮制】 全年可捕捉,多鲜用。

【性味与入塔】 腥,咸,凉。入水、风、火、土塔。

【功能与主治】 清热解毒,补土利水,消肿止痛。主治肺结核引起的气弱喘咳、痰中带血,午后发热,盗汗自汗,骨结核,肢体疼痛,肾炎引起的周身浮肿、腹大如鼓,小儿疳疾,胃炎、胃癌,小儿热疮。

【用法与用量】 30~50g,煎汤服,或炖服;外用适量。

龟

【傣名】 岛。

【别名】 水龟、元绪。

【来源】 为龟科动物乌龟 *Chinemys reevesii*(Gray)的龟肉,龟甲。

【采集与炮制】 全年可采,多鲜用。

【性味与入塔】 腥,咸;肉温,甲凉。入水、火、风、土塔。

【功能与主治】 龟肉调补水血。龟甲补水清火,补肾健骨。主治肺结核引起的久咳咯血、骨结核引起的骨中热痛,肢酸腿软,痢疾脓血便,脱肛等。

【用法与用量】 煎汤服或磨服、泡酒。

蟑螂

【傣名】 缅洒。

【别名】 偷油婆、灶蚂蚁、大蜚蠊。

【来源】 为蜚蠊科动物美洲蠊 *Periplaneta americana*(Linn.),东方蜚蠊 *Blatta orientalis* Linn. 的全体。

【采集与炮制】 全年可采,多鲜用或焙干。

【**性味与入塔**】　臭、腥、咸,凉。入风、火、土、水塔。

【**功能与主治**】　清火解毒,活血止痛,利水消肿。主治腹部包块,小儿疳积,水肿,痔疮肿痛,蜈蚣咬伤等。

【**用法与用量**】　5～15g,开水送服或调酒服;外用适量,包敷患部。

鲮鱼胆

【**傣名**】　咪巴占。

【**来源**】　为鲤科动物鲮鱼的干燥胆汁。我国珠江流域、海南及云南南部地区有分布。栖于江河底层急流、水温较高的河流中。

【**采集与炮制**】　捕后取其胆,烘干。

【**性味与入塔**】　腥,苦,寒。入水塔。

【**功能与主治**】　清火解毒,消肿止痛。主治咽喉肿痛,口舌生疮,风湿热痹肢体关节红肿疼痛,疔疮脓肿。

【**用法与用量**】　0.1～0.2g,酒或开水送服;外用适量,泡酒外擦。

蟹

【**傣名**】　补。

【**别名**】　河蟹、淡水蟹。

【**来源**】　为方蟹科动物中华绒螯蟹 *Eriocheir sinensis* H. Milne-Edwalds 的全体。

【**采集与炮制**】　全年可捕捉,多鲜用或焙干用。

【**性味与入塔**】　腥,微咸,凉。入水、风、火、土塔。

【**功能与主治**】　通气活血,消肿止痛。主治跌打损伤、骨折、产后血瘀、闭经等病症。

【**用法与用量**】　3～15g,炖服或泡酒服;外用适量。

四、调土塔药

傣族医学认为,凡体内具有消化饮食物、化生气血、滋养躯体、排泄糟粕之功能的,皆为巴塔维塔(土)所主管,具体由 20 种组织器官和脏腑组成:头发、毫毛、指(趾)甲、牙齿、皮肤、肌肉、筋、骨、关节、肾、心脏、肝、膈肌、脾、肺、大肠、小肠、胃、舌头。傣族医学认为,土包括体内的五脏六腑和其他组织器官构成这个整体,这个整体犹如世间大地,是构成人体的第一物质本源,因而被称为"四塔之本"。土属物性,有形,是生命生长发育延续的基础,当机体内和自然风、火、水失调时都可导致土塔(机体)患病。

凡以入土塔为主的药物,针对体内的塔铃(土)的异常变化而致的,具有补土健胃、强身健体、消积导滞等作用,用于调节土塔偏盛偏衰的一类药物,称为调雅塔拎(土塔)药。

(一)植物药

大驳骨丹

【傣名】 莫哈郎。

【别名】 黑叶接骨草。

【来源】 为爵床科植物黑叶接骨草 *Gendarussa ventricosa* (Wall.) Nees 的带叶嫩枝。

【形态特征】 多年生、直立、粗壮草本或亚灌木,除花序外全株无毛;茎和分枝均节部肿胀。叶对生,纸质,椭圆形至倒卵形,顶端短渐尖,基部渐狭,上面常见泡状隆起;侧脉每边 6~7 条。花秋冬季开放,白色或微红色,排成顶生穗状花序;苞片大,彼此重叠,阔卵形或近圆形,长 1~1.5cm,被微柔毛;萼长约 3mm,有 5 个线形的裂片;花冠二唇形。蒴果。

【分布】 分布于我国西南部至东南部各省(区)。印度和越南等均有。常生长于疏林下和灌木丛中,亦作园篱。

【采集与炮制】 全年可采,洗净切片晒干。

【性味与入塔】 微香,苦,凉。入土塔。

【功能与主治】 祛风除湿,通血止痛,接骨续筋,清火利尿。

【用法与用量】 15～30g,煎汤服;外用适量,捣烂外敷或碾粉炒热外包患处。

千年健

【傣名】 贺芒荒。

【别名】 香芋、团芋。

【来源】 为天南星科植物千年健 *Homalomena occulta*(Lour.) Schott 的根茎。

【形态特征】 多年生草本。根茎匍匐,肉质根圆柱形,须根稀少,纤维状。鳞叶线状披针形,向上渐狭,锐尖。叶柄下部具鞘;叶片膜质至纸质,箭状心形至心形。花序1～3,生鳞叶之腋,序柄短于叶柄。佛焰苞绿白色,长圆形至椭圆形,花前席卷成纺锤形,盛花时上部略展开成短舟状,具长约1cm的喙。肉穗花序具短梗或否。种子褐色,长圆形。

【分布】 分布于海南、广西和云南等省(区)。生长于海拔100～1000m的山谷、溪河边、林下。

【采集与炮制】 春秋季采收,洗净,用水稍浸,切片,晒干;鲜品随用随采。

【性味与入塔】 香,苦、微麻,温。入土、水塔。

【功能与主治】 调补水血,除风止痛,续筋接骨。主治心慌心跳、心烦不安,头晕头痛,跌打损伤、骨折,肢体关节酸痛重着、屈伸不利。

【用法与用量】 5～15g,煎汤服;外用鲜品适量,捣烂外敷,或加酒炒热,外敷患处。

山奈

【傣名】 晚荒。

【别名】 沙姜。

【来源】 为姜科植物山奈 *Kaempferia rotunda* L. 的干燥根茎。

【形态特征】 多年生低矮草本,根茎块状,单生或数枚连接,淡绿色或绿白色,芳香。叶通常贴近地面生长,近圆形,无毛或于叶背被稀疏的长柔毛,无柄;花顶生,半藏于叶鞘中;苞片披针形,花白色,有香味,易凋谢;花萼约与苞片等长;唇瓣白色,雄蕊无花丝,药隔附属体正方形,果为蒴果。

【分布】 栽培于广东、海南、台湾、广西、云南等省(区)。南亚至东南亚地区均有栽培。

【采集与炮制】 栽培第二年冬季和翌年春季采收。挖出根部去除茎叶及须根,横切成块,晒干。忌火焙。鲜品随用随采。

【性味与入塔】 芳香,苦,凉。入土、水塔。

【功能与主治】 凉血止血,消肿散瘀,通气活血,镇心安神。主治腹胀腹痛,腹泻,胃脘胀痛,口舌生疮,咽喉肿痛,牙痛,乳房肿痛,食物中毒,跌打损伤,四肢关节酸痛麻木、屈伸不利。

【用法与用量】 5～10g,煎汤服,或研末开水冲服;外用适量,鲜品捣烂外敷。

山乌龟

【傣名】 波波罕。

【别名】 南千金藤、地不容。

【来源】 为防己科植物桐叶千金藤 *Stephania epigaea* H. S. Lo 的块根。

【形态特征】 藤本;根条状,木质;老茎稍木质,枝很长,卧地时在节上生不定根。叶纸质,三角状近圆形或近三角形,顶端钝而具小凸尖或有时短尖,基部圆或近截平,上面无毛或近无毛,稍有光泽,下面粉白,被丛卷毛状柔毛;掌状脉 9 ~ 12 条,向上的粗大,连同网脉两面均凸起,但下面更明显;叶柄长 3 ~ 7cm 或稍过之,明显盾状着生。复伞形聚伞花序通常单生叶腋,几个生于腋生短枝上,有 2 或 3 回伞形分枝,小聚伞花序多个在末回分枝顶端密集呈头状,小聚伞花序梗和花梗均极短。雄花:萼片 6 或 8,排成 2 轮,倒披针形至匙形,有时狭椭圆形,黄绿色,被短毛。花瓣 3 ~ 4,阔倒卵形至近圆形,稍肉质,无毛;雌花:萼片 3 ~ 4,花瓣3 ~ 4,形状和大小与雄花相似或稍小;柱头撕裂状。核果倒卵状近球形,红色;果核背部有 2 行高耸的小横肋状雕纹,小横肋中部近断裂,两端高凸,胎座迹穿孔。

【分布】　分布于四川、广西、贵州和云南等省(区)。生长于海拔 600 ~ 1700m 的林缘灌丛中。

【采集与炮制】　秋季采收,洗净,切片,晒干。

【性味与入塔】　苦、微麻,冷。入土、水、风塔。

【功能与主治】　清火解毒,除风利湿止痛,安神。主治风湿关节疼痛、肌肉酸痛,胃脘疼痛,腹部包块,腮腺炎,疔疮肿毒,失眠多梦。

【用法与用量】　5 ~ 10g,煎汤服;外用适量,捣敷或烘热包敷。

小骇骨丹

【傣名】　莫哈郎爹。

【别名】　接骨草,陆英,蒴藋,排风藤,八棱麻,大臭草,秧心草、小接骨丹。

【来源】　为爵床科植物接骨草 *Gendarussa vulgaris* Nees 的带叶茎枝。

【形态特征】　高大草本或半灌木,高 1 ~ 2m;茎有棱条,髓部白色。羽状复叶的托叶叶状或有时退化成蓝色的腺体;小叶2 ~ 3对,互生或对生,狭卵形,嫩时上面被疏长柔毛,先端长渐尖,基部钝圆,两侧不等,边缘具细锯齿,近基部或中部以下边缘常有1枚或数枚腺齿;顶生小叶卵形或倒卵形,基部楔形,有时与第一对小叶相连,小叶无托叶,基部一对小叶有时有短柄。复伞形花序顶生,大而疏散,总花梗基部托以叶状总苞片,分枝3~5出,纤细,被黄色疏柔毛;杯形不孕性花不脱落,可孕性花小;萼筒杯状,萼齿三角形;花冠白色,仅基部连合,花药黄色或紫色;子房3室,花柱极短或几无,柱头3裂。

果实红色,近圆形,核表面有小疣状突起。

【分布】 分布于福建、台湾、广东、广西、海南和云南等省(区)。亚洲各热带地区均有。常见于村边园篱边或灌丛中。

【采集与炮制】 全年均可采割,除去杂质,晒干。

【性味与入塔】 微臭,苦,平。入土塔。

【功能与主治】 通气活血,接骨续筋。主治跌打损伤、骨折。

【用法与用量】 100g 鲜品,捣烂外包患处。

五叶山小桔

【傣名】 比郎。

【别名】 埋答巴。

【来源】 为芸香科植物五叶山小桔 *Glycosmis pentaphylla*(Retz.)Correa 的根茎和叶。

【形态特征】 小乔木,高达5m。新梢淡绿色,略呈两侧压扁状。叶有小叶5片,有时3片;小叶长圆形,稀卵状椭圆形,顶部钝尖或短渐尖,基部短尖至阔楔形,硬纸质,叶缘有疏离而裂的锯齿状裂齿,中脉在叶面至少下半段明显凹陷呈细沟状,侧脉每边12~22条;花序轴、小叶柄及花萼裂片初时被褐锈色微柔毛。圆锥花序腋生及顶生,多花,花蕾圆球形;萼裂片阔卵形;花瓣早落,白色或淡黄色,油点多,花蕾期在背面被锈色微柔毛;子房圆球形或有时阔卵形,花柱极短,柱头稍增粗,子房的油点干后明显凸起。果近圆球形,果皮多油点,淡红色。

【分布】　分布于印度东北、老挝、缅甸、泰国及越南西北部和中国云南西双版纳、耿马、双江、孟定等地。生长于海拔 540 ～ 1100m 的低山热带丛林。

【采集与炮制】　秋冬采集,切片,晒干。

【性味与入塔】　甘、淡,平。入土、水塔。

【功能与主治】　补脾健胃、强身健体、除风通血止痛。主治体弱多病或久病不愈,肢体关节、肌肉、腰腿、酸麻胀痛或红肿热痛,跌打损伤。

【用法与用量】　15 ～ 30g,煎汤服或泡酒内服、外擦,叶适量捣烂外包,或煎汤外洗。

金花果

【傣名】　贺抱勒。

【别名】　赭魁、薯良、鸡血莲、血母、朱砂七、红药子、金花果、红孩儿。

【来源】　为薯蓣科植物薯莨 *Dioscorea cirrhosa* Lour. 的块根。

【形态特征】　藤本,粗壮,长可达20m。块茎一般生长在表土层,为卵形、球形、长圆形或葫芦状,外皮黑褐色,凹凸不平,断面新鲜时红色,干后紫黑色,直径大的甚至可达20cm余。茎绿色,无毛,右旋,有分枝,下部有刺。单叶,在茎下部的互生,中部以上的对生;叶片革质或近革质,长椭圆状卵形至卵圆形,或为卵状披针形至狭披针形,顶端渐尖或骤尖,基部圆形,有时呈三角状缺刻,全缘,两面无毛,表面深绿色,背面粉绿色,基出脉 3 ～ 5,网脉明显。雌雄异株。雄花序为穗状花序,通常排列呈圆锥花序,圆锥花序长 2 ～ 14cm 或更长,有时穗状花序腋生;雄花的外轮花被片为宽卵形或卵圆形,内轮倒卵形,小;雄蕊6,稍短于花被片。雌花序为穗状花序,单生于叶腋;雌花的外轮花被片为卵形,厚,较内轮

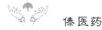

大。蒴果不反折,近三棱状扁圆形;种子着生于每室中轴中部,四周有膜质翅。

【分布】 分布于浙江南部、江西南部、福建、湖南、广东、广西、四川、贵州、云南和西藏等省(区)。生长于海拔 500～1800m 的山谷向阳处,疏林下,灌木丛中。

【采集与炮制】 秋冬季采收,切片晒干;鲜品随用随采。

【性味与入塔】 涩,凉。入土、水塔。

【功能与主治】 清火解毒,凉血止血,涩肠止泻。主治腹痛腹泻,小便热涩疼痛,便血、尿血及其他出血,水火烫伤。

【用法与用量】 5～10g,煎汤服或适量舂细制丸服;外用鲜品适量,煎汤处洗,或外擦。

岩七

【傣名】 芽千哈。

【别名】 爬岩夕、小铜锤、大树小黑牛、石莲青。

【来源】 为百合科植物岩七 *Tupistra wattii* HK. f. 的根茎。

【形态特征】 裂叶翼首花,多年生草本,高 30cm。疏被卷伏毛;根圆柱头状,顶端多头,每头生一叶丛。叶密集丛生成莲座状,对生;叶长圆状披针形或倒针形,1～2 回羽状深裂至全裂,裂片线形或倒披针形,小裂片先端急尖,两面疏被柔毛,上面绿色,下面淡绿色。花茎高约 30cm,无叶,疏被白以卷宽线形,被极短毛;苞片极窄小,线状倒披针形,长约 5mm;花萼全裂,成 8 条棕褐色刚毛状,长约为花冠之半,花冠淡粉色至紫红色,筒状,长 12mm,密被长柔毛,裂片 4,最上一片稍大;雄蕊 4,外露甚多;子房下位,包于篮状长毛小总苞内,柱头头状。瘦果椭圆形,长 4mm,先端渐狭成喙状,具 8 条脉纹,宿萼刚毛状。

【分布】 云南滇南地区有分布。生长于岩石、林下箐沟边。

【采集与炮制】 全年可采,去须根洗净,切片,晒干。

【性味与入塔】　寒,苦。入土、水塔。

【功能与主治】　清热解毒,散瘀止痛,消炎利尿。主治白喉,咽喉炎,扁桃腺炎,膀胱热淋,胃痛,牙痛,跌打扭伤瘀痛。

【用法与用量】　6～9g,煎汤服,或1～2片含服;外用鲜品捣敷。

鸡矢藤

【傣名】　嘿多吗。

【别名】　臭屁藤。

【来源】　为茜草科植物鸡矢藤 *Paederia scandens*(Lour.)Merr. 的藤茎、叶。

【形态特征】　柔弱缠绕灌木或藤本,揉之发出强烈的臭味;茎圆柱形,蜿蜒状。叶对生,很少3枚轮生,具柄,通常膜质;托叶在叶柄内,三角形,脱落。花排成腋生或顶生的圆锥花序式的聚伞花序,具小苞片或无;萼管陀螺形或卵形,萼檐4～5裂,裂片宿存;花冠管漏斗形或管形,被毛,喉部无毛或被绒毛,顶部4～5裂,裂片扩展,镊合状排列,边缘皱褶;雄蕊4～5,生于冠管喉部,内藏,花丝极短,花药背着或基着,线状长圆形,顶部钝;花盘肿胀;子房2室,柱头2,纤毛状,旋卷;胚珠每室1颗,由基部直立,倒生。果球形,或扁球形,外果皮膜质,脆,有光泽,分裂为2个圆形或长圆形小坚果;小坚果膜质或革质,背面压扁;种子与小坚果合生,种皮薄;子叶阔心形,胚茎短而向下。

【分布】　除东北、西北地区处,其他各省(区)均有分布。生长于山坡荒野、路旁,阔叶林缘、灌木丛中。

【采集与炮制】　秋、冬季采收,洗净,切段,晒干;鲜品随用随采。

【性味与入塔】　特臭,苦,凉。入土、水、风塔。

【功能与主治】　清热解毒,通气活血,补土健胃,消食。主治发热不退,腹痛腹胀、不思饮食、消化不良,肢体关节肿痛。

【用法与用量】 20～30g,煎汤服;外用鲜叶适量,捣烂外敷患处。

茴香砂仁根

【傣名】 哈麻娘布。

【来源】 为姜科植物茴香砂仁 *Achasma yunnanensis* T. Linn. Wu et Senjen 的根茎。

【形态特征】 茎丛生,株高约 1.8m。叶片披针形,叶面绿色;叶背淡绿色,干后淡褐色,先端渐尖,基部楔形;叶鞘淡绿色,具明显的纵条纹。花序近头状;苞片鲜红色,基部密被柔毛;外苞片卵形,内苞片狭长圆形;小苞片管状,先端全缘,鲜红色,被毛;花萼管状,上部鲜红色,下部淡红色,除齿端具髯毛外,其余疏被柔毛,花冠管淡红色;唇瓣基部与花丝连合成短管,长的舌状部分,先端2浅裂,基部扩大,内卷成筒状,上部黄色,先端具紫红色的放射状脉纹,下部紫红色,边缘黄色,突露于花冠之外,似菊科植物的舌状花;蒴果陀螺状,紫红色,先端冠以宿存的花萼,被极密的短柔毛;种子陀螺状。

【分布】 分布于云南西双版纳地区。生长于海拔 600m 左右的山谷阴坡林下。

【采集与炮制】 秋冬季采收,除去须根,洗净,切片,晒干;鲜品随用随采。

【性味与入塔】 清香,微苦、甜,平。入土、水塔。

【功能与主治】 清火解毒,利尿,补脾健胃,通气消胀。主治小便热涩疼痛,胸胁胀闷,恶心呕吐,不思饮食,腹泻,中暑。

【用法与用量】 15～30g,煎汤服或泡水当茶饮。

姜黄

【傣名】 毫命。

【别名】　明楞、郁金、宝鼎香、毫命、黄姜等。

【来源】　为姜科植物姜黄 *Curcuma flazum* Roxb. 的根茎。

【形态特征】　株高 1～1.5m,根茎很发达,成丛,分枝很多,椭圆形或圆柱状,橙黄色,极香;根粗壮,末端膨大呈块根。叶每株5～7 片,叶片长圆形或椭圆形,顶端短渐尖,基部渐狭,绿色,两面均无毛。花葶由叶鞘内抽出,穗状花序圆柱状;苞片卵形或长圆形,淡绿色,边缘染淡红晕;花萼白色;花冠淡黄色;侧生退化雄蕊比唇瓣短,与花丝及唇瓣的基部相连成管状;唇瓣倒卵形,淡黄色,中部深黄。

【分布】　分布于云南、陕西、江西、福建、台湾、湖北、广东、广西和四川等省(区)。生长于平原、山间草地或灌木丛中,多为栽培。

【采集与炮制】　秋冬季采挖,除去须根,洗净,切片,晒干;鲜品随用随采。

【性味与入塔】　臭,苦、微辣,平偏热。入土、水、风塔。

【功能与主治】　清火解毒,活血止痛,行气破瘀,止痒。

【用法与用量】　5～15g,煎汤服,或适量磨汁内服;外用鲜品适量,捣烂包敷,或炒热敷,或取汁擦。

莪术

【傣名】　晚害闹。

【别名】　蓬莪茂、山姜黄、臭屎姜。

【来源】　为姜科植物莪术 *Curcuma zedoaria*(Christm.)Rosc. 的根茎。

【形态特征】　株高约 1m;根茎圆柱形,肉质,具樟脑般香味,淡黄色或白色;根细长或末端膨大成块根。叶直立,椭圆状长圆形至长圆状披针形,中部常有紫斑,无毛;叶柄较叶片为长。花葶由根茎单独发出,常先叶而生,被疏松、细长的鳞片状鞘数枚;穗状花序阔椭圆形;苞片卵形至倒卵形,稍开展,顶端钝,下部绿色,顶端红色,上部的较长而紫色;花萼,白色,顶端 3 裂;花冠黄色,顶端具小尖头;唇瓣黄色,近倒卵形,顶端微缺。

【分布】 分布于云南、福建、浙江、广东、广西、台湾和四川等省(区)。生长于海拔 100 ~ 2500m 的山间、村边林下草地,亦有栽培。

【采集与炮制】 秋冬季采收,除去须根,洗净,切片,晒干;鲜品随用随采。

【性味与入塔】 芳香,辣,温。入土、水、风、火塔。

【功能与主治】 清火解毒,敛疮生肌,行气活血,镇心安神。主治风湿肢体关节疼痛、跌打损伤,疔疮脓肿,毒虫咬伤,妇女闭经、痛经,发热,心慌,心跳,神经痛、筋骨疼痛。

【用法与用量】 3 ~ 10g,碾粉服,或 10 ~ 15g,煎汤服;外用鲜品适量,火上烘热包敷患处。

番木瓜

【傣名】 麻贵沙保。

【别名】 马菖坡、麻石菖蒲。

【来源】 为番木瓜科植物番木瓜 *Carica papaya* Linn. 的果实、根、叶。

【形态特征】 多年生草本,常绿软木质小乔木,高达8 ~ 10m,具乳汁;茎不分枝或有时于损伤处分枝,具螺旋状排列的托叶痕。叶大,聚生于茎顶端,近盾形,每裂片再为羽状分裂;叶柄中空。植株有雄株、雌株和两性株。花单性或两性,有些品种在雄株上偶尔产生两性花或雌花,并结成果实,亦有时在雌株上出现少数雄花。花冠乳黄色。浆果肉质,成熟时橙黄色或黄色,长圆球形、倒卵状长圆球形、梨形或近圆球形,果肉柔软多汁,味香甜;种子多数,卵球形,成熟时黑色。果实长于树上。

【分布】 分布于福建、台湾、广东、海南、广西和云南等省(区),以栽培为多。生长于海拔1800m以下的底热河谷、热坝地区。

【采集与炮制】 果实全年可采,洗净,切片,晒干;鲜品随用随采。

【性味与入塔】 甜、微涩,凉。入土、水、风塔。

【功能与主治】 通气血,止疼痛,健胃。主治腹部胀痛、消化不良、不思饮食,头昏头痛,顽固性头痛,腰痛,风寒湿痹证、肢体关节酸痛、屈伸不利。

【用法与用量】 果实25~50g,煎汤服;外用适量,根和叶捣烂外敷或取汁擦;果实切开外敷或烘热外敷。

番石榴

【傣名】 麻贵香拉。

【别名】 芝嘎。

【来源】 为挑金娘科植物番石榴 *Psidium guajava* Linn. 的叶、树皮、果实。

【形态特征】 乔木,高达13m;树皮平滑,灰色,片状剥落;嫩枝有棱,被毛。叶片革质,长圆形至椭圆形,先端急尖或钝,基部近于圆形,上面稍粗糙,下面有毛,常下陷,网脉明显;叶柄长。花单生或2~3朵排成聚伞花序;萼管钟形,有毛,萼帽近圆形,长7~8mm,不规则裂开;花瓣,白色;子房下位,与萼合生。浆果球形、卵圆形或梨形,顶端有宿存萼片,果肉白色或黄色,胎座肥大,肉质,淡红色;种子多数。

【分布】 分布于福建、台湾、广东、海南、广西、四川和云南等省(区)。生长于海拔1100~1800m的荒野、路边、林缘。

【采集与炮制】 叶及树皮随用随采;秋季采果,晒干。

【性味与入塔】 甜、涩,平。入土、水塔。

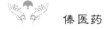

【功能与主治】 清热解毒,杀虫止痒,收敛止泻。主治腹痛腹泻、下痢红白,各种皮肤瘙痒、热痱子,疮疡溃烂、脚癣脚气。

【用法与用量】 10~15g,煎汤服;外用叶、树皮适量,煎汤外洗。

报春石斛

【傣名】 南该罕。

【来源】 为兰科植物报春石斛 *Dendrobium primulinum* Lindl. 的假茎和根。

【形态特征】 报春石斛茎下垂,厚肉质,圆柱形,不分枝,具多数节。叶纸质,二列,互生于整个茎上,披针形或卵状披针形,先端钝并且不等侧 2 裂,基部具纸质或膜质的叶鞘。总状花序具1~3朵花,通常从落了叶的老茎上部节上发出;花序柄着生的茎节处呈舟状凹下,基部被 3~4 枚长 2~3mm 的膜质鞘;花苞片浅白色,膜质,卵形,先端钝;花梗和子房黄绿色;花开展,下垂,萼片和花瓣淡玫瑰色;中萼片狭披针形,先端近锐尖,具 3~5 条脉;侧萼片与中萼片同形而等大,先端近锐尖,基部歪斜,具 3~5 条脉;萼囊狭圆锥形,末端钝。花瓣狭长圆形,先端钝,具 3~5 条脉,全缘;唇瓣淡黄色带淡玫瑰色先端,宽倒卵形,长小于宽,中下部两侧围抱蕊柱,两面密布短柔毛,边缘具不整齐的细齿,唇盘具紫红色的脉纹;蕊柱白色;药帽紫色,椭圆状圆锥形,顶端多少凹的,密布乳突状毛,前端边缘宽凹缺。

【分布】 分布于云南省景洪和勐腊地区。附生于阔叶林中树上。

【采集与炮制】 多用鲜品,随用随采。

【性味与入塔】 微苦,凉。入土、水塔。

【功能与主治】 补土滋水,清热除湿,消炎利胆退黄。主治热病水塔不足引起的口干烦渴,水火烫伤,湿疹瘙痒,新生儿黄疸。

【用法与用量】 10～15g,煎汤服,或3～5g,磨水服;外用鲜品适量,磨汁外擦,或捣烂外敷。

山芝麻

【傣名】 芽呼拎。

【别名】 大山麻、石秤砣、山油麻、坡油麻。

【来源】 为梧桐科植物山芝麻 *Helicteres angustigolia* Linn. 的全株。

【形态特征】 小灌木,高达1m,小枝被灰绿色短柔毛。叶狭矩圆形或条状披针形,顶端钝或急尖,基部圆形,上面无毛或几无毛,下面被灰白色或淡黄色星状绒毛,间或混生绵毛。聚伞花序有2至数朵花;花梗通常有锥尖状的小苞片4枚;萼管状,长6mm,被星状短柔毛,5裂,裂片三角形;花瓣5片,不等大,淡红色或紫红色,比萼略长,基部有2个耳状附属体;雄蕊10枚,退化雄蕊5枚,线形,甚短。蒴果卵状矩圆形,顶端急尖,密被星状毛及混生长绒毛;种子小,褐色,有椭圆形小斑点。

【分布】 分布于海南和云南景洪、勐腊、金平、元江等地区。生长于海拔300～900m的灌木丛中。

【采集与炮制】 每年6月前采集全株,切段,晒干。

【性味与入塔】 苦,凉。入土塔。

【功能与主治】 清火解毒,除风止痛。主治黄疸,腹痛泻痢、急慢性菌痢,手足疔疮、化脓肿痛。

【用法与用量】 50～100g,煎汤服;外用50～100g,煎汤外洗或磨汁外擦。

水菖蒲

【傣名】 罕好喃。

【别名】 泥菖、菖蒲、菖阳、泥菖蒲、水八角草、家菖蒲、臭蒲、大叶菖蒲、土菖蒲、藏菖蒲。

【来源】 为天南星科植物水菖蒲 *Acorus calamus* Linn. var. verus Linn. 的根茎。

【形态特征】 多年生草本。根茎横走,稍扁,分枝,外皮黄褐色,芳香,肉质根多数,具毛发状须根。叶基生,基部两侧膜质叶鞘,向上渐狭,至叶长 1/3 处渐行消失、脱落。叶片剑状线形,基部宽、对褶,中部以上渐狭,草质,绿色,光亮;中肋在两面均明显隆起,侧脉 3 ~ 5 对,平行,纤弱,大都伸延至叶尖。花序柄三棱形,叶状佛焰苞剑状线形,长 30 ~ 40cm;肉穗花序斜向上或近直立,狭锥状圆柱形。花黄绿色,子房长圆柱形。浆果长圆形,红色。

【分布】 全国各省(区)均有分布。常生长于低山、平坝、河边、池塘、溪边、箐边潮湿处。

【采集与炮制】 全年可采,洗净,切片,晾干;鲜品随用随采。

【性味与入塔】 腥,臭,平。入土、风、水塔。

【功能与主治】 除风化湿,理气止痛,镇静安神,平喘。主治腹痛腹泻,胀满不适,恶心呕吐,头昏头痛,失眠多梦,哮喘。

【用法与用量】 5 ~ 15g,煎汤服或磨汁服。

虎杖

【傣名】 比比罕。

【别名】 比别罕、比毕喊、老君丹。

【来源】 为蓼科植物虎杖 *Polygonum cuspidatum* Sieb. et Zucc. 的根、茎、叶。

【形态特征】 多年生灌木状草本,高 1m 以上。根茎横卧地下,木质,黄褐色,节明显。茎直立,圆柱形,丛生,无毛,中空,散生紫红色斑点。叶互生;叶柄短;托叶鞘膜质,褐色,早落;叶片宽卵形或卵状椭圆形,先端急尖,基部圆形或楔形,全缘,无毛。花单性,雌雄异株,成腋生圆锥花序;花梗细长,上部有翅;花被 5 深裂,裂片 2 轮,外轮 3 片,在果时增大,背部生翅。瘦果椭圆形,有 3

棱,黑褐色。

【分布】　分布于西北、华东、华中、华南及西南各地。生长于山沟、溪边、林下阴湿处,亦有栽培。

【采集与炮制】　根秋冬季采挖,洗净,切片,晒干;茎、叶全年可采;鲜品随用随采。

【性味与入塔】　酸,平。入土、水、风塔。

【功能与主治】　清火解毒,消肿止痛。主治疔疮痈疖脓肿,腮腺、颌下淋巴结肿痛,跌打损伤,风寒痹证,肢体关节酸痛、屈伸不利。

【用法与用量】　10～15g,磨汁服;鲜品适量,捣烂外敷,或根10g,磨汁外擦。

排钱草

【傣名】　鲁里。

【别名】　龙鳞草、午时合、金钱草、午时灵、叠钱草、钱排草、双排钱、金钱豹、钱串草、双金钱、纸钱剑。

【来源】　为蝶形花科植物排钱草 *Phyllodium pulchellum* (Linn.)Desv.的根。

【形态特征】　灌木。小枝被白色或灰色短柔毛。托叶三角形,叶柄密被灰黄色柔毛;小叶革质,顶生小叶卵形、椭圆形或倒卵形,侧生小叶约比顶生小叶小1倍,先端钝或急尖,基部圆或钝,侧生小叶基部偏斜,边缘稍呈浅波状,上面近无毛,下面疏被短柔毛,侧脉每边6～10条,在叶缘处相连接,下面网脉明显;小托叶钻形;小叶柄长1mm,密被黄色柔毛。伞形花序有花5～6朵,藏于叶状苞片内,叶状苞片排列成总状圆锥花序状,长8～30cm或更长;叶状苞片圆形,两面略被短柔毛及缘毛,具羽状脉;花冠白色或淡黄色,旗瓣长5～6mm,基部渐狭,具短宽的瓣柄,翼瓣长约5mm,宽约1mm,基部具耳,具瓣柄,龙骨瓣长基部无耳,但具瓣柄。荚果

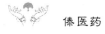

腹、背两缝线均稍缢缩,通常有荚节2,成熟时无毛或有疏短柔毛及缘毛;种子宽椭圆形或近圆形。

【分布】 云南省大部分地区均有分布。生长于海拔800～2500m的荒山、灌木丛、路旁等向阳干燥处。

【采集与炮制】 全年可采,洗净,切片,晒干。

【性味与入塔】 芳香,淡、涩,凉。入土、水塔。

【功能与主治】 清热解毒,散瘀活血,调经,祛风除湿止痛。主治肝脾肿大,风湿性肢体关节疼痛,月经失调,月经过多,心悸、胸闷,感冒咳嗽,头晕。

【用法与用量】 6～12g,煎汤服或泡酒服;叶捣敷。

【使用注意】 孕妇忌用。

水林果

【傣名】 麻挂郎。

【别名】 信筒子、拟茶藨子、羊公板仔。

【来源】 为紫金牛科植物白花酸藤果 *Embelia eibes* Burn. f. 的根。

【形态特征】 小灌木,分枝,无毛,有时成蔓状。叶卵形至长椭圆形,先端渐尖,基部圆形,全缘,无毛,下面常绿带白色;叶柄有狭边缘。圆锥花序顶生兼上部腋生,密被短柔毛;苞片小;花极小,杂性,花梗长3mm;萼小,5深裂,锐头;花瓣5,白色,长约2mm,有缘毛;雄蕊5,花丝多少着生于花瓣;子房上位,在雌花中呈卵形,在雄花中退化为圆锥形,花柱圆柱形,柱头头状。浆果球形。种子球形,基部有孔。

【分布】 云南各地区均有分布。生长于海拔800～2500m的荒地、山坡路旁、灌木丛中。

【采集与炮制】 全年可采,洗净,切片,晒干。

【性味与入塔】 涩、淡,平。入土塔。

【功能与主治】 清热祛湿,止血消炎,清火解毒,驱虫止痛。主治绦虫、蛔虫、蛲虫病,疔疮脓肿,口舌生疮,咽喉肿痛,头目昏眩等。

【用法与用量】 9~20g,煎汤服。刀枪伤及外伤出血,研粉撒敷。

香蓼

【傣名】 菲曼。

【别名】 香柳、竹叶菜、香草。

【来源】 为蓼科植物毛蓼 *Polygonum barbatum* L. 的全草。

【形态特征】 一年生草本,高 40~60cm,全株有浓烈香味。茎匍匐,无毛或被疏短柔毛。叶互生,叶柄长约1cm,被柔毛;托叶鞘筒状,长 1.5~2cm,膜质,密生长柔毛,先端有粗壮的长睫毛;叶片披针形,长 8~15cm,宽 1.5~3cm,先端渐尖,基部楔形,两面疏被短柔毛;叶脉明显。总状花序顶生或腋生,总花梗疏生短柔毛或近于无毛;苞片膜质,具缘毛;花被 5 深裂,淡红色或白色,无腺点;雄蕊 8;花柱 3,柱头头状。瘦果三棱形,黑褐色,有光泽,包于宿存的花被内。

【分布】 分布于云南部分地区。生长于海拔 1500~2000m 的水边、路边、潮湿处。

【采集与炮制】 夏秋季采收,切碎,晒干备用或鲜用。

【性味与入塔】 气香、味微辛辣,性温。入风、水、土、火塔。

【功能与主治】 清热解毒,排脓生肌,活血止痛,除风透疹。主治外感发热,咽喉肿痛,麻疹不透,痢疾、腹泻,跌打损伤,风湿痹痛,痈肿,疽,瘘,瘰疬溃破不敛,蛇虫咬伤。

【用法与用量】 10~15g,煎汤服。适量,煎汤外洗或捣敷。

小齿锥花

【傣名】 苗暖刀。

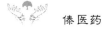

【别名】 细郎刀。

【来源】 为唇形科植物小齿锥花 *Gomphostemmamicrodon* Dunn 的根。

【形态特征】 直立草本。茎高约 1m,上部钝四棱形,槽不明显,基部近圆柱形,密被灰色星状短绒毛。叶长圆形至椭圆形,先端微偏斜,急尖或钝,基部急尖至楔形,有时不对称,边缘自基部向上具圆齿状锯齿或不明显的浅齿,草质,上面干后暗橄榄绿色,被有彼此相连但不重叠的星状毛,下面密被星状绒毛,呈暗灰色;叶柄具浅槽。穗状圆锥花序直立,腋生,由对生的聚伞花序组成,连同总梗长 6.5 ~ 10.5cm;聚伞花序具 1 ~ 2(3) 花,具短梗,其下承有苞片;苞片长圆形、椭圆形至披针形,小苞片线形,长 6 ~ 11mm。花萼狭钟形,肋十分显著,萼齿宽三角形。花冠浅紫至淡黄色,长 1.6 ~ 2cm,冠筒基部宽 1 ~ 2mm,冠檐二唇形,上唇圆形,中裂片最长。小坚果每花有 3 枚成熟,扁长圆形,先端略宽,黑褐色,无毛,有沟纹。

【分布】 分布于云南澜沧、思茅和西双版纳等地区。生长于海拔 600 ~ 1300m 的沟谷林下。

【采集与炮制】 全年可采,洗净,切段,晒干。

【性味与入塔】 微香,苦,凉。入水塔。

【功能与主治】 清火解毒,利水消肿,止咳化痰。主治尿频尿急、尿痛、小便热涩难下,全身水肿、少尿,热风所致的咽喉肿痛、咳嗽,妇女产后尿频、尿急、尿痛、腹部灼热疼痛。

【用法与用量】 20 ~ 30g,煎汤服。

大叶千斤拔

【傣名】 嘎三比龙。

【别名】 假乌豆草、皱面树、大力黄、大叶佛来明豆、夹眼皮果。

【来源】 为豆科植物大叶千斤拔 *Fleminzia macrophylla*(Wall.)的根。

【形态特征】 叶具指状3小叶:托叶大,披针形,长可达2cm,先端长尖,被短柔毛,具腺纹,常早落;叶柄具狭翅,被毛与幼枝同;小叶纸质或薄革质,顶生小叶宽披针形至椭圆形,先端渐尖,基部楔形;基出脉3,两面除沿脉上被紧贴的柔毛外,通常无毛,下面被黑褐色小腺点,侧生小叶稍小,偏斜,基部一侧圆形,另一侧楔形;基出脉2~3;小叶密被毛。总状花序常数个聚生于叶腋,常无总梗;花多而密集;花梗极短;花萼钟状,被丝质短柔毛,裂齿线状披针形,较萼管长1倍,下部一枚最长,花序轴、苞片、花梗均密被灰色至灰褐色柔毛;花冠紫红色,稍长于萼,旗瓣长椭圆形,具短瓣柄及2耳,翼瓣狭椭圆形,一侧略具耳,瓣柄纤细,龙骨瓣长椭圆形,先端微弯,基部具长瓣柄和一侧具耳;雄蕊二体;子房椭圆形,被丝质毛,花柱纤细。荚果椭圆形,褐色,略被短柔毛,先端具小尖喙;种子1~2颗,球形光亮黑色。

【分布】 分布于福建、台湾、海南、广东、广西、贵州和云南等省(区)。生长于海拔900~1700m的平坝、路旁、灌木丛中。

【采集与炮制】 夏秋季采挖,洗净,切段,晒干。鲜品随用随采。

【性味与入塔】 香,微苦,平。入土塔。

【功能与主治】 调理土塔,消食化积,收敛止泻。主治急、慢性腹泻,不思饮食,消化不良,产后体弱多病,月经失调。

【用法与用量】 15~25g,煎汤服。

(二)动物药

刺猬

【傣名】 命。

【别名】 猬鼠、偷瓜獾。

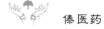

【来源】 为刺猬科动物刺猬 *Erinaceus euopaeus* Linn. 的皮、肉。

【采集与炮制】 全年可捕捉,焙干或鲜用。

【性味与入塔】 腥、咸;皮凉,肉温。入土、风、水、火塔。

【功能与主治】 补土健胃,通气止痛,补气解毒。主治急、慢性胃炎,胃窦炎,胃、十二指肠溃疡引起的胃脘胀痛、腹泻,白喉,小儿惊风,高热不退,眼目红肿疼痛。

【用法与用量】 5～20g,焙黄冲水服或磨水服。

鲫鱼

【傣名】 巴乃。

【来源】 为鲤科动物鲫鱼 *Carassius auratus* Linn. 的全体。

【采集与炮制】 全年可捕捉,多鲜用。

【性味与入塔】 腥,微碱,温。入土、风、水、火塔。

【功能与主治】 健脾利湿。主治脾胃虚弱,少气无力,痢疾,便血,水肿,痈肿,溃疡。

【用法与用量】 适量煎汤服或炖服;外用适量。

(三)矿物药

芒硝

【傣名】 借蒿。

【别名】 盆消、芒消。

【来源】 为矿物芒硝 Mirabilite 经煮炼而得的精制结晶。形成于含钠离子和硫酸根离子饱和溶液的内陆盐湖中。

【采集与炮制】 取天然产的芒硝,溶解、过滤、即析出结晶,通称朴硝。再取萝卜洗净切片,置锅内加水煮透后,加入朴硝共煮,至完全溶化,取出过滤或澄清后取上层液,冷却,待析出结晶,干燥后即为芒硝(朴硝50kg,用萝卜5～10kg)。也有取天然产的芒硝,经煮炼、过滤、冷却后,取上层的结晶为芒硝,下层的结晶为朴硝。

【性味与入塔】　咸,凉。入土塔。

【功能与主治】　清火解毒,消肿止痛。主治皮肤疗疮肿毒,癣症,湿疹,虫牙,火牙肿痛。

【用法与用量】　10～15g,碾粉外擦。

硫黄

【傣名】　满勒。

【来源】　为矿物硫族自然硫经加工制成。

【采集与炮制】　全年可采挖。将采得的硫黄矿石装入土筐中,加热至熔,除去杂质,冷却后即可。

【性味与入塔】　臭、苦、咸,凉。入土塔。

【功能与主治】　清火解毒,止咳化痰。主治各种疗疮疥癣,疥疮。

【用法与用量】　1～2g,涂擦于患处或适量泡水外洗。

雄黄

【傣名】　亨勒。

【别名】　黄金石、石黄、天阳石、黄石、鸡冠石。

【来源】　为硫化物类矿物雄黄 Realgar 的矿石。

【采集与炮制】　雄黄在矿物中质软如泥,见空气即变坚硬,一般用竹刀剔取其熟透部分,除去杂质泥土即可。

【性味与入塔】　腥,苦、微涩,凉。有毒。入土塔。

【功能与主治】　清热解毒,杀虫止痒,敛疮收口。主治带状疱疹,疗疖疮痈、皮肤瘙痒溃烂,荨麻疹。

【用法与用量】　外用适量,调水或酒外擦,或煎汤外洗。

五、解药

傣医药基础理论认为,人食五谷杂粮、酒、糖、茶、瓜果、蔬菜等,虽然为人体提供所需营养物质,但食之过量也是一种毒素。另外,药物的不良反应、动物叮咬和食用了有毒物质,各种原因过敏亦可使毒素直接进入人体,当机体功能低下时,毒素便滞留体内而致病。

凡功能以解毒为主,针对各种食物、药物、动物叮咬及各种原因过敏等所致的体内残留毒素而设,具有解除毒素、调补四塔功能的药物称为雅解(解药)。

傣药"雅解"应用历史长达 2000 多年,解药是傣医用药治病的一大突出特色,并已形成了一整套完整的解药理论。解药具有调节人体生理功能,解除人体的各种毒素,保持体内四塔(风、火、水、土)、五蕴(色、识、受、想、行)平衡和协调的功能,其特点是"未病先解、先解后治"。从古至今,傣医认为,人体要保持健康必须常服解药。解药按其功能大致可分为八类:综合解毒类;解妇女产后病类;解食物毒类;解毒退热类;解蛇、蜈蚣、毒虫、野兽、疯狗毒类;解酒毒类;解刀、枪伤毒类;解水、火烫伤毒类。从单方发展到复方,从水磨剂扩大到散、片、煎、擦、洗剂。

(一)植物药

傣百解

【傣名】 雅解先打。

【别名】 大百解,隔山撬,白丝藤,白浆藤。

【来源】 为萝藦科植物苦绳 *Dregea sinensis* Hemsl. 的根。

【形态特征】 攀缘木质藤本;茎具皮孔;幼枝具褐色绒毛。叶纸质,卵状心形或近圆形,基部心形,长 5~11cm,宽 4~6cm,叶面被短柔毛,老渐无毛,叶背被绒毛;侧脉每边约 5 条;叶柄长 1.5~4cm,被绒毛,顶端具丛生小腺体。伞状聚伞花序腋生,着花多达 20 朵;萼片卵圆形至卵状长圆形,内面基部有腺体;花冠辐状,直径达 1.6cm,外面白色,内面紫红色,冠片卵圆形,长 6~

7mm,宽 4～6mm,顶端钝而有微凹,有缘毛。

【分布】　分布于江苏、浙江、安徽、湖北、湖南、广西、贵州、云南、西藏、四川、甘肃、陕西、河南及山西等省(区)。生长于海拔500～3000m 的山地疏林或灌木丛中。

【采集与炮制】　秋、冬季采挖,洗净,切片,晒干。

【性味与入塔】　苦,寒。入火、风、土塔。

【功能与主治】　清火解毒,消肿止痛。主治风湿痹痛,咽喉肿痛,口舌生疮,咳嗽痰多,疔疮斑癣,皮肤瘙痒,肺、气管、食道、胃癌变,小便热痛,解酒、食物、药物的毒。

【用法与用量】　15～30g,开水泡服,或煎汤服,或磨汁服。

假鹊肾树

【傣名】　埋央蒿。

【别名】　止血树皮、清水跌打、滑叶跌打。

【来源】　为桑科植物假鹊肾树 *Pseudostreblus indica* Bur. 的树皮、叶。

【形态特征】　假鹊肾树无刺乔木,高可达 15m,胸径 15～20cm,有乳状树液;树皮褐色,平滑;幼枝微被柔毛。叶革质,排为两列,椭圆状披针形,幼树枝之叶狭椭圆状披针形,长 7～15cm,宽2.5～4cm,全缘;表面绿色,背面浅绿色,两面光亮,无毛,尖端钝尖或为尾状,基部楔形,侧脉羽状,多数;叶柄长 1～1.5cm;托叶线形,细小,早落花雌雄同株或同序;雄花为腋生蝎尾形聚伞花序,单生或成对;花白色微红,苞片 3,三角形,基部合生,花被片 5,覆瓦状排列,长椭圆形,长约 4mm,边缘有缘毛,雄蕊 5 枚,与花被片对生,花丝扁平,退化雌蕊小,圆锥柱形;雌花单生叶腋或生于雄花序上,花梗长,近圆形,边缘有缘毛,花柱深 2 裂,密被深褐色短柔毛,子房球形,为花被片紧密包围。核果球形,中部以下渐狭,基部一边肉质,包围在增大的花被内。

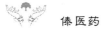

【分布】 分布于广东、海南、广西和云南等省(区)。生长于海拔600~1400m的沟谷林中。

【采集与炮制】 树皮,全年可采,切段,晒干;鲜品随用随采。

【性味与入塔】 微涩,凉。入水塔。

【功能与主治】 清火解毒,凉血止血,消肿止痛,镇痛祛瘀。主治腮腺炎,淋巴结肿大疼痛,吐血、便血等各种出血症,跌打损伤。

【用法与用量】 15~20g,煎汤服,或1~3g,碾粉服;外用鲜品适量,烘热敷贴。

小铜锤

【傣名】 芽爬匹。

【别名】 铜锤草,小麻药。

【来源】 为菊科植物美形金纽扣 *Spilanthes callimorpht* A. H. Moore 的全株。

【形态特征】 多年生疏散草本。茎匍匐或平卧,高20~60cm,稍带紫色。有细纵条纹,无毛或近无毛,节上长生次根。叶宽披针形或披针形,顶端渐尖或长渐尖,常具小尖头,基部楔形,边缘有尖锯齿或常近缺刻。叶柄长5~8cm,被短毛。头状花序卵状圆锥形,有或无舌状花;花序梗细长,顶端常被短柔毛。果长圆形,褐色,有白色的细边。

【分布】 分布于云南中部及东南部地区。生于海拔1500m以下肥沃潮湿的沟边、路旁、荒地。

【采集与炮制】 全年可采,洗净,切段,晒干;鲜品随用随采。

【性味与入塔】 麻辣、微苦甜,温。有小毒。入风、水塔。

【功能与主治】 清火解毒,散瘀,止血,止痛。主治热风所致的咽喉红肿疼痛、咽痒、咳嗽,跌打损伤,外伤出血,闭经,痛经,胃痛,风湿性关节痛。

【用法与用量】 10～20g,煎汤服或开水泡服;外用鲜品适量,碾粉撒于患处或揉搓痛处。

【使用注意】 本品有小毒,孕妇禁用。过量可致恶心呕吐、心悸、胃脘不适等。

儿茶

【傣名】 西泻。

【别名】 乌爹泥、乌垒泥、乌丁泥、儿茶、粉儿茶、儿茶膏、黑儿茶。

【来源】 为豆科植物儿茶 *Acacia catechu* (Linn. f.) Willd. 的枝干煎制的浓缩膏状体。

【形态特征】 落叶小乔木,高6～13m。树皮棕色,常成条状薄片开裂,但不脱落;小枝被短柔毛。二回羽状复叶,互生,长6～12cm;托叶下常有一对扁平、棕色的钩状刺或无;总叶柄近基部及叶轴顶部数对羽片间有腺体。羽片10～30对;小叶20～50对,线形,长2～8mm,宽1～1.5mm,叶缘被疏毛。总状花序腋生;萼成筒状,上部5裂,有疏毛;花瓣5,黄色或白色,披针形或倒被针形,为萼长的2～3倍,被疏毛;雄蕊多数,花丝分离,伸出花冠外;雌蕊1,子房上位,长卵形,花柱细长。荚果带状。

【分布】 分布于海南和云南西双版纳、临沧地区。有栽培和野生。生长于海拔500～900m 的热带地区。

【采集与炮制】 于12月至翌年3月,采收枝条,剥去外皮,切成小块,放于土锅中加水煎煮,收集煎液过滤,滤液浓缩成糖浆状,冷却,倒入制好的模型中,干后即成儿茶膏。

【性味与入塔】 苦、涩,凉。入土、水塔。

【功能与主治】 清火解毒,杀虫止痒敛疮,止泻,止血。主治皮肤溃烂疔疮、湿疹瘙痒、腹痛、红白下痢、日久不愈、刀枪伤、外伤出血。

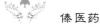

【用法与用量】 5～10g,煎汤服或碾粉服;外用适量,煎汤外洗,或碾粉撒于伤处。

火焰花

【傣名】 皇丈。

【来源】 为爵床科植物火焰花 *Phlogacanthus curviflorus* (wall.) Nees 的根、叶。

【形态特征】 灌木,高达3m,叶椭圆形至矩圆形,顶端尖到渐尖,基部宽楔形,下延,具柄,叶片上面密生小点状钟乳体,光滑无毛,背面被微毛,脉上毛较密而明显。聚伞圆锥花序穗状顶生;花具梗,密被短绒毛;苞片和小苞片微小,花萼5裂至下部,基部连合,裂片三角状披针形,密生微毛,花冠紫红色,外密被倒生黄褐色微毛和腺毛,花冠管略向下弯,冠檐2唇形,蒴果长圆柱形,具10粒种子。

【分布】 分布于云南南部地区。生长于海拔400～1600m的沟谷雨林、水边、沼泽地。

【采集与炮制】 全年可采,洗净,切片,晒干;鲜品随用随采。

【性味与入塔】 臭,苦,寒。入水、风塔。

【功能与主治】 清火解毒,祛风利水,凉血止痛,截疟。主治风热咳嗽、热风咽喉疼痛、胸闷不适,热风所致的关节红肿疼痛、活动受限,冷风所致胃肠痉挛剧痛,风湿关节酸痛重着、屈伸不利,跌打损伤瘀肿疼痛,疟疾发冷发热,头晕头痛,胸腹满闷。

【用法与用量】 10～15g,煎汤或适量磨汁服;外用鲜品适量,捣烂外敷。

红花臭牡丹

【傣名】 宾蒿。

【别名】 大髻婆,臭牡丹。

【来源】 为马鞭草科植物重瓣臭茉莉 *Clerodendrum chinense*

（Osfeck）Mabferlley 的根、叶。

【形态特征】　灌木,高 50~120cm;小枝钝四棱形或近圆形,幼枝被柔毛。叶片宽卵形或近于心形,顶端渐尖,基部截形,宽楔形或浅心形,边缘疏生粗齿,表面密被刚伏毛,背面密被柔毛,沿脉更密或有时两面毛较少,基部三出脉,脉腋有数个盘状腺体,叶片揉之有臭味;叶柄被短柔毛,有时密似绒毛。伞房状聚伞花序紧密,顶生,花序梗被绒毛;苞片披针形,被短柔毛并有少数疣状和盘状腺体;花萼钟状,被短柔毛和少数疣状或盘状腺体,萼裂片线状披针形;花冠红色、淡红色或白色,有香味,花冠管短,裂片卵圆形,雄蕊常变成花瓣而使花成重瓣。

【分布】　分布于浙江、福建、湖南、广西、广东、台湾、四川、云南等省(区)。生长于海拔 100~2000m 的河边、路旁或林缘灌木丛中。

【采集与炮制】　秋冬季采收,洗净,切片,晒干;鲜品随用随采。

【性味与入塔】　臭、苦、微甜,凉。入水、风塔。

【功能与主治】　清火解毒,通乳下乳,行气消胀。主治产后无乳、体弱多病,咽喉疼痛、口舌生疮,目赤肿痛、眼睛红肿、视物不清,腹部胀痛。

【用法与用量】　30~60g,煎汤服或适量磨汁服;鲜品适量,煎汤外洗或捣烂外敷。

百样解

【傣名】　文尚海。

【来源】　为兰科植物竹叶兰 *Arundina graminifolia*（D. Don）Hochr. 的全株。

【形态特征】　竹叶兰植株高 40~80cm,有时可达 1m 以上;地下根状茎常在连接茎基部处呈卵球形膨大,形似假鳞茎,具较多的纤维根。茎直立,常数个丛生或成片生长,圆柱形,细竹竿状,通常为叶鞘所包,具多枚叶。叶线状披针形,薄革质或坚纸质,先端渐尖,基部具圆筒状的鞘;鞘抱茎。总状花序或基部有 1~2 个分枝而成圆锥状,具 2~10 朵花,但每次仅开 1 朵花;花苞片宽卵状三角形,基部围抱花序轴,花粉红色或略带紫色或白色;萼片狭椭圆形或狭椭圆状披针形,花瓣椭圆形或卵状椭圆形,与萼片近等长;唇瓣轮廓近长圆状卵形,3 裂;侧裂片钝,内弯,围抱蕊柱;中裂片近方形;唇盘上有 3~5 条褶片;蕊柱稍向前弯。蒴果近长圆形。

【分布】 分布于广东、广西及云南等省(区)。生长于海拔 600~1600m 的林缘草地阴湿处。

【采集与炮制】 全年可采,洗净,切段,晒干;鲜品随用随采。

【性味与入塔】 苦、微麻,凉。入水塔。

【功能与主治】 调补气血,清火解毒,利湿退黄。主治产后气血不足引起头昏头痛、周身酸软无力、形体消瘦,食物中毒引起的恶心呕吐、腹痛腹泻、头昏目眩,癫痫发作后头昏头痛,湿热黄疸。

【用法与用量】 10~30g,煎汤服或磨汁服。

盐肤木

【傣名】 锅麻婆。

【别名】 麻坡、酸桶、肤木。

【来源】 为漆树科植物盐肤木 *Rhus chinensis* Mill. 的根、叶。

【形态特征】 落叶小乔木;小枝棕褐色,被锈色柔毛,具圆形小皮孔。奇数羽状复叶有小叶(2)3~6 对,纸质,边缘具粗钝锯齿,背面密被灰褐色毛,叶轴具宽的叶状翅,小叶自下而上逐渐增大,叶轴和叶柄密被锈色柔毛;小叶多形,卵形或椭圆状卵形或长圆形,先端急尖,基部圆形,顶生小叶基部楔形,边缘具粗锯齿或圆齿,叶面暗绿色,叶背粉绿色,被白粉,小叶无柄。圆锥花序宽大,多分枝,雄花序长,雌花序较短,密被锈色柔毛;苞片披针形,小苞片极小,花乳白色;花瓣椭圆状卵形,边缘具细睫毛,里面下部被柔毛;子房卵形,密被白色微柔毛,花柱3。核果球形,略压扁,被具节柔毛和腺毛,成熟时红色。

【分布】 除青海、新疆外,全国各省(区)均有分布。生长于海拔200~2700m的深箐沟、向阳山坡、溪边疏林、灌木丛和荒地。

【采集与炮制】 秋冬季采收,切片,晒干;鲜品随用随采。

【性味与入塔】 酸、咸,冷。入水塔。

【功能与主治】 清火解毒,杀虫止痒,消肿止痛。主治咽喉肿痛、口舌生疮,皮肤瘙痒,湿疹。

【用法与用量】 20~30g,煎汤服;外用鲜品适量,煎汤外洗患处。

见血封喉

【傣名】 埋广。

【别名】 箭毒木。

【来源】 为桑科植物见血封喉 *Antiaris toxicaria*(Pers.)Lesch. 的树皮、叶。

【形态特征】 乔木,高25~40m,大树偶见有板根;树皮灰色,略粗糙;小枝幼时被棕色柔毛,干后有皱纹。叶椭圆形至倒卵形,幼时被浓密的长粗毛,达缘具锯齿,成长之叶长椭圆形,先端渐尖,基部圆形至浅心形,两侧不对称,表面深绿色,疏生长粗毛,背面浅绿色,密被长粗毛,沿中脉更密,干后变为茶褐色,托叶披针形,早落。雄花序托盘状,围以舟状三角形的苞片,苞片顶部内卷;雌花单生,藏于梨形花托内,为多数苞片包围,无花被。核果梨形,具宿存苞片,成熟的核果,直径2cm,鲜红至紫红色;种子无胚乳,外种皮坚硬。

【分布】 分布于海南、广西和云南西双版纳等地区。生长于海拔 1000m 以下的热带雨林中。

【采集与炮制】 鲜品随用随采。

【性味与入塔】 苦,平。树胶有大毒。入风、土塔。

【功能与主治】 除风解毒,消肿拔脓,补土健胃。主治恶心呕吐、不思饮食,大毒疮。

【用法与用量】 0.1~0.5g,烤黄,开水泡服;外用鲜品适量,捣烂外敷。

【使用注意】 树浆有剧毒,不作内服。

古山龙

【傣名】 嘿涛罕。

【别名】 大黄藤。

【来源】 为防己科植物古山龙 *Arcangelisiri Loureiri*(Pier.) Diels 的藤茎。

【形态特征】 木质大藤本,长可达 10m 余,茎和老枝灰色或暗灰色,有不规则的纵皱纹,木材鲜黄色;小枝圆柱状,有整齐的直线纹,无毛。叶片革质至近厚革质,阔卵形至阔卵状近圆形,先端常骤尖,基部近截平或微圆,很少近心形,干时上面灰褐色,下面茶褐色,两面无毛,稍有光泽;掌状脉 5 条,网状小脉在下面较清楚;叶柄着生在叶片的近基部,稍纤细,有直线纹,两端均肿胀,比叶片短。雄花序通常生于老枝叶痕之上,为圆锥花序。雌花序和雌花均未见。果序生于老茎上,粗壮,果近球形,稍扁,成熟时黄色,最后变黑色,中果皮肉质,果核近骨质,扁球形,被锈色长毛,无任何凸起。

【分布】 分布于广东、云南等省(区)。生长于海拔 600~1500m 的林中较阴湿肥沃处或石壁上。

【采集与炮制】 秋冬季采收,洗净,切片,晒干。

【性味与入塔】 微臭,苦、回味微甜,寒。入土塔。

【功能与主治】　清火解毒,利胆退黄,除风止痒。主治急性黄疸型肝炎,各种皮肤瘙痒,疔疮疮痈,风热感冒,发热头痛,咳嗽咽痛,风火牙痛,小便热涩疼痛、尿血。

【用法与用量】　25~30g,煎汤服;外用适量,煎汤外洗。

人面果

【傣名】　埋麻拉。

【别名】　香港倒捻子、歪种子果、郭满大。

【来源】　为藤黄科植物大叶藤黄 *Garcinia xanthochymus* Hook. f. ex T. Anders. 的树皮、茎叶、种子。

【形态特征】　乔木,高8~20m,树皮灰褐色,分枝细长,多而密集,平伸,先端下垂,小枝和嫩枝具明显纵棱。叶两行排列,厚革质,具光泽,椭圆形、长圆形或长方状披针形,顶端急尖或钝,稀渐尖,基部楔形或宽楔形,中脉粗壮,两面隆起,侧脉密集,网脉明显;伞房状聚伞花序,腋生或从落叶叶腋生出;花两性,5数;萼片和花瓣3大2小,边缘具睫毛;子房圆球形。浆果圆球形或卵球形,成熟时黄色,外面光滑,有时具圆形皮孔,顶端突尖,有时偏斜,柱头宿存,基部通常有宿存的萼片和雄蕊束。种子1~4粒,外面具多汁的瓢状假种皮,长圆形或卵球形,种皮光滑,棕褐色。

【分布】　分布于云南南部、西南部及广西南部等地区,广东有引种栽培。生长于海拔100~1000m的沟谷、丘陵及潮湿的密林中。

【采集与炮制】　树皮全年可采,种子夏季果实成熟时采收。

【性味与入塔】　酸、微甜,凉。入水塔。

【功能与主治】　驱虫,清火退热,解食物中毒。主治蚂蟥入鼻,高热惊厥、四肢抽搐,误食禁忌或不洁之物引起的恶心呕吐、头昏目眩、冷汗淋漓。

【用法与用量】　3~5g,开水泡饮;外用适量,茎叶捣汁滴鼻;

种子磨汁外擦。

水蓼

【傣名】 菲喃。

【别名】 辣蓼。

【来源】 为蓼科植物水蓼 *Polygonum hydropiper* Linn. 的全草。

【形态特征】 一年生草本,直立或下部伏地。茎红紫色,无毛,节常膨大,且具须根。叶互生,披针形成椭圆状披针形,两端渐尖,均有腺状小点,无毛或叶脉及叶缘上有小刺状毛;托鞘膜质,筒状,有短缘毛;叶柄短。穗状花序腋生或顶生,细弱下垂,下部的花间断不连;苞漏斗状,有疏生小脓点和缘毛;花具细花梗而伸出苞外,间有 1～2 朵花包在膨胀的托鞘内;花被 4～5 裂,卵形或长圆形,淡绿色或淡红色,有腺状小点。瘦果卵形,扁平,少有 3 棱,表面有小点,黑色无光,包在宿存的花被内。

【分布】 分布于我国东北、华北、河南、陕西、甘肃及长江流域以南各省(区)。生长于海拔 90～2500m 的田边、溪边、水塘边草丛中。

【采集与炮制】 全年可采,洗净,切段,晒干;鲜品随用随采。

【性味与入塔】 微麻,平。入水塔。

【功能与主治】 清火解毒,消肿止痛。主治热风咽喉肿痛、牙痛,腮腺、颌下淋巴结红肿疼痛,小儿腹泻,蜂螫、毒虫咬伤。

【用法与用量】 10～20g,煎汤服或开水泡服;外用鲜叶适量,捣烂外敷。

重楼

【傣名】 芽赶庄。

【别名】 别名蚤休、蚩休、重台根、草河车、重台草、白甘遂、金线重楼、虫蒌等。

【来源】 为百合科植物七叶一枝花 *Paris polyphylla* Smith 的

根茎。

【形态特征】 植株无毛；根状茎粗厚，外面棕褐色，密生多数环节和许多须根。茎通常带紫红色，基部有灰白色干膜质的鞘1～3枚。叶(5～10枚,矩圆形、椭圆形或倒卵状披针形,先端短尖或渐尖,基部圆形或宽楔形;叶柄明显,带紫红色。外轮花被片绿色,(3～6枚,狭卵状披针形;内轮花被片狭条形,通常比外轮长;雄蕊8～12枚,花药短,长5～8mm,与花丝近等长或稍长;子房近球形,具棱,顶端具一盘状花柱基,花柱粗短,具(45分枝。蒴果紫色,3～6瓣裂开。种子多数,具鲜红色多浆汁的外种皮。

【分布】 分布于西藏东南部地区以及四川、贵州、云南等省(区)。生长于海拔1300～2900m的灌木林下阴湿处。

【采集与炮制】 夏秋季采挖,洗净,切片,晒干。

【性味与入塔】 微苦、麻、凉。有小毒。入水塔。

【功能与主治】 清火解毒,消肿,补水、气、血,通气血。主治产后体弱多病、头昏目眩、周身酸麻疼痛、乏力气短、面色苍白,月经失调、月经先后不定期、经量少,口舌生疮、咽喉肿痛、化脓,疗疮肿毒,颌下淋巴结炎,腮腺炎、乳腺炎、无名肿块,跌打损伤,水火烫伤、毒蛇、毒虫咬伤。

【用法与用量】 10～15g,煎汤服或碾粉冲服,每次1～3g;外用鲜品,舂细外敷患处。

【使用注意】 本品有小毒,过量可导致恶心呕吐、头目昏胀。

甜菜根

【傣名】 哈帕湾。

【别名】 五指山野菜、树仔菜、越南菜、天绿香等。

【来源】 为大戟科植物守宫木 *Sauropus androgynous*(Linn.)Merr. 的根。

【形态特征】 灌木,小枝绿色,长而细,幼时上部具棱,老渐圆柱状;全株均无毛。叶片近膜质或薄纸质,卵状披针形、长圆状披针形或披针形,顶端渐尖,基部楔形、圆或截形;侧脉每边5~7条,上面扁平,下面凸起,网脉不明显;托叶2,着生于叶柄基部两侧,长三角形或线状披针形。雄花:1~2朵腋生,或几朵与雌花簇生于叶腋;花梗纤细;花盘浅盘状,6浅裂,裂片倒卵形,覆瓦状排列,无退化雌蕊;雄花3,花丝合生呈短柱状,花药外向;花盘腺体6,与萼片对生,上部向内弯而将花药包围。雌花:通常单生于叶腋;花萼6深裂,裂片红色,倒卵形或倒卵状三角形,顶端钝或圆,基部渐狭而成短爪,覆瓦状排列;无花盘;雌蕊扁球状,花柱3,顶端2裂。蒴果扁球状或圆球状,乳白色,宿存花萼红色;种子三棱状,黑色。

【分布】 生长于海拔100~1100m的林下或屋旁、园边。

【采集与炮制】 全年可采,洗净,切片,晒干。

【性味与入塔】 甜,凉。入水塔。

【功能与主治】 清火解毒,消肿止痛。主治咽喉肿痛,扁桃体炎,疥疮。

【用法与用量】 5~10g,煎汤服或开水冲泡当茶饮;外用适量,磨汁涂擦。

生 藤

【傣名】 叫哈荒。

【别名】 水逼药、冷水发汗、香根藤。

【来源】 为萝藦科植物须药藤 *Stelmatocrypton khasianum* (Benth.) H. Bail. 的根。

【形态特征】 缠绕木质藤本,具乳汁;茎浅棕色,具有突起的皮孔,嫩枝有短柔毛,茎与根有香气。叶近革质,椭圆形或长椭圆形,顶端渐尖,基部楔形,两面无毛,叶鲜时绿色,干后淡棕红色;侧脉每边约7条。花小,黄绿色,4~5朵排列成具短梗的腋生聚伞花序;花萼裂片宽卵形,钝头,无毛,花萼内面具有 5 个腺体;花冠近钟状,花冠筒短,裂片卵圆形,向右覆盖;副花冠裂片卵形,与花丝同时着生于花冠基部,花药长卵形,顶端具长毛,伸出花喉之外;柱头盘状五角形,顶部微凸起,2 裂。蓇葖叉生成直线,熟时开裂,外果皮无毛;种子顶端具长白色绢质种毛。

【分布】　分布于广西、贵州和云南等省(区)。生长于海拔 600~1500m 的阔叶林、灌木丛中。

【采集与炮制】　夏秋季采收,洗净,切片,晒干;鲜品随用随采。

【性味与入塔】　特殊香,甘、微涩,热。入水、风塔。

【功能与主治】　止咳化痰,除风止痛,续筋接骨。主治咽喉肿痛、口舌生疮、咳嗽,产后头晕、呕吐,跌打损伤、骨折,风湿关节疼痛、腰痛。

【用法与用量】　15~30g,煎汤服或泡酒服;鲜叶适量,捣烂外敷。

苦菜籽

【傣名】　反帕嘎。

【别名】　全缘菜,紫苦菜。

【来源】　为十字花科植物苦芥 *Brassica integrifolia*(West.)O. E. Schulz 的成熟种子和叶。

【形态特征】　二年生草本,高达 1.5m;茎直立,多分枝,无毛或基部有小刚毛。基生叶宽倒卵形,顶端圆形,基部楔形,边缘有大小不等的牙齿或重锯齿;叶柄长达 20cm,有小裂片;中部茎生叶长圆形,边缘有数个牙齿,无柄;茎上部叶宽线形,基部渐狭,全缘;所有叶皆无毛,带粉霜,少数有刚毛。总状花序有多数花;花黄色,有时带紫色;萼片长圆形;花瓣倒卵形,具爪。长角果线形。种子球形。

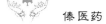

【分布】　分布于台湾、湖南、广西、四川、云南等省(区)。

【采集与炮制】　每年5—6月份果实成熟时采集,晒干;鲜品随用随采。

【性味与入塔】　微香,苦,寒。入水、土塔。

【功能与主治】　清火解毒,解痉止痛,消食积,拔脓。主治高热惊厥、抽搐、谵语,脾肿大,疮疡肿痛,腹痛腹胀,头昏头痛,结肠炎。

【用法与用量】　5～10g,入丸剂;10～25g,外用捣烂包敷或碾粉,制成药泥,揉搓患处。

黄瓜

【傣名】　滇尚。

【别名】　滇扇、滇常、胡瓜、刺瓜、王瓜、勤瓜、青瓜、唐瓜、吊瓜。

【来源】　为葫芦科植物黄瓜 Cucumis sativus Linn. 的成熟种子、根。

【形态特征】　一年生蔓生或攀缘草本;茎、枝伸长,有棱沟,被白色的糙硬毛。卷须细,不分歧,具白色柔毛。叶柄稍粗糙,有糙硬毛;叶片宽卵状心形,膜质,两面甚粗糙,被糙硬毛,3～5个角或浅裂,裂片三角形,有齿,有时边缘有缘毛,先端急尖或渐尖,基部弯缺半圆形,有时基部向后靠合。雌雄同株。雄花:常数朵在叶腋簇生;花梗纤细,被微柔毛;花萼筒狭钟状或近圆筒状,密被白色的长柔毛,花萼裂片钻形,开展,与花萼筒近等长;花冠黄白色,长约2cm,花冠裂片长圆状披针形,急尖;雄蕊3,花丝近无。雌花:单生或稀簇生;花梗粗壮,被柔毛;子房纺锤形,粗糙,有小刺状突起。果实长圆形或圆柱形,熟时黄绿色,表面粗糙,有具刺尖的瘤状突起,极稀近于平滑。种子小,狭卵形,白色,无边缘,两端近急尖。

【分布】 全国各地均有栽培。

【采集与炮制】 采成熟果实,剥取种子晒干或鲜用;根随用随采。

【性味与入塔】 甘,凉。入水、风塔。

【功能与主治】 清火解毒,止咳平喘,消肿止痛。主治高热惊厥,喘咳多痰,腿部红肿疼痛。

【用法与用量】 适量,水磨服;外用种子适量,捣烂敷。

大将军

【傣名】 彪蚌法。

【别名】 白毛大将军。

【来源】 为桔梗科植物密毛山梗菜 *Lobelia clavata* E. Wimm. 的根、叶。

【形态特征】 半灌木状草本。主根粗壮,侧根纤维状。茎圆柱状,分枝多,密生毡毛。基生叶倒卵状椭圆形,茎生叶矩圆状椭圆形,先端锐尖,基部阔楔形至近圆形。苞片披针状条形,向后方弓曲,圆柱状,生毡毛;小苞片常1枚,极小,生花梗中下部;花萼筒半球状,底部浑圆,密被短毡毛,裂片披针状条形,全缘或有睫毛;花冠白色,外面被短毡毛,内面生较长柔毛,近二唇形,上唇裂片条形,约占花冠长的2/3,下唇裂片卵状披针形,相当花冠长的1/3;雄蕊在基部以上连合成筒,花丝筒密被短柔毛。蒴果近球状或短矩圆状,密被短柔毛,因果梗后弯而倒垂。种子矩圆状,稍压扁,表面平滑,有色淡的边缘。

【分布】 分布于贵州、云南等省(区)。生长于海拔500～2000m的疏林下灌草丛中或路旁。

【采集与炮制】 夏秋季采根,洗净,用优鲁旺方(童便)浸泡3天后取出,洗净,切片,晒干;鲜品随用随采。

【性味与入塔】 苦,凉。有大毒。入水塔。

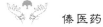

【功能与主治】 清热解毒,通气血,止痛,除风杀虫。主治腮腺炎,颌下淋巴结炎,皮肤瘙痒,疔疮脓肿,肢体关节酸痛重着、屈伸不利,腰痛、腰肌劳损,腹部胀痛不适、不思饮食,咳喘。

【用法与用量】 0.5～1g,煎汤服;外用鲜叶适量,捣烂外敷或煎汤外洗。

水芹菜

【傣名】 倾卧水芹。

【别名】 水英、细本山芹菜、牛草、楚葵、刀芹、蜀芹。

【来源】 为伞形科植物水芹 *Oenanthe javanica* (Bl.) DC. 的全草。

【形态特征】 多年生草本,茎直立或基部匍匐。基生叶有柄,柄长达 10cm,基部有叶鞘;叶片轮廓三角形,1～3 回羽状分裂,末回裂片卵形至菱状披针形,边缘有牙齿或圆齿状锯齿;茎上部叶无柄,裂片和基生叶的裂片相似,较小。复伞形花序顶生,花序无总苞;伞辐 6～16cm,不等长,直立和展开;小总苞片 2～8,线形;小伞形花序有花 20 余朵,萼齿线状披针形,长与花柱基相等;花瓣白色,倒卵形,有一长而内折的小舌片。果实近于四角状椭圆形或筒状长圆形,侧棱较背棱和中棱隆起,木栓质,分生果横剖面近于五边状的半圆形。

【分布】 分布几乎遍及全国。野生或栽培。生于低、中海拔浅水池沼、水沟边。

【采集与炮制】 夏秋季采收,洗净,切段,晒干;鲜品随用随采。

【性味与入塔】 清香,淡,凉。入水、风塔。

【功能与主治】 清热解毒,收敛止泻,止呕。主治感冒发热,中暑,心慌心跳,头晕,腹痛,腹泻,呕吐。

【用法与用量】 15～30g,煎汤服。

对叶豆

【傣名】　芽拉勐龙。

【别名】　翼柄旃那、非洲木通、翅荚决明,又名有翅决明。

【来源】　为豆科植物翅荚决明 *Cassia alata* Linn. 的叶、根。

【形态特征】　直立灌木,枝粗壮,绿色。叶在靠腹面的叶柄和叶轴上有两条纵棱条,有狭翅,托叶三角形;小叶 6～12 对,薄革质,倒卵状长圆形或长圆形,顶端圆钝而有小短尖头,基部斜截形,下面叶脉明显凸起;小叶柄极短或近无柄。花序顶生和腋生,具长梗,单生或分枝;花芽时为长椭圆形、膜质的苞片所覆盖;花瓣黄色,有明显的紫色脉纹;位于上部的 3 枚雄蕊退化,7 枚雄蕊发育,下面 2 枚的花药大,侧面的较小。荚果长带状,每果瓣的中央顶部有直贯至基部的翅,翅纸质,具圆钝的齿;种子扁平,三角形。

【分布】　原产美洲热带地区,我国广东、海南、云南等省(区)有分布。

【采集与炮制】　全年可采,切段,晒干或鲜用。

【性味与入塔】　微苦,凉。入水塔。

【功能与主治】　清火解毒,消肿止痛。主治疮疡肿痛,斑疹,无名肿痛。

【用法与用量】　鲜品适量,捣烂外敷。

羯布罗香叶

【傣名】　摆埋喃满痒。

【别名】　油树、戈理曼养。

【来源】　为龙脑香科植物羯布罗香 *Dipterocarpus turbinatus* Gaertn. f. 的叶。

【形态特征】　大乔木,高约 35m,含芳香树脂;树皮灰白色或深褐色,纵裂。枝条密被灰色绒毛,有时无毛,有环状托叶痕。叶革质,全缘,有时为波状,卵状长圆形,先端渐尖或短尖,基部圆形或微心形,侧脉 15~20 对,在下面明显突起,被星状毛,上面无毛或被星状疏毛;叶柄密被灰色绒毛或变无毛;托叶密被深灰色或暗黄色绒毛。总状花序腋生,有花 3~6 朵。花萼裂片 2 枚为线形,另 3 枚较短,均无毛,外面被白色粉霜;花瓣粉红色,线状长圆形,外面被灰色的长绒毛;花药线状披针形,药隔附属体丝状;子房密被毛,花柱圆柱状,中部以下被银灰色的绒毛。坚果卵形或长卵形,密被贴生绒毛;果萼管无毛,被白色粉霜,增大的 2 枚花萼裂片为线状披针形,具 1 条多分枝的中脉,沿中脉附近具小突起,无毛。

【分布】 分布于云南南部至西南部地区。生长于海拔 500m 左右的热带雨林中。

【采集与炮制】 全年可采,晒干或用鲜品。

【性味与入塔】 涩,凉。有毒。入风、水塔。

【功能与主治】 清火解毒,杀虫止痒,凉血止血。

【用法与用量】 外用鲜品适量,煎汤外洗或捣烂外敷。

潺槁木姜子

【傣名】 埋迷龙。

【别名】 潺槁木姜、厚皮楠、香胶木、山胶木、青桐胶。

【来源】 为樟科植物潺槁树 *Litsea glutinosa* (Lour.) C. B. Rob. 的根、树皮、叶。

【形态特征】 潺槁树是樟树科常绿阔叶乔木,高可达 15m,常见于疏林、灌木丛及海边地带。潺槁树树皮光滑,呈灰色,内皮有黏质。叶互生,椭圆形,革质,叶面深绿色,有光泽,叶背淡绿色,叶边全缘。初夏时花繁满树,花细小,腋生,淡黄色;果实为球形浆果,成熟时深褐色至黑色。

【分布】 分布于福建、广东、广西和云南等省(区)。生于海拔 500~1100m 的山地林缘或疏林中。

【采集与炮制】 全年可采,洗净切细,晒干或用鲜品。

【性味与入塔】 苦,凉。有毒。入水、风塔。

【功能与主治】 清火解毒,祛风除湿,杀虫止痒,凉血止血。主治疮疡肿毒,风湿关节疼痛,外伤出血。

【用法与用量】 适量磨汁外擦,或碾粉撒于伤口;鲜叶捣烂外敷。

萆荄菜

【傣名】 帕些。

【别名】 蛤蒌、假蒌、山蒌。

【来源】 为胡椒科植物假蒟 *Piper sarmentosum* Roxb. 的全株。

【形态特征】 多年生、匍匐、逐节生根草本,长数至 10 余米;小枝近直立,无毛或幼时被极细的粉状短柔毛。叶近膜质,有细腺点,下部的阔卵形或近圆形,顶端短尖,基部心形或稀有截平,两侧近相等,腹面无毛,背面沿脉上被极细的粉状短柔毛;叶脉 7 条,干时呈苍白色,背面显著凸起,最上 1 对离基 1~2cm 从中脉发出,弯拱上升至叶片顶部与中脉汇合,最外 1 对有时近基部分枝,网状脉明显;上部的叶小,卵形或卵状披针形,基部浅心形、圆、截平或稀有渐狭;叶柄被极细的粉状短柔毛,匍匐茎的叶柄长可达 7~10cm;叶鞘长约为叶柄之半。花单性,雌雄异株,聚集成与叶对生的穗状花序。雄花序总花梗与花序等长或略短,被极细的粉状短柔毛;花序轴被毛;苞片扁圆形,近无柄,盾状;雄蕊 2 枚。雌花序于果期稍延长;总花梗与雄株的相同,花序轴无毛;苞片近圆形,盾状。浆果近球形,具 4 角棱,无毛,基部嵌生于花序轴中并与其合生。

【分布】 分布于广东、海南、广西及云南等省(区)。生长于海拔 800~1400m 的林缘、林荫湿润处。

【采集与炮制】 秋季采收,切段,晒干;鲜品随用随采。

【性味与入塔】 清香,甘,平。入水、风塔。

【功能与主治】 清火解毒,除风止痒,凉血止血。主治牙痛,食物中毒引起恶心呕吐,疥癣瘙痒,风湿性肢体关节疼痛,血崩。

【用法与用量】 15~25g,煎汤服,或取汁服,或干品碾粉服;外用鲜叶适量,捣烂加酒炒热外敷,或煎汤含漱,或碾粉调擦。

(二)动物药

土蜂房

【傣名】 罕朵习母。

【来源】 为土蜂科动物赤纹土蜂 *Scolia vittifrons* Sau 的巢。分布于广东及云南省西双版纳等地区。栖于沙地或朽木中。

【采集与炮制】 全年可采收,晒干。

【性味与入塔】 微苦,温。入风、水塔。

【功能与主治】 清火祛风,解毒消肿,下乳。主治疮痈肿毒,风疹,丹毒,湿疹,带状疱疹,乳汁不下,妇女带下量多,咳嗽,哮喘。

【用法与用量】 5~10g,煎汤服,或碾粉1~2g,开水送服;外用50~100g,煎汤外洗。

猪胆汁

【傣名】 咪母曼。

【来源】 为猪科动物猪的胆汁。猪为主要家畜之一,全国大部分地区有饲养。

【采集与炮制】 宰杀后取胆,挂起晾干或稍稍压扁,干燥即得,或鲜用。

【性味与入塔】 腥,苦,凉。入水、风塔。

【功能与主治】 清火解毒,消肿止痛,止咳平喘。主治咽喉肿痛、口舌生疮,疔疮肿毒,疥疮,牛皮癣,咳嗽,哮喘。

【用法与用量】 1~2mL,调服;外用适量外擦。

蜈蚣

【傣名】 达些。

【别名】 达黑。

【来源】 为蜈蚣科动物少棘蜈蚣 *Scolopendra subspinipes muti-lans* Linn. Koch. 的全体。全国各省(区)多有分布。栖居于潮湿、阴暗的草丛石头下。

【采集与炮制】 捕捉后用沸水烫死,晒干。

【性味与入塔】 腥,微咸,温。入风、水塔。

【功能与主治】 除风解痉,清火解毒,消肿止痛。主治风湿关节疼痛,麻风病,毒虫咬伤,斑疹水疱,疔疮肿毒。

【用法与用量】 0.5～1g,碾粉服或泡酒服;外用适量,泡酒外擦或碾粉调油外擦。

乌龟壳

【傣名】 翁倒罕。

【来源】 为龟科动物乌龟 *Chinemys reevesii*(Gray)的甲壳。分布于河北、河南、江苏、山东、安徽、陕西、湖北、广东、广西、四川、云南等省(区)。多群居,常栖息在川泽湖池中。

【采集与炮制】 全年可捕,捕捉后杀死,取背、腹板,刮净筋肉晒干。

【性味与入塔】 甜、碱、寒。入水、土塔。

【功能与主治】 滋补水土,清火解毒。主治热病大汗出、口干渴、食物中毒、发热、脱宫,小腹坠痛。

【用法与用量】 5～10g,磨粉,温开水吞服;壳烤热垫坐。

(三)矿物药

胆矾

【傣名】 亨修。

【别名】 石胆、毕石、黑石、制石液、翠胆矾。

【来源】 为硫酸盐类矿物胆矾 Chalcanthite 的结晶体,或人工制成的含水硫酸铜。常产于铜矿次生氧化带中。

【采集与炮制】 可于铜矿中挖取,选择蓝色透明的结晶即得。人工制造者,可用硫酸作用于铜片或氧化铜而制得。本品易风化,应密闭贮存。

【性味与入塔】 涩,凉。入风、水塔。

【功能与主治】 清火解毒,收涩敛疮。主治蚂蟥入鼻,疔疮癣毒,牙痛。

【用法与用量】 适量磨汁滴鼻,或碾粉外涂,或溶于 75% 酒精中外擦。

明矾

【傣名】 亨宋。

【别名】 白矾。

【来源】 为天然硫酸盐类矿物明矾 Alunite 经加工提炼而成的结晶体。

【采集与炮制】 采得后,打碎,用水溶解,收集溶液,蒸发浓缩,放冷后即析出结晶。

【性味与入塔】 酸、涩,凉。入水、风塔。

【功能与主治】 清火解毒,除风止痒。主治口腔溃疡,舌炎,疔疮斑疹、湿疹。

【用法与用量】 10~15g,泡水含漱或溶于水中外洗浸泡。

钟乳石

【傣名】 喃浓帕。

【别名】 石钟乳、芦石、夏石。

【来源】 为碳酸盐类矿物钟乳石 Stalactite 的矿石。

【采集与炮制】 采得后除去杂石。

【性味与入塔】　微苦,凉。入土塔。

【功能与主治】　清火解毒,除风止痛。主治水火烫伤,口腔溃疡,疔疮肿痛。

【用法与用量】　外用适量,磨水外擦患处。

第三节　采收、加工与炮制

傣医在采药使用方面非常注重季节和周日、时辰,认为不同季节,不同周日、时辰,药物有效成分存在于植物的部位也不同,因此,采药时必须严格遵循季节与时辰,采制的傣药的有效成分才会含量高、药力足、作用强。

一、采收

(一)采药季节

傣族居住的地区气候温暖,雨量充沛,四季区分不明显,只有冷热和干湿之分,因此傣族把一年的气候划分为三季,即"腊鲁档三":腊鲁闹(冷季)、腊鲁皇(热季)、腊鲁芬(雨季)。采药时必须遵循如下原则才能发挥更好的疗效,易于贮藏和应用。

1. 腊鲁闹(冷季)

傣历的1—4月(相当于公历的11月至次年的2月)。此季正值冬季,植物有效成分多贮存在根部,适宜采根茎类入药。

2. 腊鲁皇(热季)

傣历的5—8月(相当于公历的3—6月)。此季是植物生长旺盛的季节,有效成分多在叶、花、果等部位,宜采叶、花、果实部位入药。

3. 腊鲁芬(雨季)

傣历的9—12月(相当于公历的7—10月)。此季有效成分多在植物的枝干、茎皮和全株,宜采全株入药。

（二）周日、时辰采药

周日、时辰对药物功效的影响,是傣医总结了傣药生长与地球一周潮汐变化以及一日内日照、地心引力的作用之间的变化,导致药物的成分在不同的部位的分布不同,从而影响相应部位的药效。

二、炮制

炮制是药物在应用前或制成各种剂型以前必要的加工过程,包括对原药材进行一般修治整理和部分药材的特殊处理。

（一）炮制的目的

1.降低或消除药物的毒性、烈性或副作用

有的药物虽有较好的疗效,但因毒性、烈性或副作用太大,临床应用不安全,故需通过炮制降低其毒性、烈性或副作用,使服用后不致产生不良反应。如老虎芋、海芋等剧毒药物,需要经过较长时间的浸泡、漂洗,以减轻毒性。盐炒也能减少毒性和副作用,如白花曼陀罗炒后其毒性大大降低。

2.改变或缓和药性,使之更能适合病情需要

各种不同的药物,各有其寒、热、温、凉、平的性能,性味偏盛的药物在临床应用上会带来副作用。如煨制生姜能除去生姜中刺激成分,缓和药性,增强散寒作用。望江南种子酒制后其成分容易浸出,有效成分溶出较多,疗效增强。

3.提高疗效

傣药除了通过配伍来提高其疗效外,还可通过炮制、制剂等手段提高疗效。如大驳骨酒制后可加强活血祛瘀的作用。

4.除去杂质和非药用部位

许多药物因各部位主治功能和药性作用大小的不同,故应用时根据不同的疾病取用不同部位,如将心材、皮、叶、花、果分开备用。

5. 便于制剂和贮藏

一般饮片的切片、矿物、动物甲壳、贝壳及某些种子类药物的粉碎处理,能使有效成分易于溶出,并便于制成各种剂型;有些药物在贮藏前要进行烘焙、炒干等干燥处理,使其不易霉变、腐烂等。

6. 有利于服用

动物类药物或其他有特殊臭味的药物,往往在服用时,引起呕恶反应,为利于服用,常将此类药物采用酒炙、水漂、炒黄等处理,以达到矫味矫臭的效果。

(二)傣药炮制的方法

1. 加工

揉搓:某些质地松泡并呈丝条、细藤状的药物,如臭灵丹、艾纳香,用时须揉搓成团,便于煎熬和使用。

研细:质地坚硬或体积甚小不易切片的药物,为了解决制剂的问题,使之充分发挥药效,需要碾碎,让其易煎出有效成分。如矿物类的石膏,果实、种子类的肉豆蔻、小茴香等。

水磨解药:昂贵、紧缺、坚硬的药物常采用这一方法。如包壳、象牙、贝壳、台乌等。

切制饮片:将净选后的药物切成各种类型的块(片子)或节,以供配方使用,其目的是为了提高煎药质量,使有效成分易溶出;便于制剂,制备液体制剂时,可增大浸出效果;便于调配和贮存,原生药杂质多,水分高,易霉坏污染,切制后洁净度高,含水量少,利于存放。

2. 傣药切制药的处理

水淋法:用清水洗淋药物的一种方法。傣药大多现采现切,有些全草类药材、根类药材,往往带有很多泥沙,使用前通常用水洗淋后切片。

漂洗法:用水将药材长时间浸泡、漂洗,以减轻其毒性的一种加工方法。如大黑附子,切制饮片时需用水浸泡、漂洗7天,以减

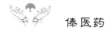

轻其毒性。

3.傣药的炮制

常用炮制的方法有:炒法、炙法、煅法、焙法、蒸法。

1)炒法

根据治疗需要及药性的不同,将药材进行炒制的方法,称为炒法。有清炒和辅料拌炒两大类。

(1)清炒是将药材不加任何辅料直接炒制的方法,包括炒黄、炒焦和炒炭三种炒法。

炒黄:把药材炒至颜色微黄,以增强疗效。如炒白花臭牡丹根,可增强补气下乳的作用。

炒焦:把药材炒至焦褐色。如焦大象皮可用于收敛止泻、止痛。

炒炭:把药材炒至外呈焦黑色,内呈焦褐色。炒时注意不能太过,保持外焦内黄,炒炭存性,如太过使药材内部呈焦枯则会失去疗效。如炒山大黄,可增强化脓生肌作用。

(2)辅料拌炒是将药材加入不同的辅料进行炒制的方法,根据辅料不同可为米炒、沙烫等。

米炒:将药材加入一定量的米一起炒制的方法。操作方法为:用药量20%的大米或糯米与药物同炒,至米粒呈深黄色,筛去米,冷透即得。如:米炒白花曼陀罗可降低毒性。

沙烫:某些药材需高温才能炒透心,但温度过高往往容易炒焦,为防止炒焦,通常与沙粒同炒,通过沙粒传热,达到炮制效果。方法:用药量30%~50%的沙子放入锅中,炒热后再放入药物拌炒,至表面呈微黄色或体质膨大、酥松时取出,筛去沙子。如沙炒贝壳、沙炒甲片、沙炒龟壳。

2)炙法

炙法是将药物和液体辅料一起拌炒的加工方法。根据辅料不同分为蜜炙、酒炙、盐炙、醋炙等。

（1）蜜炙：用蜂蜜与药材共同炒制的方法。方法：用药量15%～35%的炼蜜，充分浸润药物，然后用微火炒至黄色、不粘手为宜。如蜜炙灯台叶、野甘草、蛇藤。

（2）酒炙：用白酒与药材共同炒制的主法。目的是改变或缓解药性，引药上行，增强活血通络的作用，并有矫味矫嗅的作用。方法：用药量15%～20%的白酒，与药物拌匀，当酒被药物吸收后，用小火炒至表面呈黄色或微带焦斑为度。如酒炙大驳骨叶、小驳骨叶、接骨丹。

（3）盐炙：用食盐与药材共同炒制的方法。方法：用药量2%～3%的食盐，加适量水溶解后与药物拌匀，用小火焙至黄色或焦黄色。如盐炙羊屎果树皮、红椿树皮。

（4）醋炙：用食醋与药材共同炒制的方法。方法：用药量15%～20%的米醋与药物拌匀，至醋被药物吸尽时，用小火炒至表面呈黄色或微带焦斑；也可先将药物炒至一定程度，再喷淋米醋。如：醋炙青牛胆、剑麻、老虎芋。

3）煅法

煅法主要用于矿物药。方法是把矿物药放入炉中烧红，取出即可。如煅石膏、鹅卵石、灶心土。

4）焙法

焙法一般是将药材直接用火焙制。如焙樯藤子仁、地瓜子或动物骨类。

5）蒸法

把药物放入蒸笼或罐内，用水蒸气加热或隔水加热蒸制药材的方法。蒸的作用：可以减低药物烈性，增强药效，并可矫正某些药物的臭味，不可杀死虫卵。如蒸滇南木姜子块根。

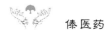

参 考 文 献

［1］ 国家中医药管理局《中华本草》编委会. 中华本草［M］. 上海:上海科学技术出版社,1999.

［2］ 冉先德. 中华药海［M］. 哈尔滨:哈尔滨出版社,1993.

［3］ 中科院《中国植物志》编辑委员会. 中国植物志［M］. 北京:科学出版社,2013.

［4］ 朱成兰,赵应红,马伟光. 傣药学［M］. 北京:中国中医药出版社,2007.

第六章　名老傣医及傣医名师简介

一、布来俄（已故）

布来俄(1913—1986 年)，男，傣族，临沧地区耿马县孟定镇帕底寨人，著名傣医。幼时家庭贫穷，但聪明好学，在佛寺里学会了傣文、缅文，掌握了大量傣医、傣药知识。还俗后，从事农业生产之余，潜心钻研傣医和药物知识。拜师求教，积累验方，鉴别药物，亲自内服外敷，以弄清药物的功效。与那水寨傣医布亚很合作制成粉剂傣药，治疗当地常见的妇科、贫血、腹痛胀闷、消化不良、风湿等多种疾病，深受群众欢迎。又深入钻研麻风病的治疗，采用 60 多种傣药，配制治疗麻风病的专用药，让患者内服、外洗。患者大多明显好转。有的得到痊愈。1960 年，出席全国文教系统群英会。1961 年耿马县卫生部门正式吸收他参加工作，安排在孟定卫生所，从事麻风病的防治，兼傣医门诊，医术精，医德好，深受当地各族群众拥戴。

二、康朗仑（已故）

康朗仑(1914—2002 年)，男，傣族，1914 年出生，云南省西双版纳傣族自治州景洪市小街乡曼金弯村人。10 ~ 20 岁时在村中佛寺当和尚学习傣文，22 岁时升为二佛爷。精通老傣文和印度古巴利文。还俗后在曼老村定居。其父名岩仑，略知医术，故康朗仑幼承家学，常随其父上山采药，当和尚后，尤其专注于研习佛经中有关天文、地理和傣医方面的经卷。《嘎雅山哈雅》《么哈本摩雅》

《档哈雅龙》《档哈雅囡》等是其常读不倦的医书。因勤学好问,善于把傣医理论知识与临床结合,故医术不断提高,认识傣药2000多种,深得乡里患者信赖。康朗仑行医数十载,傣医造诣较高,尤精于妇科、内科,兼涉疮疡。1950年后,担任过乡村医生。20世纪70年代,多次到州三县、思茅传授医术,主动献方、献药。由于医术精良、医德高尚,为发掘民族医药,1979年,被县卫生部门吸收到小街乡卫生所工作。1980年又被调到西双版纳州民族医药研究所工作,专门从事傣族医学的临床研究。1985年71岁退休还乡后,仍在乡间行医济世。1990年经国家批准为全国第一批500名名老中医(民族医)药专家学术经验继承工作指导老师。康朗仑以76岁高龄,回所带徒林艳芳,悉心传授,三年后出师。康朗仑积50多年行医经验,著有傣文《档哈雅》数册。其中的一册《档哈雅》被门人译为傣汉对照本,取名为《竹楼医述》。1996年11月,经云南省人民政府批准授予康朗仑为云南省荣誉名傣医。2002年1月15日病逝,享年88岁。

　　康朗仑老医生医德高尚,医术精湛,能熟练运用傣族医学理论和傣医特色疗法,如烘雅(蒸药疗法)、阿雅(洗药疗法)、暖雅(睡药疗法)、沙雅(刺药疗法)、喃雅(坐药疗法)、果(包药疗法)、过(拔罐疗法)等治疗多种常见病和多发病。长于治拢匹勒(月子病)、拢麻想乎(皮肤病)、拢沙力坝(热风病)等病,对一些疑难杂病如乳腺小叶增生、肝病、性病、肿瘤等也具有较深研究和显著的疗效,识傣药2000多种,能自采、自种、自制傣药丸、散、酊、膏、片、酒、磨剂等十多种剂型,医名远扬州内外乃至国内外(东南亚地区),来诊者不仅有傣族,还有哈尼族、布朗族、拉祜族、汉族等其他民族。他在傣医药理论方面亦有较深的造诣,自创"风致病"之论,认为百病均与风相关,治病先治风,风去病易愈,被傣家人民称为治风病的大医生。1990年经国家批准,成为我国首批师带徒傣医指导老师,行医60余年,收治患者成千上万,拯救了不少生命,自撰《档哈雅》一书,该书总结其行医一生的诊治经验及单验秘方传统经方,广泛涉及内、妇、儿、伤外科、皮肤科等各科疾病,无私传交后人,现已翻译成册待出版。康朗仑老医生为边疆人民的卫生事业和继承、发展傣族传统医药事业做出了重大的贡献。

三、康朗腊(已故)

康朗腊,傣族,1930年12月出生,云南省西双版纳傣族自治州景洪市曼飞龙村人,1943—1952年按照傣族习俗入缅寺学习傣族文化。傣医药启蒙老师为祜巴单。还俗后,在父母的指导下,继续学习傣医药,并开始行医实践。由于他勤奋好学,勇于实践,还常常以身试药。在医治妇科病、妇女产后杂证、乙肝病、风湿病、皮肤病、淋证、癫痫及精神分裂症等方面颇有建树。自创了41种风病论。医术享誉西汉版纳傣族自治州内外。1978年调入西双版纳傣族自治州民族医药研究所,专门从事傣医药科研工作。曾先后担任过中医杂志编委,云南省中医学会理事、中华全国中医学会理事、政协西双版纳州委员。参加了《西双版纳傣药志》(1~4册)、《古傣医验方注释》、《傣医四塔五蕴的理论研究》、《傣族传统方剂学》、《中国傣医药彩色图谱》、《傣医诊断学》、《傣医药基础理论》、《傣医风病条辨》等书籍的翻译、编撰工作,著有专著《档哈雅龙》。2000年8月被云南省卫生厅批准为云南省首批名老中医(民族医)带徒指导老师,带徒弟赵应红、岩罕单。2005年被科技部、卫生部列入国家"十五"攻关项目——全国100名名老中医抢救对象,对其学术思想临床经验进行了系统整理。

康朗腊熟识傣医药理论,善于学习使用傣医传统经书、方药,曾遍访本州名老傣医,饱读民间各种《档哈雅》抄本,并将搜集的各种《档哈雅》抄本和自己的临床经验整理编撰成《档哈雅龙》,收录傣药方剂5821个,其中传统经方119个,该书成为傣医药工作者的学习教材,已获国家中医药管理局基金资助翻译整理出版。

康朗腊还是一个傣族植物分类专家,他熟识傣族植物2000余种,其中药用植物近1000种,动物300余种,药用动物200余种,矿物药百余种。能熟练对这些动、植、矿物药进行分类识别。擅长栽培引种各类傣药,仅在傣医院院内就种有各类乔木、灌木、草本、藤本类傣药400余种,引种泰国、缅甸品种6种。在康朗腊栽种的品种中,通常为临床常用品种和稀有品种。由于他热爱傣医药事业,康朗腊无论是外出作客,还是出诊,只要看到他自己药园里没有的傣药品种,都要带回栽种,精心管理。对傣药的采用也是以保护为主,从不毁灭性采挖药物,同时他也非常痛恨不爱惜药材、破坏傣药资源的行为。

康朗腊自编自创傣语歌谣,他常把自己对生活的热爱、对党的政策的理解和傣医药知识编成歌谣,传唱于傣族民间,被傣族人民称颂为"赞哈"。对傣医药的宣传和推广起到了积极的作用。

四、波玉波(已故)

波玉波,又名波波、康朗罕、岩罕,男,傣族,1927年出生,云南省西双版纳傣族自治州景洪市勐罕镇曼景宽村人。8岁时入村中缅寺当和尚学习老傣文。还俗后在村中务农,闲时为乡邻治病。其母认识一些傣药,能用认识的傣药治疗一些小伤小病。经常带波玉波到山上采药,使幼年的波玉波对傣医药有了初步认识。当和尚后一方面学习佛经经卷,尤其对佛经中有关医药知识的经卷感兴趣。还俗时经同意,将佛寺中的一本医药手抄本带回家中研习。并向周围的老傣族医学习,热心为乡邻治病,医术得到提高,24岁时便在村中受到礼遇,被村民视为寨医(村卫生员)。1962年波玉波联合邻村的8个傣医,自发组织成一个"傣医药室",自采、自制傣药片剂、散剂、丸剂等为群众治病。1968年成立大队合作医疗站时,波玉波和"傣医药室"的几位有经验的傣医便被曼景宽大队(今为办事处)选为大队合作医疗站"赤脚医生",为全大队社员服务。波玉波在合作医疗站当"赤脚医生"后,充分发挥懂傣药的优势,带领合作医疗站的几名"赤脚医生",自种、自采、自制、自用傣药,为大队合作医疗节约了医疗经费,使曼景宽大队合作医疗站办得红红火火。1978年波玉波以通晓傣文,掌握较为广泛的傣医药典籍知识,熟悉傣药千余种,对治疗风湿、妇科病方面具有一定专长,从事傣药的临床研究和傣医傣药文献发掘、收集、整理工作。在傣医傣药研究所工作期间,参与翻译(傣译汉)整理的傣医书有《傣医验方选》《档哈雅》《嘎牙山哈雅》《嘎牙山哈雅》(古傣医手抄本,著、抄年代已不可考)是波玉波从勐罕曼达乡傣医波玉的处发现并借到所里翻译整理的。同时还借阅勐罕波的列等20位傣医的手抄《档哈雅》(傣医方药书)70余册。大部分有价值的《档哈雅》内容均被波玉波抄录,以备今后研究整理之用。为傣医药文献的搜集抄录、保存起到了很大作用。1989年波玉波退休还乡。

五、康朗香

康朗香,男,傣族,1932年2月出生,云南省西双版纳傣族自治州景洪市曼景坎村人,1949年在佛寺当和尚求学,通读各种佛经,精通傣族天文历法、医药占卜等知识。1957年还俗随父兄在民间行医,到森林、山间、田野采药、认药、识药,继承祖传医药秘术,收集大量的经验单方、秘方,能自制傣药,熟练应用傣医理论诊治临床常见病、多发病和部分疑难杂症,在本地知名度很高,1967年调往乡合作医疗从事傣医工作。1983年3月,经乡医考试成绩合格,成为一名乡村医生。1988年4月,调入西双版纳州傣医医院工作至2002年退休,复被返聘回医院工作、带教年轻医师。1996年担任云南省中医药学会第五届理事会理事。1997年5月,担任西双版纳傣族自治州政协第八届委员会委员。1991年被评为云南省卫生系统模范工作者。1996年评为全省中医药工作先

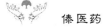
进个人。2000年,由于在西双版纳从事科技工作30年来为"科教兴国"做出了贡献,被西双版纳傣族自治州人民政府表彰。在近50年的医疗实践过程中总结了大量的治疗验药方,擅长医治各类风湿病、乳腺病、内科病、妇科病、儿科病、皮肤病、骨伤科病等,识别各类傣药2000余味,收集单验秘方近200多个。其为人和善,医德高尚,深受同事、晚辈及患者的尊敬,认真做好传、帮、带工作,为培养更多的傣医药人才做出了应有的贡献。

六、康朗勒

康朗勒,男,傣族,1939年生,云南省西双版纳傣族自治州景洪市曼弄枫村人。15岁进入佛寺当和尚,开始学习傣文及天文地理知识,18岁开始学医,自此边学习边行医至今60余年。他善于制作各种剂型傣药,长于治疗皮肤病、月子病、脑卒中、偏瘫后遗症以及解食物中毒等。

七、岩朗

岩朗,男,傣族,1939年出生,云南省西双版纳傣族自治州景洪市普文镇曼坝牙人。自幼跟随父亲学医,长于治疗骨折外伤、痔疮、癌瘤、风湿病、胃病、肾炎、水肿病、皮肤疔疮、高热病、菌痢。医术高明,诊治患者众多。识傣药千余种,并可自制傣药酒剂、散剂、丸剂等。

八、岩应龙

岩应龙,男,傣族,1937年出生,云南省西双版纳傣族自治州景洪市嘎洒镇人。12岁进入佛寺当和尚开始学习傣文,15岁学医,边学边行医至今。长于治疗骨伤。

九、岩喃说

岩喃说,男,傣族,1961 年出生,云南省西双版纳傣族自治州景洪市嘎洒镇人。18 岁学医,学成后行医至今,长于治疗内科、接骨等。

十、康朗罗罕(波坎朗龙)

康朗罗罕(波坎郎龙),男,傣族,1939 年出生,云南省西双版纳傣族自治州景洪市勐腊县人。3 代祖传傣医。11 岁进入佛寺当和尚开始学习傣文,20 岁开始学习傣医,边学边行医至今。傣医全科医生,长于治疗癫痫、月子病、高热惊厥、风湿病、高血压、肠胃炎等。

十一、岩宰

岩宰,男,傣族,1953 年出生,云南省西双版纳傣族自治州景洪市勐龙镇人。20 岁学医,行医至今,长于治疗风湿骨痛、肢体酸痛、接骨等。

十二、岩罕尖

岩罕尖,男,傣族,1941 年出生,云南省西双版纳傣族自治州景洪市勐捧镇人。3 代祖传傣医,12 岁进入佛寺当和尚,开始学习傣文,1962 年开始学习傣医,边学习边行医至今。会口功,长于治疗风病、月子病、胃病、肝病、肾结石、肾炎、脾胃病等。

十三、岩罕香

岩罕香,男,傣族,1940 年出生,云南省西双版纳傣族自治州嘎洒镇人。3 代祖传傣医,12 岁开始学习傣文,19 岁开始学习傣医,边学习边行医至今。他认识傣药 3000 余种,长于治疗精神病、

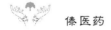

风湿病、咳喘病、月子病、肾结石、胆结石、高血压症、皮肤病等。

十四、波燕(已故)

波燕,男,傣族,1924 年出生,云南省西双版纳傣族自治州勐腊县勐仑镇勐醒下寨人。6 代祖传傣医,自幼跟随父亲学医,后又跟部队医生和李忠寿医生学习中医药知识。特点:傣、中医结合。特长:识傣药 2000 余种,长于治疗胃癌、脑瘤、脑癌、胸膜炎、脑卒中、偏瘫等多种疑难疾病,以癌症的治疗在民间享有较高声誉。

十五、林艳芳

林艳芳,女,傣族,1957 年出生,中共党员,云南省西双版纳傣族自治州景洪市人,傣医药主任医师。

林艳芳主任是我国唯一的傣医药首席专家,同时也是云南中医学院硕士生导师、国家傣医执业医师资格考试首席考官、滇西应用技术大学傣医药学院名誉院长、中国民族医药学会傣医药分会会长、中国民族民间医药学会常务理事、云南省民族民间医药学会副会长、云南省民族民间医药学会傣医药分会会长、西双版纳州傣医药学会会长、西双版纳州民族民间医药学会名誉会长。

她从事傣医临床、科研及教学工作 40 余年。1980 年毕业于云南中医学院,同年分配到景洪市傣医药研究所、景洪市药检所从事傣医临床、科研及教学工作。1990—1994 年经国家卫生部、人事部、教育部批准为全国名老傣医康朗仑的徒弟,跟师学习三年,经考核合格,1994 年正式出师。1988 年至今在西双版纳州民族医药研究所(傣医医院)工作,从事傣医临床、科研及教学工作,先后任傣医科、科研科科长。2000 年被西双版纳州人民政府批准为傣医药学科带头人、具有突出贡献的科技人员。2003 年经国家卫生部、人事部、教育部批准为第三批国家级傣医药指导老师,带徒弟玉腊波、刀红英。2004 年被评为西双版纳州先进科技工作者。

2010 年被中华人民共和国卫生部、食品药品监督管理局、中医药管理局评为"全国医药卫生系统先进个人"。2012 年被人力资源社会保障部、卫生部、中医药管理局评为"全国卫生系统先进工作者"。享受云南省政府特殊津贴。

专长:她在长期的医疗工作中积累丰富的临床经验,能够熟练运用傣中西医理论开展临床常见病、多发病的治疗,特别是疑难杂病,如癌症、不孕不育症、月经病、皮肤病、更年期综合征、肝病、肾病、风湿病、小儿反复发作性咳喘病、卒中、高热病、颈腰椎病,具有显著疗效。此外,她善于运用现代医学知识开展傣药新药的开发研究工作,并具有丰富的临床、科研和教学经验,能够熟练地应用中、傣、西医知识挖掘、翻译、整理、研究傣医药世纪文献资料,编撰出版了 40 多部傣医药文献书籍和 7 部 21 世纪国家规划傣医本科教材,已应用于傣医大专、本科、执业医师等的培训与教学。

主要工作业绩:她先后发表了 60 多篇有关傣医药的学术论文,承担国家、省、州科研课题 40 多项,获国家、省、州奖 20 余项;主持编撰出版了《中国傣医药彩色图谱》《傣医名词俗语解释》《中国傣医单验秘方大全》《中华本草—傣药卷》《云南省中药材标准·傣族药》《傣族传统医药方剂》《中国傣医传统经方翻译整理研究》《傣医病症诊断疗效标准》《国家 21 世纪傣医本科规划教材》(含 7 本教材),《中国傣医药丛书》(《档哈雅龙》等 5 本)等 20 多部著作,发表傣医药论文 60 多篇,首次规范了傣医的名词俗语,完善了傣医药体系,使傣医药的研究向着规范化、正规化及科学化的方向发展。

2012 年 12 月林艳芳主任退休,2014 年 11 月结束原单位返聘后创办了景洪林艳芳傣中医诊所,作为全国目前唯一一家由傣医药首席专家开办的傣医诊所,她灵活运用傣中药材,结合 18 种傣医特色疗法,充分发挥民族医药的特点为基层人民群众提供最快捷、安全、有效的民族医诊疗服务。截至 2016 年 12 月,诊所接诊州内群众 3 万余人(次)、省外群众 9000 余人(次),累计服务省内外患者近 4 万人(次)。同时作为云南中医学院民族医药学院及滇西应用技术大学傣医药学院的教学实训基地,诊所免费带教学生近百人,带教医疗工作者 13 人,开展免费医疗项目服务群众 1034 人(次),为贫困学生、低收入人群及重病致贫的患者免费诊疗送医送药,累计减免医药费 81134 元。因坚持以实际治疗效果推广傣医传统特色疗法及傣医药文化,成为傣医药面向基层人民群众的一个示范性窗口。

林艳芳主任为傣医药的发展奉献了毕生精力,在傣医药的抢救、发掘、开发研究、人才培养等各方面做出了突出贡献,是傣医药步入正规化发展的奠基人之一。

十六、岩罕单

岩罕单,男,傣族,1960 年出生,中共党员,云南省西双版纳傣族自治州景洪市人,傣医药副主任药师,现任西双版纳州民族医药研究所(傣医医院)傣医科研教学科主任,中共党员。

1979 年 10 月他响应祖国的号召应征参军保卫祖国到中越边境至 1984 年底复员。1987 年到西双版纳州民族医药研究所,1987—1989 年参加了全国第三次中药资源普查工作;2000 年 8 月他被推荐为名老傣医康朗腊跟班学习,于 2003 年 8 月圆满出师,并获得了省级出师资格;2001 年任教西双版纳州卫校傣医中专二班傣医药老师;2003 年参与整理《档哈雅龙》(康朗腊著),为副主编;2003 年参与编著《中国傣医药彩色图谱》,为副主编;2004 年参加傣药材标准整理工作,同时参加《西双版纳傣药资源普查》《傣医历史调查》《二十一世纪傣医本科教育规划教材》《傣药学》及《傣医师资格考试教材》编写工作;2005 年参加《云南省中药材标准(2005 年版)第三册·傣族药》;整理工作;同年参加傣药材标准《云南省中药材标准(2005 年版)第五册·傣族药》的整理工作;2008 年聘为西双版纳职业技术学院傣医中专班老师执教至今;2008—2013 年参加翻译整理并已出版《傣医常用名词术语解释》《中国傣医传统经方》《傣医秘方大全》《傣族鲜药应用汇编》《傣医传统特色疗法及外用方药》,和傣医九项适宜技术,傣医文献翻译整理;2010 年参与"十一五"项目《傣医传统经方目录》,为主编,《傣医药彩色图谱》书籍,为副主编;2011 年 3 月至今任西双版纳州傣医医院科研教学副科长;2011 年至 2014 年参加全国第四次中药资源普查工作,此后一直在西双版纳傣族自治州民族医药研究所从事傣医药工作。

岩罕单对傣药学分类知识非常熟悉,在野外能够识别上千多种,在工作中任劳任怨不辞辛苦认真工作。在民族民间传统傣医药知识方面,谦虚谨慎、态度和蔼地同每一位民间草医虚心交谈、认真记录,他对西双版纳常用傣药的用途用法非常熟悉,现在他在培养女儿作为接班人,传承其衣钵。

十七、波应

波应,男,傣族,1960 年出生,云南省西双版纳傣族自治州景洪市勐醒下寨人。他是已故名老傣医波燕的儿子,1995 年跟父亲学医,继承父亲医疗技术,现已独立应诊,擅长治疗胃癌、脑瘤、脑癌、胸膜炎、脑卒中、偏瘫等疾病。每年傣药用量 30 吨左右,每天接诊患者近 60 人次。

十八、玉腊波

玉腊波,女,傣族,1971 年出生,中共党员,党总支副书记,西双版纳傣族自治州傣医医院副院长,傣医主任医师,傣医药首席专家林艳芳主任带教的第三批国家级徒弟之一。

玉腊波主任是中国民族医药学会傣医药分会副会长兼副秘书长,西双版纳傣族自治州傣医药学会副会长,西双版纳傣族自治州医学会委员,云南中医学院实践教学基地兼职副教授,云南中医学院聘为硕士研究生导师。

1986年毕业于西双版纳傣族自治州卫生学校傣医班,毕业后进入西双版纳傣族自治州傣医院工作;2002年9月至2005年7月,就读于云南中医学院中西医结合(傣医方向)大专班;2003年1月,晋升傣医主治医师;2003年3月至2006年2月,为全国第三批名老中医继承工作林艳芳傣医药主任医师的徒弟之一,于2007年9月正式出师;2006年10月入选云南省科技厅"云南省第六批技术创新人才"培养计划,并先后到云南省中医医院进修、泰国清莱皇家大学和加拿大曼尼托巴大学访学;2007年就读于云南大理学院临床医学本科班;2007年8月赴泰国清莱皇家大学传统医学学院进修泰医传统疗法;2010年9月,晋升傣医副主任医师;2011年6月至12月,在加拿大温尼伯省曼尼托巴大学进行短期访学(精神类疾病研究中心)。

玉腊波主任能熟练应用傣医四塔(风、火、水、土)、五蕴(色、识、受、想、行)及所掌握的中、西医理论知识进行辨证(病)分析,确定治疗原则,制订治疗方案。熟练应用针刺、拔火罐、拉罐、推拿按摩、包药、坐药、洗药、睡药、熏蒸、磨药、擦药等傣医传统治疗方法。熟悉500余种常用傣药(动、植、矿物药)的性味入塔、功能主治、用法用量、配伍应用、禁忌等,能熟练应用43种院内制剂进行临床治疗。掌握傣医临床常见、多发病和部分疑难杂病的诊治方法方药,并在治疗风湿病、肝病、皮肤病、妇科杂病、泌尿系统疾病方面有一定专长。

发表多篇傣医药论文,分别是《傣医传统外治疗法操作规范》《傣药内外合治"拢梅兰申"22例疗效观察》《傣中西医结合治疗类风湿关节炎的临床研究》《傣医治疗"拢梅兰申"经验谈》《傣医药科研现状与发展思路》,并参与编撰出版傣医药书籍10部,分别是《嘎比迪沙迪巴尼》,为课题负责人;《21世纪傣医本科教育规划教材》之《傣医经典选读》《傣医诊断学》《傣医基础理论》《傣医临床学》《傣医方剂学》,为副主编之一;《傣医常用名词术语解释》,为主编之一;《中国傣医单验秘方大全》,为副主编之一;《中国傣医传统经方整理研究》,为副主编之一;《傣医传统特色疗法及外用方药》,为副主编之一。

由她承担主要研究和傣文翻译的《中国傣医药彩色图谱》《中国傣医药丛书》(一套 5 本)《嘎比迪沙迪巴尼》《二十一世纪傣医规划教材》(一套 7 本)《傣医医师资格考试教材》《中华本草·傣药分册》《傣医常用名词术语解释》等傣医药书籍先后在 2003 年、2004 年、2005 年、2006 年、2007 年、2008 年出版,并有多本书籍获得了西双版纳傣族自治州科技进步一、二等奖,省科技进步二等奖、中华中医药学会学术著作奖三等奖。

2012 年 5 月,她获得云南省中医药学会颁发的"云南省第三届优秀青年中医"称号。

2006 年 10 月,入围"云南省第六批技术创新人才"培养计划,2012 年通过考核并获得"云南省技术创新人才"称号。

2012 年成为"全国名老傣医林艳芳工作室"负责人,于 2015 年初通过国家中医药管理局验收。

2008 年组织申报中标的国家"十一五"科技支撑计划课题"傣医特色睡药治疗风湿痹规范化研究",为课题负责人;"傣医胆汁病诊法规范化研究""名老傣医康朗香医技医术传承性研究""名老傣医波燕医技医术传承性研究""傣药有毒药材檀藤子仁的特殊炮制技术研究"等四项均为主研人员之一。课题均于 2011 年 7 月通过验收。

2012 年 12 月,获得"云南省技术创新人才"称号。

2014 年 11 月,国家"十一五"科技支撑计划课题"傣医特色睡药治疗风湿痹规范化研究",获得首届中国民族医药科技进步奖三等奖。

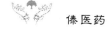

她承担的国家基本公共卫生服务项目"傣医药文献整理和适宜技术推广应用工作"已于2014年7月验收。

十九、刀红英

刀红英，女，傣族，1961年出生，云南省西双版纳傣族自治州勐腊县人，副主任傣药师，傣医药首席专家林艳芳教授第三批国家级徒弟之一。她从事傣医药科研工作20余年，尤其擅长制作傣药制剂及傣药研究工作。

她于1981年7月毕业于西双版纳傣族自治州卫生学校药剂专业，同年8月分配到勐腊县人民医院药剂科工作；1997年10月至今，在西双版纳傣族自治州傣医院科研科工作；2002年至2005年就读于云南中医学院中西医结合傣医方向大专班；2006年通过傣医执业医师资格考试，取得傣医执业医师资格证；2006年获副主任傣药师专业技术职务资格。

刀红英副主任药师参与编撰出版了《中华本草——傣药本草专卷》《中国傣医药彩色图谱》《傣族医药学基础理论》《傣医诊断学》《风病条辨译注》，傣医执业医师考试《傣药学》及《傣医临床医学》考试教材《嘎比迪沙迪巴尼》8本傣医药图书，由她承担的科研项目包括：国家科技"十五"攻关项目《名老傣医康朗腊学术思想、经验传承研究》，为课题人员之一；国家中医药管理局课题《二十一世纪傣医本科教育规划教材》之《傣药学》的编撰，为副主编。她发表傣药论文5篇，包括：《傣药乳结消治疗乳癖67例疗效观察》，发表于《云南中医中药杂志》2004年第3期；《20味傣中药材临床功效对比研究》，发表于《云南中医中药杂志》2004年第5期；《傣药补益药的分类研究》，发表于《中国民族医药杂志》2005年国际傣医药学术论文集；《傣药祛风除湿药的分类研究》，发表于《中国民族医药杂志》2005年国际傣医药学术论文集；《傣中医结合治疗咳嗽37例疗效观察》，发表于《中国民族医药杂志》2006

年第 1 期。

二十、赵应红

赵应红,女,佤族,1967 年出生,云南省景洪市人,主任药师。西双版纳傣族自治州傣医药学会副会长;中国民族医药学会傣医药分会常务理事;中国民族医药学会理事;云南省药学会天然药专业委员会委员;云南省中医药学会中医临床药学会专业委员会常务委员;云南省中医药学会中药临床评价与医院药事管理委员会副主任委员;西双版纳傣族自治州医学会临床药学分会副主任委员。

1991 年毕业于云南中医学院中药系中药本科专业,获理学学士学位。从事傣中药科研制剂研究工作 26 年。曾先后到武汉中南民族大学民族药物研究所、上海交通大学药学院、北京中国中医科学院中药研究所进修学习。云南省卫生厅和云南省人事厅首批傣医师承教育傣药专业毕业;"云南省科技创新人才";云南省有突出贡献的专业技术人才(三等奖);中组部"西部之光"访问学者;云南省总工会、云南省卫生厅"云南省中药专业技术能手";国家中医药管理局中药特色技术传承人。工作以来,一直从事傣药基源、工艺、质量控制以及新药研发等工作。发表学术论文 64 篇,出版论著 14 部(其中主编 5 部,副主编 2 部,编委 7 部)。主持完成国家级、省级、地州科技项目 10 项,参与完成各级课题 20 项。先后获各级科技进步奖 26 次,其中省部级奖 12 次。

二十一、罕华珍

罕华珍,女,傣族,1969 年出生,云南省西双版纳傣族自治州勐海县人,傣医副主任医师。1989 年 7 月毕业于西双版纳卫生学校,同年 8 月份毕业分配到勐海县勐混乡卫生院工作,1999 年 6 月份因工作需要调到西双版纳傣族自治州傣医医院工作至今。

2005 年 7 月毕业于云南中医学院中西结合临床大专班,2005 年 6 月至 2006 年 6 月在昆明医学院第一附属医院进修学习消化内科,2008 年 3 月至 2010 年被指定为云南省第二批老中医药师带徒康朗香老师的继承人,2014 年晋升为傣医副主任医师。擅长治疗月子病、泌尿系统结石、风湿病、颈椎病、腰椎病、胃病等疾病。

二十二、玉波罕

玉波罕,女,傣族,1971 年出生,云南省西双版纳傣族自治州景讷乡人,傣医副主任医师,就职于西双版纳傣族自治州傣医医院传统特色科,从事傣医临床工作 28 年。2004 年 5 月至 2005 年 5 月在云南省中医院皮肤科进修学习。2008 年 9 月被推荐为“第四批全国老中医药专家学术经验继承工作”学术继承人之一,师从于林艳芳傣医药主任医师(首席专家),学习 3 年。一直从事傣医临床、科研及教学工作,工作中不断提高自己,总结经验,钻研积累,尤其在皮肤病的诊疗方面成绩颇丰,在临床治疗中灵活应用傣、中、西医理论,从而形成了对皮肤病独到的认识。现任西双版纳傣族自治州傣医医院传统特色科主任,中国民族医药学会皮肤科分会理事。

发表论文和获奖成果:参与完成国家级、省厅级、地州级傣医药科研项目 10 余项;获国家级科技成果奖 1 项,省级科技成果奖 2 项,地州级科技成果奖 1 项;参与编撰出版傣医药书籍 10 余部(主编 1 部);发表论文 10 余篇。

二十三、岩温龙

岩温龙,男,傣族,1969 年出生,云南省西双版纳傣族自治州人,傣医副主任医师,西双版纳州傣医院骨伤科主任。他从事傣医临床工作 28 年,期间师从勐海县曼扫名老傣医岩拉龙、景洪市嘎栋名老傣医岩应龙学习傣医整骨疗伤技术。2001 年至 2002 年到山东省文登市整骨医院进修学习骨伤科专业技术。2010 年至2011 年到四川省骨科医院进修学习骨伤科专业技术,通过不断学习提高,理论结合实践,对骨伤科常见病、多发病和一些疑难杂病的诊治不断深化认识,擅长应用傣、中、西医结合及非药物技术治疗骨伤科疾病(如骨折、跌打损伤、腰肌劳损、骨质增生、腰椎间盘突出症等)。发表论文和获奖成果:参与编撰出版傣医傣医药书籍 10 余部,发表论文 8 篇。

二十四、刀会仙

刀会仙,女,傣族,1982 年出生,中共党员,云南省西双版纳傣族自治州景讷乡人,傣医主治医师,傣医药首席专家林艳芳教授第四批省级徒弟之一。现就职于西双版纳傣族自治州傣医院,2002 年参加工作至今,一直从事傣医药临床和科研工作。在此期间参与搜集、整理完成《21 世纪傣医本科教育规划教材》(《傣医基础理论》《傣医诊断学》《傣药学》《傣医方剂学》《傣医药学史》《傣医经典选读》《傣医临床学》)、《傣医常用名词术语解释》的编撰工作,《中国民族医药杂志·傣医傣药》2007 年第 10 期、2008 年第 2 期、2008 年第 10 期的搜集整理工作;参加国家傣医医师资格考试教材编写及命审题工作;参与"云南省中药材标准·傣族药"项目的制定工作和"十五"国家科技攻关计划"康朗腊学术思想及临证经验研究"、"十五"国家科技支撑计划"名老傣医波燕医技医术抢救性传承研究"、"名老傣医康朗香医技医术抢救性传承研究"、傣医胆汁病特色诊法技术规范化研究等项目的研究工作。先后在国家、省、地州级刊物发表"名老傣医康朗腊治疗拢牛验方介绍""浅谈宗教文化背景下傣医疾病观的形成"等 6 篇傣医药论文。

她能熟练应用傣医傣、中、西医理论知识进行辨证(病)分析,熟悉 300 余种常用傣药的性味入塔、功能主治、用法用量等,熟练应用傣医传统治疗方法及 43 种傣医院内制剂进行临床治疗,在治疗内科杂病、妇科病方面有一定专长。

第七章　傣医药的发展与展望

　　随着傣文的产生，一些掌握了文字的有识之士，把千百年来散落于民间的植物药、动物药以及矿物药的药名、功用与防治疾病的单方、复方、验方进行搜集、整理，用傣泐文记载下来继承而流传后世。

　　傣文的创造与使用，为傣医药学知识的传播与普及提供了良好的载体，打开了方便之门，大大加速了傣族医药的搜集、整理、保存、应用、交流与发展。

　　中华人民共和国成立后，党和政府十分重视民族医学的发展，号召"继承祖国医学遗产，努力发掘提高""发展民族医药，拯救民族医药遗产"。20 世纪 50 至 60 年代，国家鼓励集体举办农村医疗卫生保健组织，把一些有较高学识水平的傣医组织起来，利用传统的傣药为群众治病，很受群众欢迎。但是由于当时没有专门的医学研究机构，所以未对其进行科学、系统地发掘整理研究。70 年代以来，为了抢救、继承、发展弘扬傣医药文化，国家拨出了专款成立了相应的科研和医疗机构，在党和政府各级领导的关心支持和广大科研工作者的共同努力下，促进了傣医药的全面发展，并取得了显著的成绩。

一、机构建设

　　为了抢救、继承、发展弘扬傣医药文化，中华人民共和国成立后云南省已成立了民族医药的相关机构，都在开展着一些傣医药的研究工作。

(一)西双版纳傣族自治州民族医药研究所、西双版纳州傣医医院

1979 年、1988 年先后成立了西双版纳州民族医药研究所和西双版纳州傣医医院,形成两块牌子,一套班子,隶属于西双版纳州卫生局领导,集教学、科研、临床为一体的全民所有制事业单位。开展了对傣医药的抢救、发掘、继承和发展等工作。搜集了大量的贝叶史籍,翻译整理出版了 20 多部有关傣医药书籍,同时搜集了 7000 多个傣医传统经方、验方。建立了傣医传统治疗特色专科和院内傣药制剂室。现有在职人员 138 人,专业技术人员占 85.92%,其中正高职 3 人,副高职 6 人,中级职称 42 人,其中主治医师 21 人,主管护师 11 人,主管药师 7 人,初级人员 64 人,病床编制 100 张,实际开放 70 张,开设了傣药科研科、傣药制剂室、傣医骨伤科、傣医传统治疗中心等十多个科室。能够开展磨药、睡药、薰蒸、按摩、洗药、刺药等傣医特色疗法,治疗卒中偏瘫、风湿病、皮肤病、脑血栓后遗症、妇科杂病、颈椎病、骨折外伤和烧烫伤、乳腺病等各种疑难杂病。

(二)普洱市民族传统医药研究所

普洱市民族传统医药研究所成立于 1970 年 7 月。现有人员 25 人,有 6 人具有高级专业技术职务资格,其中,正高职 2 人,副高职 4 人;中级职称 8 人,初职人员 10 人。具大专学历以上人员为 15 人。

建所 37 年来,研究所承担国家、省、市(地区)100 多项科研项目(课题),4 项成果获得省(部)级奖,19 项科研成果获得市(地、厅)级奖。职工撰写发表科研论文 200 余篇,并出版了 5 部民族医药书籍。

普洱市有五大主体民族,即彝族、哈尼族、拉祜族、傣族、佤族,其中拉祜族、傣族医药体系得到了系统的研究;在傣族医药研究方

面,研究所从建所开始就致力重点研究。20世纪70年代初搜集了大量傣医药古籍和民间手抄本,并请傣族中德高望重的高僧和名傣医一起翻译,经过从傣族中来到傣族中去的反复调查整理核对,现已翻译整理正式出版了两本《傣族医药研究(档哈雅龙)》,其中的一本是首部有正式出版刊号和出版社的书集。在这些著作中发掘了非常有效的受市场欢迎的"灯台叶片""复方美凳木片""镇痛搽剂"等,该所参加了《中华本草(傣药卷)》的编写工作,撰写了140味傣药,参加了整体《傣药卷》的校审工作,参加了21世纪全国高等院校教材《傣药学》的撰写工作。

在生物制药产业建设及科研成果的转化方面,该所6项成果被市发改委列为普洱市生物药业发展"十一五"规划的重点项目。"灯台叶片"无偿转让给某制药厂,现已在思茅区推广种植灯台树近万亩,"灯台叶片"的年产值超过5000万元;"防感片"无偿转让给某制药厂;率先在国内实现技术突破,并获部级奖的"黑节草(铁皮石斛)人工集约化栽培技术"的推广,采用国内领先的组织培养、快速繁殖和人工规模化栽培技术,使普洱市成为国内石斛人工栽培基地面积最大,组织培养和人工栽培技术最成熟的地区;"茯苓种植技术"的推广,可以充分利用废物(思茅松伐桩)创造出更大的经济效益,经过多年的种植和推广,普洱市茯苓的种植规模越来越大,已成为国内最大的基地之一,为贫困山区农民群众增加收入1000万元以上的纯收入,因而在普洱市发展茯苓种植具有良好的经济和社会效益;另外,利用思茅松伐桩种植茯苓可以分解思茅松伐桩,增强土壤肥力,具有良好的生态效益。

在民族民间药物制剂的研制方面,研究所将民族民间中搜集到的秘方、单方、验方、偏方,通过筛选、验证和剂型改造,成功研制出对妇女乳腺小叶增生有特效的"复方美登木片"、治疗腰(颈)椎疾病的"椎康膏"、治疗乙型肝炎的"肝复青"等18种药物制剂。

1970年成立云南普洱市民族传统医药研究所;

1972 年成立景洪市民族医药推广站；

1977 年成立西双版纳傣族自治州民族医药调研室；

1978 年成立西双版纳傣族自治州民族医药研究所；

1983 年成立景洪市中傣医医院、傣医药研究所；

1988 年成立西双版纳傣族自治州傣医医院；

1988 年德宏州成立了民族医药研究所；

1978 年成立云南省民族医药研究所；

2001 年成立云南民族医药研发中心；

2002 年成立景洪市傣医药研究所；

2003 年成立云南中医学院民族医药研究中心；

2007 年成立西双版纳景康傣药研发有限责任公司；

2014 年成立西双版纳雅多丽傣医药有限责任公司；

2014 年成立景洪林艳芳傣中医诊所；

2017 年成立滇西应用技术大学傣医药学院；

2017 年成立西双版纳州民族民间医药学会。

二、人才培养

1986 年 9 月至 1989 年 7 月,西双版纳傣族自治州卫生学校开设傣医医士班,招生 43 名傣医中专(一)班学生,学制 3 年。1999 年 9 月至 2002 年 7 月,西双版纳傣族自治州卫生学校招收了 60 名傣医中专(二)班学生,学制 3 年。1987 年云南中医学院中药学硕士点已设置民族药方向,历年来培养了一批包括傣药在内的民族药科研人员。20 世纪 90 年代云南中医学院与西双版纳傣族自治州傣医医院合作培养傣医专业人才,多次派出中医药教师赴西双版纳进行教学。2002 年西双版纳傣族自治州卫生学校与云南中医学院联合招收成人中西医结合傣医方向大专班 60 人,已毕业。2006 年 8 月,西双版纳傣族自治州傣医医院与泰国清莱皇家大学传统医学院签订了人才培养的友好协议,同年 10 月份西双版纳傣族自治州傣医医院选送 2 名科研人员到该学院攻读研究生，专研傣、泰医药关系的比较研究。2006 年 6 月，在西双版纳召开了全国民族医师资格考试座谈会，会上确定了傣医医师开考的决定。2006 年 7 月至 9 月，在国家考试中心的指导下，成功举办了国家级傣医医师资格（试点）考试，有 32 人获得傣医执业医师资格，有 27 人获得傣医执业助理医师资格。2006 年云南中医学院正式招收傣医本科生 6 人，他们在校期间系统地学习中医药、傣医药基础理论与临床知识，成为具备中医药及傣医药理论知识的傣医药高级人才。同年西双版纳傣族自治州傣医院成为云南中医学院的教学实习基地。同时云南中医学院与西双版纳傣族自治州傣医院、傣医研究所成了良好的科研协作单位，携手并肩，互通有无，取长补短，共同为促进傣医药事业的快速发展而努力奋进。

　　为培养新一代傣医药人才，解决傣医药后继乏人的状况，西双版纳傣族自治州开展了多名老傣族医学术经验的继承整理，完成了三批国家级和一批省级跟师带徒工作。1990 年，经国家批准，康朗仑被选为全国名老傣医指导老师。1997 年勐海县接骨名医岩拉被批准为全国第二批名老傣医指导老师。2000 年名老傣医康朗腊被评为省级指导老师。2003 年傣医药学科带头人林艳芳被评为第三批全国名老中医药继承工作指导老师。一批批承载着傣医药发展希望的人才不断涌现，傣医药发展后继有人，基本上形成了一批专业技术较强、并有一定规模的傣医药队伍。

三、开发研究

　　40 年的时间里，傣医药在一代代傣医药科研工作者的努力下取得了有目共睹的成绩。

　　西双版纳傣族自治州翻译整理编撰出版了《西双版纳傣药志》（1~4 集）、《嘎牙山哈雅》、《四塔五蕴理论研究》、《傣医传统方剂研究》、《档哈雅》、《傣族药物故事》、《傣医常用动物药》、《傣族常用抗癌药》、《中国傣医药彩色图谱》、《中国傣医药丛书》（《傣医基础理论》、《傣医诊断学》、《档哈雅龙》、《风病条辨译注》、《竹楼医述》）、《中华本草》（傣药卷）、《傣医药文化》、《嘎比迪沙迪巴尼》、国家《21世纪傣医本科规划教材》（《傣医基础理论》、《傣医诊断学》、《傣医药学史》、《傣医方剂学》、《傣药学》、《傣医经典选读》）《云南省中药材标准》（傣族药）、《傣医临床学》、《傣医病症诊断疗效标准》、《傣医名词俗语解释》、《中国傣医传统经方整理研究》、《中国傣医单验秘方大全》、《傣医传统特色疗法与外用方药》等30多本有关傣医药著作。

普洱市出版了《云南思茅中草药选》收录傣药123种、《思茅傣族传统医药研究（档哈雅龙（一）》、《傣族医药研究（档哈雅龙（二）》共收录傣药药方200多个、傣药150种。

玉溪地区元江县出版《元江傣族药》。

德宏州整理出版了《德宏傣药验方集》（1~3集）、《德宏民族药志》、《德宏民族药名录》、《德宏州中医药及民族医药秘方验方汇编》。

2005年《中国民族医药杂志》与西双版纳傣族自治州傣医药学会、傣医医院联合出版了傣医药专辑，收录107篇傣医药论文。

2007年《中国民族医药杂志》与西双版纳傣族自治州傣医药学会、傣医医院联合出版了傣医药专辑第10期，收录了傣医傣药论文46篇。

2008年《中国民族医药杂志》与西双版纳傣族自治州傣医药学会、傣医医院联合出版了傣医傣药专辑第2期，收录了傣医傣药论文43篇。

《中国药典》从1977年出版至今，收录了傣医传统经方"雅叫哈顿""七味榼藤子丸"以及别具特色的"雅乎鲁"。

我国以傣药申报获取国家批准文号的品种有36个，现已投放市场，最具特色的有西双版纳傣族自治州民族医药研究所的解药

"雅解片",版纳药业的"雅叫哈顿""雅叫帕中补",西双版纳民族医药研究所研制的"傣乡清喉片"等均已投放市场。

西双版纳傣族自治州民族医药研究所(傣医医院)经过20多年的艰苦努力,在党和政府的支持和关心下,从所搜集的7000多个传统经方,单验秘方中,筛选研制出了应用历史悠久、疗效确切、毒副作用低、药源丰富的43个院内制剂,其中"尿糖消胶囊""肝脂消胶囊""保肝胶囊""咳喘灵""喉舒宝含片""类风湿消散""妇安康""降压消脂灵""健胃止痛胶囊""百解胶囊""除风止痛胶囊""解毒养颜胶囊""五宝胶囊""双桂胶囊"具有很好的疗效和开发利用前景。

四、学术交流

云南西部与缅甸接壤,南部与老挝毗连,与泰国邻近,东南与越南交界。傣族与泰国的泰族、老挝的老族、缅甸的掸族、印度的阿萨姆人同族同源,其人口众多,地域分布广阔,地跨中、缅、泰、老、越五国及印度的阿萨姆邦。

缅甸的掸族自称为"傣",人口约有250万,主要聚居地掸邦。掸族是缅甸古老的民族之一,自东汉时就与中国保持着密切的关系。泰国的泰语民族,主要分为泰族和泐人,他们都是泰国的主体民族。老挝的老族、越南的泰族与西双版纳的傣族均同属一个支系。他们与中国的傣族有着共同的民族来源——百越,无论民族自称,还是生活习俗等方面都十分相同和相似。他们都喜居湿热的江河平坝地区,使用共同的语言文字和历法,有着社会、经济、文化的交流。

傣医药与国外特别是周边国家的交流与合作一直受到各级政府和学术研究机构的重视。千百年来我国傣族与东南亚地区的民族有通医、通药、通婚、通商的历史,目前有很多傣医药书籍在这些地区传播,在泰国、老挝、缅甸、东南亚各国民间也有不少傣医在行医。东南亚周边国家对包括傣医药在内的民族医药的发掘整理非常重视,近几年来泰国政府已提出要发展自己的传统医药,称为替代医学,同时制定了相应的政策,成立了传统医药大学,已培养了数百名传统医药大学生和一些硕士、博士等。还要求每家医院均要成立传统医药门诊并使用传统医药。在泰国已有正规的傣医药经书《档哈雅》被翻译整理出版。

2005 年 12 月 10 日至 12 日,在云南省西双版纳傣族自治州景洪市召开了"2005 国际傣医药学术会议"。本次会议由中国民族医药学会和云南省卫生厅、云南省民委、云南中医学院、云南省西双版纳傣族自治州人民政府联合举办。来自德国及国内广西、陕西、北京、内蒙古、云南等地的傣医药专业工作者和研究人员共199 人参加了学术会议。会议收到论文 130 多篇,内容涉及文献整理,临床研究、傣药开发及饮食保健等各个方面。会议对促进傣医药的发掘整理和研究开发起到了推动作用。

2006 年 7 月 18 日,"傣泰传统医药洽谈暨学术交流会"在云南省西双版纳傣族自治州景洪市召开。这次会议由西双版纳傣族自治州民族医药研究所与泰国清莱皇家大学传统医学院、泰王国研究基金会、泰北民医生合药材集团共同举办。参加会议的泰方人员有泰国清莱皇家大学校长玛诺·帕瑟尉莱塔么博士、泰王国研究基金会主任比亚瓦特·文龙教授(博士)、泰王国卫生部泰医和替代医学厅厅长尉柴·戳维瓦特博士、清莱皇家大学传统医学院院长茵永·涛巴瑟博士、东南亚泰中医学合作研究所院长查瓦里特·桑蒂吉隆勒安医生、泰王国卫生部清莱省卫生局局长铁帕纳鲁米·么塔纳温医生等各位专家、泰国清莱皇家大学教师 10 余人以及泰国民间医生 28 人。会议就以下几个方面达成协议:①泰国方面可接受西双版纳傣族自治州傣医医院所派送的,并具有高中文化水平和有相关医学知识基础的学生,到清莱皇家大学传统医学院学习。②西双版纳傣族自治州傣医医院负责接收泰国方面学习傣医专业的学生到西双版纳傣医医院实习工作,西双版纳方面的学生也将安排到泰国医院进行实习。经过长期的合作研究,在西双版纳傣族自治州景洪市共同开设民族傣医医学与民族傣族医学专业的培训。学习完成相关课程将得到相关证书。③双方共同进行民族植物药的研究与发展,并在由植物制成的成品药的使用与发展方面,双方给予相互帮助与支持和推广。④通过双方的互信合作,进行相邻国与相邻区域间的联合研究,使各自的研究尽快走向国际化,共同发展湄公河次区域的医疗事业。

2007年1月4日至8日,在泰国清莱皇家大学举行了"湄公河流域民族医药展览会"。该展览会由清莱皇家大学传统与替代医学院主办,得到了泰王国研究基金会研究基金会的资助。展览会邀请到来自湄公河流域国家的中、泰、缅、老、柬的各国代表共计200余人。泰国、缅甸、老挝等国的傣族、哈尼族、苗族、拉祜族等民族医生到现场为与会者做民族医药诊疗技术的展演和医疗用品、民族药物的展示,促进了各民族医药之间的交流。会议提出了《加强湄公河流域民族医药合作与交流的联合声明》,中国、泰国、缅甸、老挝、柬埔寨的各方代表在联合声明上签了字。这标志着湄公河流域国家将第一次联合起来推动、促进、发展民族医药。

中国的傣医药研究与开发目前得到了党和国家的高度重视以及国内外各界人士的关注,央视8台、4台、12台以及云南省电视台、西双版纳傣族自治州电视台、景洪市电视台以及多种报纸杂志均有大量宣传和报道。多次开展了国内外的学术交流,发表于国内外各种杂志上的有关傣医药的学术论文约500多篇。

1992年参加了在北京召开的国际传统医学交流会。

1998年参加了在广西召开的全国民族医药学术交流会。

2005年12月中国民族医药学会、云南省卫生厅、云南中医学院、西双版纳傣族自治州人民政府、西双版纳傣族自治州傣医药学会、西双版纳傣族自治州傣医医院联合在西双版纳成功举办了

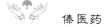

"2005 首届国际傣医药学术研讨会";参会人数 300 多人。

2006 年参加了在香港召开的国际中医、传统药学术交流会暨科研产品展示会。

2006 年 7 月 18 日至 20 日,在西双版纳傣族自治州成功举办了"傣、泰传统医药洽谈暨学术交流会",并达成了相互培养人才的友好协议。

2007 年 1 月 5 日至 9 日,西双版纳傣族自治州傣医医院、西双版纳版纳药业、云南中医学院共同参加了在泰国清莱召开的湄公河流域六国民族医药展示暨学术交流会,在会上六国签订了联合开展民族医药学术交流及研究的协议,促进了傣医药的国际交流与合作。

2008 年参加了在泰国曼谷召开的国际传统医学交流及产品展示会。至今,湄公河次区域每年都在不同的国家召开一次传统医学交流会,促进了湄公河次区域民族的友好往来和医药发展。

五、对外合作

为了加快傣医药的研究步伐,2001 年成立了云南民族医药研究所、西双版纳傣族自治州民族医药研究所、思茅地区传统民族医药研究所在昆明联合成立了云南民族医药研发中心,开展了傣药解药的抑菌试验研究、43 个医院制剂的急毒试验研究以及其他一些研究。

2004 年云南中医学院、西双版纳傣族自治州傣医医院在昆明联合成立了民族医药开发中心,共同开展了人才培养、科研课题申报,傣医药文献的翻译整理,国家医师资格试点考试及相关教材的编撰,完成了国家 21 世纪傣医规划教材的编写,其中《傣医基础理论》《傣医诊断学》《傣药学》《傣医临床学等》等 6 本教材已正式出版。

2007 年 9 月,上海交通大学、西双版纳傣族自治州傣医医院在上海联合成立了傣医药研发中心。2008 年 6 月西双版纳傣族自治州傣医院派科研人员到该校中心学习。

2008 年北京理工大学与西双版纳傣族自治州傣医医院联合成立了傣医药研究室。以达成共同开发傣医药的共识。

六、获得成果

在党和政府的高度重视下,国家拨出专款,建立了科研和医疗机构,如西双版纳傣族自治州民族医药研究所,从 20 世纪 70 年代建立至今,广大科研人员,克服了重重困难,努力发掘傣医傣药,坚持继承与发展相结合,取得了显著成绩。先后组织科研人员申报科研课题 66 项,中标 38 项,其中国家级 14 项,省厅 11 项,地州级 9 项,自拟课题 4 项。发表相关学术论文 200 多篇。翻译出版了傣医药文献 20 多部。《傣族传统医药学方剂的研究》1996 年获西双版纳傣族自治州人民政府颁发的"西双版纳傣族自治州科学技术进步奖"三等奖;1997 年获云南省卫生厅颁发的科技进步三等奖;《名老傣医康朗仑临床经验总结、学术思想探讨》1994 年获国家中医药管理局科技进步三等奖,同年获得"国际传统医学优秀成果奖";《傣医四塔、五蕴的理论研究》1993 年获得西双版纳州人民政府颁发的"西双版纳州科学技术进步奖"二等奖;1994 年获得"国家中医药管理局科技进步"三等奖,同年获得"国际传统医学金奖";1997 年获"云南省卫生厅科学进步"三等奖;《西双版纳名老傣医岩拉接骨验方临床研究》2000 年获西双版纳傣族自治州人民政府颁发的"西双版纳州科学技术进步奖"二等奖;名老傣医岩拉祖传秘方"雅路哈"(接骨一号)临床前研究,获 2003 年西双版纳傣族自治州人民政府颁发的"西双版纳州科学技术进步奖"二等奖;《中国傣医药彩色图谱》的整理研究项目,获 2003 年西双版纳傣族自治州人民政府颁发的"西双版纳州科学技术进步奖"一等奖;《傣医药系列丛书》的翻译整理研究项目,获 2004 年西双版纳傣族自治州人民政府颁发的"西双版纳州科学技术进步奖"一等奖;《中国傣医药彩色图谱》的翻译整理项目,获中国版协科技出版工作委员会、西部地区优秀科技图书评委会颁发的"第十二届西部地区优秀科技图书"。完成普通药品"傣乡清喉片"的研制工作,并已正式上市。

云南省中医中药研究所、云南省民族医药研发中心、西双版纳傣族自治州民族医药研究所、普洱市传统民族医药研究所共同完成了国家中医药管理局项目《中华本草·傣药卷》的编撰工作。《中华本草·傣药卷》在调查整理 2000 多种傣药,临床常用 1000 余种傣药的基础上,精选介绍了 400 种常用傣药 400。同时开展了很多傣药的药理、毒理、药效学、药材标准制定等研究工作。

云南中医学院与西双版纳傣族自治州民族医药研究所共同承担了国家中医药管理局项目"21 世纪傣医药本科教材"的编撰工作。

云南中医学院同时开展了多项傣药的科属种鉴别,成分分析及其他相关的研究工作。

《中华人民共和国药典》从 1977 年出版至今,收载了"雅叫哈顿""七味睑藤子丸"以及别具特色的"雅乎鲁"傣医传统药方。

七、前景展望

21 世纪既是现代医学的世纪,也是传统医学的世纪。人类的健康问题日益突出,以化学药为主治疗疾病的同时,由此产生的药源性疾病也在不断增加,几乎达 70%。因此,返璞归真,回归自然的潮流不可阻挡,以天然药物为主,疗效确切、副作用小的传统医药越来越引起世人的重视,其巨大的社会和经济效益,成为各国医药、科技和商业界激烈竞争的战场。虽然,以"人类基因工程图谱"为标志的现代医学取得了划时代的突破,但这仅仅是开始,更多的新问题有待认识和解决。可以预言,传统医学是一支不可或缺的力量,将与现代医学一起,为人类的健康做出自己应有的贡献。傣医药在新的世纪,必将取得新的成绩。

1977 年第 30 届世界卫生(组织)大会通过决议:"民族医学已被证明是有效的,有实际应用价值的,应给予正式承认,促其发展,提高疗效,广泛应用。"世界卫生组织(WHO)及时告诫各国政府,要实现人人都享有保健的宏伟目标,如果不重视和发挥传统医药的作用,最终必然是一句空话。世界各国开发利用传统医学的研究当前出现十大趋势:①对民族传统医药进行调查和继承。如美国对爱斯基摩人用药的调查研究;②发挥民族传统医药在各级保健中的作用。如阿尔及利亚;③民族传统医药在计划生育中发挥作用,如印度用于计划生育的临床研究;④民族传统医药对目前难治疾病的作用的研究,如苏联对抗糖尿病植物的化学分析与药物研究;⑤对民族药源的开发研究,如英国遗传工程和植物细胞生物技术在民族医药中的作用;⑥民族药物基础与提高的研究,如日本对夏枯草的药理有效成分研究;⑦民族动物药的研究,如印度用胭脂虫治疗糖尿病。⑧民族药微量元素的研究,如印度含锌草药对心脏的保护作用;⑨民族药的临床药学的研究;⑩从民族药中找寻新药。

在以往傣医药和其他民族医药的研究中,一直存在着重药物、轻医理的现象。对单方、验方的总结,单味药物的成分研究,始终是重点、热点。但如果总是如此,傣医药的研究就会失去医理的支撑,而成为无源之水,终将丧失特色和自身的活力。传统医药是各民族文化的一部分,我们研究民族医药,就应该将其纳入到各自民族的整个文化体系中去进行。以新的视角,发现新的、有价值的、合理的医药理论基础和特点。历史的经验和教训告诉我们,文化有着深刻的民族性,是不可替代,更是不可否定的。我国的民族医药,既从知识的角度,又从文化的角度给予了重视和保护,因而走上了一条继承、发展、创新,可持续发展的道路。对于傣医药的研究,我们应当医与药并重,知识与文化并行,才能真正建立傣医药学。

发展傣医药,人才是关键。培养高素质的傣医药人才,是目前最紧迫的任务。针对傣医药高等教育的空白现状,应加紧进行教育教学研究,合理制订人才培养计划,完善课程设置,开展教材建设及实习基地建设等,使人才队伍建设达到新的高度,完成质的飞跃。

对于已基本形成医学体系的傣医药,其生理、病因、病理、方剂学等基本理论有待进一步完善,药学理论尚待建立,而临床诊治范围和疗效等仍需开拓。如果说,我们的工作要以保证傣医药的特色和优势为前提,以继承、挖掘、整理傣医药学为基础,以傣医药学理论为医疗、教学、科研的指导原则,以提高临床疗效与傣医药整体水平为目的为纵向发展的话,傣医药的横向发展,就是要与现代医学及中医学在交流、学习、渗透、结合中,开拓创新形成优势。只有将传统与现代结合,多学科渗透,交叉,才能补前人之不足,发现前人之所未见,逐步完善其医学体系。也只有如此,傣医药才能步入可持续发展的康庄大道。

要重视傣医药新药的开发,既要重视单味药物的研究,发现新成分、新作用、新机制,更要加强复方药物的创新和开发。要选取一批符合医学原则,有较好开发前景的项目,进行严密的临床观察和必要的药理实验,科学地证实其疗效和价值,提高傣医药新药的开发水平,构建拥有自己知识产权的医药产业的优势和特色,推进傣医药产业的不断发展壮大。

各个民族的传统医药,是其民族独特风格的知识和文化的重要组成部分。因此,要从人类的知识和文化遗产的高度来看待和研究傣医药研究。各个民族独特风格的知识和文化,是人类探求自身生存和发展道路上的经验总结,是构成人类从各个角度、各种方法和方式,是追求自身存在意义丰富多彩的重要组成部分。人类波澜壮阔的文明发展史,就是各个民族独特风格的知识和文化的发展史。失去了这一独特风格,就失去了民族的内在特征。2007年4月,西双版纳傣族自治州申报"傣族傣医药"为第二批国家级非物质文化遗产名录,现已通过专家论证。"傣族傣医药"申报国家级非物质文化遗产,对及时抢救、继承、挖掘、保护傣族传统医药将起到重要的促进作用。

发展傣医药不但具有历史的、传统的重大意义,还有着深远的现实意义。

附录：说明图片

附录1　云南省傣族分布图

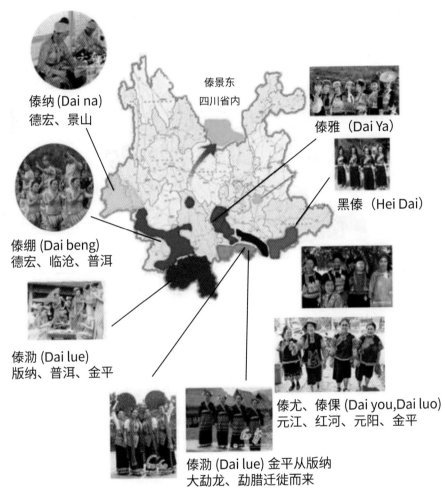

傣纳 (Dai na)
德宏、景山

傣景东
四川省内

傣雅（Dai Ya）

黑傣（Hei Dai）

傣绷 (Dai beng)
德宏、临沧、普洱

傣泐 (Dai lue)
版纳、普洱、金平

傣尤、傣倮 (Dai you,Dai luo)
元江、红河、元阳、金平

傣泐 (Dai lue) 金平从版纳
大勐龙、勐腊迁徙而来

傣皓 (Dai hao)
金平

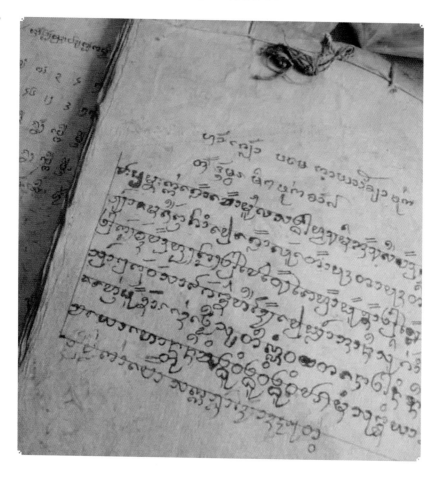

附录3　贝叶经制作过程及成品

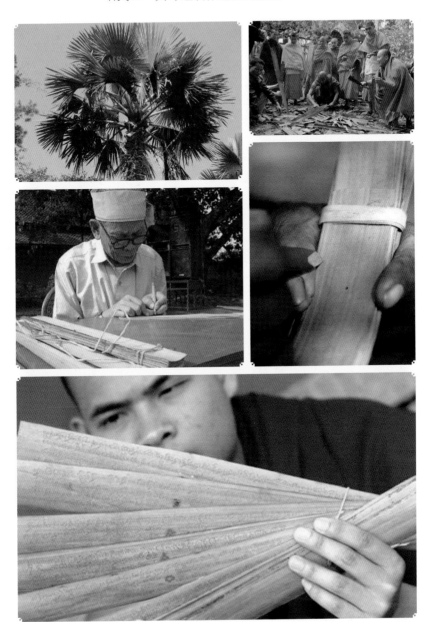

附录4　傣族的衣、食、住特色

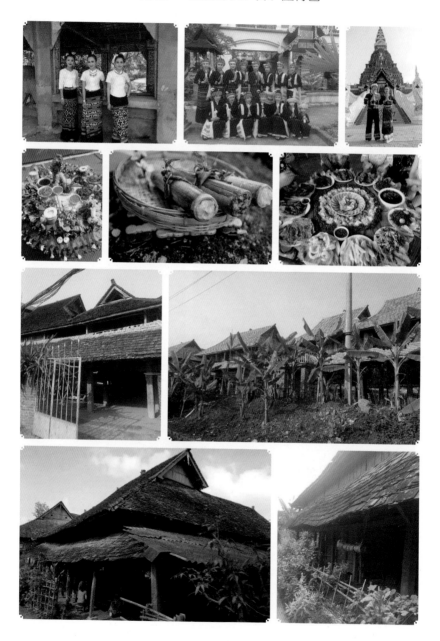

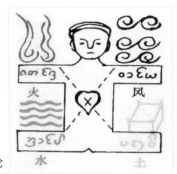

"四塔、五蕴"理论

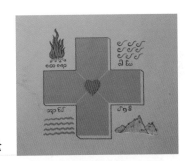

风病论

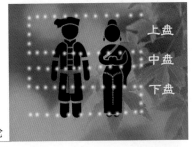

三盘理论

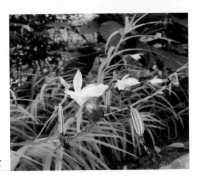

雅解(解药)理论

附录6 傣医药特色疗法

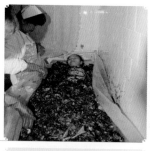
睡药疗法

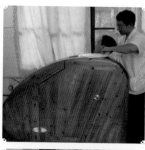
熏蒸疗法

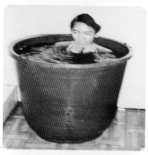
洗药疗法

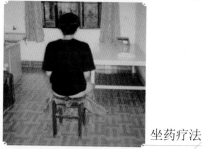
坐药疗法

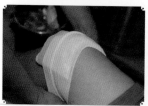
包药疗法

拔水罐
疗法

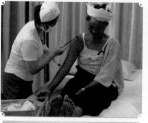
刺药疗法

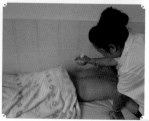
拖擦药物
疗法

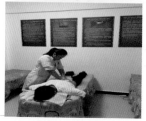
按摩疗法

附录7　傣族历史上的九大名医

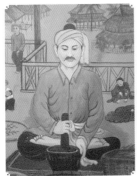

帕牙雅比沙奴

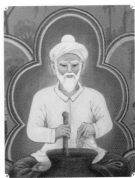

帕雅迪沙把莫哈阿章

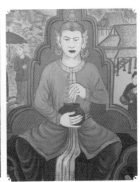

帕纳来

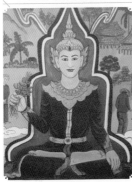

波迪先

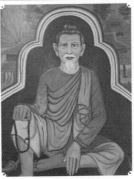

腊西达俄

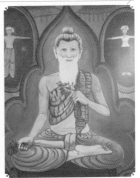

腊西达迪

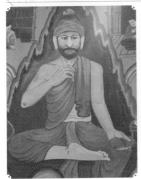

腊西达叫

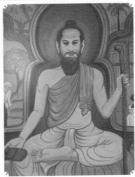

腊西达菲

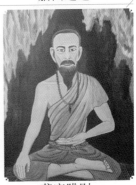

龚麻腊别

附录8 傣族常见调风塔药药用植物

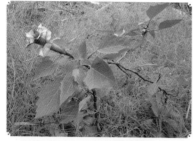
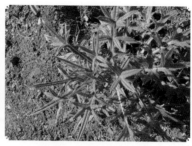

紫花曼陀罗 *(Datura tatula Linn.)*   大蓟 *(Cirsium japonicum)*

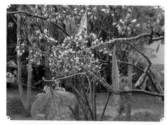
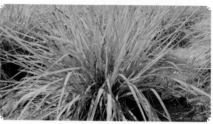

大叶斑鸠菊 *(Vernonia volkameriifolia)*   香茅草 *(Cymbopogon citratus)*

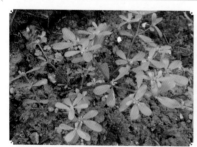
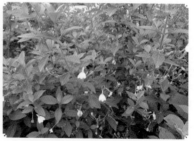

马齿苋 *(Portulaca oleracea)*   白鹤灵芝 *(Rhinacanthus nasutus)*

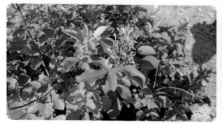
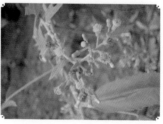

三叶蔓荆 *(Vitex trifolia Linn.)*   艾纳香（*Blumea balsamifera*）

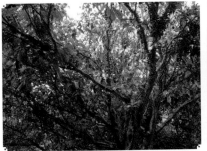
三叶蔓荆 (*Baccaurea ramiflora*)

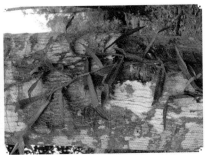
螳螂跌打（*Pothos scandens*）

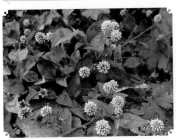
头花蓼 (*Polygonum capitatum*)

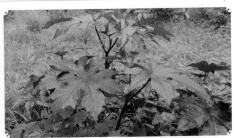
红蓖麻（*Ricinus communis*）

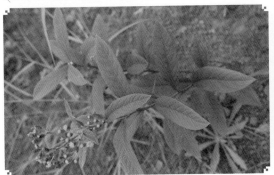
羊耳菊 (*Inula cappa*)

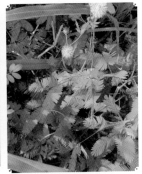
含羞草（*Mimosa pudica*）

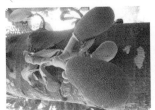
木菠萝 (*Artocarpus heterophyllus*)

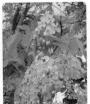
腊肠树（*Cassia fistula*）

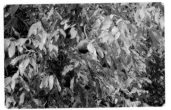
大风子（*Hydnocarpus anthelmintica*）

附录9 傣族常见调火塔药药用植物

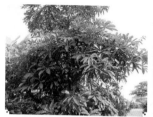
糖胶树 (*Alstonia scholaris*)

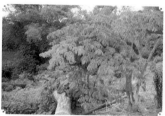
木蝴蝶 (*Oroxylum indicuum*)

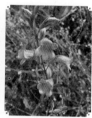
马蓝 (*Baphicacanthus cusia*)

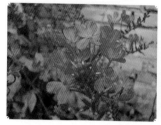
紫雪花 (*Plumbago indica*)

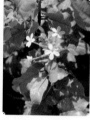
白花丹 (*Plumbago zeylanica*)

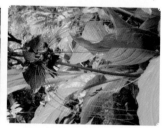
箭根薯 (*Tacca chantrieri*)

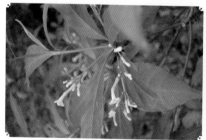
云南萝芙木 (*Rauvolfia yunnanensis*)

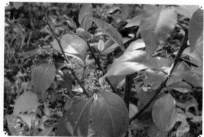
美登木 (*Maytenus hooderi*)

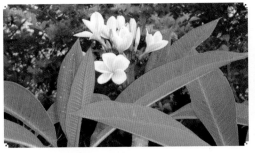

鸡蛋花 *(Plumeria rubra)*

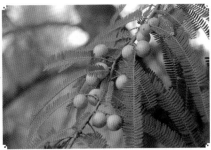

余甘子（*Phyllanthus emblica*）

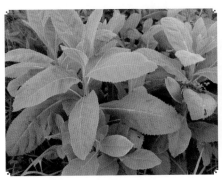

翼齿六棱菊 *(Laggera pterodonta)*

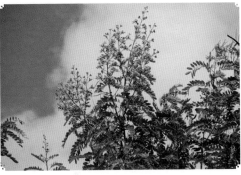

铁刀木（*Cassia siamea*）

附录10　傣族常见调水塔药药用植物

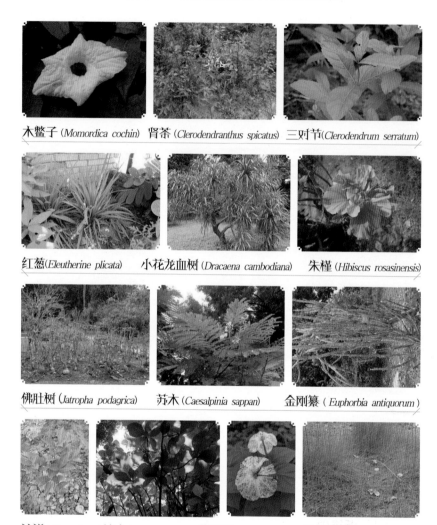

木鳖子 (*Momordica cochin*)　肾茶 (*Clerodendranthus spicatus*)　三对节 (*Clerodendrum serratum*)

红葱 (*Eleutherine plicata*)　小花龙血树 (*Dracaena cambodiana*)　朱槿 (*Hibiscus rosasinensis*)

佛肚树 (*Jatropha podagrica*)　苏木 (*Caesalpinia sappan*)　金刚纂 (*Euphorbia antiquorum*)

柠檬 (*Citrus limon*)柚木 (*Tectona grandis*)紫茉莉 (*Mirabilis jalapa*) 笔管草 (*Hippochaete debilis*)

附录11 傣族常见调土塔药药用植物

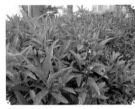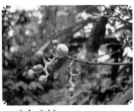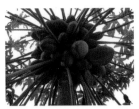

接骨草雅 (*Gendarussa vulgaris*) 五叶山小桔 (*Glycosmis pentaphylla*) 番木瓜(*Carica papaya*)

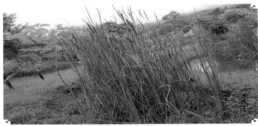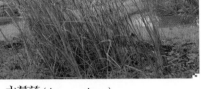

水菖蒲 (*Acorus calamus*)

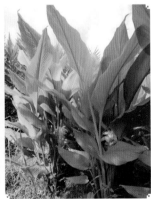

排钱草 (*Phyllodium pulchellum*)

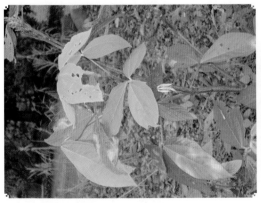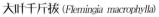

大叶千斤拔 (*Flemingia macrophylla*)

姜黄(*Curcuma flazum*)

附录12　傣族常见解药药用植物

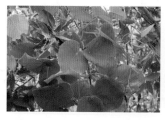 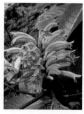 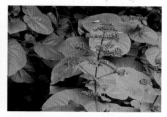

苦绳（*Dregea sinensis*）火焰花（*Phlogacanthus curviflorus*）重瓣臭茉莉（*Clerodendrum chinense*）

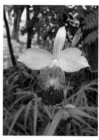 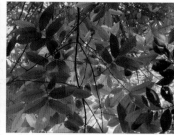 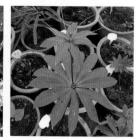

竹叶兰（*Arundina graminifolia*）　见血封喉（*Antiaris toxicaria*）　七叶一枝花（*Paris polyphylla*）

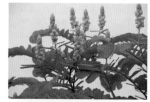 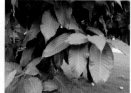 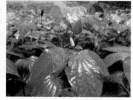

翅荚决明（*Cassia alata*）　羯布罗香（*Dipterocarpus turbinatus*）　假蒟（*Piper sarmentosum*）

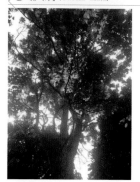

潺槁树（*Litsea glutinosa*）